高等职业教育创新与改革教材

U0741433

药物制剂技术

（供药物制剂技术、药学、化学制药等专业使用）

主　编　杨凤琼　梁超峰

副主编　兰小群　丁沐淦　张颖梅

编　者　(以姓氏笔画为序)

丁沐淦（广东岭南职业技术学院）

兰小群（广东岭南职业技术学院）

阮仲航（广东岭南职业技术学院）

杨凤琼（广东岭南职业技术学院）

张颖梅（广东岭南职业技术学院）

秦春梅（广东岭南职业技术学院）

袁　娴（广东岭南职业技术学院）

谢　羚（香港联星药品有限公司）

梁超峰（广东岭南职业技术学院）

程漩格（广东岭南职业技术学院）

曾赟昀（广东岭南职业技术学院）

中国健康传媒集团

中国医药科技出版社 ·北京

内 容 提 要

　　本教材是在广东省精品资源共享课程"实用药物制剂技术"多年教学改革与实践基础上，依据全国高等职业学校药学专业教学标准，参考 2020 年执业药师考试大纲，主要针对国家职业岗位标准中药品生产企业、药品应用单位（医院药房及批发公司、连锁药店、零售药店等药品经营企业）的药物制剂、药品调剂、药品销售岗位及技能要求，编写的高等职业教育创新与改革教材。本教材还依据近年来国家新颁布的一系列相关法规（如 GMP、GSP、GCP 等）及《中国药典》（2020 年版）、《药品管理法》以及相关药品标准等进行了整体更新；教材编排模式有利于实施以项目成果为导向的任务驱动式教学。

　　本教材主要供高职高专院校药学类专业教学使用，也可作为医药行业技术、生产、制剂、调剂等岗位人员的业务培训教材。

图书在版编目（CIP）数据

　　药物制剂技术/杨凤琼，梁超峰主编 . —北京：中国医药科技出版社，2020. 10（2025. 8 重印）.

　　ISBN 978 - 7 - 5214 - 2051 - 7

　　Ⅰ. ①药… Ⅱ. ①杨… ②梁… Ⅲ. ①药物 - 制剂 - 技术 - 高等职业教育 - 教材

　　Ⅳ. ①TQ460. 6

　　中国版本图书馆 CIP 数据核字（2020）第 191075 号

美术编辑 陈君杞
版式设计 友全图文

出版　**中国健康传媒集团** | 中国医药科技出版社
地址　北京市海淀区文慧园北路甲 22 号
邮编　100082
电话　发行：010 - 62227427　邮购：010 - 62236938
网址　www. cmstp. com
规格　787 × 1092 mm $\frac{1}{16}$
印张　26 $\frac{3}{4}$
字数　600 千字
版次　2020 年 10 月第 1 版
印次　2025 年 8 月第 2 次印刷
印刷　三河市万龙印装有限公司
经销　全国各地新华书店
书号　ISBN 978 - 7 - 5214 - 2051 - 7
定价　**79. 00 元**

获取新书信息、投稿、为图书纠错，请扫码联系我们。

前　言
PREFACE

本教材是依据国家高等职业学校药学专业教学标准，对接国家职业岗位标准，针对制药企业、医疗单位的药物制剂岗位技能要求编写而成。教材编写以"必需、够用"为原则，确定相关应用知识，整合、序化教学内容，突出职业技能的培养，同以往同类教材相比，本教材具有如下特点。

1. 教材依据近年来国家新颁布的一系列相关法规（如 GMP、GSP、GCP 等）及《中国药典》、《药品管理法》以及相关药品标准等进行了整体更新。

2. 教材基于药品生产企业药物制剂技术、生产和医疗单位的制剂、调剂岗位的职业活动，以项目预期学习成果为导向，将课程内容划分出七大教学模块。即：①药物制剂工作基础；②液体类制剂；③固体类制剂；④半固体类制剂；⑤其他制剂；⑥制剂新技术与新剂型；⑦综合制剂技术。每一教学模块又由若干项目组成，每一项目又以具体任务组成，以其相关必备的理论知识、实训项目为依托整合教学内容，将课程预期学习成果落实到各个教学任务中。还安排有贯穿整个教学内容的供学生自主设计、自主完成的制剂综合测试，使学生在实践能力提高的同时，培养其创新性思维。

3. 正文前设置预期学习成果、知识导航，正文中设置课堂互动、拓展阅读、实例解析等模块。目的是为了提高学生学习的目的性和主动性，增强教材的知识性和趣味性，强化知识的应用和技能的培养，提高学生分析问题、解决问题的能力。

4. 教材融理论与实践一体化，"教、学、做"结合。具体施教时，各学校根据自身教学条件可采用理论与实践一体化，"教、学、做"结合的体验式教学模式组织课堂教学，使学生在"做中学，学中做"；也可将理论、实践分开教学，以具体的实训项目为案例，以案例式教学模式组织教学。教材编排有利于实施项目导向和任务驱动方式的教学改革，以强化学生实践能力和自主学习能力。

5. 本教材在完成各模块教学项目的教学后安排有综合测试项目，建议由学生分组完成、抽签确定剂型的设计（包括处方、制法、质量检查、包装、说明书、推广方案设计等）、组长进行小组成员分工，并组织组员进行制备、实训总结及进行产品推广活动。成绩评定由教师评分、各小组互评分数和组长给组员的评分三部分组成。

本教材主要供高职高专院校药学类专业（药物制剂技术、药学、化学制药、生物制药技术、中药学等）教学使用，也可作为医药行业技术、生产、制剂、调剂等岗位人员的业务培训教材。

目前，我国的高等职业教育教材编写仍处于探索发展阶段，以上是编者在学校实施基于以项目成果为导向，创新与改革的配套教材编写过程中的一些探索与体会，如有偏差和疏漏之处，恳请批评指正。

编　者
2020 年 8 月

目 录
CONTENTS

模块二　液体类制剂

模块三　固体类制剂

模块四　半固体类制剂

模块五 其他制剂

模块六　制剂新技术与新剂型

药物制剂工作基础

项目一 药物制剂工作依据

预期学习成果

1. 能够描述药物制剂常用术语。
2. 能够按不同分类方法进行剂型分类。
3. 能够进行处方药及非处方药类别判定。
4. 能够查阅《中国药典》及 GMP、GSP、GPP、GLP、GCP 等质量管理规范，获取药品标准、检验方法及药品质量管理等专业信息。

课后提交成果

1. 完成在线达标检测题。
2. 分组完成电子版实训报告（含相关横向知识介绍／实训过程图片或小视频）。
3. 结合学习的药物制剂工作依据的相关知识，通过查找资料，整理归纳，分组完成微课或视频制作（选做）。

知识导航

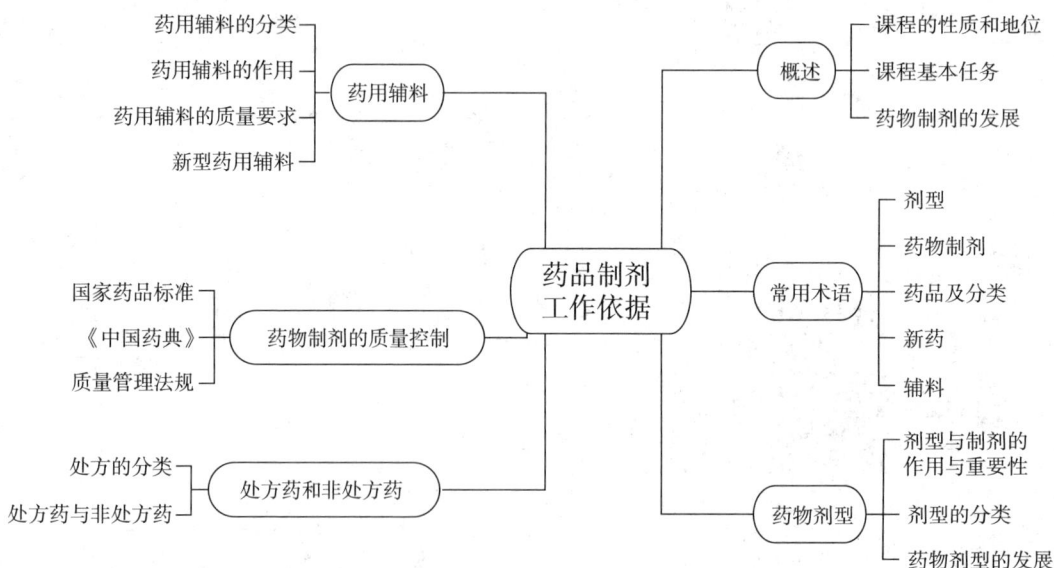

理论知识

任务一 认识课程及常用术语

一、认识药物制剂技术课程

（一）课程性质和地位

药物制剂技术是研究药物制剂的研究开发、生产、质量控制、合理应用与正确评价等内容的综合性应用技术科学，是医药类专业的一门专业核心课程。其基本任务研究将原料药物制成符合各项质量标准要求的适宜剂型，在临床发挥预防、治疗、诊断疾病的作用。

药物制剂技术是与医药工业及临床用药最接近的一门课程。药物剂型的先进程度在某种程度上反映一个国家的现代化水平。

（二）课程基本任务

课程基本任务是将药物制成适于临床应用的剂型，并能批量生产具有有效性（effectiveness）、安全性（safety）、稳定性（stability）、均一性（uniformity）的药品。通过本课程的学习，可具有药物制剂开发、生产、质量控制、合理应用与正确评价的知识和技能，从而服务于生产与医疗实践。课程的具体任务可概述如下。

1. 研究制剂基本理论 制剂的基本理论系指药物制剂的生产制备技术、工艺管理技术、临床应用技术等方面的基本理论。通过学习本课程，可掌握药物制剂的处方设计、生产理论、制备工艺、质量控制和合理使用等制剂基本理论，为生产满足医疗需要的质量优良的制剂奠定基础。

2. 指导新剂型和新技术的研究与开发 目前，我国药物制剂的研究水平与发达国家相比，剂型种类和制剂品种较少，且能够出口的制剂不多，因此，积极开发新剂型和新技术是当前药物制剂技术研究的一个重要任务。本课程可指导新剂型和新技术的研究与开发工作。

3. 指导药用新辅料的研究与开发 处方设计是剂型和制剂成败的关键，制剂处方中除药物外，大量借助于各种辅料，以满足成型性、稳定性及有效性的需要。因此，药用辅料的开发和应用在剂型设计、特别是新剂型设计中起十分关键的作用，对制剂整体水平的提高具有重要意义。本课程可指导药用新辅料的研究与开发工作。

4. 指导中药新剂型的研究与开发 中药是中华民族的宝贵遗产，是中医用以防治疾病的主要武器，是中医赖以存在的物质基础，在继承和发扬中药传统剂型（丸、散、膏、丹、汤、酒、茶、曲、胶等）的同时，依靠现代先进的科学技术、方法、手段，遵循严格的规范标准，研制安全、稳定、质量可控、服用方便的新一代中药新剂型，任重而道远。本课程可指导中药新剂型的研究与开发工作。

5. 协助制剂新机械和新设备的研究与开发　我国制剂生产正在从机械化、联动化向封闭式、高效型、多功能、连续化、自动化及程控化的方向发展。例如入墙层流式注射灌装生产线、高效喷淋式加热灭菌器、粉针灌封机与无菌室组合整体净化层流装置等减少了人员走动和污染机会；溶出速度测定仪等质量监控仪器也一代比一代先进。但与发达国家相比，制剂工业的机械化、智能化水平还有差距，因此，研制适合我国实际情况的新型制剂的机械和设备，提高制剂质量，刻不容缓。本课程有助于制剂新机械和新设备的研究与开发工作。

6. 指导制剂新技术的研究与开发　包合技术、微囊化技术、脂质体技术、球晶制粒技术、包衣技术、缓释及控释技术、纳米技术、生物技术等的蓬勃发展，为新剂型的开发、新制剂品种的增加及制剂质量的提高奠定了良好的技术基础。但有些技术欠完善，有待进一步发展。本课程可指导制剂新技术的研究与开发工作。

二、认识药物制剂技术常用术语

药物制剂相关的常用术语如下。

1. 剂型　药物经加工制成的适合于疾病的诊断、治疗或预防需要的不同给药形式称作药物剂型，简称剂型。一般是指药物制剂的类别，如散剂、颗粒剂、胶囊剂、片剂、溶液剂、乳剂、混悬剂、注射剂、软膏剂、栓剂、气雾剂等。根据药物的使用目的和药物的性质不同，可制备适宜的不同剂型；不同剂型的给药方式不同，其结果药物在体内的行为也不同。不同的药物可以制成同一剂型，如利巴韦林（病毒唑）片、阿司匹林片等；同一种药物也可制成多种剂型，如甲硝唑（灭滴灵）片、甲硝唑胶囊、甲硝唑栓、甲硝唑注射液等。

2. 药物制剂　根据药品标准或其他适当处方，将原料药物按某种剂型制成具有一定规格的药剂称为药物制剂，简称制剂；也可以说各种剂型中的具体药品，如维生素C片、中性胰岛素注射液等；而且把制剂的研制过程也称为制剂。制剂可直接用于临床治疗或预防疾病，也可作为其他制剂或方剂的原料，如甘草流浸膏、阿片酊等。制剂主要在药厂中生产，也可在医院制剂室中制备。

3. 辅料　是指生产药品和调配处方时所用的赋形剂和附加剂，是指药物制剂中除主药以外的一切附加材料的总称，是制剂生产中必不可少的重要组成部分。

4. 药品及分类　药品是指用于预防、治疗、诊断人的疾病，有目的地调节人的生理机能并规定有适应证或者功能主治、用法和用量的物质，包括中药、化学药和生物制品等。

5. 新药　是指未在中国境内上市销售的药品。根据物质基础的原创性和新颖性，将新药分为创新药和改良型新药。改良型新药是指对已上市药品改变剂型、改变给药途径、增加新适应证等，且具有明显临床优势的药品。

6. 方剂及调剂学　凡按医师处方专为某一患者配制的，并明确指明用法和用量的药剂称为方剂。方剂一般在医院药房中调制，也可在持有药品经营许可证且通过 GSP 认证的销售机构（零售药房）中调配。研究方剂调制技术、理论和应用的科学称为调剂学。

7. 中药 是指在中医基础理论指导下用以防病治病的药物，亦称传统药。中药包含中药材、中药饮片、中成药、民族药。

8. 中草药 一般是指我国民间根据经验所用的有效植物药材（也包括一些动物和矿物药材）。它们大都是天然的且没有被收载于经典著作中的物质。

9. 医疗机构制剂 医疗机构根据本单位临床需要，经批准而配制的自用的固定处方制剂，称为医疗机构制剂。

10. 成药 是根据疗效确切、性质稳定、应用广泛的处方，将原料药物加工配制成的具有一定剂型和规格的制剂。其特点是一般使用通俗名称（如去痛片、伤湿止痛膏、银翘解毒片等）命名，并标明其作用、用法、用量等。

11. 毒药 是指药理作用剧烈、治疗剂量与中毒剂量相近，使用不当会致人中毒或死亡的药品，如洋地黄毒苷、砒霜等。

12. 特殊药品 国家对麻醉药品、精神药品、医疗用毒性药品和放射性药品实行特殊管理。这四类药品被称为特殊管理的药品，简称特殊药品。

任务二 了解药物制剂技术的发展

一、国外药物制剂技术的发展

国外药物制剂最早发展于古埃及与古巴比伦王国（今伊拉克地区），约公元前 1552 年的著作《伊伯氏纸草本》里记载有散剂、硬膏剂、丸剂、软膏剂等剂型以及一些药物的处方和制备方法等。被西方各国称为药剂学鼻祖的格林（Galen，公元 131 年 ~ 201 年）在其著作里记述了散剂、丸剂、浸膏剂、溶液剂、酒剂等。1498 年佛罗伦萨学院出版的《佛罗伦萨处方集》被视为欧洲第一部法定药典。到了 18 世纪，人们开始从植物中提取吗啡、咖啡因等单体药物，伴随着有机化学的发展，药物从天然物质逐步转变为化学药物。1843 年 William Brockedon 首次发明了压片机，1847 年 Murdock 发明了硬胶囊剂，1886 年 Limousin 发明了安瓿，使药物制剂得到了快速发展。

随着科学技术与基础学科的发展以及学科分工的细化，以剂型和制备为主的药物制剂学成了一门独立学科。20 世纪 50 年代物理化学的部分理论如溶解理论、流变学、粉体学等知识进一步促进了药物制剂的发展。20 世纪 60 年代至 80 年代，高分子材料、生物技术、电子技术、信息技术、纳米技术等学科的发展和应用，大大拓宽了药物制剂的设计思路，使剂型的处方设计、制备工艺和临床应用进入了系统化和科学化阶段，剂型的概念得以进一步延伸，诞生了给药系统的概念。80 年代开始，随着生物药剂学与药代动力学的发展，使原来的从体外化学标准来评价药物制剂转向体内外相结合，将药物剂型的设计和研制推入了生物药剂学和临床药剂学时代。同时，新辅料、新工艺和新设备的不断出现，也为药物制剂的发展奠定了重要的基础。

二、国内药物制剂技术的发展

我国中医药的发展历史悠久，夏商周时期的医书《五十二病方》《甲乙经》《山海经》中已有汤剂、丸剂、散剂、酒剂、膏剂等剂型的记载。东汉张仲景的《伤寒论》（公元142年~219年）和《金匮要略》中又增加了栓剂、洗剂、软膏剂、糖浆剂等剂型，并记载了可以用动物胶、炼制的蜂蜜和淀粉糊为黏合剂制成丸剂。唐代《新修本草》是我国第一部，也是世界最早的法定药典。公元15世纪，明代药学家李时珍编著了《本草纲目》，其中收载了药物1892种，剂型61种。

改革开放以来，我国在药用辅料、生产技术和设备、新剂型与新技术等方面的突破如下。

1. 在药用辅料方面　开发出了一系列辅料，如：微晶纤维素、可压性淀粉等稀释剂；聚维酮等黏合剂；羧甲基淀粉钠、低取代羟丙基纤维素等崩解剂；丙烯酸树脂系列产品等薄膜包衣材料，泊洛沙姆、蔗糖脂肪酸酯等优良的表面活性剂；半合成脂肪酸酯等栓剂基质。

2. 在生产技术和设备方面　运用聚碳酸酯过滤器和微孔滤膜控制注射剂中的微粒性异物；设计制造了多效蒸馏水生产设备，节约能源并提高了注射用水的质量；应用了更先进的灭菌设备和技术，使灭菌效果更为可靠；采用微粉化技术提高了药物溶出度；采用了流化喷雾制粒和高速搅拌制粒技术于片剂等生产中；采用薄膜包衣技术，既节约了工时、材料，又提高了产品质量。

3. 在新剂型与新技术方面　缓控释制剂、透皮给药制剂新产品上市应用；脂质体、微球、纳米粒等靶向给药系统及蛋白多肽类等生物技术制剂也得到了深入发展。

虽然我国制剂的研究和生产已取得了一定进步，但整个制药工业还比较薄弱，与国外相比还有一定差距，必须引起重视并加速发展，尽快使国内药物制剂水平与国际接轨。

任务三　认识药物剂型

常用剂型有40余种，其常用分类方法如下。

一、按形态分类

1. 液体剂型　如芳香水剂、溶液剂、注射剂、合剂、洗剂、搽剂等。

2. 气体剂型　如气雾剂、喷雾剂等。

3. 固体剂型　如散剂、丸剂、片剂、胶囊剂、膜剂等。

4. 半固体剂型　如软膏剂、糊剂、乳膏剂等。

形态相同的剂型，其制备工艺也比较相近，例如，制备液体剂型时多采用溶解、分散等方法；制备固体剂型多采用粉碎、混合等方法；制备半固体剂型多采用熔化、研和等方法。

二、按分散系统分类

1. 溶液型　药物以分子或离子状态（质点的直径小于1nm）分散于分散介质中所形成的均匀分散体系，也称为低分子溶液，如芳香水剂、溶液剂、糖浆剂、甘油剂、醑剂、注射剂等。

2. 胶体溶液型　主要以高分子（质点的直径在1～100nm）分散在分散介质中所形成的均匀分散体系，也称高分子溶液，如胶浆剂、火棉胶剂、涂膜剂等。

3. 乳剂型　油类药物或药物油溶液以液滴状态分散在分散介质中所形成的非均匀分散体系，如口服乳剂、静脉注射乳剂、部分搽剂等。

4. 混悬型　固体药物以微粒状态分散在分散介质中所形成的非均匀分散体系，如合剂、洗剂、混悬剂等。

5. 气体分散型　液体或固体药物以微粒状态分散在气体分散介质中所形成的分散体系，如气雾剂。

6. 微粒分散型　药物以不同大小微粒呈液体或固体状态分散，如微球制剂、微囊制剂、纳米囊制剂等。

7. 固体分散型　固体药物以聚集体状态存在的分散体系，如片剂、散剂、颗粒剂、胶囊剂、丸剂等。

这种分类方法，便于应用物理化学的原理来阐明各类制剂特征，但不能反映用药部位与用药方法对剂型的要求，甚至一种剂型可以分到几个分散体系中。

三、按给药途径分类

这种分类方法将给药途径相同的剂型作为一类，与临床使用密切相关。

1. 经胃肠道给药剂型　是指药物制剂经口服用药后进入胃肠道，起局部或经吸收而发挥全身作用的剂型，如常用的散剂、片剂、颗粒剂、胶囊剂、溶液剂、乳剂、混悬剂等，容易受胃肠道中的酸或酶破坏的药物一般不能采用这类简单剂型。口腔黏膜吸收的剂型不属于胃肠道给药剂型。

2. 非经胃肠道给药剂型　是指除口服给药途径以外的所有其他剂型，这些剂型可在给药部位起局部作用或被吸收后发挥全身作用。

（1）注射给药剂型　如注射剂，包括静脉注射、肌内注射、皮下注射、皮内注射及腔内注射等多种注射途径。

（2）呼吸道给药剂型　如喷雾剂、气雾剂、粉雾剂等。

（3）皮肤给药剂型　如外用溶液剂、洗剂、搽剂、软膏剂、硬膏剂、糊剂、贴剂等。

（4）黏膜给药剂型　如滴眼剂、滴鼻剂、眼用软膏剂、含漱剂、舌下片剂、粘贴片及贴膜剂等。

（5）腔道给药剂型　如栓剂、气雾剂、泡腾片、滴剂及滴丸剂等，用于直肠、阴道、尿道、鼻腔、耳道等。

四、按制法分类

1. 浸出制剂　是用浸出方法制成的剂型（流浸膏剂、酊剂等）。

2. 无菌制剂　是用灭菌方法或无菌技术制成的剂型（注射剂等）。

这种分类法包含剂型很少，故不常用。剂型分类方法各有特点，但均不完善，或不全面，各有其优缺点。因此，本书根据医疗、生产实践、教学等方面的长期沿用习惯，采用综合分类方法。

任务四　认识处方、处方药和非处方药

一、认识处方

处方系指医疗和生产部门用于药剂调制的一种重要书面文件，有以下几种。

1. 法定处方　国家药品标准收载的处方。它具有法律的约束力，在制备或医师开写法定制剂时，均需遵照其规定。

2. 医师处方　医师为某一患者医疗或预防需要而写给药房（药店）的书面文件。医师处方具有法律上、技术上和经济上的意义。医师处方的结构和内容如下。

（1）处方前记　包括患者的姓名、性别、年龄、日期、科病区。

（2）处方正文　这是处方的主要部分，包括药物的名称、数量，拟用中草药应按"君、臣、佐、使"药味顺序书写，如配伍中成药则列于其下，另表明用量、用法。

（3）剂量、配制方法和（或）服用方法　应按《中国药典》或其他药品标准规定用量范围、配制方法和（或）服用方法书写。

（4）签名盖章　医师应在处方单后签名、盖章。

3. 协定处方　一般是根据某一地区或某一医院日常医疗用药需要，由医院药师与医师协商共同制订的处方。它适于大量配制和贮备药品，便于控制药物的品种和质量，减少患者等候取药的时间。

4. 生产处方　大量生产制剂时所列制剂的质量规格、成分名称、数量及制备和质量控制方法等规程性文件。

二、认识处方药与非处方药

《中华人民共和国药品管理法》规定了"国家对药品实行处方药与非处方药的分类管理制度"，这也是国际上通用的药品管理模式。

1. 处方药　必须凭执业医师或执业助理医师的处方才可调配、购买，并在医生指导下使用的药品。

2. 非处方药　不需凭执业医师或执业助理医师的处方，消费者可以自行判断购买和使用的药品。

拓展阅读

非处方药的管理及分类

经专家遴选，由国家药品监督管理局批准并公布，在非处方药的包装上，必须印有国家指定的非处方药专有标识。非处方药在国外又称为"可在柜台上买到的药物"（over the counter，OTC）。目前，OTC已成为全球通用的非处方药的简称。

根据药品的安全性，非处方药分为甲、乙两类。

经营处方药、非处方药的批发企业和经营处方药、甲类非处方药的零售企业必须具有药品经营企业许可证。经省级药品监督管理部门或其授权的药品监督管理部门批准的其他商业企业可以零售乙类非处方药。

药面向公众做广告的限制也各有不同。

处方药和非处方药不是药品本质的属性，而是管理上的界定。无论是处方药，还是非处方药都必须经过国家药品监督管理部门批准，2019年12月1日起施行的《中华人民共和国药品管理法》规定处方药与非处方药分类管理具体办法由国务院药品监督管理部门会同国务院卫生健康主管部门制定。

任务五　认识药物制剂的质量控制文件

一、认识药品标准

（一）药品标准的定义

药品标准（drug standard）是国家对药品的质量、规格及检验方法所作的技术规定。药品标准是保证药品质量，进行药品研制、生产、经营、使用、检验和监督管理必须共同遵循的法定依据。

（二）药品标准的内容

药品标准包括《中国药典》、药品注册标准和其他药品标准，其内容包括质量指标、检验方法以及生产工艺等技术要求。

2019年12月1日起施行的《中华人民共和国药品管理法》规定药品应当符合国家药品标准。经国务院药品监督管理部门核准的药品质量标准高于国家药品标准的，按照经核准的药品质量标准执行；没有国家药品标准的，应当符合经核准的药品质量标准。国务院药品监督管理部门颁布的《中国药典》和药品标准为国家药品标准。国务院药品监督管理部门会同国务院卫生健康主管部门组织国家药典委员会，负责国家药品标准的制定和修订。国务院药品监督管理部门设置或者指定的药品检验机构负责标定国家药品标准品、对照品。列入国家药品标准的药品名称为药品通用名称。已经作为药品通用名称的，该名称不得作为药品商标使用。

二、认识药典

（一）概述

药典（Pharmacopoeia）是一个国家记载药品标准、规格的法典，一般由国家药典委员会组织编纂、出版，并由政府颁布、执行，具有法律约束力。药典收载的品种是那些疗效确切、副作用小、质量稳定的常用药品及其制剂，并明确规定了这些品种的质量标准，例如含量、熔点、鉴别、杂质的含量限度以及试验方法和所用试剂等；在制剂通则中还规定各种剂型的有关标准、检查方法等。

由于医药科技水平的不断提高，新的药物和新的制剂不断被开发出来，对药物及制剂的质量要求也更加严格，所以药品的检验方法也在不断更新，因此，各国的药典经常需要修订。例如，美国、日本和中国的药典每五年修订出版一次，在新版药典中，不仅会增加新的品种，而且会增设一些新的检验项目或方法，同时对有问题的药品进行删除。在新版药典出版前，往往由国家药典委员会编辑出版增补本，以利于新药和新制剂在临床的应用，这种增补本与药典具有相同的法律效力。显然，药典在保证人民用药安全有效，促进药物研究和生产上起到重要作用。不同时代的药典代表着当时医药科技的发展与进步，一个国家的药典反映这个国家的药品生产、医疗和科学技术的水平。

（二）中华人民共和国药典

我国药典的全称为《中华人民共和国药典》，可以简称为《中国药典》；如用英文表示则为 Chinese Pharmacopoeia（缩写为 Ch. P）。其中收载的品种是医疗必需、临床常用、疗效肯定、质量稳定、副作用小、我国能工业化生产并能有效控制（或检验）其质量的品种。

✎ **拓展阅读**

我国药典的历史沿革

我国最早的药典是唐显庆四年（公元 659 年）颁布的《新修本草》又称《唐本草》，是世界上最早的一部全国性药典。新中国成立以来，我国已经出版了十一版药典（1953、1963、1977、1985、1990、1995、2000、2005、2010、2015 和 2020 年版）。药典每五年修订一次，现行版为 2020 年版《中国药典》。

2020 年版《中国药典》分为四部。一部分为两部分，第一部分收载药材和饮片、植物油脂和提取物，第二部分收载成方制剂和单味制剂；二部也分为两部分，第一部分收载化学药品、抗生素、生化药品，第二部分收载放射性药品及其制剂；三部收载生物制品；四部也分为两部分，第一部分收载通用技术要求（含制剂通则、检测方法、指导原则、标准物质和对照品相关通则），第二部分收载药用辅料。

药典的内容一般分为凡例、正文、索引三部分。凡例是解释和正确使用药典正确进行质量检查的基本原则，并且把与正文品种、通用技术要求及质量检查有关的共性问题加以规定，避免在全书中重复说明。分类项目有：名称编排、标准规定、标准品等；正文是药典的主要内容，叙述本药典收载的所有药品和制剂。正文按中文名称笔画顺序排列，原料药在前，制剂及生物制剂在后；索引用于查找，除了可按笔画排列顺序查阅外，书末还分别列有中文索引和英文索引。

（三）国外药典

据不完全统计，世界上已有近 40 个国家编制了国家药典，另外还有 3 种区域性药典和世界卫生组织（WHO）组织编制的《国际药典》。国际上较有影响力的药典是《美国药典》（The United States Pharmacopoeia，简称 USP）、《英国药典》（British Pharmacopoeia，简称 BP）、《日本药局方》（Pharmacopoeia of Japan，简称 JP）、《欧洲药典》（European Pharmacopoeia，简称 EP）和《国际药典》（Pharmacopoeia Internationalis，简称 Ph. Int）。

拓展阅读

国外药典官方网站

1. 美国国家药典委员会官方网站：http：//www. usp. org/。

2.《英国药典》官方网站：http：//www. pharmacopoeia. org. uk/。

3.《日本药局方》官方网站

（1）日文版网站：

http：//www. mhlw. go. jp/topics/bukyoku/iyaku/yakkyoku/index. html。

（2）英文版网站：

http：//www. mhlw. go. jp/topics/bukyoku/iyaku/yakkyoku/english. html。

4.《欧洲药典》官方网站：http：//www. pheur. org/。

三、认识药品质量管理法规

医药商品在其生产、经营和销售的全过程中，由于内外因素作用，随时都有可能发生质量问题，必须在所有这些环节上采取严格措施，才能从根本上保证医药商品质量。因此，许多国家制定了一系列法规来保证药品质量。我国在生产阶段实行 GMP，在流通阶段实行《药品经营质量管理规范》，在医疗机构制剂配制中实行《医疗机构制剂配制质量管理规范》，在实验室阶段实行《药物非临床研究质量管理规范》，新药临床阶段实行《药物临床试验管理规范》，推行这些法规是保证人民用药安全有效的重要保证。

（一）《药品生产质量管理规范》（GMP）

GMP 是 Good Manufacturing Practice 的缩写，中译文是《药品生产质量管理规范》。GMP 是药品生产过程中，用科学、合理、规范化的条件和方法来保证生产优良药品的一整套系统的、科学的管理规范，是药品生产和管理的基本准则。适用于药品制剂生产的全过程和原料药生产中影响成品质量的关键工序，也是新建、改建和扩建医药企业的依据。GMP 要求药品生产企业应具备良好的生产设备，合理的生产过程，完善的质量管理和严格的检测系统，确保最终产品的质量（包括食品安全卫生）符合法规要求。大力推行药品 GMP，是为了最大限度地避免药品生产过程中的污染和交叉污染，降低各种差错的发生，是提高药品质量的重要措施。

（二）《药品经营质量管理规范》（GSP）

GSP 是 Good Supply Practice 的缩写，中译文是良好供应规范，即《药品经营质量管理规范》，它是指在药品流通过程中，针对计划采购、购进验收、储存、销售及售后服务等环节而制定的保证药品符合质量标准的一项管理制度。是控制医药商品流通环节所有可能发生质量事故的因素从而防止质量事故发生的一整套管理程序。其核心是通过严格的管理制度来约束企业的行为，对药品经营全过程进行质量控制，保证向用户提供优质的药品。推行 GSP 极大地促进了药品经营企业管理水平的提高，对促进药品经营行业的经济结构调整发挥了重要作用。

（三）《医疗机构制剂配制质量管理规范》（GPP）

GPP 是 Good Pharmacy Practice 的缩写，即《医疗机构制剂配制质量管理规范》（试行）。药品使用环节没有标准可依，会造成医院药房、库房药品陈列混乱、缺乏基本仓储条件、无低温存储设备等现象，为使医疗机构的药品管理更加科学合理和规范，在制剂配制的全过程为保证制剂质量而制订并实施的管理制度（GPP），是把发生的人为差错事故、混药及各类污染的可能性降低到最低程度的必要条件和可靠办法。

（四）《药物非临床研究质量管理规范》（GLP）

GLP 是 Good Laboratory Practice 的缩写，即《药物非临床研究质量管理规范》。药物的非临床研究是指非人体研究，亦称为临床前研究，用于评价药物的安全性，在实验室条件下，通过动物实验进行非临床（非人体）的各种毒性试验，包括单次给药的毒性试验、反复给药的毒性试验、生殖毒性试验、致突变试验、致癌试验、各种刺激性试验、依赖性试验以及与药品安全性的评价有关的其他毒性试验。我国的《药品非临床研究质量管理规范》于 1999 年发布并于 1999 年 11 月 1 日起施行。制定 GLP 的主要目的是严格控制化学品安全性评价试验的各个环节，即严格控制可能影响试验结果准确性的各种主客观因素，降低试验误差，确保实验结果的真实性。

（五）《药物临床试验管理规范》（GCP）

GCP 是 Good Clinical Practice 的缩写，即药物临床试验管理规范。药品临床试验是指任何在人体（患者或健康志愿者）进行的药品系统性研究，以证实或揭示试验用药品的作用及不良反应等。制定 GCP 的目的在于保证临床试验过程的规范，结果科学可靠，保证受试者的权益并保障其安全。

任务六　认识常用药用辅料

一、辅料的定义

辅料系指生产药物制剂时使用的赋形剂或附加剂，是除活性成分以外，含在药物制剂中的所有物质。

二、药用辅料的分类

1. 按来源分类　天然物、合成物和半合成物。

2. 按作用和用途分类　溶剂、抛射剂、增溶剂、助溶剂、乳化剂、着色剂、黏合剂、崩解剂、填充剂、润滑剂、润湿剂、渗透压调节剂、稳定剂、助流剂、矫味剂、防腐剂、助悬剂、包衣材料、芳香剂、抗黏合剂、整合剂、渗透促进剂、pH 调节剂、缓冲剂、增塑剂、表面活性剂、发泡剂、消泡剂、增稠剂、包合剂、保湿剂、吸收剂、稀释剂、絮凝剂与反絮凝剂、助滤剂、释放阻滞剂等。

3. 按给药途径分类　口服、注射、黏膜、经皮或局部给药、经鼻或口腔吸入给药和眼部给药等。

4. 按其制剂类型分类　制剂稳定性辅料、固体制剂辅料、半固体制剂辅料、液体制剂辅料和其他医药辅料等。

三、药用辅料的作用

辅料是制剂中不可或缺的重要组成部分，可以说"没有辅料就没有剂型"。开发出一种优良的新辅料，可促进开发一类新剂型、新系统和一批新制剂，带动一大批制剂产品质量的提高。因此，开发出一种优良的新辅料并不亚于开发一种新药所具有的社会和经济效益，辅料的主要作用如下。

（1）使制剂具有形态特征　如溶液剂中加入溶剂使之成液体；软膏剂、栓剂中加入基质使之成形；片剂中加入稀释剂、黏合剂等使制剂具有形态特征。

（2）使制备过程顺利进行　如液体制剂中加入助溶剂、助悬剂、乳化剂等；片剂制备中加入助流剂、润滑剂可改善颗粒的粉体性质，使压片顺利进行。

（3）提高药物的稳定性　制剂中往往加入化学稳定剂、物理稳定剂（助悬剂、乳化剂等）、生物稳定剂（防腐剂）等，如维生素 C 注射剂中加入焦亚硫酸钠作为抗氧剂，复方硫黄洗剂中加入甘油作为助悬剂。

（4）提高药物疗效　如将胰酶制成肠溶衣片，不仅可以使其免受胃酸破坏，还可保证其在肠中充分发挥作用。

（5）降低药物毒副作用　如以硬脂酸钠和虫蜡为基质制成的芸香草油肠溶滴丸，既可掩盖药物的不良臭味，也可避免对胃的刺激。

（6）调节药物作用　如胰酶肠溶衣片具有助脂肪消化功效；胰酶注射液则可用于治疗胸腔积液、血栓性静脉炎和毒蛇咬伤。又如选用不同的辅料，可使制剂具有速释性、缓释性、肠溶性、靶向性、生物降解性等。

（7）增加患者用药的顺应性　如口服液体制剂中加入矫味剂，可改善药物的不良口味，提高患者用药顺应性。

四、药用辅料的质量要求

药用辅料是药品的重要组成部分，直接影响药品的质量，其一般质量要求如下。

（1）对人体无毒害作用，无副作用。

（2）化学性质稳定，不易受温度、pH、保存时间等的影响。

（3）与主药无配伍禁忌，不影响主药的疗效和质量检查。

（4）不与包装材料发生相互作用。

（5）尽可能用较小的用量发挥较大的作用。

拓展阅读

辅料的发展与新型药用辅料

1. 辅料的发展　随着科学技术的发展、社会的进步，新型、优质、多功能的药用辅料不断涌现，对制剂质量的提高、制剂性能的改造、新剂型的开发、生物利用度的提高具有非常关键的作用。为了适应现代药物剂型和制剂的发展，药用辅料将继续向安全性、功能性、适应性、高效性等方向发展，并在实践中不断得以更广泛应用。

2. 新型药用辅料

（1）改性乳糖　α-乳糖-水合物脱水制成的无水 α-乳糖，各项性能都较理想，用其作直接压片的辅料制得的成品，片重差异较小，且硬度、脆性、崩解度、溶出速率和抗湿性能均较好。

（2）山梨醇　是近年来常用的片剂赋形剂之一，由于结晶条件不同，具有多种晶型，性能各异，尤其是熔点和吸湿性不同。以喷雾干燥法制成速溶山梨醇（如 Sorbitol Instant），制成的片剂崩解和溶出均较快。速溶山梨醇为疏松的、堆积无定向的、交织成丝状的结晶体，有良好的可塑性、可压性和流动性，其用量小，吸湿性也小。

（3）微晶纤维素 MCC（Avicel） 是白色或类白色结晶性粉末。性能良好，有 Avicel PH101、PH102、PH103、PH105、PH301、PH302 及 Avicel RC591 和 Emocel 等规格。PH101 特别适合于湿法制粒，PH102 适合于直接压片。MCC 属于半合成的高分子化合物，具有较强的干燥黏合性，主要用于粉末直接压片。

（4）预胶化淀粉 不仅有良好的崩解、黏合作用，而且当它取代一般处方中淀粉的 5% 时，可明显改善片剂的硬度、崩解度与表面光亮度，更重要的是提高溶出度。用预胶化淀粉作稀释剂，易制粒，颗粒成粒性和可压性均较好，硬度增大。用作黏合剂，特别是干燥黏合剂时，使片剂具有硬度好、脆裂度小、表面光滑等优点。

（5）聚乙烯吡咯烷酮（聚维酮，PVP，聚 N - 乙烯基丁内酰胺） 是一种合成高分子聚合物，广泛地供片剂、颗粒剂用作黏合剂，用于咀嚼片可解决药物对水分的敏感问题；在片剂着色时以及在着色的薄膜包衣溶液中，PVP 也可作为色素分散剂，使色素分散均匀；将难溶性药物用 PVP 水溶性高分子物料作载体，增加难溶性药物溶解速率。

实训项目

实训一 查阅《中国药典》及质量管理规范

一、实训目的

1. 通过查阅 2020 年版《中国药典》有关项目和内容的练习，掌握《中国药典》的使用方法，熟悉《中国药典》的基本结构。

2. 通过网络搜索 GMP、GSP、GPP、GLP、GCP 等药品质量管理规范，熟悉有关内容。

二、查阅工具

2020 年版《中国药典》。

三、实训原理

（一）药典

药典是一个国家记载药品标准、规格的法典，药典中收载药效确切、副作用小、质量较稳定的常用药物及制剂，规定其质量标准、制备要求、鉴别、杂质检查与含量测定等，作为药品生产、检验与使用的依据。

《中国药典》分为四部出版：一部收载药材和饮片、植物油脂和提取物、成方制剂和单味制剂等；二部收载化学药品、抗生素、生化药品以及放射性药品等；三部收载生物制品；四部收载通则，包括制剂通则、检验方法、指导原则、标准物质和试液试药相关通则、药用辅料等。药品可在品名目次查阅，可按药品名称笔画为序查阅（同笔画的字按起笔笔形一丨丶フ的顺序），也可在英文索引或中文索引（按汉语拼音的顺序）中查阅。

（二）药品质量管理规范

医药商品在其生产、经营和销售的全过程中，由于内外因素作用，随时都有可能发生质量问题，必须在所有这些环节上采取严格措施，才能从根本上保证医药商品质量。我国推行 GMP、GSP、GPP、GLP、GCP 等一系列药品质量管理规范来保证药品质量。

四、实训内容

1. 按照下列各项要求，分组查阅药典并写出所在药典部数、页数及查阅结果。

顺序	查阅项目	药典页数	查阅结果
1	甘油的相对密度	部　页	
2	眼用制剂质量检查项目	部　页	
3	葡萄糖注射液规格	部　页	
4	微生物限度检查法	部　页	
5	盐酸吗啡类别	部　页	
6	热原检查法	部　页	
7	密闭、密封、冷处、阴凉处的含义	部　页	
8	甘草性状	部　页	
9	伤寒疫苗的成品检定内容	部　页	
10	甘草浸膏制备方法	部　页	
11	丸剂重量差异检查方法	部　页	
12	流浸膏剂制备方法	部　页	
13	细粉	部　页	
14	吲哚美锌制剂项目	部　页	
15	滋心阴口服液的含量测定法	部　页	
16	人用狂犬疫苗的禁忌	部　页	

2. 网络搜索 GMP、GSP、GPP、GLP、GCP 等相关制剂法定依据，熟悉有关内容。

五、思考题

1. 2020 年版《中国药典》中最低装量检查的方法有哪些？

2. 药典中怎样规定细粉、最细粉、极细粉？

3. 2020 年版《中国药典》共分几部？每部各记载了什么内容？药典的凡例、正文、索引各指什么？

4. 为保证药品质量，分别在何阶段实行 GMP、GSP、GPP、GLP、GCP？

（杨凤琼）

项目二 药物制剂基本技术

预期学习成果

1. 能够描述药物的称量、量取、溶解、表面活性剂、洁净室的净化管理的相关技术。

2. 能够正确选择称量器具进行药品称量与量取。

3. 能合理选择增溶剂和助溶剂进行水难溶性药物的增溶和助溶操作。

课后提交成果

1. 完成在线达标检测题。

2. 分组完成电子版实训报告（含相关横向知识介绍/实训过程图片或小视频）。

3. 结合学习的药物制剂基本技术的相关知识，通过查找资料，整理归纳，分组完成微课或视频制作（选做）。

知识导航

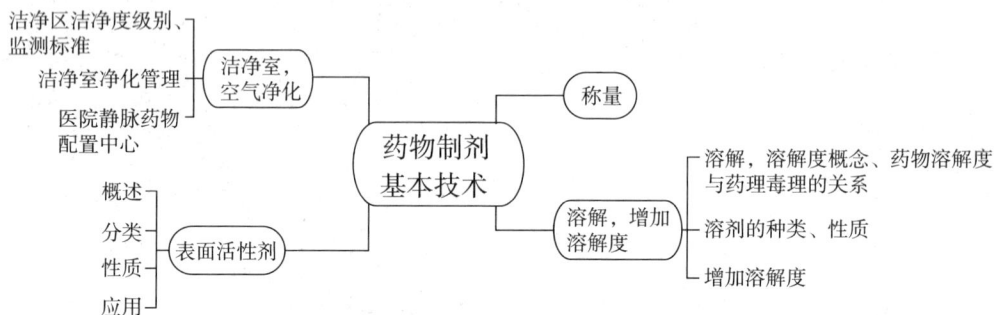

理论知识

任务一 称量与量取

称量与量取操作的准确性，对于保证药剂质量和疗效具有重大意义，因此称量与量取操作是制剂工作的基本操作技术之一。

一、称量技术

（一）称量操作

主要用于固体或半固体药物的称量。常用的量器是天平，常用的天平类别如下。

1. 架盘天平（1/10） 最大称量可达 5000g，常用 500g、1000g 两种。

2. 扭力天平（1/100） 其称量一般为 100g，分度值可达 0.01g。

3. 电子天平（1/1000） 实验室用的电子天平称量范围一般为 500g，可读性：0.01g；重复性：≤ ±0.01g；线性：≤ ±0.02g；秤盘尺寸：Φ125mm。

（二）注意事项

1. 按药物的轻重和称量的允许误差，正确选用天平。

2. 称重时，首先应检验天平的正确性和灵敏性。检查天平各部分的灵活性及是否呈平衡状态，调整指针使停于零点。

3. 任何药品不得直接称于托盘中，应放置于称量纸、表面皿或微量烧杯中。在称取腐蚀性或液体药物时，应将药物置于表面皿或微量烧杯中。被称药物应放在左盘，砝码放在右盘，还应防止称重时药物撒落，损坏天平。

4. 称取药物时左手执药瓶和瓶塞，右手执牛角匙进行称量。药瓶标签应向上，近平衡时，右手中指敲动牛角匙，使药物慢慢加入，达到平衡时，应注意瓶塞和药瓶一起拿在手中，不要放在桌子上，用毕立即上塞，以免弄混药塞，造成药物污染。

5. 称重完毕注意砝码、天平的还原，平时还应保持天平的清洁和干燥。

二、量取技术

（一）量取操作

一般用于液体药物的量取，常用的量器有量筒、量杯、量瓶、滴定管、移液管等。

（二）量取操作注意事项

1. 用量筒或量杯量取液体时，一般左手持量器和瓶盖，右手持试剂瓶，瓶签朝上，取用后立即盖回原瓶。

2. 量取时应保持量器垂直、保证正确读数。一般透明液体以液体凹面最低处为准，不透明或深色液体则以表面为准，以免产生视线误差。

3. 量取液体时，应按所需液量、容器精确度，选用适当大小的量器，一般以不少于量器总量的五分之一为度。

4. 药液注入量器，应将瓶口紧靠量器边缘，沿其内壁缓慢注入，以防止药液溅溢器外，如注入过量，多余部分不得注回原瓶。

5. 量取黏稠性药液如流浸膏、糖浆、甘油等不论注入或倾出，均须以充分时间使其按刻度流尽，以保证容量的准确。

任务二 溶解与增溶

一、溶解

溶解是指溶质以分子或离子状态均匀分散在溶剂中形成溶液的过程即为溶解。溶解度是指药物在一定温度（气体在一定压力）下，在一定量溶剂中能溶解药物的最大量。《中国药典》（2020 年版）关于溶解度有 7 种要求，即极易溶解、易溶、溶解、略溶、微溶、极微溶解、几乎不溶或不溶。溶解度一般以一份溶质（1g 或 1ml）溶解于若干毫升溶剂中达到饱和溶液表示。如苦杏仁苷在水中的溶解度为 1:12，即 12ml 水中能溶解苦杏仁苷的最大量为 1g。

药物能否发挥疗效，除与溶解度有关外，还与溶解速度有关，药物在单位时间内的溶解量即为溶解速度。对于难溶性固体药物，其显效的快慢基本上取决于药物的溶出速度。

二、药用溶剂的种类及性质

物质溶解过程中，溶解的物质（溶质）分子与分散介质（溶剂）分子发生相互作用，如果溶剂分子与溶质分子间的相互作用力大于溶质分子间的相互作用力，则溶质分子从溶质上脱离，然后在溶剂中扩散，最终达到平衡状态，即溶质的溶解速度与其结晶速度相等。因此物质的溶解是溶质和溶剂的分子或离子相互作用的过程。通常其相互作用力从强到弱主要有偶极力、氢键力和范德华力。溶解的一般规律为：相似者相溶，指溶质与溶剂极性程度相似的可以相溶。

物质按极性程度不同可以分为极性和非极性，处于两者之间的为半极性。

（一）极性溶剂

常用的极性溶剂有水、甘油、二甲基亚砜等。最常用的溶剂是水，为强极性溶剂，可溶解电解质和极性化合物，如多种无机盐、醛酮类化合物、多羟基化合物、胺类化合物等。水分子与溶质间的相互作用力有：与某些强电解质离子产生离子－偶极力吸引，与极性溶质中的氧或氮原子形成氢键，与极性羟基化合物产生范德华力（定向力）结合。同一溶解过程中，可能单一作用力发生作用，也可能多种作用力共同发生作用。由于离子－偶极力作用最强，因此在水中电解质的溶解度较大。如果溶剂的极性减弱，则其与极性物质的相互作用力减小，溶解度亦减小，如在极性比水小的醇中一些电解质就不易溶解。如果溶质的极性减弱，则其在水中的溶解度随其分子中非极性基团数量的增加而显著降低，如分子中含有酯基、烃链等非极性基团的溶质，在极性比水弱的醇等溶剂中则有较大的溶解度，但此时溶质与溶剂间的相互作用力主要是色散力。

（二）非极性溶剂

常用的非极性溶剂有三氯甲烷、苯、液状石蜡、植物油、乙醚等，它们只能溶解非极性物质。这是由于非极性溶剂分子内部产生的瞬时偶极克服了溶质分子间内聚力而致溶解。如脂肪、油能够溶于苯和四氯化碳中。

（三）半极性溶剂

一些有一定极性的溶剂如乙醇、丙二醇、聚乙二醇和丙酮等，能诱导非极性分子产生一定的极性而溶解，其相互作用力包括诱导力和定向力，这类溶剂又称为半极性溶剂。半极性溶剂因其有诱导作用而可与某些极性或非极性溶剂混合使用，其可以作为中间溶剂使本不相溶的极性溶剂和非极性溶剂混溶，也可以用于极性溶剂中以提高一些非极性溶质的溶解度。例如：丙酮可以增大酯和乙醚在水中的溶解度；乙醇可以用作蓖麻油和水的中间溶剂，能够增大氢化可的松在水中的溶解度；丙二醇可以增大薄荷油、利血平等在水中的溶解度。

另外，物质在溶解的同时还可能产生热效应（即放热或吸热）或体积效应（即体积增大或减小）。

三、影响药物溶解度的因素

影响药物溶解度的因素很多，主要有以下几个方面。

（一）药物

药物的极性和晶格引力的大小均可影响药物的溶解度。药物极性的大小对溶解度有很大的影响，药物的结构决定极性的大小，其极性与溶剂的极性遵循相似者相溶的规律。药物晶格引力的大小对溶解度也有影响，如顺式丁烯二酸（马来酸）熔点为130℃、溶解度为1:5，反式丁烯二酸（富马酸）熔点为200℃，溶解度为1:150。

（二）溶剂

溶剂通过降低药物分子或离子间的引力，使药物分子或离子溶剂化而溶解，是影响药物溶解度的重要因素。极性溶剂可破坏盐类药物的离子结合，其分子与药物离子形成离子–偶极子结合产生溶剂化；极性溶剂与极性药物形成永久偶极–永久偶极结合产生溶剂化；极性较弱的药物分子中的极性基团与水形成氢键而致溶解；非极性溶剂分子与非极性药物分子形成诱导偶极–诱导偶极结合；非极性溶剂分子与半极性药物分子形成诱导偶极–永久偶极结合。

（三）温度

温度对溶解度的影响很大，其关系可用式（2-1）表示。

$$\text{In}C = \frac{\Delta H_f}{R}\left(\frac{1}{T_f} - \frac{1}{T}\right) \tag{2-1}$$

式中，C 为溶解度（摩尔分数）；ΔH_f 为摩尔熔化热；R 为气体常数；T_f 为药物的熔点；T 为溶解时的温度。

由式可知，$\ln C$ 与 $1/T$ 呈线性关系。当 ΔH_f 为正时，溶解度随温度升高而增大；当 ΔH_f 为负时，溶解度随温度升高而减小。当 $T_f > T$ 时，ΔH_f 愈小、T_f 愈低，则溶解度愈大。

（四）药物的晶型

药物有结晶型和无定形之分，药物常有一种以上的晶型，称为多晶型。多晶型中最稳定的一种称为稳定型，其他的称为亚稳定型。多晶型药物，成分相同，晶格结构不同，溶解度、溶出速度、熔点、密度等物理性质也不同。一般情况下，药物的亚稳定型结晶比稳定型结晶有较大的溶解度、溶出速率以及较低的熔点、稳定性，而结晶型相同的药物溶解度差异不大。如氯霉素棕榈酸酯有 A 型、B 型和无定形，无定形和 B 型为有效型，其溶解度大于 A 型。

（五）粒子的大小

一般情况下溶解度与粒子大小无关，但当药物粒径为微粉状态时，根据 Hixson – Crowell 方程式，可知粒径愈小、溶解度愈大。该式又称为溶出立方根定律。

（六）第三种物质

加入助溶剂、增溶剂等附加剂可增加药物溶解度，如碘在水中溶解度为 1∶2950，加入 1% 的碘化钾，则碘在水中的浓度可达 1∶20。同离子效应会降低药物溶解度，如加入氯化钠可致盐酸小檗碱溶液析出结晶。

四、增加药物溶解度的方法

（一）加入增溶剂

药物在水中因加入表面活性剂而使溶解度增加的现象称为增溶。具有增溶作用的表面活性剂称为增溶剂。生物碱、抗生素、脂溶性维生素、磺胺类、挥发油、甾体激素等均可用此法增溶。

1. 影响增溶的因素

（1）增溶剂的种类　增溶剂的种类不同可以影响增溶量的多少，即使属于同系物的增溶剂，也常因相对分子质量的差异而有不同的增溶效果，增溶剂的碳链越长（同系物），其增溶量也越多。增溶剂的 HLB 值（亲油亲水平衡值）一般应为 15～18，目前认为，对于极性或半极性药物，非离子型增溶剂的 HLB 值越大，其增溶效果也越好。但对极性低的溶质，结果相反。例如聚山梨酯类对于非极性的维生素 A 的增溶作用是 HLB 值越大，增溶效果越好，但对弱极性的维生素 A 棕榈酸酯却相反。

（2）被增溶物质（药物）的性质　一般在同系物中，被增溶物质的相对分子质量越大，被增溶量越小，因为增溶剂所形成的胶团体积是固定的，被增溶物质的相对分子质量越大，则其摩尔体积也越大，在增溶剂浓度一定时，被增溶量越小。

（3）加入顺序　一般是将增溶剂先加入被增溶物质中，然后再加溶剂稀释至全量，否则增溶效果不好。

（4）增溶剂的用量　至少要在 CMC（临界胶团浓度）以上才能发挥增溶作用，随着增溶剂用量增大，增溶质的溶解度也增大。

2. 使用增溶剂的注意事项

（1）表面活性剂的毒副作用　内服制剂应选用毒性较小的表面活性剂作增溶剂，

而注射液则选用毒性与溶血性更小的表面活性剂作增溶剂。

（2）增溶剂对药物作用及稳定性的影响 含有增溶剂的制剂常能改善药物的吸收和增强其生理作用。被增溶药包藏在增溶剂胶团内，因与外界隔绝，防止药物氧化、水解，增加制剂的稳定性。

3. 增溶剂的使用方法 先将增溶剂与被增溶物质混合，必要时加入少量的水，使其完全溶解，再与吸附剂及溶剂混合，可使增溶量增加。若将增溶剂先溶于水，再加入被增溶物质，则不容易达到预期结果。例如用聚山梨酯80为增溶剂，对维生素A棕榈酸酯进行增溶，试验表明如将聚山梨酯80先溶于水，再加入维生素A棕榈酸酯，维生素A棕榈酸酯几乎不溶；而先将维生素A棕榈酸酯与聚山梨酯80混合，待完全溶解后，再加入水中稀释能很好溶解。

（二）加入助溶剂

助溶是指由于第三种物质的存在而增加难溶性药物在某种溶剂（一般为水）中溶解度而不降低活性的现象。这"第三种"物质称为助溶剂，一般认为，助溶剂能与难溶性的药物形成络合物、有机分子复合物和通过复分解而形成可溶性盐类等而增加药物溶解度。例如碘在水中的溶解度为1:2950，而在10%碘化钾水溶液中可制成含碘达5%的水溶液，这是因为碘化钾与碘形成可溶性络合物而增大碘在水中的溶解度。咖啡因在水中的溶解度为1:50，用苯甲酸钠可生成安钠咖复合物，其溶解度增大到1:1.2；茶碱在水中的溶解度为1:120，加入乙二胺可形成氨茶碱，溶解度为1:5。

常用的助溶剂有：一些有机酸及其钠盐，如枸橼酸、水杨酸钠、苯甲酸钠等；酰胺化合物，如乌拉坦、尿素、乙酰胺、乙二胺等；一些水溶性高分子，如聚乙二醇、羧甲基纤维素钠等。有时一些无机盐，如硼砂、碘化钾、氯化钾也可用作助溶剂。

（三）制成可溶性盐类

一些难溶性的弱酸、弱碱，可使其成盐而增大溶解度。对于弱酸性药物如含有磺酰氨基、亚氨基、羧基等酸性基团者，常用碱或有机胺，与其作用生成溶解度较大的盐。对于弱碱性药物常用无机酸或有机酸，与其作用生成盐。同一种弱酸性或弱碱性药物用不同的碱或酸制成盐，其溶解度不同。一般来说，有机酸的钠盐或钾盐的溶解度都很大。

对于不同的弱酸或弱碱成盐后除考虑到溶解度满足临床应用外，还应考虑溶液pH、稳定性、吸湿性、毒性、刺激性及疗效等因素。

（四）使用潜溶剂

有的溶质在混合溶剂中的溶解度要比其在各单一溶剂中的溶解度大，这种现象称为潜溶，所使用的混合溶剂称为潜溶剂。例如，氯霉素在水中的溶解度为0.25%，若用水中含有25%的乙醇和55%甘油的混合溶剂，则可制成12.5%的氯霉素溶液供注射用，且具有一定的防冻能力。这种现象被认为是由于两种溶剂对分子间不同部位的作用而致。

常用的潜溶剂是由水和一些极性溶剂组成，如乙醇、丙二醇、甘油、聚乙二醇等。在生产中主要根据使用目的来选择潜溶剂。如苯巴比妥难溶于水，制成钠盐能溶于水，但水解后产生沉淀和变色，若用聚乙二醇与水的混合溶剂，溶解度增大而且稳定。

（五）引入亲水基团

某些难溶性药物常在其分子结构中引入亲水性基团，增加其在水中的溶解度。但要注意，有些药物引入亲水基团后，水溶性增大，其药理作用可能有所改变。

任务三　了解表面活性剂

一、概述

物质的相与相之间的交界面称为界面。在界面表面上所发生的一切物理化学现象称为界面现象（表面现象）。凡能够显著降低两相间界面张力（或表面张力）的物质称为表面活性剂。此外，表面活性剂具有增溶、乳化、润湿、去污、杀菌、消泡、起泡等作用。而有些物质如乙醇、甘油等低级醇或无机盐等，不完全具备这些作用，因此不属于表面活性剂。

表面活性剂之所以能显著降低界面（表面）张力，主要取决于结构上的特点。表面活性剂结构中同时含有亲水性和疏水性两种性质的基团。一端为亲水的极性基团，如羧酸、磺酸、氨基及它们的盐，也可是羟基、酚氨基、醚键等；另一端为亲油的非极性烃链，烃链的长度一般在 8 个碳原子以上。因此表面活性剂具有很强的表面活性。亲水基团易溶于水或易被水湿润，故称为亲水基；疏水基团具有亲油性，故称为亲油基。例如，肥皂的碳氢链 R 为亲油基团，—COOH 为亲水基团。如图 2-1 所示为肥皂的结构示意图。

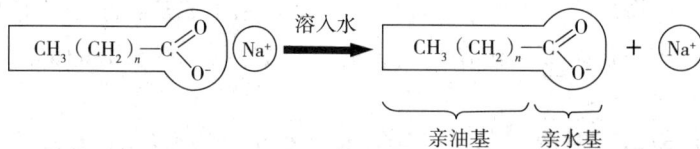

图 2-1　表面活性剂的化学结构（肥皂的结构示意图）

将表面活性剂加入水中，低浓度时可被吸附在溶液表面，亲水基团朝向水中，亲油基团朝向空气中，在表面（或界面）定向排列。由于表面活性剂分子存在于水表面，而改变了水的表面性质，使表面张力降低。此时表面活性剂在溶液表面层达到饱和浓度，表面活性剂分子即转入溶液内部，因其具备的两亲性，致使表面活性剂分子亲油基团之间相互吸引、缔合形成胶团。

二、类型

表面活性剂按其解离情况可分为离子型和非离子型两大类，其中离子型表面活性剂又分为阴离子型、阳离子型和两性离子型三类。常用表面活性剂如下。

（一）阴离子型表面活性剂

本类表面活性剂起表面活性作用的是阴离子，即带负电荷，主要包括肥皂类、硫酸化物和磺酸化物。

1. 肥皂类　为高级脂肪酸的盐，其分子结构通式为（$RCOO^-$）$_n M^{n+}$。常用脂肪酸的烃链在 $C_{11} \sim C_{18}$ 之间。以硬脂酸、油酸、月桂酸等较常用。根据其金属离子 M^{n+} 的不同，可分为碱金属皂如硬脂酸钠、硬脂酸钾等；碱土金属皂如硬脂酸钙等；有机胺皂如三乙醇胺皂等。本类表面活性剂的共同特点是具有良好的乳化能力，容易被酸所破坏，碱金属皂还可被钙、镁盐等破坏，电解质可使之盐析，具有一定的刺激性，一般用于外用制剂。

2. 硫酸化物　其分子结构通式为 $ROSO_3^- M^+$ 其中 R 在 $C_{12} \sim C_{18}$ 之间。常用硫酸化物，如硫酸化蓖麻油，俗称土耳其红油，为黄色或橘黄色黏稠液体，有微臭，可与水混合，为无刺激性的去污剂和润湿剂，可代替肥皂洗涤皮肤，也可作载体使挥发油或水不溶性杀菌剂溶于水中；高级脂肪醇硫酸酯类，如十二烷基硫酸钠（月桂硫酸钠）、十六烷基硫酸钠（鲸蜡醇硫酸钠）、十八烷基硫酸钠（硬脂醇硫酸钠）等，其乳化能力很强，较肥皂类稳定，用作外用软膏的乳化剂。

3. 磺酸化物　主要有脂肪族磺酸化物、烷基芳基磺酸化物、烷基萘磺酸化物等，其分子结构通式为 $RSO_3^- M^+$，其水溶性和耐钙、镁盐的能力虽比硫酸化物稍差，但不易水解，特别在酸性水溶液中稳定。常用磺酸化物，如脂肪族磺酸化物，如二辛基琥珀酸磺酸钠（商品名阿洛索 – OT）等；烷基芳基磺酸化物，如十二烷基苯磺酸钠，均为目前广泛应用的洗涤剂。

（二）阳离子型表面活性剂

本类表面活性剂起表面活性作用的是阳离子部分。分子结构中合有一个五价的氮原子，也称为季铵盐型阳离子表面活性剂，其水溶性大，在酸性与碱性溶液中均较稳定，具有良好的表面活性和杀菌作用，但对人体有害，因此，本类表面活性剂主要用于杀菌和防腐。常用的有苯扎氯铵（洁尔灭）、苯扎溴铵（新洁尔灭）等。

（三）两性离子型表面活性剂

这类表面活性剂的分子结构中同时具有正、负离子基团，在不同 pH 介质中可表现出阳离子或阴离子表面活性剂的性质，在碱性水溶液中呈现阴离子表面活性剂的性质，具有起泡性、去污力；在酸性水溶液中则呈现阳离子表面活性剂的性质，具有杀菌能力。这类活性剂有天然的，也有人工合成制品。

1. 天然的两性离子表面活性剂　包括卵磷脂和豆磷脂，常用的是卵磷脂，其分子结构由磷酸酯型的阴离子部分和季铵盐型阳离子部分组成，因卵磷脂有两个疏水基团，故不溶于水，但对油脂的乳化能力很强，可制成油滴很小不易被破坏的乳剂。常用于注射用乳剂及脂质体的制备。

2. 合成的两性离子表面活性剂　本类表面活性剂的阴离子部分主要是羧酸盐，阳离子部分主要是铵盐或季铵盐。由铵盐构成者即为氨基酸型，由季铵盐构成者即为甜菜碱型。氨基酸型在等电点（一般微酸性）时，亲水性减弱，可产生沉淀；甜菜碱型不论在酸性、碱性或中性溶液中均易溶解，在等电点时也无沉淀，适用于任何 pH 环境。

（四）非离子型表面活性剂

本类表面活性剂在水中不解离，其分子结构中亲水基团多为甘油、聚乙二醇和山梨醇等多元醇，亲油基团多为长链脂肪酸或长链脂肪醇以及烷基或芳基等，它们以酯键或醚键相结合，因而有许多不同的品种。由于不解离，不受电解质和溶液 pH 影响，毒性和溶血性小，能与大多数药物配伍，在药剂上应用广泛，常用作增溶剂、分散剂、乳化剂、混悬剂。这类活性剂可供外用或内服，个别品种可作注射剂的附加剂。

1. 脂肪酸山梨坦类（司盘类）　为脱水山梨醇脂肪酸酯类，即山梨醇与各种不同的脂肪酸所组成的酯类化合物，商品名为司盘类（Spans）。由于山梨醇羟基脱水位置不同，故有各种异构体，脂肪酸山梨坦类一般用以下通式表示。

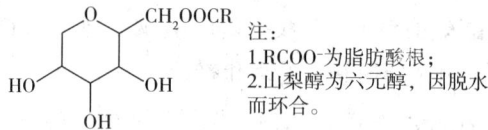

注：
1. RCOO⁻为脂肪酸根；
2. 山梨醇为六元醇，因脱水而环合。

脂肪酸山梨坦类亲油性较强，HLB 值为 1.8～8.6，为油溶性，一般用作 W/O 型乳剂的乳化剂或 O/W 型乳剂的辅助乳化剂。司盘 20 和司盘 40 与吐温类配伍常作 O/W 型乳剂的混合乳化剂。

根据所结合的脂肪酸种类和数量的不同，本类表面活性剂有以下常用品种：司盘 20（月桂酸山梨坦）、司盘 40（棕榈酸山梨坦）、司盘 60（硬脂酸山梨坦）、司盘 80（油酸山梨坦）、司盘 85（三油酸山梨坦）等。

2. 聚山梨酯类（吐温类）　为聚氧乙烯脱水山梨醇脂肪酸酯类，这类表面活性剂是在脂肪酸山梨坦类的剩余—OH 的基础上，再结合聚氧乙烯基而制得的醚类化合物，商品名为吐温（Tween）。聚山梨酯类是黏稠的黄色液体，对热稳定，但在酸、碱和酶作用下也会水解。由于分子中含有大量亲水性的聚氧乙烯基，故其亲水性显著增强，成为水溶性表面活性剂。它主要用作增溶剂、O/W 型乳化剂、润湿剂和助分散剂。聚山梨酯类一般用以下通式表示。

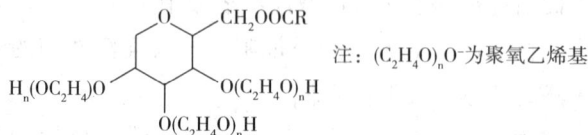

注：(C₂H₄O)ₙO—为聚氧乙烯基

根据所结合脂肪酸种类和数量的不同，常用本类表面活性剂如下：吐温 20（单月桂酸酯）、吐温 40（单棕榈酸酯）、吐温 60（单硬脂酸酯）、吐温 80（单油酸酯）、吐温 85（三油酸酯）等。

3. 聚氧乙烯脂肪酸酯类（卖泽类）　是由聚乙二醇与长链脂肪酸缩合而成，商品名为卖泽类（Myrij），通式用 $R \cdot COO \cdot CH_2 \cdot (CH_2OCH_2)_n \cdot CH_2OH$ 表示，其中，$—(CH_2OCH_2)_n—$ 是聚乙二醇形成的聚氧乙烯基，n 是聚合度。该类表面活性剂的水溶性和乳化性很强，常用作 O/W 型乳剂的乳化剂。

4. 聚氧乙烯脂肪醇醚类（苄泽）　为聚乙二醇与脂肪醇缩合而成的醚类，通式为 $R \cdot (CH_2OCH_2)_nH$ 表示，商品名为苄泽（Brij）。因聚氧乙烯基聚合度和脂肪醇的不同而有不同的品种。药剂上常将其用作乳化剂或增溶剂。常用的有西土马哥（由聚乙二醇与十六醇缩合而成）、平平加 O（由 15 个单位聚乙烯与油醇形成的缩合物）、埃莫尔弗（由 20 个单位以上的氧乙烯与油醇形成的缩合物）等。

5. 聚氧乙烯 – 聚氧丙烯共聚物（泊洛沙姆）　为聚氧乙烯与聚氧丙烯聚合而成，又称泊洛沙姆（Poloxamer）。聚氧乙烯具有亲水性，而聚氧丙烯基随着相对分子质量的增大而亲油性增强，具有亲油性。常用的有泊洛沙姆 188，商品名称普流罗尼克（Pluronic）F68。该类表面活性剂对皮肤无刺激性和过敏性，对黏膜刺激性极小，毒性也比其他非离子型表面活性剂小，泊洛沙姆 188 可用作静脉注射剂的乳化剂。

三、基本性质

（一）胶团的形成

1. 临界胶团浓度　表面活性剂溶于水形成正吸附达到饱和后，溶液表面不能再吸附，表面活性剂分子即转入溶液内部，因其具备的两亲性，致使表面活性剂分子亲油基团之间相互吸引、缔合形成胶团，即亲水基团朝外、亲油基团朝内、大小不超过胶体粒子范围（1～100nm），并在水中稳定分散。表面活性剂分子缔合形成胶团的最低浓度称为临界胶团浓度（CMC）。单位体积内胶团数量几乎与表面活性剂的总浓度成正比。到达临界胶团浓度时，分散系由真溶液变成胶体溶液，同时会发生表面张力降低，增溶作用增强，起泡性能和去污力加大，渗透压、导电度、密度和黏度等突变，出现丁达尔现象等理化性质的变化。形成胶团的临界浓度通常在 0.02%～0.05%。

2. 胶团的结构　当表面活性剂在一定浓度范围时，胶团呈球状结构，其表面为亲水基团，亲油基团上与亲水基团相邻的一些次甲基排列整齐形成栅状层，而亲油基团则紊乱缠绕形成内核，有非极性液态性质。水分子通过与亲水基团的相互作用可深入栅状层内。随着表面活性剂浓度的增大，胶团结构还可呈现棒状、束状、板状及层状等（图 2 – 2）。

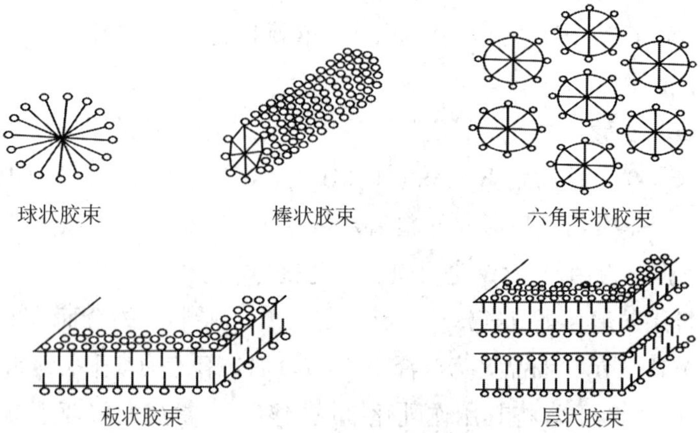

| 球状胶束 | 棒状胶束 | 六角束状胶束 |

| 板状胶束 | 层状胶束 |

图 2-2　胶束的形态

（二）亲水亲油平衡值

表面活性剂亲水亲油的强弱取决于其分子结构中亲水基团和亲油基团的多少。表面活性剂亲水亲油的强弱，可以用亲水亲油平衡值表示（HLB 值）。表面活性剂的 HLB 值愈高，其亲水性愈强；HLB 值越低，其亲油性愈强。现在一般非离子型表面活性剂的 HLB 值限定在 0~40。不同 HLB 值的表面活性剂具有不同的用途，HLB 值在 15~18 以上的表面活性剂适合用作增溶剂，HLB 值在 8~16 的表面活性剂适合用作 O/W 型乳化剂，HLB 值在 3~8 的表面活性剂适合用作 W/O 型乳化剂，HLB 值在 7~9 的表面活性剂适合用作润湿剂。

非离子型表面活性剂的 HLB 值有加和性，混合表面活性剂的 HLB 值计算公式：

$$\text{HLB}_{AB} = \frac{\text{HLB}_A \times W_A + \text{HLB}_B \times W_B}{W_A + W_B} \qquad (2-2)$$

注意：不能用于混合离子型表面活性剂的 HLB 值的计算，式中 HLB_A 为 A 乳化剂的 HLB 值，W_A 为 A 乳化剂的重量；HLB_B 为 B 乳化剂的 HLB 值，W_B 为 B 乳化剂的重量；HLB_{AB} 为混合乳化剂的 HLB 值。常用表面活性剂的 HLB 值见表 2-1。

表 2-1　常用表面活性剂的 HLB 值

表面活性剂	HLB 值	表面活性剂	HLB 值	表面活性剂	HLB 值
十二烷基硫酸钠	40.0	乳化剂 OP	15.0	司盘 20	8.6
阿特拉斯 G-263	25~30	吐温 60	14.9	阿拉伯胶	8.0
油酸钾（软皂）	20.0	吐温 21	13.3	司盘 40	6.7
油酸钠	18.0	乳白灵 A	13.0	单油酸二甘酯	6.1
苄泽 35	16.9	西黄蓍胶	13.0	蔗糖酯	5~13
苄泽 52	16.9	聚氧乙烯烷基酚	12.8	司盘 60	4.7

续表

表面活性剂	HLB 值	表面活性剂	HLB 值	表面活性剂	HLB 值
吐温 20	16.7	油酸三乙醇胺	12.0	司盘 80	4.3
西马士哥	16.4	卖泽 45	11.1	单硬脂酸甘油酯	3.8
聚氧乙烯月桂酸醚	16.0	吐温 85	11.0	司盘 83	3.7
卖泽 51	16.0	吐温 65	10.5	单硬脂酸丙二酯	3.4
泊洛沙姆 188	16.0	吐温 81	10.0	卵磷脂	3.0
吐温 40	15.6	明胶	9.8	司盘 65	2.1
吐温 80	15.0	吐温 61	9.6	司盘 85	1.8
卖泽 49	15.0	苄泽 30	9.5	二硬脂酸乙二酯	1.5

（三）表面活性剂的毒性

表面活性剂的毒性顺序为：阳离子表面活性剂 > 阴离子表面活性剂 > 非离子表面活性剂。两性离子表面活性剂的毒性和刺激性均小于阳离子表面活性剂。非离子表面活性剂口服一般认为无毒性，例如成年人每天口服 4.5 ~ 6.0 g 吐温 80，连服 28 天，有的人服用达 4 年之久，都未见明显的毒性反应。表面活性剂用于静脉给药的毒性大于口服。

阳离子表面活性剂和阴离子表面活性剂不仅毒性较大，而且还具有较强的溶血作用。非离子表面活性剂的溶血作用较轻微，其中吐温类的溶血作用通常比其他含聚氧乙烯基的表面活性剂小。溶血作用的顺序为：聚氧乙烯烷基醚 > 聚氧乙烯芳基醚 > 聚氧乙烯脂肪酸酯 > 吐温 20 > 吐温 60 > 吐温 40 > 吐温 80。外用时表面活性剂呈现较小的毒性。仍以非离子型对皮肤和黏膜的刺激性为最小。

拓展阅读

影响增溶的因素——温度

一、克氏点（Krafft 点）

离子型表面活性剂，随温度的升高，其溶解度和增溶质在胶团中的溶解度增大。当温度升高到一定值时，离子型表面活性剂的溶解度会急剧升高，该温度点即称克氏点。其对应的溶解度即为该离子表面活性剂的临界胶团浓度。

克氏点是离子表面活性剂的特征值，临界胶团浓度随克氏点的升高而降低，应用表面活性剂只有在温度高于克氏点时才能产生更大的作用。如十二烷基磺酸钠的克氏点约为 70℃，故其表面活性在室温时发挥不够充分。

二、昙点（浊点）

某些含聚氧乙烯基的非离子型表面活性剂的溶解度，随温度的升高而增大，当达到某一温度时，其溶解度急剧下降，溶液变浑浊或分层，但冷却后又恢复澄明，这种溶液由澄明变浑浊的现象称为起昙，起昙的温度称为昙点（浊点）。

起昙是由于含聚氧乙烯基的表面活性剂（如聚山梨酯）在水中，其亲水基团（聚氧乙烯基）能与水发生氢键缔合，从而与溶液发生分离的状态，当温度升高到昙点时，聚氧乙烯链与氢键断裂，使表面活性剂溶解度急剧下降并析出，溶液出现浑浊。在聚氧乙烯链相同时，碳氢链越长，昙点越低；在碳氢链相同时，聚氧乙烯链越长，昙点越高。大多数此类表面活性剂的昙点在 70 ~ 100℃，但有的含聚氧乙烯基的表面活性剂没有昙点，如聚氧乙烯聚氧 – 丙烯共聚物（如普流罗尼克），极易溶于水，在达到沸腾点时也没有起昙现象。

含有可能产生起昙现象的表面活性剂的制剂，由于加热灭菌等影响而导致表面活性剂的增溶或乳化能力下降，使被增溶物质析出。因此，含此类表面活性剂的制剂应注意加热灭菌温度的影响。

四、在药物制剂中的应用

表面活性剂在药物制剂中有着广泛的应用，常用于难溶性药物的增溶、乳剂的乳化、混悬剂的润湿和助悬，可以增加药物的稳定性，促进药物的吸收，是制剂中常用的附加剂。其中阳离子表面活性剂还可用于消毒、防腐及杀菌等。

（一）增溶剂

在药物制剂中，一些难溶性维生素、甾体激素、挥发油等许多难溶性药物在水中的溶解度很小，达不到治疗所需浓度，可利用表面活性剂的增溶作用提高药物的溶解度而增加药物治疗浓度。这种起增溶作用的表面活性剂称为增溶剂。

（二）乳化剂

一般来说，亲水亲油平衡值（HLB 值）在 3 ~ 8 的表面活性剂适用作 W/O 型乳化剂；HLB 值在 8 ~ 16 的表面活性剂适用作 O/W 型乳化剂。阳离子表面活性剂由于其毒性和刺激性比较大，故不作为内服乳剂的乳化剂使用；阴离子表面活性剂一般作为外用制剂的乳化剂；两性离子表面活性剂，如琼脂、阿拉伯胶等可作为内服制剂的乳化剂；非离子表面活性剂不仅毒性低，且生物相容性好，不易发生配伍变化，对 pH 的改变及电解质均不敏感，可用于外用或内服制剂。

（三）润湿剂

促进液体在固体表面铺展或渗透的作用称为润湿作用，能起润湿作用的表面活性剂为润湿剂。润湿剂的最适 HLB 值为 7 ~ 9，并且在合适的温度下才能够起到润湿作用。

（四）起泡剂和消泡剂

具有发生泡沫作用和稳定泡沫作用的物质称为起泡剂和稳泡剂。表面活性剂可降低液体表面张力，使泡沫稳定，因而具有起泡剂和稳泡剂的作用。表面活性剂作为起泡剂主要用于腔道给药及皮肤给药。与起泡剂相反，可以消除泡沫的物质为消泡剂。一些含有皂苷、树胶、蛋白质及其他高分子化合物的溶液，当发生剧烈搅拌时可产生泡沫，给操作带来困难，这时为了破坏泡沫，可加入一些表面张力小且水溶性也小的表面活性剂，其 HLB 值通常为 1~3，表面活性剂与泡沫液层的起泡剂争夺膜面，并可吸附于泡沫表面上，取代原来的起泡剂，而其本身碳链短不能形成坚固的液膜，从而使泡沫被破坏。

（五）去污剂

用于去除污垢的表面活性剂称为去污剂。去污剂的最适 HLB 值通常为 13~16，去污能力以非离子表面活性剂最强，其次是阴离子表面活性剂。常用的去污剂有钠肥皂、钾肥皂、油酸钠、十二烷基硫酸钠及其他烷基磺酸钠等。

（六）消毒剂和杀菌剂

大多数阳离子和两性离子表面活性剂都可以用作消毒剂，少数阴离子表面活性剂也有类似作用。根据需要使用不同浓度的表面活性剂，可分别用于手术前的皮肤消毒、伤口或黏膜消毒、器械消毒和环境消毒等。

任务四　认识洁净室与空气净化技术

一、洁净度级别及监测

（一）洁净度级别

洁净区的设计必须符合相应的洁净度要求，包括达到"静态"和"动态"的标准。根据《药品生产质量管理规范》附录1规定，无菌药品生产所需的洁净区可分为以下 4 个级别，即 A、B、C、D 四个洁净度级别。

1. A 级　高风险操作区，如灌装区、放置胶塞桶和与无菌制剂直接接触的敞口包装容器的区域及无菌装配或连接操作的区域，应当用单向流操作台（罩）维持该区的环境状态。单向流系统在其工作区域必须均匀送风，风速为 0.36~0.54m/s（指导值）。应当有数据证明单向流的状态并经过验证。在密闭的隔离操作器或手套箱内，可使用较低的风速。

2. B 级　指无菌配制和灌装等高风险操作 A 级洁净区所处的背景区域。

3. C 级和 D 级　指无菌药品生产过程中重要程度较低操作步骤的洁净区。

（二）洁净度监测标准

1. 不同洁净度级别对空气悬浮粒子的要求标准规定见表 2 - 2。

表 2 - 2　空气悬浮粒子的标准

洁净度级别	悬浮粒子最大允许数/立方米			
	静态		动态	
	≥0.5μm	≥5.0μm	≥0.5μm	≥5.0μm
A 级	3520	20	3520	20
B 级	3520	29	352000	2900
C 级	352000	2900	3520000	29000
D 级	3520000	29000	不作规定	不作规定

2. 不同洁净度级别对洁净区微生物监测的动态标准见表 2 - 3。

表 2 - 3　微生物监测动态标准

洁净度级别	浮游菌 cfu/m³	沉降菌（φ90mm）cfu/4 小时	表面微生物	
			接触（φ55mm）cfu /碟	5 指手套 cfu /手套
A 级	<1	<1	<1	<1
B 级	10	5	5	5
C 级	100	50	25	-
D 级	200	100	50	-

3. 最终灭菌无菌制剂生产操作环境的选择可参照表 2 - 4。

表 2 - 4　最终灭菌无菌制剂生产操作环境的选择

洁净度级别	最终灭菌产品生产操作示例
C 级背景下的局部 A 级	高污染风险的产品灌装（或灌封）
C 级	1. 产品灌装（或灌封） 2. 产品的配制和过滤 3. 眼用制剂、无菌软膏剂、无菌混悬剂等的配制、灌装（或灌封） 4. 直接接触药品的包装材料和器具最终清洗后的处理
D 级	1. 轧盖 2. 灌装前物料的准备 3. 产品配制（指浓配或采用密闭系统的配制）和过滤 4. 直接接触药品的包装材料和器具的最终清洗

4. 非最终灭菌无菌制剂的生产操作环境的选择可参照表 2 - 5。

表 2 - 5 非最终灭菌无菌制剂生产操作环境的选择

洁净度级别	非最终灭菌产品的无菌生产操作示例
B 级背景下的 A 级	1. 处于未完全密封状态下产品的操作和转运，如产品灌装（或灌封）、分装、压塞、轧盖等 2. 灌装前无法除菌过滤的药液或产品的配制 3. 直接接触药品的包装材料、器具灭菌后的装配以及处于未完全密封状态下的转运和存放 4. 无菌原料药的粉碎、过筛、混合、分装
B 级	1. 处于未完全密封状态下的产品置于完全密封容器内的转运 2. 直接接触药品的包装材料、器具灭菌后处于密闭容器内的转运和存放
C 级	1. 灌装前可除菌过滤的药液或产品的配制 2. 产品的过滤
D 级	直接接触药品的包装材料、器具的最终清洗、装配或包装、灭菌

二、洁净室的净化管理

（一）净化管理

1. 人员的净化管理

（1）基本要求　操作人员进入洁净室前必须换鞋、洗手、洗脸、沐浴、更衣、帽，空气吹淋（风淋）等；穿专用工作服，并尽量盖罩全身。

（2）人员净化程序图　人员进出一般生产区更衣操作程序，见图 2 - 3。

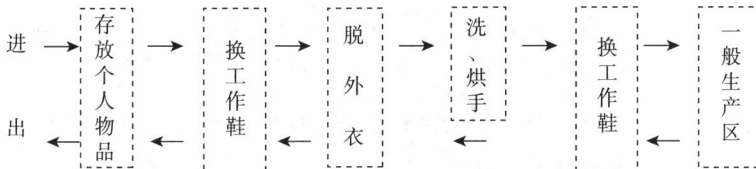

图 2 - 3　人员进出一般生产区更衣操作程序图

人员进出非无菌洁净室（区）的净化操作程序，见图 2 - 4。

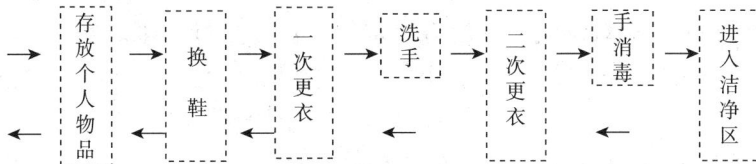

图 2 - 4　人员进出 C 级、D 级洁净室（区）的净化操作程序图

人员进出无菌洁净室（区）的净化操作程序，见图 2 - 5。

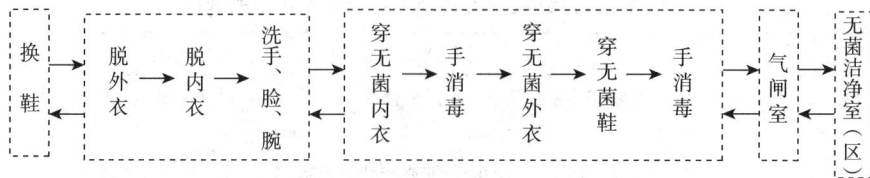

图2-5 人员进出A级、B级洁净室（区）的净化操作程序图

2. 物的净化管理 凡在洁净室使用的原料、仪器、设备等在进入洁净室前均需清洁处理，按一次通过方式，边灭菌边利用各种传递带、传递窗或灭菌柜将物料送入洁净室内。

（二）空气净化技术

药品生产中为了避免尘粒、微生物污染药物，洁净厂房必须有空气净化设施。空气净化设施是实现空气净化的主要手段。

空气过滤器是实现空气净化的主要手段，是洁净厂房的主要设备之一。一般按照过滤效率的高低分为初效、中效和高效滤过器，通过三次滤过，将空气中的微粒、微生物滤除，得到洁净空气，再以均匀速度以单向流或紊流方式，送入新的洁净风并将周围带有微粒的空气带出，从而达到空气洁净的目的。

📝**拓展阅读**

空气净化技术分类

根据不同行业的要求和洁净标准，可分为工业净化和生物净化。

工业净化系指除去空气中悬浮的尘埃粒子，以创造洁净的空气环境，如电子工业等。

生物净化系指不仅除去空气中悬浮的尘埃粒子，而且要求除去微生物等以创造洁净的空气环境。如制药工业、生物学实验室、医院手术室等均需要生物净化。

1. 室内空气净化方法 常见的可分为三大类。

（1）一般净化 以温度、湿度为主要指标的空气调节，可采用初效过滤器。

（2）中等净化 除对温度、湿度有要求外，对含尘量和尘埃粒子也有一定指标（如允许含尘量为$0.15 \sim 0.25 mg/m^3$，尘埃粒子不得$\geq 1.0 \mu m$）。可采用初、中效二级过滤。

（3）超净净化 除对温度、湿度有要求外，对含尘量和尘埃粒子有严格要求，含尘量采用计数浓度。该类空气净化必须经过初、中、高效过滤器才能满足要求。

2. 净化技术的空气处理流程 见图2-6。

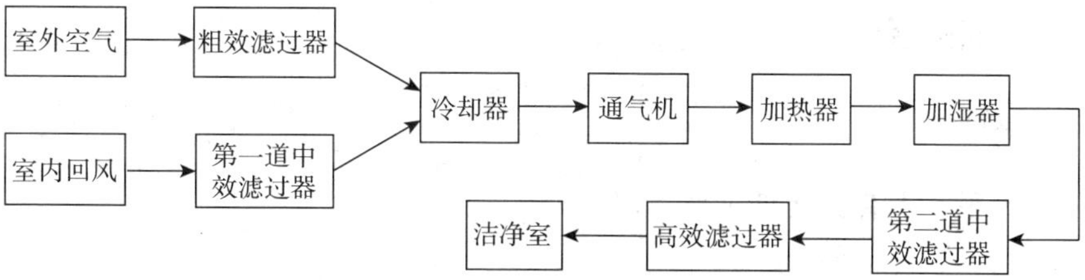

图 2 − 6 净化技术的空气处理流程图

拓展阅读

医院静脉药物配置中心

静脉药物配置中心又称静脉用药调配中心（室）（pharmacy intravenous admixture service，PIVAS），是医疗机构采用集中调配和供应静脉用药的场所。肠外营养液和危害药品静脉用药也应当实行集中调配与供应。

静脉用药调配中心（室）洁净区的洁净标准应当符合国家相关规定，经法定检测部门检测合格后方可投入使用。

各功能室的洁净级别要求如下。

（1）一次更衣室、洗衣洁具间为十万级（相当于 D 级）。

（2）二次更衣室、加药混合调配操作间为万级（相当于 C 级）。

（3）层流操作台为百级（相当于 A 级）。

其他功能室应当作为控制区域加强管理。

实训项目

实训二　称量、量取及增溶

一、实训目的

1. 能正确选择称量器具进行药品称量与量取。
2. 能进行增溶操作，了解药物溶解原理。

二、器材与药品

量筒、烧杯、滴管；饮用水、淀粉、蒸馏水、花生油、聚山梨酯 20、聚山梨酯 40、聚山梨酯 − 80。

三、实训原理

（一）称量

常用的天平类别有：架盘天平、扭力天平、电子天平。

【注解】

1. 按药物的轻重和称重的允许误差，正确选用天平。一般可用天平的分度值（感量）来计算相对误差。

2. 称重时，首先应检验天平的正确和灵敏；被称药物应放在左盘，砝码在右盘；还应防止称重药物时撒落、损坏天平。

3. 称量完毕应注意砝码、天平的还原。平时还应保持天平的清洁和干燥。

（二）量取

一般用于液体。常用的量器有量筒、量杯、量瓶、滴定管等。

【注解】

1. 用量杯或筒量取液体时，一般应该左手持量器和瓶盖，右手取芭瓶或试剂瓶，瓶签应朝上，取用后立即盖回原瓶。

2. 量取时应保持量器垂直，保证正确读数；一般透明液体以液体凹面最低处为准，不透明液体或深色液体则以表面为准。

3. 准确度测定结果与真值接近的程度，用误差衡量。误差计算公式见图 2-7。

$$误差 \begin{cases} 绝对误差(表示测量值与真值间的差值)=|测量值-真实值| \\ \\ 相对误差(表示绝对误差占真值的百分比)=|测量值-真实值|/真实值×100\% \end{cases}$$

图 2-7 误差计算公式

（三）增溶

增溶是指某些难溶性药物在表面活性剂的作用下，在溶剂中的溶解度增大并形成澄明溶液的过程（因形成胶团而增溶）。具有增溶能力的表面活性剂称为增溶剂，被增溶的物质称为增溶质。对于以水为溶剂的药物，增溶剂的最适 HLB 值为 15～18。常用的增溶剂为聚山梨酯类和聚氧乙烯脂肪酸酯类。药物的增溶作用受诸多因素影响，如增溶剂的性质、增溶质的性质、增溶温度、增溶质的加入顺序等。

【注解】

1. 操作中各项条件应尽可能保持一致，如加药量、搅拌时间等。

2. 增溶操作中，样品搅拌后应放置一段时间，以利于药物充分进入胶团。

3. 注意药品加入顺序。

四、实训内容

（一）称取练习

正确使用架盘天平，称取 6g 淀粉。

（二）量取练习

1. 量筒与烧杯容量的比较（饮用水）　在 100（或 60）ml 的烧杯中加水到 90（或 50）ml 刻度处，再将水倒入 100ml 量筒中，记录实际毫升数。计算绝对误差、相对误差，填入空格。

烧杯　　ml；量筒　　ml；计算绝对误差　　；相对误差　　%。

2. 不同液体的滴量比较及滴管的垂直与倾斜滴量比较　将滴管洗净后套上橡皮球，吸取蒸馏水，然后垂直持滴管捏橡皮球（用力均匀）使液滴缓缓滴出（每分钟 60~80 滴），收集于 10ml 的量筒中，每次收集 3ml，记录滴数，重复一次；再用倾斜 45° 滴落两次，然后以 70% 的乙醇溶液垂直滴落两次，分别记录滴数。各次测定滴数填入表 2-6。

表 2-6　不同液体的滴量比较及滴管的垂直与倾斜滴量比较

液体	方法	收集 3ml 液体的滴数		计算
		第一次	第二次	滴数（ml）
蒸馏水	垂直滴落			
	倾斜 45° 滴落			
70% 的乙醇	垂直滴落			
	垂直滴落			

（三）增溶练习

1. 不同种类增溶剂对花生油的溶解度影响

（1）取蒸馏水 50ml，加聚山梨酯 20 4ml，搅拌均匀后，加花生油 3ml，搅拌，静置，记录现象。

（2）取蒸馏水 50ml，加聚山梨酯 40 4ml，搅拌均匀后，加花生油 3ml，搅拌，静置，记录现象。

2. 同一增溶剂不同加入顺序对花生油的溶解度影响

（1）先取蒸馏水 50ml，再加聚山梨酯 80 4ml，搅拌均匀后，最后加花生油 3ml，搅拌，静置，记录现象。

（2）先加花生油 3ml，再加聚山梨酯 80 4ml，搅拌数分钟后，最后加蒸馏水 50ml，搅拌，静置，记录现象。

3. 溶液型液体制剂的质量检查结果　见表 2-7。

表 2-7 溶液型液体制剂的质量检查结果

增溶剂名称	增溶剂加入顺序	结果记录

五、思考题

1. 烧杯能否作为量器?

2. 滴量应该如何正确操作? 调整滴的方法角度是否对滴量结果有影响?

3. 什么是感量? 简述感量、称重与相对误差的关系。

4. 表面活性剂的加入顺序对增溶效果是否有影响?

（张颖梅）

液体类制剂

项目三 中药浸出制剂制备技术

预期学习成果

1. 能够描述浸出制剂概念、特点、常用浸出方法；以及汤剂、酒剂与酊剂、流浸膏剂与浸膏剂、煎膏剂、合剂（口服液）等常用浸出制剂的概念、特点、制备工艺等。

2. 能够分析各类浸出制剂的处方，按照工艺流程完成小量制备，并完成实训报告。

3. 能够查阅《中国药典》，获取各类浸出制剂药品标准、检验方法等专业信息。

课后提交成果

1. 完成在线达标检测题。

2. 分组完成电子版实训报告（含相关横向知识介绍/实训过程图片或小视频）。

3. 结合学习的中药浸出制剂的相关知识，通过查找资料，整理归纳，分组完成微课或视频制作（选做）。

知识导航

任务一　认识浸出制剂

一、中药浸出制剂的定义

中药浸出制剂系指用适当的浸出溶剂（溶媒）和方法，从动植物药材或饮片中浸出有效成分，经适当精制与浓缩得到的供内服或外用的一类制剂，通常称为浸出制剂。

拓展阅读

浸出制剂的发展

浸出制剂在我国有着悠久的历史。最早的记载是在公元前 1766 年商汤的"伊尹创制汤液"，继汤剂后又有酒剂、酊剂、流浸膏剂、浸膏剂及煎膏剂等。近年来，运用现代科学技术和设备进行浸出制剂试验研究，研制出许多浸出制剂新品种，应用新技术、新工艺提取药材中有效部位或多种有效成分，改革和发展了新剂型如中药颗粒剂、片剂、注射剂、膜剂、气雾剂、滴丸剂等。另外在中西医理论指导下，将中医药联合组方，并已制成不少有效中西药组方的新剂型，提高了疗效，降低了毒副作用，为发展我国医药学开创了新的途径。

二、浸出制剂的分类与特点

（一）浸出制剂的分类

浸出制剂按浸出溶剂及制备特点分为四类。

1. 水浸出制剂　指在一定的加热条件下，用水浸出的制剂，如汤剂、中药合剂等。

2. 含醇浸出制剂　指在一定条件下用适当浓度的乙醇或酒浸出的制剂，如酊剂、酒剂、流浸膏剂等。有些流浸膏剂虽然是用水浸出有效成分，但其成品中一般加有适量乙醇。

3. 含糖浸出制剂　指在水浸出制剂基础上，经精制、浓缩等处理后，加入适量糖或蜂蜜或其他赋形剂制成，如煎膏剂、冲剂、糖浆剂等。

4. 精制浸出制剂　指选用适当溶剂浸出有效成分后，浸出液经过适当精制处理而制成的药剂，如口服液、注射剂、片剂、滴丸等。

（二）浸出制剂的特点

浸出制剂的成品中除含有有效成分外，还含有一定量无效成分，因此，浸出制剂具有以下特点。

1. 综合作用　浸出制剂中含有多种成分，因此浸出制剂与同一药材提取的单体化合物相比，有利于发挥某些成分的多效性，有时还能发挥单一成分起不到的作用。如阿片酊不仅具有镇痛作用，还有止泻功能，但从阿片粉中提取的纯吗啡只有镇痛作用。

2. 作用缓和、持久，毒性低　浸出制剂中共存的辅助成分，常能缓和有效成分的作用或抑制有效成分的分解。如鞣质可缓解生物碱的作用并使药效延长。

3. 便于服用　浸出制剂与原药材相比，去除了组织物质和无效成分，相应提高了有效成分浓度，从而减少了用量，便于服用。同时在浸出过程中处理或去除了酶、脂肪等无效成分，不但增加了某些有效成分的稳定性，也提高了制剂有效性和安全性。

4. 浸出制剂中均有不同程度的无效成分　如高分子物质，黏液质、多糖等，在贮存时易发生沉淀、变质，影响浸出制剂的质量和药效，特别是水性浸出制剂。部分浸出制剂不适于贮存，久贮后易污染细菌、霉菌等，如汤剂、糖浆剂；又如酒剂、酊剂、流浸膏剂具有流动性，久贮后虽不易发生染菌发霉，但运输、携带时玻璃容器易损，瓶塞若封闭不严，溶媒易挥发，有时产生浑浊或沉淀；浸膏剂若存放的环境或场所不当可迅速吸潮、结块，不利于制备或包装，制备其他制剂时，可影响粉碎、制粒、成型、包衣等一系列的质量不稳定，应特别加以注意。

三、浸出溶剂及辅助剂

（一）浸出溶剂

最常用浸出溶剂为水、乙醇，其溶解性能和特点见溶解理论。

通常选用乙醇与水不同比例的混合溶剂，有利于选择性浸出有效成分。90%以上乙醇用于浸出挥发油、有机酸、内酯、树脂等；50%~70%的乙醇适用于浸出生物碱、苷类等；50%以下的乙醇适用于浸出蒽醌类等化合物。

（二）浸出辅助剂

为了增加浸出效果，或提高浸出成分的溶解度及浸出制剂的稳定性，有时也应用一些浸出辅助剂，常用有以下几种。

1. 酸或碱　有利于碱性成分或酸性成分的浸出。

2. 甘油　稳定鞣质的作用，常与水、醇混合使用。

3. 表面活性剂　有利于对药材的湿润，能提高浸出效率，但用量不宜过多。

任务二　了解浸出原理与方法

一、浸出原理

（一）浸出过程

浸出过程系指溶剂进入细胞组织，溶解其有效成分后变成浸出液的全部过程，该过程包括以下几个相互联系着的阶段。

1. 浸润　系指药材粉粒与浸出溶剂接触后，浸出溶剂首先附着于粉粒表面使之湿润，然后通过毛细管和细胞间隙进入细胞组织中的过程。不能附着于粉粒表面的溶剂无法浸出药材中有效成分。浸出溶剂能否湿润粉粒表面取决于二者的界面情况。所以，一般非水溶剂不易从含水量多的药材中浸出有效成分，必须先行干燥；而极性溶剂则不易从富含油脂的药材中浸出有效成分，对于这些药材应先用溶剂脱脂，或榨取油脂，再用水、醇浸出。

2. 溶解　溶剂进入细胞后溶解其可溶性成分，形成溶液。药材中各成分被溶出的程度决定于选择的溶剂和被溶出成分的性质。溶剂进入细胞内溶解可溶性成分的速度取决于药材的特性和溶剂的特性。一般疏松药材溶解得快；用乙醇作溶剂比用水溶解的速度快，因前者穿透能力强。

3. 扩散　是浸出过程的重要阶段，进入细胞的溶剂溶解了大量可溶性成分后，便造成了细胞内外的浓度差。此时，细胞内具有较高的渗透压，从而形成扩散点，不断向细胞外扩散其溶解的成分，以平衡其渗透压，而溶剂又不断地进入细胞内，如此反复，直至达到动态平衡。在此过程中的浓度差是浸出的动力。

浸出成分的扩散速度可用菲克斯 Ficks 扩散公式来表达：

$$ds/dt = -DF\ (dc/dx) \tag{3-1}$$

式中，ds/dt 为扩散速度；dc/dx 为浓度梯度；D 为扩散系数；F 为扩散面积；因为扩散是逆着浓度增加方向发生，即 dc/dx 是负值，故前方加负号。

扩散系数 D 与温度和浸出成分的关系：

$$D = RT/N \cdot 1/6\pi r\eta \tag{3-2}$$

式中，R 为气体常数；T 为绝对温度；N 为 Avogadro 常数；r 为扩散分子半径；η 为黏度。

由上二式可见，扩散速度与药材表面积、浓度梯度、浸出温度成正比，与浸出物的分子半径、浸出液的黏度成反比。

4. 置换　浸出的关键在于保持最大的浓度差，否则 D、F、t 均失去作用。搅拌或不断更换新溶剂，以及利用浸出液的相对密度造成内部对流等都是置换作用，即将粉粒周围的溶液变稀，增加浓度梯度以利于浸出。

（二）影响浸出的因素

1. 药材结构特性与粉碎度　药材结构疏松利于溶剂浸润，易于浸出，反之则难以浸出。从扩散公式可知，扩散面积大，扩散速度快。药材粉碎后，表面积增大，加快浸出。但是，粉碎过细并不适于浸出，因为：①过细粉末在浸出时虽然浸出效果提高，但吸附作用也增加，从而使扩散速度减小。因此，药材的粉碎度应视药材特性和溶剂而定。若用水作溶剂时，药材易膨胀，药材可粉碎得粗些如切成薄片或小段；若用乙醇作溶剂时，因乙醇对药材膨胀作用小，可粉碎成粗粉（5～20 目）。药材结构特征不同，粉碎度要求也不同。通常叶、花、草等疏松药材，宜用最粗粉甚至不粉碎；坚硬的根、茎、皮宜粉碎较细粉。②粉碎过细，药材组织中大量细胞破裂，致使大量不溶物及较多树脂、黏液质混入浸出，体系黏度增大，扩散减慢，过滤也困难。③过细粉给操作带来困难。如渗漉时易造成堵塞；煎煮时易发生糊化。

2. 浸出溶剂　溶剂的质量、溶解性能以及理化性质对浸出的影响较大。水是最常用的浸出溶剂之一。一般应用蒸馏水或去离子水，避免用硬水。它对极性物质如生物碱盐、苷类、水溶性有机酸、鞣质、糖类、氨基酸等有较好的溶解性能。

乙醇也是常用溶剂，溶解性能介于极性与非极性之间，不同浓度的乙醇可以溶解不同性质的成分；乙醇浓度在40%以上，能延缓药物的水解，增加制剂的稳定性；乙醇浓度在20%以上时，具有防腐作用。另外，溶剂的pH和溶剂的黏度也影响药材成分的浸出。

3. 温度　温度升高，扩散加快，同时温度升高，使蛋白质凝固，酶破坏，利于浸出和制剂的稳定性。但浸出温度高能使某些药材中不耐热以及挥发性的成分分解或挥散。因此，在浸出过程中应控制浸出温度。

4. 浓度梯度　是细胞内外的浓度差，是浸出的动力，浓度梯度大，浸出快，效率高。浓度梯度大小主要取决于选择的浸出工艺和设备。如渗漉法较浸渍法浓度梯度大，在浸渍法中采用不断搅拌、强制浸出液循环或分次加入溶剂均可提高浓度梯度，达到提高浸出效果的目的。

5. 压力　提高浸出压力有利于增加浸润过程的速度。同时，有压力下的渗透尚可能将药材组织内某些细胞壁破裂，也有利于浸出成分的扩散过程。当然，对药材组织内充满溶剂后，加大压力对扩散速度并没有什么影响，另外，对组织疏松、易浸润的药材浸出影响也不显著。

6. 浸出时间　一般时间越长，浸提量越大。但当浸提过程中扩散达到平衡后，浸出时间即不起作用。此外，长时间的浸出往往会增加大量杂质的溶出，苷类水解。以水为溶剂时还会发霉，影响浸出液质量。

7. 新技术的应用　新技术有利于改善浸出效率。如超声波浸提颠茄叶中生物碱，使原来由渗漉法48小时缩短到3小时；利用胶体磨浸提曼陀罗以制备酊剂，可使浸出在几分钟内完全。其他强化浸出方法如流化提取、在磁场下浸取、脉冲浸取等也有较好的效果。

二、浸出方法与设备

（一）煎煮法

煎煮法是指药材加水煎煮后去渣取汁的一种方法。煎煮法是古老的浸出方法，但至今仍是制备浸出制剂有效的方法之一。

1. 工艺流程　煎煮法操作工艺流程见图3-1。

```
药材 → 粉碎 → 粗粉或碎块 → 加水浸泡 → 微沸一定时间
```
```
浓缩至规定浓度 ← 滤过 ← 上清液 ← 药材煎煮2~3次 ← 分离煎煮液
```

图 3-1 煎煮法操作工艺流程图

2. 制法 取药材，切碎或粉碎成粗粉，置适宜容器中，加水浸没药材，浸泡适宜时间后加热至沸，保持微沸一定时间，分离浸出液，药渣依法浸出 1~2 次至浸出液味淡薄为止，合并浸出液，分离异物或沉淀物即得。

3. 特点 煎煮法适用于有效成分溶于水，且对热稳定的药材。本法的特点是方法简便易行，能煎出大部分有效成分，但是，煎出液中杂质较多，易霉变，某些不耐热或易挥发成分易被破坏，挥发损失。

4. 设备 传统的煎煮器有砂锅、陶瓷罐等。目前生产中通常采用敞口倾斜罐。多功能提取罐（图 3-4）是一种可调节温度、压力的密闭间歇式提取器，可以进行常温常压提取，也可以在高温高压或低温减压条件下提取，如常压、微压水煎，温浸，加热回流，强制循环渗漉，挥发油提取及有机溶剂回收等多种操作。

（二）回流提取法

回流提取法系指采用乙醇等有机溶剂加热方法浸提有效成分时，在提取容器上装一冷凝装置，挥发的溶剂经冷却后重新回流至提取容器中浸出药材，溶剂循环使用，直至有效成分提取完全的方法。工业生产中主要采用乙醇回流提取法。

1. 工艺流程 回流提取法操作工艺流程见图 3-2。

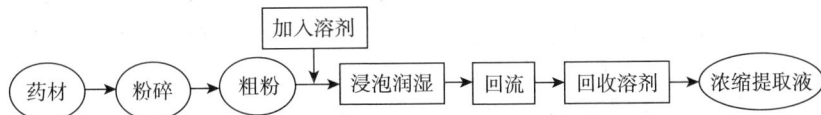

```
                    加入溶剂
                      ↓
药材 → 粉碎 → 粗粉 → 浸泡润湿 → 回流 → 回收溶剂 → 浓缩提取液
```

图 3-2 回流提取法操作工艺流程图

2. 制法 将粉碎后的药材装入适宜大小的容器内，添加乙醇溶剂至容积 1/2~2/3（盖过药面），水浴或蒸汽加热回流至规定时间，过滤，添加新乙醇溶剂再回流 2~3 次，合并乙醇回流液，用蒸馏法回收乙醇溶剂，所得浓缩液按需要进一步处理。

3. 特点 回流提取法主要用于挥发性、不溶于水的药材成分的浸出。乙醇回流提取法和煎煮法是当今中药材提取工艺中最常使用的两种方法。与煎煮法相比，乙醇回流提取法采用乙醇作为溶剂，提取的杂质相对较少，不易霉变、腐败，更有利于制剂工艺成型。与浸渍法、渗漉法相比，提取时间短，速度快，使用的溶剂少，提取有效成分更完全。但是，由于浸提液受热时间较长，回流提取法不适用于受热易破坏的药材成分的浸出。

4. 设备 大生产常用设备为多能提取罐。实验室操作时，在圆底烧瓶上连接回流冷凝器，瓶内装原料为容量的 $1/3 \sim 1/2$，溶剂浸过药材表面为 $1 \sim 2cm$。在水浴中加热回流，保持沸腾约 1 小时，过滤，再加新溶剂，进行第 2、3 次加热回流，至有效成分基本提取完全。

采用乙醇作为溶剂，小试生产时不能直火加热，必须水浴加热回流提取，大生产采用蒸汽加热。该法系当浸出液受热后，溶剂变为蒸汽，并经冷凝后，又变为液体而流回浸出器内，如此反复直至浸出完全为止，故操作过程中需要控制回流液的大小，控制好进汽量和温度，尽量减少溶剂损失，保持药材溶剂持久接触。

（三）浸渍法

浸渍法是简便而常用的一种浸出方法。用一定量的溶剂，在一定温度下，将药材浸泡一定时间，提取有效成分。

1. 工艺流程 浸渍法操作工艺流程见图 3-3。

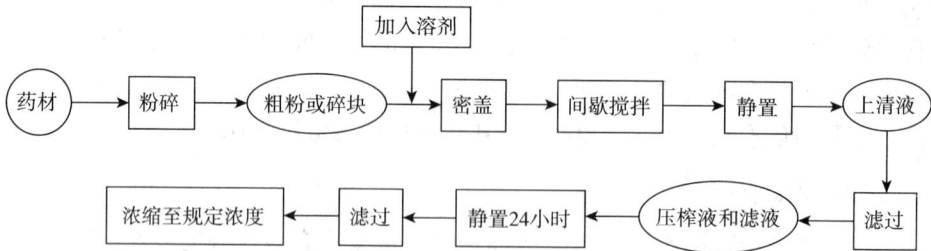

图 3-3 浸渍法操作工艺流程图

2. 制法 取药材粗粉或碎块，置有盖容器中，加入定量的溶剂、密盖，间歇振摇，在常温暗处浸渍（冷浸法）3~5 天或规定时间，使有效成分充分浸出；也可在适当温度下浸渍（热浸法）以缩短时间。倾取上清液，滤过，压榨残渣，收集压榨液和滤液合并，静置 24 小时滤过即得。

3. 特点 浸渍法的特点是浸出溶剂用量多，方法简便。适用于黏性无组织的药材，如没药等；新鲜易膨胀的药材，如大蒜等，以及价格便宜药材的浸出。本法缺点是浸出效率低，不适用于贵重或有效成分含量低的药材的浸出。

另外，药渣对浸出液的吸附引起的成分损失也是本法的一个缺点，但压榨药渣又容易使药材组织细胞破裂，大量不溶性成分进入浸出液中，给后续工序带来不便，因此，在实际生产中常采用多次浸渍法，也称重浸渍法，即将定量的浸出溶剂分次加入，既有利于提高浸出时浓度梯度，也可减少药渣对浸出液的吸附，而且不压榨，可避免大量杂质混入浸出液使浸出液不易澄清。

4. 设备 现代浸渍容器多选用不锈钢缸、搪瓷缸等，在浸渍器上装搅拌以加速浸出；为防止药渣堵塞，浸渍器下端出口的底上放滤布。

多能提取罐（图3-4）既可进行煎煮，还可进行浸渍提取中药材有效成分。提取时一般可用蒸汽直接加热，也可间接（夹层）加热。在进行水提或醇提时，通向油水分离器的阀门是关闭的。当进行提取挥发油时，才打开油水分离器阀门。

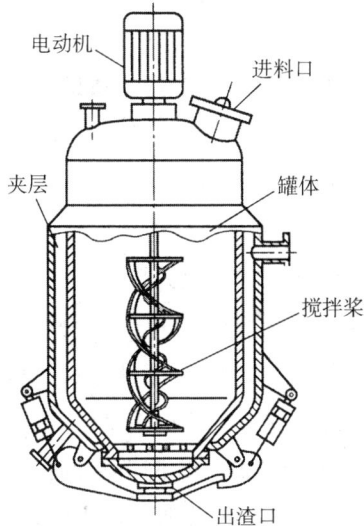

图3-4　多能提取罐示意图

（四）渗漉法

渗漉法是在药粉上不断添加浸出溶剂使其渗过药粉，从下端出口流出浸出液的一种浸出方法。

1. 工艺流程　渗漉法操作工艺流程见图3-5。

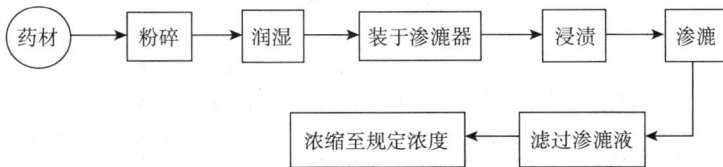

图3-5　渗漉法操作工艺流程图

2. 渗漉原理及制法　渗漉时，溶剂渗入药材细胞中溶解其可溶性成分扩散至渗漉液中，使渗漉液浓度增高，比重增大而向下移动，上层溶剂或稀浸出液置换其位置，产生浓度差，利于扩散进行。渗漉法的操作要点如下。

（1）根据药材性质，选用适宜形状的渗漉器。

（2）药材适当粉碎（中粉或粗粉）后，加规定量溶剂使湿润，密闭放置一定时间（15分钟~6小时），使充分膨胀，再装入渗漉器内。

（3）药材装入渗漉器内应均匀，松紧一致，加入溶剂时，应先打开出口活塞，以排除药材间隙的空气，待溶液自出口流出时，关闭活塞，将流出液倒回器内，器内加的溶剂应高出药材面 2~3cm，浸渍适当时间（24~48 小时）后渗漉。

（4）控制适当漉速，除另有规定外，一般以 1000g 药材计算，每分钟流出量 1~3ml（慢漉）或 3~5ml（快漉）。

（5）在渗漉过程中，应不断添加溶剂，防止渗漉器内药面干涸，并使药材中有效成分充分浸出。

（6）渗漉法制备酊剂时，收集渗漉液至规定量即可；制备流浸膏时，先收集相当于药材量 85% 的初漉液另器保存，继续渗漉，待有效成分浸尽后停止渗漉，收集续漉液低温浓缩后与初漉液合并，调整至规定标准。

（7）在大量生产中，特别是对同一产品连续生产时，稀的渗漉液可作为另一批药材的浸出溶剂，以减少浓缩操作和成分受热破坏。

3. 特点 渗漉法浸出效果优于浸渍法，提取比较完全，且省去了浸出液与药渣分离的操作。特别适用于剧毒药材、有效成分含量低的药材及贵重药材的浸出。但对新鲜易膨胀的药材、无组织结构的药材不宜应用渗漉法。

4. 设备 通常用渗漉器来进行渗漉，渗漉器有圆柱形或圆锥形。以水为溶剂，药材吸水膨胀性大，宜用圆锥形渗漉器，而膨胀性不大的药材可用圆柱形渗漉器。

为提高渗漉效率，可以采用重渗漉法，即将浸出液重复用作新药粉的浸出溶剂。重渗漉法中，一份溶剂能多次使用，溶剂用量少，同时，浸出液中有效成分浓度高，可不必浓缩，避免了有效成分受热分解或挥发损失，成品质量好，但操作麻烦、费时。

拓展阅读

新技术浸出法

1. 临界提取法 在一定温度下，高压的超临界气体密度大致和液体相等，溶解能力显著增加，能将各种天然物质的某些组分溶解浸出，减压后溶解能力又极大地降低，利用超临界气体这种特性，开辟了浸出新工艺。可作为临界提取的流体种类很多，最常用的是 CO_2，经压缩机加压、加温至临界点以上（约 13.3MPa，313K）即成超临界 CO_2，该流体与药材接触，溶解可溶性成分后，通过膨胀阀导入分离器，临界液体与提取物分离，CO_2 经压缩机压缩后可循环使用。本法设备和动力费用高，适用于低含量、高价值成分提取。

2. 强化浸出法 指附加外力以加速浸出过程的方法。主要有强化渗漉浸出法、流化强化浸出法、电磁场强化浸出法、电磁振动强化浸出法、超声波浸出法等。这些方法可缩短浸出时间，提高浸出效率。但都要附加设备和增加动力消耗，实际应用价值有待全面评价。

三、精制方法

（一）水提醇沉法（水醇法）

该精制方法是将中药材饮片先用水提取，然后将提取液浓缩至约 1ml 相当于原药材 1~2g，再加入适量乙醇，静置冷藏适当时间后分离去除沉淀，最后制得澄清的液体。

拓展阅读

水提醇沉法工艺的依据

确定水提醇沉法工艺的依据如下。

1. 根据药材中各种成分在水和乙醇中的溶解性确定　通过和不同浓度的乙醇交替处理，可保留生物碱盐类、苷类、氨基酸、有机酸盐等有效成分；去除蛋白质、糊化淀粉、黏液质、油脂、脂溶性色素、树脂、树胶、部分糖类等杂质。通常认为，料液中含乙醇量达到 50%~60% 时，可去除淀粉等杂质，当含醇量达 75% 以上时，除鞣质、水溶性色素等少数无效成分外，其余大部分杂质均可沉淀而去除。

2. 根据工业生产的实际情况确定　因为中药材体积大，若用乙醇以外的有机溶剂提取，用量多，损耗大，成本高，且有些有机溶剂不利于安全生产。

水提醇沉法操作要点如下。

1. 药液的浓缩　水提取液应经浓缩后再加乙醇处理，是为了减少乙醇的用量，使沉淀完全。最好采用减压低温浓缩，特别是经乙醇反复数次沉淀处理后的药液不宜直火加热浓缩。浓缩前后可视具体情况调节 pH，以尽可能除去无效物质，保留更多的有效成分。

2. 加醇方式　通常可分两种方式，一为梯度递增法醇沉，即逐步提高乙醇浓度，最后一次性回收乙醇，其操作方便，但乙醇用量大。二为分次醇沉，即每次回收乙醇后再加乙醇调至规定含醇量，使含醇量逐步提高，这样有利于除去杂质，还可减少杂质对有效成分的包裹，避免一起沉出损失。不管用何种加醇方式，操作时皆应将乙醇在不断搅拌下慢慢地加入浓缩药液中，使含醇量逐步提高，杂质慢慢分级沉出。

3. 冷藏与处理　加乙醇时药液的温度不能太高，加至所需含醇量后，要将容器口盖严，以防止乙醇挥发。待含醇药液慢慢降至室温后，再移置冷库中，于 5~10℃ 下静置 12~24 小时，以加速胶体杂质凝聚，如果含醇药液降温太快，微粒碰撞机会减少，沉淀颗粒较细，难于滤过。待充分静置冷藏后，先虹吸上清液滤过，再慢慢抽滤下层稠液，并以同浓度乙醇适量洗涤沉淀，以减少药液成分的损失。

（二）醇提水沉淀法（醇水法）

本法系指先以适宜浓度的乙醇提取药材成分，再用水除去提取液中杂质的方法。

其原理与操作和水醇法相似。适用于蛋白质、黏液质、多糖等杂质较多的药材的提取和精制。但由于先用乙醇提取，树脂、油脂、色素等杂质可溶于乙醇而被提出，故将醇提取液回收乙醇后，再加水搅拌，静置冷藏一定时间，待这些杂质完全沉淀后滤过去除。

任务三　认识和制备常用浸出制剂

一、汤剂

（一）认识汤剂

汤剂是指中药材加水煎煮，去渣取汁得到的液体剂型，亦称为"煎剂"。汤剂的主要优点是适应中医辨证论治的需要；其处方组成及用量可以根据病情变化适当加减，灵活运用；汤剂多为复方，药物之间相互促进、相互抑制，达到增强药效、缓和药性、有利于发挥药物成分的综合疗效；汤剂易于吸收，发挥药效迅速；制备简单易行。但汤剂需临用另煎，不利于抢救危重患者；以水为溶剂使成分的煎出有限制，有效物质利用率低；服用量大，味苦；易霉变。

（二）制备汤剂

汤剂按煎煮法制备，包括药材的加工、煎器的选择、浸泡时间、煎煮次数和时间、入药次序等几个方面。为提高汤剂的煎出量，减少挥发性物质损失和有效成分的破坏，应视各种药物不同性质、入药时间分别对待。如对质地坚硬、有效成分不易煎出的矿石类、贝壳类、角甲类药材和天竹黄、藏青果、火麻仁等以及有毒的药物（乌头、附子）应先煎；含挥发油的药材如薄荷、砂仁等以及不易久煎的如杏仁、大黄等应后下；药粉类药材如松花粉、蒲黄，含淀粉较多的浮小麦、车前子，细小种子类如苏子、菟丝子等以及附有绒毛药材如旋复花均应采取包煎；对于胶类或糖类，宜加适量水溶化后，冲入汤液中服用，即烊化。汤剂制备时药材的特殊入药处理见表3-1。

表3-1　汤剂制备时药材的特殊入药处理

类型	方法	品种
先煎	某些药材先煎一定时间，再加其他药物共煎的方法	①如石膏、牡蛎、鳖甲等质地坚硬，水不能渗入细胞组织内，有效成分不易煎出的药材
		②生川乌、生半夏等毒性药材
		③党参、黄芪等滋补性药材
		④火麻仁、天竹黄、石斛等药材只有先煎才能发挥药效
后下	在其他药材煎毕前加入某些药物的方法	①薄荷、砂仁等含挥发性成分的药材
		②大黄、麦芽、鸡内金等不宜久煎的药材

续表

类型	方法	品种
包煎	某些药材需装入袋中与其他药材共煎的方法	①青黛、蒲黄、苏子、葶苈子等易浮于水面的药材 ②车前子等含淀粉、黏液质较高的药材 ③旋覆花等附绒毛的药材
另煎	单独煎煮，其汁再与煎出液混合的方法	人参、鹿茸等贵重药材
烊化	熔化后，与煎液混合的方法	①阿胶、龟甲胶等胶类药材 ②糖、蜂蜜及芒硝等易溶性矿物药
冲服	制成细粉，用其他煎液冲服的方法	麝香、羚羊角、马宝、雄黄、三七、人参、珍珠、沉香等贵重药材、挥发性极强或不溶性药材

（三）实例分析

麻黄汤

【处方】 麻黄 3~9g　桂枝 3~9g　炙甘草 3g　杏仁 9g

【制法】 将麻黄先煎约 15 钟，再加入甘草、杏仁合煎，桂枝最后于煎毕前 15 分钟加入，第二煎 25 分钟，滤取煎液，将二次煎液合并即得。

【功能与主治】 本品用于辛温发表，治风寒感冒、恶寒发热、无汗、咳嗽、气喘等症。

二、酒剂与酊剂

（一）认识酒剂和酊剂

酒剂又名药酒，系用蒸馏酒浸提药材而制得的澄明液体制剂。酒剂在中国已有数千年的历史，《内经素问》载有"上古圣人作汤液醪醴"，"醪醴"为指治病的药酒。药酒多供内服，少数作外用，也有兼供内服和外用。酒有行血活络的功效，易于吸收和发散，因此，酒剂通常用于风寒湿痹，具有祛风活血、止痛散瘀的功能。但小儿、孕妇、心脏病及高血压患者不宜用。酒剂有时为了矫味或着色，可酌情加入适量糖或蜂蜜。

酊剂系指用不同浓度的乙醇浸出或溶解药物而制得的澄清液体制剂。酊剂的浓度一般随药材性质而异。除另有规定外，含剧毒药品酊剂，每 100ml 应相当于原药材 10g（浓度为 10%），其他药物酊剂每 100ml 相当于原药材 20g（浓度为 20%），如属已知有效成分者，可用含量测定或生物测定的方法，标定其规格标准；但也有依习惯或医疗需要按成方配制者，如碘酊等。多数酊剂供内服，少数供外用。酊剂与酒剂的溶媒，因均含乙醇，而蛋白质、黏液质、树胶等成分都不溶于乙醇，故杂质较少，澄明度较好，长期贮存不易染菌变质；两者的制法多用低温浸提，或短时间加热后静置一定时间滤取澄清液。故适用于含挥发性成分或不耐热成分的药材。

（二）制备酒剂和酊剂

1. 制备酒剂　酒剂常用冷浸法、热浸法及渗漉法来制备。

（1）冷浸法　将药材切碎，炮制后，置瓷坛或其他适宜容器中，加规定量白酒，密闭浸渍，每日搅拌 1～2 次，一周后，每周搅拌一次；共浸渍 30 天，取上清液，压榨药渣，榨出液与上清液合并，加适量糖或蜂蜜，搅拌溶解，密封，静置至少 14 天以上，滤清，灌装即得。冷浸法用于定量溶剂的浸出，浸渍时间长。

（2）热浸法（悬浸法）　取药材饮片，用布包裹，吊悬于容器的上部，加白酒至完全浸没包裹之上，加盖，将容器浸入水浴中，文火缓缓加热，温浸 3～7 昼夜，取出，静置过夜，取上清液，药渣压榨，榨出液与上清液合并，加冰糖或蜂蜜溶解静置至少 2 天以上，滤清，灌装即得，此法称为悬浸法。此法之后改为隔水加热至沸后，立即取出，倾入缸中，加糖或蜂蜜溶解，封缸密闭，浸 30 天，收取澄清液与药渣压榨液合并，静置适宜时间后，滤清，灌装即得。热回流法：按"浸提与分离"回流提取法项下操作。

（3）渗漉法　参见浸出方法中渗漉法。

至于白酒浓度、用量、浸润温度和时间，均以各酒剂项下规定为准。

2. 制备酊剂　酊剂制备方法可按原料不同分为溶解法、稀释法、浸渍法或渗漉法。

（1）溶解法　指将药物直接溶解于乙醇中即得。适用于化学药物或提纯品酊剂，如碘酊、复方樟脑酊等。

（2）稀释法　以药物的流浸膏或浸膏为原料，加入规定浓度的乙醇稀释至需要量，混合后静置至澄明，分别取上清液、残液滤过，合并即得。

（3）浸渍法　一般多用冷浸法制备，按处方量称取药材后，用规定浓度的乙醇为溶媒，浸渍 3～5 日，或较长的适当时间，收集浸出液，静置 24 小时或更长的时间，滤过，自滤器上添加原浓度的乙醇至规定量，即得。

（4）渗漉法　此法是制备酊剂较常用的方法。在多数情况下，收集漉液达到酊剂全量的 3/4 时，应停止渗漉，药渣压榨，取压出液与漉液合并，添加适量溶媒至所需量，静置一定时间，分别取上清液、残液滤过，即得。若原料为毒剧药时，收集漉液后应测定其有效成分的含量，再加适量溶媒使符合规定的含量标准。

浸渍法与渗漉法适用于用药材为原料的酊剂制备。

（三）实例分析

[例 1]　**舒筋活络酒**

【处方】木瓜 45g　玉竹 240g　川牛膝 90g　川芎 60g　独活 30g　防风 60g　蚕沙 60g　甘草 30g　桑寄生 75g　续断 30g　当归 45g　红花 45g　羌活 30g　白术 90g　红曲 180g

【制法】以上 15 味，除红曲外，将其余 14 味药材粉碎成粗粉，然后加入红曲；另取红糖 555g，溶解于白酒 11100g 中，参照渗漉法，用红糖酒作溶剂，浸渍 48 小时以后，以每分钟 1～3ml 的速度缓缓渗漉，收集漉液，静置，滤过，即得。

【功能主治】本品祛风除湿、活血通络、养阴生津。用于风湿阻络，血脉瘀阻兼有阴虚所致的痹病，症见关节疼痛，屈伸不利，四肢麻木。

[例2]　复方土槿皮酊

【处方】　土槿皮20g　水杨酸6g　苯甲酸12g　乙醇（75%）适量　共制200ml

【制法】　取土槿皮粗粉，加75%乙醇90ml，浸渍3～5日，滤过，残渣压榨，滤液与压榨液合并，静置24小时，滤过，自滤器上添加75%乙醇，搅匀，将水杨酸及苯甲酸加入滤液中溶解，加适量75%乙醇使成200ml，搅匀，滤过，即得。

【功能主治】　本品具有软化角质、杀菌、治疗癣症的作用，可用于汗疱型、糜烂型的手足癣及体股癣等。湿疹起泡或糜烂的急性炎症期忌用。

三、流浸膏剂与浸膏剂

（一）认识流浸膏剂和浸膏剂

1. 流浸膏剂　是指药材用适宜的溶剂浸出有效成分，蒸去部分溶剂调整浓度至规定标准而制成的制剂。流浸膏剂除另有规定，每1ml与原药材1g相当。流浸膏剂与酊剂中均含醇，但流浸膏剂有效成分较酊剂高。因此，容积、剂量及溶剂的副作用都较小，流浸膏剂一般多用作配制酊剂、合剂、糖浆剂或其他制剂的原料，少数品种可直接供药用。

2. 浸膏剂　指药材用适宜溶剂浸出有效成分，蒸去全部溶剂，调整浓度至规定标准而制成稠膏状或块、粉状的制剂。除另有规定外，浸膏剂的浓度每1g相当于2～5g药材。含有生物碱或其他有效成分的浸膏剂，皆需经过含量测定后用稀释剂调整至规定的规格标准。浸膏剂按干湿程度不同分为稠浸膏剂和干浸膏剂两种。稠浸膏剂是浸出液经低温浓缩至稠膏状的半固体，具有黏性，含水量为15%～20%，干浸膏含水量约为5%。浸膏剂的优点是有效成分含量高，体积小，不含浸出溶媒，可久贮，有效成分较流浸膏剂稳定。但其缺点是易吸潮或失水后硬化。浸膏剂除少数直接用于临床外，一般用于配制其他制剂如散剂、丸剂、片剂等。

（二）制备流浸膏剂和浸膏剂

流浸膏剂系浓缩制剂，制备方法遵循充分浸出有效成分、浓缩稀浸液的原则进行。常采用渗漉法、多级浸出等工艺。若用沸水作溶剂，可用热回流法或多级浸出工艺。

渗漉法制备过程主要包括浸渍、渗漉、浓缩及调整含量四个步骤。渗漉时应先收集药材量85%的初漉液另器保存，续漉液低温浓缩成稠膏状与初漉液合并，搅匀。若有效成分已明确者，需作含量测定及含乙醇量测定；有效成分不明者只作含乙醇量测定，然后按测定结果将浸出浓缩液加适量溶媒稀释，或低温浓缩使其符合规定标准，静置24小时以上，滤过，即得。制备流浸膏时所用溶媒的数量，一般为药材量的4～7倍。若原料中含有油脂者应先脱脂后再进行浸出。

浸膏剂的制法与流浸膏剂相似，可用煎煮法或渗漉法制备，得到的煎液或漉液，低温浓缩至稠膏状，加入适宜稀释剂或继续浓缩至规定标准。有的也采用浸渍法或回流法。在实际生产时，应根据具体设备的条件和品种，选用浸出率高、耗能少、成本低、质量佳的方法为好。

使用含油脂的药材制备浸膏时，往往不能干燥和磨成细粉，须除去油脂。可用以下方法脱脂：将制得的软浸膏，按 100g 加石油醚 300ml，摇匀，浸渍 2 小时，经常振摇，该浸膏下沉后，倾去石油醚，再加石油醚，依法处理三次，最后倾去石油醚，残留液在 70℃ 以下干燥即得。如需制备干浸膏时，在干燥过程中，由于浸出物的稠度增大，致使最后的溶媒不易挥散，且易造成过热现象而易引起成分分解或失败。因此，在干燥过程中应尽可能用真空低温干燥或喷雾干燥法，并应尽可能在较短的时间内完成为佳。

（三）实例分析

当归流浸膏

【处方】 当归 1000g 乙醇（70%）适量 共制 1000ml

【制法】 取当归粗粉 1000g，照渗漉法用 70% 乙醇作溶剂，浸渍 48 小时，缓缓渗漉，收集初漉液 850ml，另器保存，继续渗漉，至渗漉液近无色或微黄色为止，收集续漉液，在 60℃ 下浓缩至稠膏状，加入初漉液 850ml，混匀，用 70% 乙醇稀释至 1000ml，静置数日，滤过，即得。

【功能主治】 本品养血调经，常用于血虚血淤所致的月经不调、痛经。

四、煎膏剂

（一）认识煎膏剂

煎膏剂系指药材加水煎煮，去渣浓缩后，加炼糖或炼蜜制成的稠厚半流体状的浸出制剂。煎膏剂是中药传统的剂型之一，其效用以滋补为主，兼有缓和的治疗作用，习称"膏滋"。本剂型因系经浓缩并含较多的糖或蜂蜜等辅料而制成，故具有浓度高、体积小、有良好的保存性、便于服用等优点。活血通经、滋补性及抗衰老药剂等多采用本剂型制备，故本剂型适用于慢性疾病。

由于药材煎煮时间长，有效成分浸出量多，其利用率一般比汤剂高；且因含大量蜂蜜、蔗糖，因而味美可口，便于患者应用。

（二）选择和炼制辅料

1. 蜂蜜及其炼制 制备煎膏剂所用的蜂蜜须经炼制处理，应选乳白色或淡黄色黏稠糖浆状液体或稠如凝脂状的半流体，无死蜂、幼虫、蜡屑及其他的杂质，味纯甜，有香气，不酸、不涩的一等或二等蜂蜜。蜂蜜的规格标准见表 3-2。

表 3-2 蜂蜜的规格标准

等级	蜜源花种	色泽	状态	气味
一等品	白荆条、柑橘、刺槐、椴树、荔枝、芝麻、梨花	呈乳白色、白色、淡黄色	透明黏稠的液体或稠如脂状的结晶体，油性大、水分少	味甜，具有蜜源植物的花香味

续表

等级	蜜源花种	色泽	状态	气味
二等品	油菜、枣花、葵花、棉花等	浅琥珀色、黄色、琥珀色	透明黏稠的液体或结晶体	味甜，具有蜜源植物的花香
三等品	乌桕等	黄色、琥珀色、深琥珀色	透明或半透明黏稠液体或结晶体	味甜，无异味
四等品	荞麦、桉树等	深琥珀色、深棕色	半透明黏稠液体或结晶体	味甜，有刺激性

（1）蜂蜜的炼制目的　除去杂质，破坏酵酶，杀死微生物，减少水分，增加黏合力。

（2）蜂蜜的炼制方法　一般小量生产，将蜂蜜置锅中，加热溶化后，过筛去除死蜂及浮沫等杂质，再入锅继续加热至所需的程度。大量生产，多用常压或减压罐炼制，即将生蜂蜜置罐中，加入适量清水（蜜水总量不能超过罐容积的1/2），加热至沸腾，用适宜的筛（3～4号筛网）或板框过滤器滤过，再抽入罐中继续加热炼制，其炼制程度应根据处方中药物性质、药粉含水量，来掌握炼制的时间、温度、炼蜜颜色、水分等，按炼制程度将炼蜜分为嫩蜜、中蜜或老蜜。

📝拓展阅读

炼蜜的类型

1. 嫩蜜　系指将蜂蜜加热至105～115℃而得的制品，蜂蜜的颜色无明显变化，稍带黏性，含水量为18%～20%，相对密度为1.34左右，嫩蜜适于含大量油脂、黏液质、糖类及动物组织等的药物制丸。

2. 中蜜　系指将蜂蜜加热至116～118℃，满锅内出现均匀淡黄色细气泡的制品，其含水量为14%～16%，相对密度为1.37左右，用手捻有黏性，但两手指离开无长白丝。适于含纤维质、淀粉及含部分油脂、糖类等一般性药物制丸。

3. 老蜜　系指将蜂蜜加热至119～122℃，出现较大的红棕色气泡时的制品，其含水量在10%以下，相对密度为1.40，黏性强，两手指捻之离开出现长白丝，滴入冷水中成珠，适用于含大量纤维质及黏性差的矿物质药物制丸。也可采用手持糖量计控制炼蜜含水量。

2. 糖及其炼制　制备煎膏剂所用的糖，除另有规定外，应使用药典收载的蔗糖。糖的品质不同，煎膏剂的质量和效用也有差别。制备煎膏剂常用白糖、红糖、饴糖，各种糖在有水分存在时，都有不同程度的发酵变质特性，其中尤以饴糖为甚，在使用前应加以炼制。

（1）炼糖的目的　在于使糖的晶粒熔融，净化杂质和杀死微生物。炼糖时控制糖的适宜转化率，还可防止煎膏剂在贮存中析出结晶（产生"返砂"现象）。

返砂的原因

返砂的原因与煎膏含总糖量和转化糖量有关。糖的转化程度并非愈高愈好，在以等量的葡萄糖和果糖作为转化糖的糖液，转化率为 10% ~ 35% 时，有蔗糖晶体析出，转化率为 60% ~ 90% 时，显微镜或肉眼可见葡萄糖晶体。转化率为 40% ~ 50% 时，未检出有蔗糖和葡萄糖结晶。蔗糖在酸性或高温条件下转化时，果糖的损失较葡萄糖大，为防止在收膏时蔗糖的进一步转化和果糖的损失，应尽量缩短加热时间，降低加热温度，还可适当调高 pH。

（2）**炼糖的方法** 一般可按糖的种类及质量加适量的水炼制。分为炼糖法和炒糖法两种方法。

1）炼糖法 取糖 50kg 加 25 ~ 30kg 水，加热煮沸 30 分钟左右，加入 0.1% 酒石酸，搅匀，微沸约 2 小时以转化率不低于 60% 和含水量约达 22% 时为度。

2）炒糖法 取糖置适宜锅中，勤翻干炒至全溶，色转黄，至发泡及微有青白烟发生时即得。

炼糖的操作要点

1. 各种糖的水分含量不相同，炼糖时应随实际情况掌握时间和温度。一般冰糖含水分较少，炼制时间宜短，且应在开始炼制时加适量水，以免烧焦；饴糖含水量较多，炼制时可不加水，且炼制时间较长。

2. 为促使糖转化，可加入适量的枸橼酸或酒石酸（一般为糖量的 0.1% ~ 0.3%），至糖转化率达 40% ~ 50% 时，取出，冷至 70℃ 时，加碳酸氢钠中和后备用。红糖含杂质较多，转化后一般加糖量二倍的水稀释，静置适当时间，除去沉淀备用。

（三）制备煎膏剂

煎膏剂的制法一般按煎煮法进行，具体步骤如下。

1. 药料处理 将处方规定的药料洗净，切成适宜的片、段或磨成粗末；若为新鲜果类，则宜洗净后压榨果汁备用。

2. 煎煮 取药料置于适宜的煎煮器内，加适量水，润湿一定时间后，再加水至适宜高度，先以文火加热，逐渐加大火力至沸，水量被蒸发减少时，可适当加水。煎煮时间与次数可根据药料的性质与经验来决定，一般 2 ~ 5 小时取出煎液用板框压滤机或适宜滤器过滤，滤液备用，残渣加水继续再煎，至煎液气味淡薄为度，取出煎液备用。残渣压榨，榨出液与全部煎液合并，静置 2 小时后（热天要适当缩短），用适宜滤器滤净。

3. 浓缩　取上述滤液，置适宜蒸发锅中，先以武火加热至沸，捞出浮沫，药液变浓时，改用文火，保持微沸，不断搅拌，防止焦化，浓缩至稠膏状时沾取少许滴于滤纸上检视，以无渗润水迹为度。此时做好的稠膏，传统上习称为"清膏"，传统的经验是采用滴于桑皮纸上检验无渗润水迹为度，或用棒挑起呈片状落下为度，现在多采用比重计测定比重作为判断浓缩的程度。

4. 收膏　另取与清膏等重量或倍量的中蜜（炼蜜）或炼糖、炒糖加入清膏中，搅拌混匀，微炼，除沫，装无菌瓶中密封即得。

（四）实例分析

益母草膏

【处方】 益母草 125g　红糖 31.5g

【制法】 取益母草洗净切碎，置锅中，加水高于药材 3~4cm，煎煮两次，每次 0.5 小时，合并煎液，滤过，滤液浓缩成相对密度为 1.21~1.25g/L（80~85℃）的清膏。称取红糖，加糖量 1/2 的水及 0.1% 酒石酸，加热熬炼，不断搅拌至呈金黄色时，加入上述清膏，继续浓缩至相对密度 1.4g/L 左右，即得。

【功能主治】 本品活血调经，常用于经闭、痛经及产后淤血腹痛。

五、合剂（口服液）

（一）认识合剂（口服液）

合剂是指药材用水或其他溶剂，采用适当方法提取、纯化，加入适宜的添加剂制成的口服液体制剂（单剂量灌装者称为"口服液"）。合剂是在汤剂基础上发展起来的剂型，克服了汤剂临时煎服的麻烦，应用了浓缩工艺，具有用量小、吸收快、质量稳定、服用方便等特点，适合大规模生产。

（二）制备合剂（口服液）

1. 原料药材预处理　合剂（口服液）的原料药材应按处方要求进行加工炮制，如净制、切制或粉碎、烘干灭菌，以保证药效。

2. 提取与精制　常采用水提醇沉法或醇提水沉法，也可采用石硫法或萃取法等。

3. 浓缩与回收溶剂　合剂（口服液）制剂在提取浓缩时，一般不制成浸膏或流浸膏，也不必提出单体再进行配制。常常是浓缩至所需体积，或低于规定体积再加入其他有效成分（或蒸馏所得挥发油及挥发性成分）。

4. 配液　精制浓缩液加溶剂稀释，调整 pH，若有效成分已知者，用溶媒调整至规定浓度；未知者用药材比重法调整至规定要求，必要时加入防腐剂、矫味剂、抗氧剂等附加剂。

5. 过滤　大量生产采用加压滤过或加压滤过与减压滤过相结合的方式。

6. 灌装　合剂多以 50~100ml 灌装；口服液为单剂量分装，多以 10ml 单剂量分装。灌装瓶多为棕色瓶，主要为避免光线对药物稳定性影响。玻璃瓶先用自来水清洗，再用纯化水清洗，干燥灭菌后备用。灌装时注意控制装量准确性与瓶外壁的清洁度，并迅速封口。

7. 灭菌与检漏 多采用流通蒸汽灭菌法灭菌，采用负压检漏。

8. 检查、贴签、包装 经过灭菌后的合剂（口服液）成品，应进行装量、可见异物检查，检查方法与注射剂基本相同，只是可见异物要求略宽些，不得有明显的杂质。玻瓶应贴标签，注明产品名称、内装支数、规格、批号、有效期、适用范围、用法与用量等内容。

（三）实例分析

藿香正气口服液

【处方】 苍术 160g　陈皮 160g　厚朴（姜制）160g　白芷 240g　茯苓 240g　大腹皮 240g　生半夏 160g　甘草浸膏 20g　广藿香油 1.6ml　紫苏叶油 0.8ml

【制法】 以上 10 味药，厚朴加 60% 乙醇加热回流 1 小时，取乙醇液备用；苍术、陈皮、白芷加水蒸馏，收集蒸馏液，蒸馏后的水溶液滤过，备用；大腹皮加水煎煮二次，滤过。合并上述各滤液，浓缩至适量，加入甘草浸膏，混匀，加乙醇使沉淀，滤过，滤液与厚朴乙醇提取液合并，回收乙醇，加入广藿香、紫苏叶油及上述蒸馏液，混匀，加水使全量成 2050ml，用氢氧化钠溶液调节 pH 至 5.8 ~ 6.2，静置，滤过，灌装，灭菌，即得。

【功能与主治】 本品用于外感风寒，内伤湿滞，头痛昏重，脘腹攻痛，呕吐泄泻；胃肠型感冒。

任务四　评定浸出制剂质量

浸出制剂的质量如何，不仅关系到浸出制剂本身的质量，同时，还影响以浸出制剂为原料制备的片剂、胶囊剂等剂型的质量。但由于中药含有的成分复杂，故控制浸出制剂的质量也是一个复杂问题，主要从以下几个方面进行控制。

一、药材来源、品种及规格

药材的来源、品种与规格是浸出制剂质量的基础，中国地域辽阔，药材品种繁多，药典中记载的药材加上各地民间用药、地方习惯用药，供药用的品种达 5000 多种。由于地区和习惯的不同，存在药材品种混乱的问题，而品种又直接影响有效成分的含量。加之产地、土壤与生态环境、采集季节的不同亦造成有效成分含量不同。如大黄虽有很多品种，但只有掌叶大黄、唐古特大黄及药用大黄三种为药典所规定的品种。因此，制备浸出制剂必须控制药材质量，按药典及地方标准收载的品种及规格要求选用药材。

二、制备工艺和方法

在药材品种确定后，制备方法则对成品的质量起着至关重要的作用，如解表药方剂采用传统的煎煮法提取有效成分时，则易造成有效成分挥发损失，若先用蒸馏法提取挥发性成分，再采用煎煮法则能提高疗效；又如人参精用相同原料，分别用浸渍、渗漉、煎煮、回流等方法制得的制剂，其色泽、有效成分和总皂苷含量均有差别。总之，制备工艺和方法上的改革必然给制剂带来影响。因此，浸出制剂的制备方法须规范化。

三、成品的质量检查

1. 含量测定

（1）药材比重法　指浸出制剂若干容量或重量相当于药材多少重量的测定方法。在药材成分还不明确，且无其他适宜方法测定时，可以作为参考指标。酊剂、流浸膏剂、酒剂等现仍用此法控制质量。

（2）化学测定法　本法用于有效成分明确且能通过化学方法加以定量测定的药材。如含生物的颠茄、阿片等浸出制剂都用此法。

（3）生物测定法　本法利用药材成分对动物机体或离体组织所发生的反应，来确定其含量的方法。此法适用于尚无适当化学测定法的毒剧药材的制剂。

2. 含醇量测定　多数浸出制剂是用乙醇制备的，而乙醇含量的高低影响有效成分的溶解度，因此，药典对这类浸出制剂规定含醇量的检查。

3. 鉴别试验　包括制剂的鉴别和检查、可见异物检查、水分检查、不挥发性残渣检查等。

4. 卫生学标准　国际药物学会联合会规定，植物药提取物，在大多数情况下，属于第三类药品（口服的）。微生物的污染，必须限制在每克 1000～10000 个需氧菌。我国"药品卫生标准"规定，口服药品中，每克不得检出大肠埃希菌、活螨及螨卵。

实训项目

实训三　制备橙皮酊

一、实训目的

1. 能进行常用酊剂的制备。

2. 能进行浸渍法、渗漉法的操作并注意操作要点。

3. 能根据影响浸出的主要因素，在浸出制剂的制备中采取有效措施来提高浸出效能。

二、器材与药品

渗漉筒、木槌、纱布、脱脂棉、滤纸、接收瓶、蒸馏瓶、球形冷凝管及酒精温度计等；干燥橙皮（粗粉）、桔梗（粗粉）、60%乙醇。

三、实训原理

酊剂系指药品用规定浓度的乙醇浸出或溶解而制成的澄清液体制剂。一般酊剂每100ml 相当于原药物20g，含毒、剧药酊剂的有效成分应根据其半成品的含量加以调整，也可按每100ml 相当于原药物10g。酊剂的制备方法有渗漉法、浸渍法、稀释法（化学药物用溶解法），其中渗漉法使用较多，为了提高浸出效率，减少无效物质的浸出，生产上亦采用恒温循环浸渍的浸出工艺。

橙皮中含有挥发油及黄酮类成分，用60%乙醇能使橙皮中的挥发油全部提出，且防止苦味树脂等杂质的溶出。鲜橙皮与干燥橙皮的挥发油含量相差较大，故规定用干橙皮投料。

四、实训内容

橙皮酊的制备

【处方】橙皮（粗粉）20g　60%乙醇适量　共制成 100ml

【制法】按浸渍法制备。称取干燥橙皮（粗粉）20g，置烧杯瓶中，量取 10ml 70%乙醇浸润 20 分钟。取适量用 60%乙醇润湿的脱脂棉垫在渗漉筒底部，分次装入已润湿的药材粉，均匀压匀使其松紧适度；在药面上盖上滤纸，均匀放置几个细石块。

先打开渗漉筒下部出口的活塞，从上部缓缓加入溶剂，以排除筒内空气，待出口处流出液不再出现气泡时关闭出口。将流出液再倒入筒内，并继续添加溶剂至高出药面数厘米，放置浸渍 24 小时（保鲜膜封口）。打开活塞开始渗漉，缓缓渗漉（3~5ml/min）至渗漉液达酊剂需要量的3/4时停止渗漉，然后添加适量乙醇至规定量，即得。

【注解】

1. 本品芳香健胃药。口服，一次 2~5ml，一日 3 次。一般不单独使用，常作矫味剂。

2. 新鲜橙皮与干燥橙皮的挥发油含量相差较大，故规定用干橙皮投料。

3. 浸出制剂乙醇的浓度不宜过高，以防橙皮中树脂、黏胶质浸出过多。

4. 本品乙醇量应为 48%~58%，久置产生沉淀时，在乙醇量符合规定的情况下，可滤除沉淀。

5. 在浸渍期间，应注意适宜的温度并加以振摇，以有利于有效成分的浸出。

五、思考题

1. 试比较浸渍法和渗漉法的特点与适应性，操作中各应注意哪些问题？

2. 渗漉法制备流浸膏剂时，粗粉先用溶媒润湿，浸渍一定时间并先收集药材量85％的初漉液另器保存，请分析其原因。

实训四 制备益母草煎膏

一、实训目的

1. 能进行煎膏剂的制备。
2. 能进行煎煮法的操作并注意操作要点。
3. 能进行煎膏剂的质量检查。

二、器材和药品

煎煮容器、电炉、蒸发皿；益母草、红糖。

三、实训原理

煎膏剂系指药材用水煎煮、去渣浓缩后，加炼糖或炼蜜制成的半流体剂型。制备工艺流程为：药材煎煮→药液浓缩→加入炼糖（或炼蜜）→收膏→分装。

煎膏剂收膏时加入的糖或蜂蜜须经过炼制，糖或蜂蜜加入过多、蔗糖转化率不适当，均可导致煎膏出现返砂现象，加用量一般不超过清膏量的3倍。收膏时随着稠度的增加，加热温度可相应降低，并不断搅拌。收膏稠度视品种而定，除经验指标外，相对密度一般为1.10～1.12。

四、实训内容

益母草煎膏的制备

【处方】益母草50g 红糖12.5g

【制法】取益母草切碎，加水煎煮两次，每次1小时，合并煎煮液，滤过，滤液浓缩至相对密度为1.21～1.25g/L（50～85℃热测）的清膏，取红糖12.5g进行炒糖，再与10g清膏加热混匀、浓缩至规定的相对密度，即得。

【注解】

1. 本品活血调经。主要用于血淤所致的月经不调、产后恶露不绝，症见月经量少、淋漓不净、产后初学时间过长；产后子宫复旧不全见上述证候者。

2. 收膏时加入的糖或蜂蜜须经过炼制，糖或蜂蜜加入过多、蔗糖转化率不适当，均可导致煎膏出现返砂现象，用量一般不超过清膏量的3倍。

3. 收膏时稠度增加，火力应减小，并不断搅拌和捞去泡沫。

4. 煎膏剂应趁热分装于洁净、干燥的大口容器中，待充分冷却后加盖，以免长霉、变质，且便于取用。

5. 收膏稠度视季节气候而定，但成品不宜含水过多，否则易发霉变质。

6. 煎膏剂应趁热分装于洁净、干燥的大口容器中，待充分冷却后加盖，以免长霉、变质，且便于取用。

五、思考题

1. 煎膏剂有何优点？

2. 煎膏剂与流浸膏剂、浸膏剂有何区别？

3. 如何防止煎膏出现返砂现象？

（秦春梅）

项目四　液体制剂制备技术

预期学习成果

1. 能够描述低分子溶液剂、高分子溶液剂、溶胶剂、乳剂、混悬剂概念、特点、制备工艺。

2. 能够分析各类液体制剂的处方，按照工艺流程完成小量制备，并完成实训报告。

3. 能够查阅《中国药典》（2020 年版），获取各类液体制剂药品标准、检验方法等专业信息。

4. 能够根据各类液体制剂各剂型特点、临床应用与注意事项合理指导用药。

课后提交成果

1. 完成在线达标检测题。

2. 分组完成电子版实训报告（含相关横向知识介绍/ 实训过程图片或小视频）。

3. 结合学习的液体制剂的相关知识，通过查找资料，整理归纳，分组完成微课或视频制作（选做）。

知识导航

任务一　认识液体制剂

一、定义

液体制剂系指药物分散在适宜的分散介质中制成的液体形态的制剂。通常是将药物，以不同的分散方法和不同的分散程度分散在适宜的分散介质中制成的液体分散体系，可供内服或外用。液体制剂的品种多，临床应用广泛，它们的性质、理论和制备工艺在药物制剂中占有重要地位。

二、特点

液体制剂有以下优点：① 药物以分子或微粒状态分散在介质中，分散度大，吸收快，能较迅速地发挥药效；②给药途径多，可以内服，也可以外用，如用于皮肤、黏膜和人体腔道等；③易于分剂量，服用方便，特别适用于婴幼儿和老年患者；④能减少某些药物的刺激性，如调整液体制剂浓度而减少刺激性，避免溴化物、碘化物等固体药物口服后由于局部浓度过高而引起胃肠道刺激作用；⑤某些固体药物制成液体制剂后，有利于提高药物的生物利用度。

但液体制剂也有以下不足：①药物分散度大，又受分散介质的影响，易引起药物的化学降解，使药效降低甚至失效；② 液体制剂体积较大，携带、运输、贮存都不方便；③水性液体制剂容易霉变，需加入防腐剂；④非均匀性液体制剂，药物的分散度大，分散粒子具有很大的比表面积，易产生一系列的物理稳定性问题。

拓展阅读

液体制剂的质量要求

溶液型液体制剂应澄明，乳状型或混悬液型制剂应保证其分散相粒子细小而均匀，振摇时可均匀分散；浓度准确、药物稳定；分散介质最好用水，其次是乙醇、甘油和植物油等；制剂应适口、无刺激性；制剂应具有一定的防腐能力，保存和使用过程不应发生霉变；包装容器大小适宜，方便患者携带和应用。

三、分类

液体制剂尚无理想的分类方法，目前常用的分类方法有两种，即按分散系统分类和按给药途径及应用方法分类。本书主要是按分散系统分类叙述，对按给药途径及应用方法分类的常用剂型，另设章节加以说明。这样既便于研究其制备工艺和稳定性，又能加强与临床医疗实践的结合。

（一）按分散系统分类

1. 均相液体制剂　药物以分子状态均匀分散的澄明溶液，是热力学稳定体系，主要有以下两种类型。

（1）溶液型液体制剂　由低分子药物分散在分散介质中形成的液体制剂，也称溶液剂。

（2）高分子溶液剂　由高分子化合物分散在分散介质中形成的液体制剂。

2. 非均相液体制剂　为不稳定的多相分散体系，包括以下几种。

（1）溶胶剂　又称疏水胶体溶液。

（2）乳剂　由不溶性液体药物分散在分散介质中形成的不均匀分散体系。

（3）混悬剂　由不溶性固体药物以微粒状态分散在分散介质中形成的不均匀分散体系。按分散体系分类，分散微粒大小决定了分散体系的特征，见表4－1。

表4－1　分散体系中微粒大小与特征

液体类型	微粒大小（nm）	特征	稳定性	制备方法
溶液剂	<1	分子或离子分散的澄明溶液	体系稳定	溶解法
溶胶剂	1～100	胶态分散形成多相体系	聚结不稳定性	胶溶法
乳剂	>100	液体微粒分散形成多相体系	聚结和重力不稳定性	分散法
混悬剂	>500	固体微粒分散形成多相体系	聚结和重力不稳定性	分散法和凝聚法

（二）按给药途径分类

1. 内服液体制剂　如合剂、糖浆剂、乳剂、混悬液、滴剂等。

2. 外用液体制剂　包括如下几种。

（1）皮肤用液体制剂　如洗剂、搽剂等。

（2）五官科用液体制剂　如洗耳剂、滴耳剂、滴鼻剂、含漱剂、滴牙剂等。

（3）直肠、阴道、尿道用液体制剂　如灌肠剂、灌洗剂等。

四、常用溶剂与附加剂

（一）液体制剂的溶剂

液体制剂的制备方法、稳定性及所产生的药效等，都与溶剂有密切关系。液体制剂的溶剂，对溶液剂来说可称为溶剂。对溶胶剂、混悬剂、乳剂来说药物并不溶解而是分散，因此称作分散介质。溶剂对液体制剂的性质和质量影响很大，故制备时应选择优良的溶剂。选择溶剂的条件是：①对药物应具有较好的溶解性和分散性；②化学性质应稳定，不与药物或附加剂发生反应；③不应影响药效的发挥和含量测定；④毒性小、无刺激性、无不适的臭味。完全符合这些条件的溶剂很少，所以需要根据药物的性质及用途选择适宜的溶剂，尤其应注意混合溶剂的应用。

药物的溶解或分散状态与溶剂的极性有密切关系。溶剂按介电常数大小分为极性溶剂、半极性溶剂和非极性溶剂。

（二）液体制剂的附加剂

1. 增溶剂　增溶是指某些难溶性药物在表面活性剂的作用下，在溶剂中增加溶解度并形成溶液的过程。具有增溶能力的表面活性剂称为增溶剂，被增溶的物质称为增溶质。对于以水为溶剂的药物，增溶剂的最适 HLB 值为 15～18。每 1 克增溶剂能增溶药物的克数称为增溶量。常用的增溶剂为聚山梨酯类和聚氧乙烯脂肪酸酯类等。

2. 助溶剂　系指难溶性药物与加入的第三种物质在溶剂中形成可溶性分子间的络合物、复盐或缔合物等，以增加药物在溶剂（主要是水）中的溶解度。这第三种物质称为助溶剂。助溶剂多为低分子化合物（不是表面活性剂），与药物形成络合物，如碘在水中溶解度为 1:2950，如加适量的碘化钾，可明显增加碘在水中溶解度，能配成含碘 5% 的水溶液。碘化钾为助溶剂，增加碘溶解度的机理是 KI 与碘形成分子间的络合物 KI_3。

3. 潜溶剂　为了提高难溶性药物的溶解度，常常使用两种或多种混合溶剂。在混合溶剂中各溶剂达到某一比例时，药物的溶解度出现极大值，这种现象称为潜溶（co-solvency），这种溶剂称为潜溶剂。与水形成潜溶剂的有乙醇、丙二醇、甘油、聚乙二醇等。甲硝唑在水中的溶解度为 10%（W/V），如果使用水－乙醇混合溶剂，则溶解度提高 5 倍。醋酸去氢皮质酮注射液是以水－丙二醇为潜溶剂制备的。

4. 防腐剂　《中国药典》（2020 年版）关于药品微生物限度标准，对液体制剂规定了染菌数的限量要求：口服药品 1g 或 1ml 不得检出大肠埃希菌，不得检出活螨；化学药品 1g 含细菌数不得超过 1000 个，真菌数不得超过 100 个；液体制剂 1ml 含细菌数不得超过 100 个，霉菌、酵母菌数不超过 100 个；外用药品 1g 或 1ml 不得检出铜绿假单胞菌和金黄色葡萄球菌。常用防腐剂如下。

（1）对羟基苯甲酸酯类　对羟基苯甲酸甲酯、乙酯、丙酯、丁酯，亦称尼泊金类。这类物质的抑菌作用随烷基碳数增加而增加，但溶解度随之减小，丁酯抗菌力最强，溶解度却最小。本类防腐剂混合使用有协同作用。通常是乙酯和丙酯（1:1）或乙酯和丁酯（4:1）合用，浓度均为 0.01%～0.25%。这是一类很有效的防腐剂，化学性质稳定。在酸性、中性溶液中均有效，但在酸性溶液中作用较强，对大肠埃希菌作用最强。在弱碱性溶液中作用减弱，这是因为酚羟基解离所致。

（2）苯甲酸及其盐　在水中溶解度为 0.29%，乙醇中为 43%（20℃），通常配成 20% 醇溶液备用，用量一般为 0.03%～0.1%。苯甲酸未解离的分子抑菌作用强，所以在酸性溶液中抑菌效果较好，最适 pH 是 4。溶液 pH 增高时解离度增大，防腐效果降低。苯甲酸防霉作用较尼泊金类为弱，而防发酵能力则较尼泊金类强。苯甲酸 0.25% 和尼泊金 0.05%～0.1% 联合应用对防止发霉和发酵最为理想，特别适用于中药液体制剂。

（3）山梨酸　本品为白色至黄白色结晶性粉末，熔点 133℃，溶解度：水中为

0.125%（30℃），丙二醇中为5.5%（20℃），无水乙醇或甲醇中为12.9%；甘油中为0.13%。对细菌最低抑菌浓度为0.02%~0.04%，对酵母、真菌最低抑菌浓度为0.8%~1.2%。本品的防腐作用是未解离的分子，在pH=4的水溶液中效果较好。山梨酸与其他抗菌剂联合使用产生协同作用。苯甲酸钠在酸性溶液中的防腐作用与苯甲酸相当。山梨酸钾、山梨酸钙作用与山梨酸相同，水中溶解度更大。需在酸性溶液中使用。

（4）苯扎溴铵　又称新洁尔灭，为阳离子表面活性剂。淡黄色黏稠液体，低温时形成蜡状固体，极易潮解，有特臭、味极苦；无刺激性；溶于水和乙醇，微溶于丙酮和乙醚。本品在酸性和碱性溶液中稳定，耐热压。作防腐剂使用浓度为0.02%~0.2%。

（5）醋酸氯乙定　又称醋酸洗必泰，微溶于水，溶于乙醇、甘油、丙二醇等溶剂中，为广谱杀菌剂，用量为0.02%~0.05%。

（6）其他防腐剂　邻苯基苯酚微溶于水，使用浓度为0.005%~0.2%；桉叶油为0.01%~0.05%；桂皮油为0.01%；薄荷油为0.05%。

5. 矫味剂

（1）甜味剂　包括天然的和合成的两大类。天然的甜味剂蔗糖和单糖浆应用最广泛，具有芳香味的果汁糖浆如橙皮糖浆及桂皮糖浆等不但能矫味，也能矫臭。甘油、山梨醇、甘露醇等也可作甜味剂。天然甜味剂甜菊苷，为微黄白色粉末、无臭、有清凉甜味，甜度比蔗糖大约300倍，在水中溶解度（25℃）为1:10，pH 4~10时加热也不被水解。常用量为0.025%~0.05%。本品甜味持久且不被吸收，但甜中带苦，故常与蔗糖和糖精钠合用。合成的甜味剂有糖精钠，甜度为蔗糖的200~700倍，易溶于水，但水溶液不稳定，长期放置甜度降低。常用量为0.03%。常与单糖浆、蔗糖和甜菊苷合用，常作咸味的矫味剂。阿司帕坦，也称蛋白糖，为二肽类甜味剂，又称天冬甜精。甜度比蔗糖高150~200倍，不致龋齿，可以有效地降低热量，适用于糖尿病、肥胖症患者。

（2）芳香剂　在制剂中有时需要添加少量香料和香精以改善制剂的气味和香味，这些香料与香精称为芳香剂。香料分天然香料和人造香料两大类。天然香料有植物中提取的芳香性挥发油如柠檬、薄荷挥发油等，以及它们的制剂如薄荷水、桂皮水等。人造香料也称调和香料，是由人工香料添加一定量的溶剂调合而成的混合香料，如苹果香精、香蕉香精等。

（3）胶浆剂　具有黏稠缓和的性质，可以干扰味蕾的味觉而能矫味，如阿拉伯胶、羧甲基纤维素钠、琼脂、明胶、甲基纤维素等的胶浆。如在胶浆剂中加入适量糖精钠或甜菊苷等甜味剂，则增加其矫味作用。

（4）泡腾剂　将有机酸与碳酸氢钠一起，遇水后由于产生大量二氧化碳，二氧化碳能麻痹味蕾起矫味作用。对盐类的苦味、涩味、咸味有所改善。

6. 着色剂　有些药物制剂本身无色，但为了心理治疗上的需要或某些目的有时需加入制剂中进行调色的物质称为着色剂。着色剂能改善制剂的外观颜色，可用来识别制剂的浓度、区分应用方法和减少患者对服药的厌恶感。尤其是选用的颜色与矫味剂能够配合协调，更易为患者所接受。着色剂分为天然色素和合成色素两类，具体如下。

（1）天然色素 常用的有植物性和矿物性色素，作食品和内服制剂的着色剂。植物性色素：红色的有苏木、甜菜红、胭脂红等；黄色的有姜黄、胡萝卜素等；蓝的有松叶兰、乌饭树叶；绿色的有叶绿酸铜钠盐；棕色的有焦糖等；矿物性的如氧化铁（棕红色）。

（2）合成色素 人工合成色素的特点是色泽鲜艳，价格低廉，大多数毒性比较大，用量不宜过多。我国批准的内服合成色素有苋菜红、柠檬黄、胭脂红、胭脂蓝和日落黄，通常配成1%贮备液使用，用量不得超过万分之一。外用色素有伊红、品红、亚甲蓝、苏丹黄 G 等。

7. 其他 附加剂在液体制剂中为了增加稳定性，有时需要加入抗氧剂、pH 调节剂、金属离子络合剂等。

五、制备原则和操作步骤

（一）药物的称量

固体药物常以克为单位，根据药物量的多少，选用不同的架盘天平称重。液体药物常以毫升为单位，选用不同的量杯或量筒进行量取。用量较少的液体药物，也可采用滴管计滴数量取（标准滴管在20℃时，1ml 水应为 20 滴），量取液体药物后，应用少许水洗涤量器，洗液并于容器中，以减少药物的损失。

（二）溶解及加入药物

取处方配制量的 1/2～3/4 溶剂，加入药物搅拌溶解。溶解度大的药物可直接加入溶解；有些药物溶解缓慢，药物在溶解过程中应采用粉碎、搅拌使溶解，必要时可加热以促进其溶解；但对遇热易分解的药物则不宜加热溶解；易氧化的药物溶解时，宜将溶剂加热放冷后再溶解药物，同时应加适量抗氧剂、金属络合剂等稳定剂，以减少药物氧化损失；对易挥发性药物应在最后加入，以免因制备过程而损失；对不易溶解的药物，应先研细小量药物（如毒药）或附加剂（如助溶剂、抗氧剂等），溶解后再加入其他药物，难溶性药物亦可采用增溶、助溶或选用混合溶剂等方法使之溶解。浓配易发生变化的药物可分别稀配后再混合；醇性制剂如酊剂加至水溶液中时，加入速度要慢，且应边加边搅拌；液体药物及挥发性药物应最后加入。

（三）过滤

固体药物溶解后，一般都要过滤，可根据需要选用玻璃漏斗、布氏漏斗、垂熔玻璃漏斗等，滤材有脱脂棉、滤纸、纱布、绢布等。

（四）质量检查

成品应进行质量检查。合格后选用洁净容器包装，并贴上标签。

六、包装与贮存

（一）液体制剂的包装

液体制剂的包装关系到产品的质量、运输和储存。通常液体制剂有体积大、易流出、稳定性差、易被微生物污染等缺点，即使产品质量合格，但如果包装不当，则运输与储存较为困难，且容易引起药物变质或损失。因此，包装容器的选择（包括容器的材料、种类、形状及封闭的严密性等）极为重要。液体制剂包装的选择，除了应符合药品管理法中有关包装的规定外，还应考虑液体制剂的特点、化学稳定性、隔光性及运输与储存的方便性等。

液体制剂包装材料主要有容器（如玻璃瓶、塑料瓶等）、瓶塞（如软木塞、塑料塞、橡胶塞等）、瓶盖（如金属盖、塑料盖等）、标签、说明书、塑料盒、纸盒、纸箱、木箱等。

拓展阅读

常用液体制剂包装选择

口服液体制剂、乳剂、含醇制剂及含芳香挥发性成分制剂等，常采用琥珀色玻璃瓶包装；洗剂、滴眼剂等，较多选用塑料瓶容器包装。另外，医院液体制剂的投药瓶上还根据其用途贴上不同颜色的标签，习惯上内服液体制剂标签为白底蓝字或黑字，外用液体制剂标签为白底红字或黄字。

（二）液体制剂的储存

液体制剂（尤其是以水为分散介质者）在储存中，易受外界因素（如温度、光线、空气、微生物等）的影响，发生溶解度降低、粒子聚结或水解、氧化等物理化学变化，而产生沉淀、变色、药物含量下降或酸败等现象。因此，液体制剂在储存中，应注意控制储存室的温度、光线及卫生条件等。

液体制剂一般应密闭储存于洁净、阴凉干燥处；一些量少、对热敏感的液体制剂，可置于冰箱冷藏；对光敏感者，应避光贮存。液体制剂的储存期，可根据制剂说明书中的规定实施。医院液体制剂应尽量临用临配或减少生产批量，以缩短存放时间，利于保证液体制剂的质量。

任务二　认识和制备低分子溶液剂

低分子溶液剂简称溶液液体药剂，是指小分子药物以分子或离子（直径在1nm以下）状态分散在溶剂中形成的均匀的可供内服或外用的液体制剂。常用的溶剂有水、乙醇、甘油、丙二醇、液状石蜡、植物油等。属于溶液型液体药剂有溶液剂、芳香水剂、糖浆剂、醋剂和甘油剂等。这些剂型是基于溶质和溶剂的差别而命名的。从分散系统来看都属于低分子溶液（真溶液），从制备工艺上来看，这些剂型的制法不完全相同，并各有其特点。

一、溶液剂

（一）认识溶液剂

1. 定义　溶液剂是指药物溶解于溶剂中形成的澄明液体制剂。溶液剂的溶质一般为不挥发性化学药物，溶剂多为水，也可用不同浓度乙醇或油为溶剂，根据需要可以加入增溶剂、助溶剂、防腐剂等附加剂。

2. 临床应用与注意事项

（1）临床应用　溶液剂主要适用于化学药物或非挥发性药物制成澄明液体制剂，属于均相分散体系，可供内服或外用。

（2）注意事项　①溶液剂应保持澄清，不得有沉淀、浑浊、异物等；②药物制成溶液剂后可以用量取代替称取，使剂量准确，服用方便，特别对小剂量或毒性大的药物更为重要；③内服者应注意其剂量准确，并适当改善其色、香、味；外用者应注意其浓度和使用部位的特点；④有些性质稳定的常用药物，为了便于调配处方，亦可制成高浓度的储备液（又称倍液），如50%硫酸镁、50%溴化钠溶液等，供临床调配应用。

（二）制备溶液剂

制备溶液剂的方法有三种，即溶解法、稀释法和化学反应法。

1. 溶解法　此法适用于较稳定的化学药，多数溶液剂都采用此法制备。制备时，一般将药物用溶剂总体积的 1/2 ~ 3/4 溶解，过滤，再自滤器上添加溶剂至全量，搅匀，过滤后的药液应进行质量检查。制得的药物溶液应及时分装、密封、贴标签及进行外包装，即得。制备流程是：药物的称量→溶解→过滤→混合→调整容量→质量检查→包装等步骤。

2. 稀释法　本法适用于高浓度溶液或易溶性药物的浓储备液等原料。临用前需用稀释法调至所需浓度后方可使用。如浓氨水（质量分数）含 NH_3 25% ~ 35%，而医疗上常用的氨溶液浓度为 0.095 ~ 0.105g/ml，因而只能用稀释法制备。又如工业上生产的浓过氧化氢溶液（质量分数）含过氧化氢（H_2O_2）为 26% ~ 28%，而临床常用浓度为 0.025 ~ 0.035g/ml。用稀释法制备溶液剂时，应弄清原料浓度和所需稀释溶液的浓度，计算时应细心，还应注意浓度单位。

对有较大挥发性和腐蚀性的浓溶液如浓氨水，稀释操作要迅速，操作完毕应立即密塞，以免过多挥散损失，影响浓度的准确性。此外，还应注意量取操作的准确性。

3. 化学反应法　此法适用于原料药缺乏或质量不符合要求的情况。将两种或两种以上的药物，通过化学反应制成新的药物溶液的方法，待化学反应完成后，滤过，自滤器上添加溶剂至全量即得，如复方硼砂溶液等。

（三）实例分析

［例1］　复方碘口服溶液

【处方】 碘 5g　碘化钾 10g　蒸馏水适量　共制 100ml

【制法】 取碘化钾加蒸馏水溶解后，加入碘搅拌溶解，再加适量蒸馏水使成100ml，搅动均匀，即得。

【注解】 ①碘在水中溶解度为 1:2950，加碘化钾作助溶剂，生成络合物易溶于水中，并能使溶液稳定。其反应式为：$KI + I_2 = KI_3$，先将碘化钾加适量蒸馏水配成浓溶液，有助于加快碘的溶解速度。②本品具有刺激性，口服时宜用冷开水稀释后服用。

【功能与主治】 本品具有调节甲状腺功能，主要用于甲状腺功能亢进的辅助治疗。外用作黏膜消毒药。口服：一次 0.1～0.5ml，一日 0.3～0.8ml。极量1ml/次，3ml/d。

［例2］　苯扎溴铵溶液（新洁尔灭溶液）

【处方】 苯扎溴铵 1g　蒸馏水适量　共制 1000ml

【制法】 取苯扎溴铵于800ml 热蒸馏水中，滤过后加蒸馏水使成1000ml，即得。

【注解】 ①本品亦可用5% 苯扎溴铵溶液以稀释法配制。②本品不宜久贮，空气中微生物污染能使其浑浊、变质、失效。③稀释或溶解时不可剧烈振摇，以免产生大量气泡。④苯扎溴铵常温下为黄色胶状体，低温时可呈蜡状固体；气芳香，味极苦；水溶液呈碱性反应，振摇可产生大量泡沫。⑤本品应遮光密闭贮藏。

【功能与主治】 ①本品属阳离子（季铵盐）表面活性杀菌剂，具有消毒防腐作用，常用于手术器械及皮肤消毒。用于创面的消毒一般为 0.01%；皮肤与器械的消毒为 0.1%（其中加 0.5% 亚硝酸钠以防止器械生锈），浸泡 30 分钟。②本品不宜用于膀胱镜、眼科器械及合成橡胶制品的消毒。

二、芳香水剂

（一）认识芳香水剂

1. 定义　芳香水剂是指芳香挥发药物（多为挥发油）的饱和或近饱和水溶液。亦可用水与乙醇的混合溶剂制成浓芳香水剂。芳香性植物药材经水蒸气蒸馏法制得的内服澄明液体制剂称为露剂。

2. 临床应用与注意事项

（1）临床应用　芳香水剂主要适用于挥发性药物（多为植物挥发油）制成澄清饱和水溶液制剂，属于均相液体分散体系。可供矫味、内服或外用，具有祛痰止咳、平喘和解热镇痛等治疗作用。

（2）注意事项　①芳香水剂应澄明，必须具有与原料药物相同的气味，不得有异臭、沉淀或杂质；②芳香水剂大多易分解、变质甚至霉变，所以不宜大量配制和久贮；③一般药物浓度低，常作矫味、矫臭和分散剂使用。

（二）制备芳香水剂

芳香水剂的制法有溶解法、稀释法及水蒸气蒸馏法，制法因原料不同而异。纯净的挥发油或化学药物多用溶解法或稀释法，含挥发成分的植物药材则多用水蒸气蒸馏法。

1. 溶解法　采用溶解法制备芳香水剂时，应使挥发性药物与水的接触面积增大，以促进其溶解。一般可用以下两种方法。

（1）振摇溶解法　取挥发性药物2ml（或2g）于容器中，加入蒸馏水1000ml，强力振摇一定时间使之溶解成饱和溶液，用蒸馏水润湿的滤纸过滤，初滤液如浑浊，应重滤至澄清、自滤器上添加蒸馏水至足量即得。

（2）分散剂溶解法　取挥发性药物2ml（或2g）置于乳钵中，加入精制滑石粉15g（或适量的滤纸浆），混研均匀，移至容器中加入蒸馏水1000ml，振摇一定时间，用润湿滤纸滤至澄清，自滤器上添加蒸馏水至足量，即得。

加入滑石粉（或滤纸浆）作为分散剂，目的是使挥发性药物被分散剂吸附，增加挥发性药物的表面积，促进其分散与溶解；此外，滤过时分散剂在滤过介质上形成滤床吸附剩余的溶质和杂质，起助滤作用，利于溶液的澄清。所用的滑石粉不应过细，以免通过滤材使溶液浑浊。

2. 稀释法　取浓芳香水剂1份，加蒸馏水若干份稀释而成。

3. 水蒸气蒸馏法　取适量含挥发性成分的植物药材拣洗处理，适当粉碎后，置蒸馏器中，加适量的蒸馏水浸泡一定时间，通入蒸汽蒸馏，至馏液达到规定量。一般为药材重的6～10倍，除去过量未溶解的挥发油，必要时滤过澄清，使成澄明溶液，即得。

（三）实例分析

薄荷水

【处方】薄荷油2ml　滑石粉15g　蒸馏水适量　共制1000ml

【制法】取薄荷油加精制滑石粉15g，在乳钵中研匀。加少量蒸馏水移至有盖的容器中，加蒸馏水1000ml，振摇10分钟后用润湿的滤纸滤过，初滤液如浑浊，应重滤至滤液澄清，在自滤器上加适量蒸馏水使成1000ml，即得。

【处方分析】薄荷油为主药，滑石粉作为薄荷油的分散剂，与薄荷油共研使其被吸附在滑石粉颗粒周围，加水振摇时，易使挥发油均匀分布于水中以增加溶解速度。

【注解】滑石粉还具有吸附作用，过量的挥发油过滤时因吸附在滑石粉表面而被滤除，起到助滤作用，因此，滑石粉不宜过细。

【功能与主治】本品具有提神解郁、治感冒头痛、疏热解毒、消炎止痒、防腐去腥的功效。

三、糖浆剂

（一）认识糖浆剂

1. 定义　糖浆剂是指含有药物、药材提取物或芳香物质的浓蔗糖水溶液。除另有规定外，糖浆剂含蔗糖量应不低于45%（g/ml）。单纯蔗糖的近饱和水溶液称为单糖浆。糖浆剂中的糖和芳香剂能掩盖某些药物的苦、咸及其他不适气味，便于服用，深受儿童欢迎。

2. 糖浆剂的分类　根据其组成和用途的不同可分为以下几类。

（1）单糖浆　不含任何药物，除供制备含药糖浆外，一般可作矫味糖浆，如橙皮糖浆、姜糖浆等，有时也用作助悬剂。

（2）药用糖浆　又称含药糖浆，主要用于治疗疾病，如磷酸可待因糖浆、五味子糖浆等。

（3）芳香糖浆　为芳香性物质或果汁的浓蔗糖水溶液。主要用作液体制剂的矫味剂，如橙皮糖浆等。

3. 临床应用与注意事项

（1）临床应用　糖浆剂主要适用于化学药物、中药材提取物及芳香物质制成的具有甜味液体制剂，属于均相分散体系。可供内服，特别是儿童用药。

（2）注意事项　①糖浆剂应澄清，在储存期间不得有酸败、异臭、产生气体或其他变质现象；含有药材提取物的糖浆，允许有少量轻摇易散的沉淀；②糖浆剂可加入适宜的附加剂，必要时可添加适量的乙醇、甘油或其他多元醇；如需加入色素，其品种和用量应符合有关规定，且注意避免对检验产生干扰；③蔗糖溶液以接近饱和浓度为最好，因其含糖量高，渗透压高，抑制微生物生长，具有防腐作用；若浓度过高，储存时易析出糖的结晶，致使糖浆变成糊状甚至变成硬块；若浓度低，易致微生物污染，故应添加防腐剂，一般选用苯甲酸及羟苯酯类。

（二）制备糖浆剂

糖浆剂的制备方法常为溶解法，其分为热熔法、冷溶法和混合法。

1. 热熔法　此法适用于制备对热稳定的药物糖浆和有色糖浆。是将蔗糖加入煮沸的蒸馏水中，加热溶解后，再加可溶性药物，混合、溶解、过滤，从滤器上加适量蒸馏水至规定容量，混合均匀即得。其优点是蔗糖容易溶解，趁热容易滤过，所含高分子杂质如蛋白质加热凝固而被滤除，制得的糖浆易于滤清，同时在加热过程中杀灭微生物，使糖浆易于保存。但加热过久或超过100℃时，使转化糖含量增加，糖浆剂的颜色容易变深。因此，最好在水浴或蒸汽浴上进行，一经煮沸即停止加热，溶解后，趁热过滤。难以滤清的糖浆，可在加热前加入少许鸡蛋清（一般500ml糖浆中，加鸡蛋清两个）或其他澄清剂（骨炭、精制滑石粉、硅藻土等）充分搅匀，然后加热至100℃，蛋白遇热凝固时能将杂质微粒吸附，并浮于表面，放置稍冷，用3~4层纱布过滤，除去凝固蛋白可得澄清的糖浆溶液（或在900kg糖浆中，加入24g蛋白粉亦可）。

2. 冷溶法　此法适用于主要成分对热不稳定药物或挥发性药物的糖浆的制备。在室温下将蔗糖溶于蒸馏水或含药物的溶液中，待完全溶解后，过滤即得。其特点是可制得色泽较浅或无色的糖浆，转化糖较少。但蔗糖溶解慢，需时较长，卫生条件要求严格，以免染菌。

3. 混合法 将药物与单糖浆均匀混合制得。此法操作简便、质量稳定、应用广泛，但制成的含药糖浆含糖量低，应特别注意防腐。

（三）实例分析

［例1］单糖浆

【处方】 蔗糖 850g　蒸馏水适量　共制 1000ml

【制法】 取水 450ml，煮沸，加蔗糖，搅拌使溶解；继续加热至 100℃，用脱脂棉滤过，自滤器上添加适量的热水，使其冷至室温时为 1000ml，搅匀，即得。

【功能与主治】 赋形剂和调味剂。

［例2］复方百部止咳糖浆

【处方】 百部（蜜炙）100g　苦杏仁 50g　桑白皮 50g　麦冬 25g　知母 25g　黄芩 100g　陈皮 100g　甘草 25g　天南星（制）25g　枳壳（炒）50g　桔梗 50g

【制法】 以上 11 味，加水煎煮二次，第一次 3 小时，第二次 2 小时，合并煎液。滤过，滤液浓缩至适量。另取蔗糖 650g，加水适量，煮沸，滤过，浓缩制成糖浆，与上述浓缩液混匀，煮沸，放冷，加入防腐剂、香精，搅匀，加蒸馏水稀释至 1000ml，即得。

【功能与主治】 清肺止咳。用于肺热咳嗽、痰黄黏稠、百日咳。

四、醑剂

（一）认识醑剂

1. 定义 醑剂是指挥发性药物（多为挥发油）的浓乙醇溶液。凡用以制备芳香水剂的药物一般都可以制成醑剂。

2. 临床应用与注意事项

（1）临床应用　醑剂主要适用于挥发性药物，多为植物挥发油，制成含乙醇的液体制剂，属于均相分散体系，可供内服和外用。

（2）注意事项　①醑剂中药物浓度一般为 5%~20%，乙醇浓度一般为 60%~90%，当醑剂与水性制剂混合或制备过程中与水接触时，会因乙醇浓度降低而发生浑浊现象。②因醑剂中挥发油易氧化、酯化或聚合，久贮会变色，甚至出现黏性树脂物沉淀，故应贮于密闭容器中，且不易久贮。

（二）制备醑剂

醑剂的制备方法有溶解法和蒸馏法。

1. 溶解法 将挥发性药物直接溶解于乙醇中制得，如樟脑醑、三氯甲烷醑的制备。

2. 蒸馏法 将挥发性药物溶于乙醇后再进行蒸馏或将经化学反应制得的挥发性药物加以蒸馏而制得，如芳香氨醑。

（三）实例分析

复方樟脑醑

【处方】樟脑 10g　乙醇适量　共制 100ml

【制法】取樟脑加乙醇约 80ml 溶解后过滤，在自滤器上滴加乙醇使成 100ml，即得。

【处方分析】樟脑为主药，乙醇为溶剂。

【注解】①本品含醇量应为 80% ~ 87%。在常温下易挥发，故需密封，并在阴凉处保存。②本品遇水易析出结晶，所用器材及包装材料均应干燥。

【功能与主治】本品为局部刺激药。适用于神经痛、关节痛、肌肉痛及未破冻疮等。外用局部涂搽。

> **课堂互动**
>
> 讨论醑剂与芳香水剂的异同点。

五、甘油剂

（一）认识甘油剂

1. 定义　甘油剂是指药物溶于甘油中制成的溶液剂。甘油具有黏稠性、防腐性和吸湿性，对皮肤黏膜有滋润作用，能使药物滞留于患处而起延长药物局部疗效的作用。

2. 临床应用与注意事项

（1）临床应用　甘油剂主要适用于溶于甘油的化学药物制成液体制剂，属于均相分散体系。专供外用，特别是口腔、耳鼻喉科疾病。

（2）注意事项　甘油剂吸湿性较大，应密闭保存。

（二）制备甘油剂

甘油剂的制备方法有溶解法和化学反应法。

1. 溶解法　将药物直接溶于甘油中制成（必要时加热），如碘甘油等。

2. 化学反应法　将药物溶于甘油中发生化学反应制得的液体制剂，如硼酸甘油等。

（三）实例分析

［例］**碘甘油**

【处方】碘 1.0g　碘化钾 1.0g　蒸馏水 1.0ml　甘油适量　共制 100ml

【制法】取碘和碘化钾加蒸馏水溶解后，再加甘油制成 1000ml，摇匀即得。

【处方分析】碘为主药，碘化钾为助溶剂，水为润湿剂，甘油为溶剂。

【注解】甘油作为碘的溶剂可缓和碘对黏膜的刺激性，甘油易附着于皮肤或黏膜上，使药物滞留患处，起到延效作用；本品不宜用水稀释，配制时宜控制水量，必要时用甘油稀释以免增加刺激性。

【功能与主治】适用于口腔黏膜溃疡、牙龈炎及冠周炎。

任务三　认识和制备高分子溶液剂

一、认识高分子溶液剂

（一）定义

高分子溶液剂是指高分子化合物溶解于溶剂中制成的均匀分散的液体制剂。高分子溶液剂以水为溶剂，则称为亲水性高分子溶液剂或胶浆剂，以非水溶剂制备的高分子溶液剂，称为非水性高分子溶液剂。高分子溶液剂属于热力学及动力学稳定系统。

（二）高分子溶液的性质

1. 带电性　很多高分子化合物在溶液中带有电荷，其带电原因主要是由于高分子化合物结构中的某些基团解离所致。由于高分子化合物的种类不同，溶液中所带的电荷也不一样，如带正电的壳聚糖，带负电的阿拉伯胶、海藻酸钠，带两性电荷的蛋白质等。带两性电荷的蛋白质分子随溶液 pH 不同，可带正电或负电。当溶液的 pH 等于等电点时其分子呈中性，此时溶液的黏度、渗透压、溶解度、导电性等都变得最小。当溶液的 pH 大于等电点时，则蛋白质带负电荷；若溶液的 pH 小于等电点时，则蛋白质带正电荷。由于高分子化合物在溶液中带电，所以具有电泳现象。利用电泳法可测得高分子化合物所带电荷的种类。

2. 渗透压　亲水性高分子溶液具有较高的渗透压，大小与浓度有关。

3. 黏度　高分子溶液为黏稠性流动液体。但一些高分子溶液，如明胶和琼脂的水溶液等，在温热条件下，为黏稠性流动的液体，但当温度降低时，呈链状分散的高分子形成网状结构，把分散介质水全部包在网状结构中，形成了不流动的半固体状物，称为凝胶。如软胶囊的囊壳就是这种凝胶，形成凝胶的过程称为胶凝。凝胶失去网状结构中的水分时，体积缩小，形成的干燥固体称为干胶。如阿胶、龟板胶、鹿角胶及硬胶囊等都是以干胶的形式存在。

4. 稳定性　高分子溶液的稳定性主要是由高分子化合物水化作用和电荷两方面决定的。高分子化合物含有大量亲水基，如—OH，—COOH，—NH$_3$等，能与水形成牢固的水化膜，水化膜能阻碍高分子化合物分子之间的相互凝聚，这是高分子溶液稳定的主要原因。

（三）高分子溶液的临床应用与注意事项

1. 临床应用　高分子溶液主要适用于高分子药物制成液体制剂，属于均相分散体系，所用分散介质大多数为水。在药物制剂中，几乎所有的剂型都与高分子溶液有关。例如：液体制剂中胃蛋白酶合剂；血浆代用品中的右旋糖酐注射液、聚氧乙烯吡咯烷酮注射液、羧甲基淀粉钠注射液；滴眼剂中的荧光素钠滴眼剂；作助悬剂的如明胶溶液、甲基纤维素溶液、甲基纤维素钠溶液等；片剂辅料中的黏合剂如淀粉浆、片剂量的薄膜衣、肠溶衣材料以及栓剂、软膏剂、胶囊剂、缓释与控释制剂、膜剂等剂型的制备均需应用大量各种高分子溶液。

2. 注意事项

（1）高分子溶液不如低分子溶液稳定，在放置过程中，会自发地聚集而沉淀或漂浮在表面，称为陈化现象。

（2）高分子溶液由于其他因素如光线、空气、盐类、pH、絮凝剂、射线等的影响，使高分子先聚集成大粒子而后沉淀或漂浮在表面的现象，称为絮凝现象。这种现象在液体浸出制剂的放置过程中也经常发生。

（3）起稳定作用的水化膜容易被破坏，如亲水胶体溶液中加入大量脱水剂（如乙醇、丙酮等），可使胶粒失去水化层而沉淀；加入大量的电解质（如盐类及其浓溶液），不仅能中和胶粒的电荷，而且由于电解质的强烈水化作用，能夺去高分子质点中水化膜的水分而使其沉淀，这一过程称为盐析。

（4）高分子所带电荷也影响其稳定性，如带相反电荷的两种高分子溶液混合时，由于相反电荷中和而产生凝结沉淀。

二、制备高分子溶液剂

制备高分子溶液时首先要经过溶胀过程。溶胀是指水分子渗入到高分子化合物分子间的空隙中，与高分子中的亲水基团发生水化作用而使体积膨胀，结果使高分子空隙间充满水分子，这一过程称为有限溶胀。由于高分子空隙间存在水分子降低了高分子分子间的作用力（范德华力），溶胀过程继续进行，最后高分子化合物完全分散在水中形成高分子溶液，这一过程称为无限溶胀。无限溶胀常需搅拌或加热等过程才能完成。形成高分子溶液的这一过程称为胶溶。

三、实例分析

［例1］**胃蛋白酶合剂**

【处方】胃蛋白酶 2g　单糖浆 10ml　5% 羟苯乙酯乙醇液 1ml　橙皮酊 2ml　稀盐酸 2ml　蒸馏水适量　共制 100ml

【制法】取稀盐酸、单糖浆加于蒸馏水 80ml 中混匀，缓缓加入橙皮酊、5% 羟苯乙酯溶液随加随搅拌，然后将胃蛋白酶分次缓缓撒于液面上，待其自然膨胀溶解后，再加入蒸馏水使成 100ml，轻轻摇匀，分装，即得。

【处方分析】胃蛋白酶为主药，单糖浆、橙皮酊为矫味剂，5% 羟苯乙酯乙醇液为防腐剂，稀盐酸为 pH 调节剂，蒸馏水为溶剂。

【注解】本品一般不宜过滤，因为胃蛋白酶带正电荷，而润湿的滤纸或棉花带负电荷，过滤时易吸附胃蛋白酶。

【功能与主治】本品为助消化药，消化蛋白质。用于缺乏胃蛋白酶或病后消化机能减退引起的消化不良。

[例2] **羧甲基纤维素钠胶浆**

【处方】羧甲基纤维素钠 25g　甘油 300ml　羟苯乙酯溶液（5%）20ml　香精、蒸馏水适量　共制 1000ml

【制法】取羧甲基纤维素钠分次加入 500ml 热蒸馏水中，轻轻搅拌使其溶解，然后加入甘油、羟苯乙酯溶液（5%）、香精，最后添加蒸馏水至 1000ml，搅匀，即得。

【注解】①羧甲基纤维素钠为白色纤维状粉末或颗粒，无臭，在冷、热水中均能溶解，但在冷水中溶解缓慢，不溶于一般有机溶剂。配制时，羧甲基纤维素钠如先用少量乙醇润湿，再按上法溶解则更为方便。②羧甲基纤维素钠遇阳离子型药物及碱土金属、重金属盐能发生沉淀，故不能采用季铵类和汞类防腐剂。③羧甲基纤维素钠在 pH5~7 时黏度最高，当 pH 低于 5 或高于 10 时黏度迅速下降，一般调节 pH6~8 为宜。④甘油可起保湿、增稠和润滑作用。

【功能与主治】本品为润滑剂。用于腔道、器械检查或查肛时起润滑作用。

任务四　认识和制备溶胶剂

一、认识溶胶剂

（一）定义

胶体型液体制剂可分为亲水胶体（高分子溶液剂）和疏水胶体（溶胶剂）。溶胶剂系指固体药物微细粒子分散在水中形成的非均匀状态的液体分散体系，又称为疏水胶体溶液。溶胶剂中分散的微细粒子为 1~100nm，胶粒是多分子聚集体，有极大的分散度，属热力学不稳定系统。

（二）溶胶剂的构造和性质

1. 溶胶的双电层结构　溶胶剂中的固体微粒由于本身某些基团的解离或吸附溶液中的某种离子而带有电荷，带电的固体微粒由于电性的作用，必然吸引带相反电荷的离子，称为反离子，部分反离子密布于固体粒子的表面，并随之运动，形成所谓胶粒。胶粒上的吸附离子与反离子构成吸附层。另一部分反离子散布于胶粒的周围，离胶粒愈近，反离子愈密集，形成了与吸附层电荷相反的扩散层。带相反电荷的吸附层与扩散层构成了双电层。双电层之间的电位差称为 ξ 电位，ξ 电位只有在胶粒与其周围的分散介质做相对运动时才表现出来，故又称为动电位。ξ 电位的高低，决定于反离子在吸附层和扩散层分布量的多少，吸附层中反离子愈多则扩散层的反离子愈少，ξ 电位愈低，相反，进入吸附层的反离子愈少，ξ 电位就愈高，故 ξ 电位的高低与分散介质中的电解质浓度密切相关。由于双电层中离子具有水化作用，使胶粒外形成水化膜，胶粒的电荷愈多，扩散层就愈厚，水化膜也就愈厚。水化膜的存在和胶粒电荷之间的排斥作用，可防止胶粒发生聚结而沉淀，使溶胶稳定。ξ电位愈大，溶胶愈稳定。

2. 溶胶的性质　溶胶的外观与溶液一样为透明的液体，但由于是以多分子聚集体作为分散相的质点，具有与一般溶液剂不同的特征。

（1）光学性质　当强光线通过溶胶剂时从侧面可见到圆锥形光束，称为丁达尔效应。这是由于胶粒的粒度小于自然光波长引起光散射所产生的。溶胶剂量的浑浊程度用浊度表示，浊度愈大表明散射光愈强。

（2）电学性质　溶胶剂由于双电层结构而荷电，可以荷正电，也可以荷负电。在电场的作用下胶粒或分散介质产生移动，在移动过程中产生电位差，这种现象称为界面动电现象。溶胶的电泳现象就是界面动电现象所引起的。

（3）动力学性质　溶胶剂中的胶粒在分散介质中有不规则的运动，这种运动为布朗运动。这种运动是由于胶粒受溶剂水分子不规则地撞击产生的。溶胶粒子的扩散速度、沉降速度及分散介质的黏度等都与溶胶的动力学性质有关。

（4）稳定性　溶胶剂属热力学不稳定系统，主要表现为有聚结不稳定性和动力不稳定性。但由于胶粒表面电荷产生静电斥力，以及胶粒荷电所形成的水化膜，都增加了溶胶剂的聚结稳定性。由于重力作用，胶粒产生沉降，但由于胶粒的布朗运动又使其沉降速度变得极慢，增加了其动力稳定性。

（三）溶胶剂的临床应用与注意事项

1. 临床应用　溶胶剂主要适用于固体药物制成液体制剂，属于非均相分散体系。在药物制成溶胶剂后可改善药物的吸收，使药效出现增大或异常，对药物的刺激性也会产生影响。如粉末状的硫不被肠道吸收，但制成胶体则极易被吸收，可产生毒性反应甚至中毒死亡。具有特殊刺激性的银盐制成具有杀菌的胶体蛋白银、氯化银、碘化银则刺激性降低。

2. 注意事项

（1）溶胶剂对电解质极其敏感，加入电解质中和胶粒的电荷，使ξ电位降低，同时也因电荷的减弱而使水化层变薄，使溶胶剂产生凝聚而沉淀。

（2）将带相反电荷的溶胶剂混合，也会产生沉淀。但与电解质作用不同之处是只有当两种溶胶的用量恰使电荷相反的胶粒所带的总电荷量相等时，才会完全沉淀，否则可能部分沉淀，甚至不会沉淀。

（3）向溶胶剂加入亲水性高分子溶液，使溶胶剂具有亲水胶体的性质而增加稳定性，加入的亲水胶体称为保护胶体。如制备氧化银胶体时，加入血浆蛋白作为保护胶而制成稳定的蛋白银溶液。

二、制备溶胶剂

溶胶剂的制备有分散法（包括机械分散法、胶溶法、超声分散法）和凝聚法（包括物理凝聚法和化学凝聚法）。

1. 分散法

（1）机械分散法　常采用胶体磨进行制备。分散药物、分散介质以及稳定剂从加料口处加入胶体磨中，胶体磨以 1000r/min 转速高速旋转将药物粉碎，使之达到胶体粒子范围。可以制成质量很好的溶胶剂。

（2）胶溶法　它是使新生的粗分散粒子重新分散的方法。如新生的氯化银粗分散粒子加稳定剂，经再分散可制得氯化银溶胶剂。

（3）超声分散法　用 20000Hz 以上超声波所产生的能量使分散粒子分散成溶胶剂的方法。当超声波进入粗分散体系后，可产生相同频率的振动波，而使粗分散相粒子分散成胶体粒子。

2. 凝聚法

（1）物理凝聚法　改变分散介质的性质使溶解的药物凝聚成为溶胶。

（2）化学凝聚法　借助于氧化、还原、水解、复分解等化学反应制备溶胶的方法。如硫代硫酸钠溶液与稀盐酸作用，产生新生态的硫分散于水中，形成溶胶。这种新生态硫具有很强的杀菌作用。

三、实例分析

纳米银溶胶

【处方】1×10^{-3} mol/L $AgNO_3$ 溶液 500ml　1% 枸橼酸钠溶液 13ml

【制法】将装有 1×10^{-3} mol/L $AgNO_3$ 溶液的烧杯放于磁力加热搅拌器上，在剧烈的搅拌中加热至沸腾。同时量取 1% 枸橼酸钠溶液 13ml，并在硝酸银溶液加热至沸腾时迅速放入其中，在剧烈搅拌下加热 20 分钟，然后在室温下自然冷却，制得红棕色纳米银溶胶。

【处方分析】$AgNO_3$ 为主药，枸橼酸钠为还原剂。

【注解】本处方中，还原剂量多少直接影响生成纳米银的质量，一般反应温度为 50℃，反应时间为 60 分钟最宜。

【功能与主治】光谱抗菌、增效抗菌剂。

任务五　认识和制备乳剂

一、认识乳剂

（一）定义

乳剂是指将两种互不相溶的液体混合，其中一种液体以细小液滴的形式均匀分散在另一种液体中形成的非均相液体分散体系。乳剂中水或水性溶液称为水相（用 W 表示），另与水不混溶的相则称为油相（用 O 表示）。其中分散成液滴称为分散相、内相或不连续相；包在液滴外面的液体则称为分散介质、外相或连续相。液体分散相分散于不相混溶介质中形成乳剂的过程称为"乳化"。

（二）乳剂的组成

油相（O）、水相（W）和乳化剂是构成乳剂的基本成分，三者缺一不可。其中乳化剂在乳剂的形成与稳定中发挥着极其重要的作用。此外，为增加乳剂的稳定性，乳剂中还可加入辅助乳化剂、防腐剂及抗氧剂等附加剂。

（三）乳剂的分类

1. 按分散系统的组成分类　可分为单乳和复乳两类。

（1）单乳　包括水包油型乳剂（O/W 型）与油包水型乳剂（W/O 型）两种，前者是外相为"水"，内相为"油"的乳剂；后者是外相为"油"，内相为"水"的乳剂。乳剂的类型鉴别见表 4 - 2。

（2）复乳　在 O/W 型或 W/O 型乳剂的基础上进一步乳化形成，常以 W/O/W 或 O/W/O 表示，可通过两步法乳化完成。

表 4 - 2　乳剂类型的鉴别

鉴别方法	O/W 型	W/O 型
外观	乳白色	与油颜色近似
皮肤触感	无油腻感	有油腻感
稀释法	被水稀释	被油稀释
导电法	导电	几乎不导电
染色法（水性染料）	外相染色	内相染色
染色法（油性染料）	内相染色	外相染色

2. 按乳滴大小分类　可分为普通乳、亚微乳及纳米乳，其中纳米乳和亚微乳总称为微乳。

（1）普通乳　粒子直径大小为 $1 \sim 100\mu m$，呈乳白色不透明液体。属于热力学不稳定系统，受热等因素的影响易出现破乳、分层不稳定现象。

（2）亚微乳　粒径为 $0.1 \sim 1.0\mu m$，外观不透明，呈浑浊或乳状，稳定性不如纳米乳，可热压灭菌，但灭菌时间太长或重复灭菌，也会分层，属于热力学不稳定系统。

（3）纳米乳　粒径为 $10 \sim 100nm$，其乳滴多为球形，大小比较均匀，透明或半透明，属于热力学稳定体系，热压灭菌或离心液不会分层。

（四）乳剂的特点

乳剂作为一种药物载体，其主要的特点如下。

（1）乳剂中液滴的分散度很大，药物吸收快、药效发挥快及生物利用度高。

（2）O/W 型乳剂可掩盖药物的不良气味，并可以加入矫味剂。

（3）减少药物的刺激性及毒性作用。

（4）可增加难溶性药物的溶解度，如纳米乳，提高药物的稳定性。

（5）外用乳剂可改善药物对皮肤、黏膜的渗透性。

（6）静脉注射乳剂，可使药物具有靶向作用，提高疗效。

但乳剂也存在一些不足，因大部分属于热力学不稳定体系，在贮存过程中易受影响，出现分层、破乳或酸败等现象。

（五）乳剂的临床应用与注意事项

1. 临床应用　乳剂主要适用于两种互不相溶液体药物制成液体制剂，多数属于热力学不稳定体系。由于微粒的粒径大小不同，可分为普通乳、亚微乳及纳米乳。其中普通乳在临床上可供内服或外用；亚微乳常作为胃肠外给药的载体，也可作为静脉注射乳剂（粒径控制在 $0.25 \sim 0.4\mu m$）；纳米乳，属于热力学稳定体系，常用作脂溶性药物和对水解敏感性药物的载体。纳米乳可促进药物经皮的吸收及靶向作用，常制成经皮给药制剂及靶向制剂用于临床。

2. 注意事项　乳剂由于种类较多，给药途径与用途不一，目前尚无统一的质量标准。一般要求乳剂分散相液滴大小均匀，粒径符合规定；外观乳白色（普通乳、亚微乳）或半透明、透明（纳米乳），无分层现象；无异臭味，内服口感适宜，外用与注射用无刺激性；有良好的流动性；具有一定的防腐能力，在贮存与使用中不易霉变。

二、认识和选择乳化剂

（一）乳化剂定义

乳化剂是指制备乳剂时，除油相与水相外，尚需要加入能促使分散相乳化并保持稳定的物质。它是乳剂的重要组成部分，在乳剂的形成、稳定及药效的发挥等方面均具有重要的作用。

（二）优良乳化剂应具备以下条件

1. 乳化能力强　能显著降低油水两相之间的界面张力，并能在液滴周围形成牢固的乳化膜。

2. 乳化剂本身应稳定　乳化剂对不同的 pH、电解质、温度的变化等应具有一定的耐受性。

3. 对人体无害　不应对身体产生近期的毒副作用，无刺激性且来源广，价廉。

（三）乳化剂的种类

1. 天然乳化剂　多为高分子化合物，具有较强亲水性，能形成 O/W 型乳剂，由于黏性较大，能增加乳剂的稳定性。天然乳化剂容易被微生物污染，故宜新鲜配制或加入适宜防腐剂。

（1）阿拉伯胶　主要含阿拉伯胶酸的钾、钙、镁盐，可形成 O/W 型乳剂。适用于乳化植物油、挥发油，因阿拉伯胶羧基离解，形成的多分子膜带负电荷，可形成物理障碍和静电斥力而阻止乳滴的集聚，多用于制备内服乳剂。阿拉伯胶的常用浓度为10%～15%，稳定 pH 为 2～10。因内含氧化酶，易使胶腐败或与一些药物有配伍禁忌，故使用前应在 80℃加热 30 分钟使之破坏。在阿拉伯胶作乳化剂的产品中，西黄蓍胶和琼脂通常被用作增稠剂。

（2）西黄蓍胶　为 O/W 型乳化剂，其水溶液黏度大，pH 为 5 时黏度最大。由于西黄蓍胶乳化能力较差，一般不单独作乳化剂，而是与阿拉伯胶合并使用。

（3）明胶　可作为 O/W 型乳化剂使用，用量为油量的 1%～2%。明胶为两性化合物使用时需注意 pH 的变化及其他乳化剂（如阿拉伯胶等）的电荷，防止产生配伍禁忌。

（4）磷脂　由卵黄提取的卵磷脂或由大豆提取的豆磷脂，能显著降低油水界面张力，乳化能力强，为 O/W 型乳化剂。可供内服或外用，精制品可供静脉注射用。常用量为 1%～3%。

（5）其他　如果胶、桃胶、海藻酸钠、琼脂、酪蛋白、胆固醇等，有些在乳剂中作为辅助乳化剂。

2. 合成乳化剂　主要是表面活性剂，其种类多、乳化能力强、性质稳定、应用广，逐渐替代天然乳化剂。

（1）阴离子表面活性剂　常用的有一价碱金属皂（O/W 型）、二价金属皂（W/O 型）、有机胺皂（O/W 型）、十六烷基硫酸钠和十二烷基硫酸钠等，后两者常与鲸蜡醇合用。

（2）阳离子表面活性剂　因毒性大，不如阴离子表面活性剂应用广泛。但这类表面活性剂很多具有抗菌活性，如溴化十六烷基三甲铵或溴化十四烷基三甲铵，与鲸蜡醇合用，同时具有防腐作用。

（3）非离子表面活性剂　常用的有聚山梨醇类（即吐温类，如吐温 20、吐温 40、吐温 60、吐温 80 等，O/W 型）和脂肪酸山梨坦类（即司盘类，如司盘 20、司盘 40、司盘 60、司盘 80 等，W/O 型）。这类物质毒性、刺激性均较小，性质稳定，应用广泛。且这类乳化剂可单独使用，也可与其他离子型乳化剂合用。HLB 值决定乳剂的类型，HLB 值 3～8 的表面活性剂适用作 W/O 型乳化剂；HLB 值在 8～16 的表面活性剂适用作 O/W 型乳化剂。

3. 固体微粒乳化剂　这类乳化剂为不溶性固体微粉，可聚集于液液界面上形成固体微粒膜而起乳化作用。此类乳化剂形成的乳剂类型是由接触角 θ 决定的。当 θ<90℃，被水润湿，形成 O/W 型乳剂，如氢氧化镁、氢氧化铝、二氧化硅、皂土等；当 θ>90℃易被油润湿，则形成 W/O 型乳剂，如氢氧化钙、氢氧化锌、硬脂酸镁等。固体微粒乳化剂不受电解质影响，若与非离子表面活性剂合用效果更好。

4. 辅助乳化剂　指与乳化剂合并使用能增加乳剂稳定性的乳化剂。辅助乳化剂的乳化能力一般很弱或无乳化能力，但能提高乳剂的黏度，并能增强乳化膜的强度，防止乳滴合并。

（1）增加水相黏度的辅助乳化剂　甲基纤维素、羧甲基纤维素钠、羟丙基纤维素、海藻酸钠、琼脂、西黄蓍胶、阿拉伯胶、果胶、皂土等。

（2）增加油相黏度的辅助乳化剂　鲸蜡醇、蜂蜡、单硬脂酸甘油酯、硬脂酸、硬脂醇等。

（四）选择乳化剂

乳化剂的种类很多，应根据乳剂的使用目的、药物的性质、处方的组成、制备乳剂的类型、乳化方法等综合考虑，适当选择。

1. 根据乳剂的类型选择　在乳剂的处方设计时应先确定乳剂类型，根据乳剂类型选择所需的乳化剂。O/W 型乳剂应选择 O/W 型乳化剂，W/O 型乳剂应选择 W/O 型乳化剂。乳化剂的 HLB 值为这种选择提供了重要的依据。

2. 根据乳剂给药途径选择　口服乳剂应选择无毒的天然乳化剂或某些亲水性高分子乳化剂，如阿拉伯胶、西黄蓍胶、白及胶、吐温类、卵磷脂、琼脂、果胶等。外用乳剂应选择对局部无刺激性、长期使用无毒性的乳化剂，如肥皂类及各种非离子型表面活性剂等。一般不用高分子溶液作乳化剂，因易于结成膜。一般表面活性较强的物质，可以引起刺激性，产生过敏和皮炎。外用乳剂可以有不同的稠度，可以是 O/W 型或 W/O 型。注射用乳剂应选择磷脂、泊洛沙姆等乳化剂。

3. 根据乳化剂性能选择　乳化剂的种类很多，其性能各不相同，应选择乳化性能强、性质稳定、受外界因素（如酸、碱、盐、pH 等）影响小、无毒无刺激性的乳化剂。

4. 混合乳化剂的选择　乳化剂混合使用有许多特点，可改变 HLB 值，以改变乳化剂的亲油亲水性，使其有更大的适应性，如磷脂与胆固醇混合比例为10:1时，可形成 O/W 型乳剂，比例为6:1时则形成 W/O 型乳剂；可增加乳化膜的牢固性，如油酸钠为 O/W 型乳化剂，与鲸蜡醇、胆固醇等亲油性乳化剂混合使用，可形成络合物，增强乳化膜的牢固性，并增加乳剂的黏度及其稳定性。非离子型乳化剂可以混合使用，如聚山梨酯、脂肪酸山梨坦等。非离子型乳化剂可与离子型乳化剂混合使用。但阴离子型乳化剂和阳离子型乳化剂不能混合使用。乳化剂混合使用，必须符合油相对 HLB 值的要求，若油的 HLB 值为未知，可通过试验加以确定。

三、评定乳剂的稳定性

乳剂属于热力学不稳定的非均相分散体系，其不稳定现象主要表现在以下几个方面。

（一）分层

分层也称乳析，内相液滴的聚集体比其单个颗粒具有更大的趋势上浮到乳剂顶部或下沉到底部。这种聚集体的形成称为乳剂的分层。乳剂中分层的部分可通过振摇使其分散均匀，但在给一定剂量之前聚集体很难被再分散，或振摇不充分时，可导致内相中剂量的不准确。而且，药物乳剂的分层使其产品变得不美观，不易被消费者接受。更重要的是，它增加了液滴合并的危险。根据 Stokes 方程，乳剂中分散相的分层速度与一些因素有关，如分散相的粒子大小、各相间的密度差异以及外相的黏度。重要的是必须意识到内相粒子大小的增加、较大的两相密度差异以及外相黏度的降低会导致分层速度增加。因此，要增加乳剂的稳定性，其液滴或粒子的大小必须尽可能地降低到最低程度，内外相的密度差异应最小，外相的黏度在合理范围内应最大。增稠剂如西黄蓍胶和微晶纤维素经常被用于乳剂以增加外相的黏度。内相密度小于外相密度的不稳定 W/O 或 O/W 型乳剂易在上部发生分层；在乳剂底部分层则发生与之相反的不稳定乳剂中。

（二）絮凝

乳剂中内相的乳滴发生可逆的聚集现象称为絮凝。但由于乳滴电荷以及乳化膜的存在，阻止了絮凝时乳滴的合并。发生絮凝的条件是：乳滴的电荷减少，使 ξ 电位降低，乳滴发生聚集而絮凝。絮凝状态仍保持乳滴及其乳化膜的完整性。乳剂中的电解质和离子型乳化剂的存在是产生絮凝的主要原因，同时絮凝与乳剂的黏度、相容积比以及流变性有密切关系。由于乳剂的絮凝作用，限制了乳滴的移动并产生网状结构，可使乳剂处于高黏度状态，有利于乳剂稳定。絮凝与乳滴的合并是不同的，但絮凝状态进一步变化也会引起乳滴的合并。

（三）转相

由于某些条件的变化而改变乳剂的类型称为转相。由 W/O 型转变为 O/W 型或 O/W 型转变为 W/O 型，转相主要是由于乳化剂的性质改变而引起的。如油酸钠是 O/W 型乳化剂，遇氯化钙后生成油酸钙，变为 O/W 型乳化剂，乳剂则由 O/W 型变为 W/O 型。向乳剂中加入相反类型的乳化剂也可使乳剂转相，特别是两种乳化剂的量接近相等时，更容易转相。转相时两种乳化剂的量比称为转相临界点。在转相临界点上乳剂不属于任何类型，处于不稳定状态，可随时向某种类型乳剂转变。

（四）合并与破裂

比分层更具有破坏性的是乳剂内相液滴的合并，从而产生相分离形成不同的液层。乳剂中内相的分离称为乳剂的"破坏"。此时乳剂则被描述成"破裂"。这是不可逆的变化，因为对内相液滴具有保护性的液层已不复存在，即使对分离的两相进行搅拌一般也无法重新制成乳剂。要重新将其制成乳剂，通常必须另外加入乳化剂，再通过适当的设备重新进行处理。通常乳剂需要小心保存，避免过冷或过热。冷冻和解冻会导致乳剂粒子的合并，有时会造成乳剂的破裂。过热也会产生相同的后果。

（五）酸败

乳剂在放置的过程中，受外界因素（如光、热、空气等）及微生物的作用，使乳剂中的油或乳化剂发生变质的现象称为酸败。乳剂中添加抗氧剂或防腐剂可防止酸败。

四、制备乳剂

根据所需乳剂的要求及乳化剂的性质，可以选用以下方法制备。

（一）干胶法

又叫油中乳化剂法。本法先取油与胶粉的全量，同置于干燥乳钵中研匀，然后一次加入一定比例量的水迅速沿同一方向旋转研磨，至稠厚的乳白色初乳形成为止，再逐渐加水稀释至全量，研匀，即得。

（二）湿胶法

又称水中乳化剂法。采用本法时，油、水、胶的比例与干胶法相同，但混合的次序不同，并且在制备初乳过程中成分的比例可根据操作者的需要而修改。通常可将阿拉伯胶颗粒与两倍于其重量的水在研钵中研碎来形成胶浆剂，然后按比例将油缓慢加入，研磨使油乳化。如果在此过程中混合物黏度太大，可在继续加入油之前补充一些水。当所有的油都加完后，将所得的混合物完全混合几分钟，以保证其均匀性。然后同干胶法，将乳剂转移至量筒中，加水至一定体积。

✎ 拓展阅读

干胶法与湿胶法的制备要点

1. 制备初乳　初乳中油：水：胶三者的比例应分别为植物油：水：胶为4:2:1；液体石蜡：水：胶为3:2:1；挥发油：水：胶为2:2:1。

2. 干胶法　适用于乳化剂为细粉者。注意用干燥乳钵，一次加入比例适当的水，应向同一方向研磨。

3. 湿胶法　不必是细粉，可制成胶浆（水胶比例为2:1）即可，油相分次加入胶浆中。

（三）新生皂法

是指将油水两相混合时，两相界面上生成的新生皂类产生乳化的方法。植物油中含有硬脂酸、油酸等有机酸，加入氢氧化钠、氢氧化钙、三乙醇胺等，在高温下（70℃以上），生成的新生皂为乳化剂，经搅拌即形成乳剂。生成的一价皂则为O/W型乳化剂，生成的二价皂则为W/O型乳化剂。本法多用于乳膏剂的制备。

（四）两相交替加入法

向乳化剂中每次少量交替地加入水或油，边加边搅拌，即可形成乳剂。天然胶类、固体微粒乳化剂等可用本法制备乳剂。当乳化剂用量较多时，本法是一个很好的方法。

（五）机械法

将油相、水相、乳化剂混合后用乳化机械制备乳剂的方法。机械法制备乳剂时可不用考虑混合顺序，借助于机械提供的强大能量，很容易制成乳剂。乳化机械主要有高速搅拌机、乳匀机、胶体磨、超声波乳化装置等。

拓展阅读

纳米乳（微乳）和复合乳剂的制备

1. 制备纳米乳　纳米乳除含有油相、水相和乳化剂外，还含有辅助成分。薄荷油、丁香油及维生素 A、维生素 D、维生素 E 等均可制成纳米乳。纳米乳的乳化剂，主要是表面活性剂，其 HLB 值应为 15 ~ 18，乳化剂和辅助成分应占乳剂的 12% ~ 25%，通常选用吐温 60 和吐温 80 等。制备时取 1 份油加 5 份乳化剂混合均匀，然后加入水中，如不能形成澄明乳剂，可增加乳化剂的用量。如能很容易形成澄明乳剂可减少乳化剂的用量。

2. 制备复合乳剂　采用二步乳化法制备，第一步先将水、油、乳化剂制成一级乳，再以一级乳为分散相与含有乳化剂的水或油再乳化制成二级乳。如制备 W/O/W 型复合乳剂，先选择亲油性乳化剂制成 W/O 型一级乳剂，再选择亲水性乳化剂分散于水相中，在搅拌下将一级乳剂加于水相中，充分分散即得 W/O/W 型乳剂。

五、评定乳剂的质量

乳剂的种类很多，其用途与给药途径不一，目前尚无统一的质量标准。因乳剂属于热力学不稳定体系，主要是评价乳剂的稳定性，具体方法如下。

（一）测定乳剂粒子大小

乳剂粒径大小是衡量乳剂质量的重要指标。不同用途的乳剂对粒径大小的要求不同，如静脉注射乳剂，其粒径应在 $0.5\mu m$ 以下。其他用途的乳剂粒径也都有不同要求。乳剂粒径的测定方法如下。

1. 显微镜测定法　用光学显微镜可测定粒径范围在 $0.2 \sim 100\mu m$ 的粒子，测定粒子数不少于 600 个。

2. 库尔特计数器测定法　库尔特计数器可测定粒径范围为 $0.6 \sim 150\mu m$ 粒子和粒度分布。方法简便，速度快，可自动记录并绘制分布图。

3. 激光散射光谱法　样品制备容易，测定速度快，可测定 $2\mu m$ 以下范围的粒子，最适于静脉乳剂的测定。

4. 透射电镜法　可测定粒子大小及分布，可观察粒子形态。测定粒径范围为 $0.01 \sim 20\mu m$。

（二）观察分层现象

将乳剂以 4000r/min 离心处理 15 分钟，如不分层则认为质量较好，也可用加速试验法进行乳剂分层考察，将乳剂放于3750r/min半径为10cm的离心机中，离心5小时，相当于因密度不同放置一年产生分层的效果。也可将乳剂置刻度试管中，加以染色，再于室温、高温、低温放置一定时间，观察颜色变化，以判断乳剂分层程度。

（三）测定乳滴合并时间

将含有亲油性乳化剂的油相小心地倒入含有亲水性乳化剂的水面上，形成油/水界面，再取油一滴，注入油/水界面下一定距离处，该油滴就浮到油相界面，然后停止，直到合并，观察该油滴与油相合并所需时间。合并时间越长，乳剂越稳定。

（三）测定黏度

采用圆锥平板型黏度计定期测定乳剂的黏度，以黏度的对数与相应的时间的对数作图，可表示黏度随时间变化的关系。如黏度不随时间变化，表示乳剂稳定，相反如乳剂的黏度先增加，随后下降，提示该乳剂不稳定。

六、实例分析

[例1] 鱼肝油乳剂

【处方】鱼肝油500ml　阿拉伯胶细粉125g　西黄蓍胶细粉7g　糖精钠0.1g　挥发杏仁油1ml　羟苯乙酯0.5g　蒸馏水适量　共制1000ml

【制法】将蒸馏水、甘油、糖精钠混合，投入粗乳机搅拌5分钟，用少量的鱼肝油润匀西黄蓍胶投入粗乳机，搅拌5分钟，投入吐温80，搅拌20分钟，缓慢均匀地投入鱼肝油，搅拌80~90分钟，将杏仁油香精、香蕉油香精投入搅拌10分钟后粗乳液即成。将粗乳液缓慢均匀地投入胶体磨中研磨，重复研磨2~3次，用2层纱布过滤，并静置脱泡，即得。

【处方分析】处方中，鱼肝油为主药、油相，阿拉伯胶为乳化剂，西黄蓍胶为稳定剂，糖精钠、杏仁油为矫味剂，羟苯乙酯为防腐剂。

【注解】本药与醋酸曲安奈德配成复方乳膏剂，具有消炎及快速缓解真菌感染症状的双重作用。

【功能与主治】用于预防和治疗维生素A及维生素D的缺乏症。如佝偻病、夜盲症及小儿手足抽搐症。

[例2] 丝裂霉素C复合乳剂

【处方】丝裂霉素C50g　司盘80 10g　单硬脂酸铝10g　吐温80适量　精制麻油80ml

【制法】将单硬脂酸铝加热溶于精制麻油中，加司盘80混匀，然后加丝裂霉素C水溶液（丝裂霉素C溶于100ml蒸馏水制得），搅拌乳化，使成W/O型乳剂。另取2%吐温80水溶液加入上述W/O型乳剂中，边加边搅拌，最后通过乳匀机匀化得W/O/W型复合乳剂。W/O型乳剂直径4μm。

【功能与主治】从头状链霉菌培养液中分离提取的一种广谱抗肿瘤抗生素，对多种癌症有抗癌作用，其作用原理可使细胞的 DNA 解聚，同时阻碍 DNA 的复制，从而抑制肿瘤细胞分裂。

任务六 认识和制备混悬剂

一、认识混悬剂

（一）定义

混悬剂是指难溶性固体药物以微粒状态分散在分散介质中形成的非均相液体制剂。其中还包括干混悬剂，即难溶性固体药物与适宜辅料制成的粉状物或颗粒状物，使用时加水振摇即可分散成混悬液。混悬剂中药物微粒一般在 $0.5 \sim 10\mu m$ 或大于 $10\mu m$，甚至达 $50\mu m$。混悬剂属于热力学、动力学均不稳定体系，所用的分散介质多为水，也可用植物油等。混悬剂可以内服、外用、注射、滴眼等。

（二）特点

（1）有助于难溶性药物制成液体制剂，并提高药物的稳定性。混悬剂中药物以固体微粒的形式存在，可以提高药物的稳定性。

（2）相比固体制剂更加便于服用。混悬剂属于粗分散体系，可以掩盖药物的不良气味。

（3）产生长效作用，混悬剂的难溶性药物的溶解度低，从而导致药物的溶出速度慢，达到长效作用。

（三）质量要求

（1）药物本身的化学性质稳定，使用或贮存期间含量符合要求。

（2）颗粒细腻均匀，大小符合剂型要求。

（3）颗粒的沉降速度要慢，沉降后不应结块，轻轻摇后能均匀分散，以保证剂量的准确性。

（4）黏稠度应符合要求，便于倾倒且不粘瓶壁。

（5）口服混悬剂的色、味、香应适宜，贮存期间不得霉败；外用混悬剂应可均匀涂布，不易流散，能较快干燥，干燥后能留下不易擦掉的保护层；标签应注明"用时振摇"或"服前振摇"。

（四）临床应用与注意事项

1. 临床应用 混悬剂主要适用于难溶性药物制成液体制剂，属于粗分散体系，所用分散介质多为水，也可用植物油。在药物制剂中搽剂、洗剂、注射剂、滴眼剂、气雾剂、软膏剂和栓剂等都有混悬剂的存在。

2. 注意事项

（1）使用前需要摇匀后才可使用。

（2）混悬剂应放在低温避光的环境中保存，避免其发生不可逆的变化。

二、混悬剂的稳定剂

为减少药物的不良臭味、提高药物稳定性等，在混悬剂制备时常加入稳定剂，包括润湿剂、助悬剂、絮凝剂或反絮凝剂等。

1. 润湿剂　能降低药物微粒与分散介质之间的界面张力，增加疏水性药物的亲水性，有助于疏水性药物的润湿与分散。常用的润湿剂是 HLB 值在 7~9 的表面活性剂，如聚山梨酯类、磷脂类、泊洛沙姆、脂肪酸山梨坦类等。此外，乙醇、甘油也有一定润湿作用。

2. 助悬剂　能增加分散介质的黏度，降低药物微粒的沉降速度；能被吸附在微粒表面，增加微粒的亲水性的附加剂，其种类主要如下。

（1）低分子助悬剂　如甘油、糖浆等，糖浆常作为内服混悬剂使用，兼有矫味作用；而甘油常作为外用混悬剂使用。

（2）高分子助悬剂　分为天然高分子助悬剂和合成高分子助悬剂两类。

1）天然高分子助悬剂　常用有阿拉伯胶、西黄蓍胶、果胶、海藻酸钠、琼脂、脱乙酰甲壳素等。阿拉伯胶可用其粉末或胶浆，用量为 5%~15%，西黄蓍胶用其粉末或胶浆，因黏度大，一般用量可为 0.5%~1.0%，使用天然的高分子助悬剂制备时，应加入防腐剂，如苯甲酸类、尼泊金类或酚类等。

2）合成或半合成的高分子助悬剂　主要有纤维素类，如甲基纤维素、羧甲基纤维素钠、羟丙基纤维素、卡波普、聚维酮等。它们的水溶液均透明，一般用量为 0.1%~1.0%，性质稳定，受 pH 影响小，但与某些药物有配伍变化，如羧甲基纤维素与氯化铁、硫酸铝等有禁忌。

（3）触变剂　常作为混悬剂注射液、滴眼液的助悬剂，如 2% 硬脂酸铝在植物油中可形成触变剂。触变剂是指在一定温度下，静置时，逐渐变为半固体溶液，当振摇时，又变成可流动的胶体溶液。胶体溶液的这种性质称为触变性，这种胶体称为触变胶。

（4）硅藻土　常作为外用混悬剂的助悬剂。为胶体水合硅酸铝，分散在水中可带负电荷，能吸收大量水形成高黏度液体，防止微粒聚集合并，不需要加防腐剂。常用量为 2%，当混悬液中含硅藻土 5% 以上时具有显著的触变性，但遇酸或酸式盐能降低其水化性，制成的混悬剂在 pH 为 7 以上时更稳定。

3. 絮凝剂或反絮凝剂　絮凝剂与反絮凝剂可以是不同的电解质，也可以是同一电解质由于用量不同而起絮凝或反絮凝作用。其中絮凝是指混悬剂中微粒间的排斥力稍低于吸引力，形成疏松的絮状聚集体，经振摇可恢复成均匀分散状态的现象；反絮凝是指阻碍微粒之间的碰撞聚集过程的现象。常用絮凝剂和反絮凝剂有枸橼酸盐（酸式盐或正盐）、酒石酸盐（酸式盐或正盐）、磷酸盐及一些氯化物（如氯化铝）等。

三、制备混悬剂

混悬剂的制备应使固体药物有适当的分散度，微粒分散均匀，并加入适当的稳定剂，使混悬剂处于稳定状态。混悬剂的制备方法有分散法和凝聚法。

（一）分散法

将固体药物粉碎成符合混悬剂要求的微粒，再分散于分散介质中制成混悬剂。小量制备可用乳钵，大量生产时可用乳匀机、胶体磨等机械。

（二）凝聚法

凝聚法是借助物理方法或化学方法将离子或分子状态的药物在分散介质中聚集制成混悬剂的方法。

1. 物理凝聚法（微粒结晶法） 此法一般是选择适当溶剂将药物制成热饱和溶液，在急速搅拌下加到另一种不同性质的冷溶剂中，使之快速结晶，可以得到 $10\mu m$ 以下（占 $80\% \sim 90\%$）的微粒，再将微粒分散于适宜介质中制成的混悬剂，如醋酸可的松滴眼剂的制备。

2. 化学凝聚法 将两种药物的稀溶液，在低温下相互混合，使之发生化学反应生成不溶性药物微粒悬浮于分散介质中制成混悬剂的一种方法。为使微粒细小均匀，反应中应急速搅拌，如用于胃肠道透视的钡餐的制备。

四、评定混悬剂质量

混悬剂的质量优劣，应按质量要求进行评定，评定的方法如下。

（一）测定微粒大小

混悬剂中微粒大小及其分布情况直接关系到混悬剂的稳定性。隔一定时间测定粒子大小以分析粒径及粒度分布的变化，可大概预测混悬剂的稳定性。测定混悬剂粒子大小常采用显微镜法、库尔特计数法进行测定。

1. 显微镜法 系用光学显微镜观测混悬剂中微粒大小及其分布。如用显微镜照相法拍摄微粒照片，方法更简单、可靠，具有保存性。通过不同时间所拍摄照片的观察对比，更确切地对比出混悬剂贮存过程中的微粒变化情况。

2. 库尔特计数法 是常用的测定仪器。库尔特计数器的基本传感元件是小孔管，小孔管下端有小孔，小孔的直径由几十微米到 $1000\mu m$，将小孔管浸没于待测样品在适宜电解质溶液的混悬液中，在小孔管的内、外各加一电极，使样品的混悬液通过小孔管而流动，当混悬液中的粒子通过小孔时，因为粒子不导电，两个电极间的电阻瞬间增大，产生一个其大小与粒子体积相关的电压脉冲，经处理而换算成球形粒子的体积，并求得粒径。可在很短时间内测量 10 万个粒子的粒径，并可打印或绘制出若干个粒径组的分布数据或分布曲线。

（二）测定沉降容积比

沉降容积比是指沉降物的容积与沉降前混悬剂的容积之比。测定方法：将混悬剂放于量筒中，混匀，测定混悬剂的总容积 V_0，静置一定时间后，观察沉降面不再改变

时沉降物的容积 V，其沉降容积比 F 为：

$$F = \frac{V}{V_0} = \frac{H}{H_0} \qquad (4-1)$$

沉降容积比也可用高度表示，H_0 为沉降前混悬液的高度，H 为沉降后沉降面的高度。F 值愈大，混悬剂愈稳定，F 值为 $1 \sim 0$。

（三）测定絮凝度

絮凝度是比较混悬剂絮凝程度的重要参数，用下式表示：

$$\beta = \frac{F}{F_\infty} = \frac{V/V_0}{V_\infty / V_0} = \frac{V}{V_\infty} \qquad (4-2)$$

式中，F 为絮凝混悬剂的沉降容积比；F_∞ 为去絮凝混悬剂的沉降容积比；V_∞ 为去絮凝混悬剂的沉降物容积。絮凝度 β 表示由絮凝所引起的沉降物容积增加的倍数，用絮凝度评价絮凝剂的效果、预测混悬剂的稳定性有重要价值。

（四）重新分散试验

优良的混悬剂经过贮存后再振摇，沉降物应能很快重新分散，这样才能保证服用时的均匀性和分剂量的准确性。试验方法：将混悬剂置于 100ml 量筒内，以每分钟 20 转的速度转动，经过一定时间的旋转，量筒底部的沉降物应重新均匀分散。重新分散所需旋转次数越少，说明混悬剂再分散性良好。

（五）测定 ξ 电位

混悬剂中微粒具有双电层，即 ξ 电位。ξ 电位的大小可表明混悬剂存在状态。一般 ξ 电位在 25mV 以下，混悬剂呈絮凝状态；ξ 电位在 $50 \sim 60$mV 时，混悬剂呈反絮凝状态。

（六）测定流变学

主要是用旋转黏度计测定混悬液的流动曲线，由流动曲线的形状，确定混悬液的流动类型，以评价混悬液的流变性质。若为触变流动、塑性触变流动和假塑性触变流动，能有效地减缓混悬剂微粒的沉降速度。

五、实例分析

布洛芬口服混悬剂

【处方】布洛芬 2g　羟丙甲基纤维素 2g　山梨醇 25g　甘油 3ml　枸橼酸 0.5g　蒸馏水适量　共制 100ml

【制法】取 2g 布洛芬（过 120 目筛）研磨置于研钵中，加入甘油 3ml 研磨充分后，边搅拌边加入山梨醇 25g、羟丙甲基纤维素 2g 进行研磨，慢慢加水研磨，加入枸橼酸 0.5g 研磨，最后添加蒸馏水至 100ml，搅匀，即得。

【处方分析】布洛芬为主药，甘油为润湿剂，羟丙甲基纤维素为助悬剂，山梨醇为甜味剂，枸橼酸为 pH 调节剂，水为溶剂。

【注解】布洛芬口服易吸收，但受饮食影响较大。而混悬剂应颗粒分布均匀，受食物影响小，对胃肠道刺激小，尤其易于分剂量给药，患者顺应性好。

【功能与主治】本品具有解热镇痛抗炎作用，主要用于风湿性关节炎。

拓展阅读

其他液体制剂

1. 搽剂 一般是指专供皮肤表面用的液体制剂。其分散介质一般为乙醇或油。搽剂有镇痛、收敛、保护、消炎、防腐及抗刺激作用。

2. 涂剂 是指涂于口腔、喉部黏膜的液体制剂。一般用纱布、棉花蘸取涂搽皮肤或喉部黏膜。多为消毒、消炎药物的甘油溶液，也有用其他有机溶剂作溶剂的，常用的有丙酮、丙二醇、三氯甲烷、二甲亚砜等。

3. 涂膜剂 是指涂于口腔、喉部黏膜的液体制剂。多为消毒、消炎药物的甘油溶液，也有用其他溶剂者。

4. 洗剂 一般指专供涂、敷于皮肤或冲洗用的外用液体制剂，其分散剂多为水和乙醇。一般有清洁、消毒、消炎、止痒、收敛及保护等局部作用。

5. 灌肠剂 指灌肠器从肛门将药液注于直肠的一类液体制剂。根据其应用目的可分泻下灌肠剂、含药灌肠剂、营养灌肠剂三类。

6. 滴鼻剂 是指专供滴入鼻腔使用的液体制剂。滴鼻剂常以水、丙二醇、液体石蜡和植物油为溶剂。

7. 滴耳剂 是指供滴入耳腔内的外用液体制剂。一般以水、乙醇和甘油为溶剂；也有以丙二醇、聚乙二醇为溶剂，往往使用混合溶剂。滴耳剂一般用作消毒、止痒、收敛、消炎及润滑作用。

8. 含漱剂 是指清洁口腔用的液体制剂。用于口腔具有清洗、防腐、去臭、杀菌、消毒及收敛等作用。多为水溶液，也有含少量乙醇及甘油的溶液。

9. 滴牙剂 是指用于局部牙孔的液体制剂。滴牙剂一般不发给患者，由医护人员施于患者。

实训项目

实训五 制备复方碘等溶液型液体制剂

一、实训目的

1. 能进行溶液型液体制剂的制备。

2. 能进行液体制剂制备过程中的各项基本操作。

二、器材与药品

研钵，烧杯，锥形瓶，碘量瓶，试剂瓶，玻璃漏斗，量筒，量杯，天平等；碘，碘化钾，薄荷油，薄荷醑等。

三、实训原理

溶液型液体药剂是指小分子药物以分子或离子（直径在 1nm 以下）状态分散在溶剂中所形成的液体药剂。常用的溶剂有水、乙醇、甘油、丙二醇、液状石蜡、植物油等。属于溶液型液体药剂有溶液剂、糖浆剂、甘油剂、芳香水剂和醑剂等。这些剂型是基于溶质和溶剂的差别而命名的。从分散系统来看都属于低分子溶液（真溶液），从制备工艺上来看，这些剂型的制法虽然不完全相同，并各有其特点，但作为溶液的基本制法是溶解法、稀释法和化学反应法。其制备原则和操作步骤如下。

药物的称量→溶解及加入药物→过滤→质量检查→包装及贴标签。

四、实训内容

（一）制备溶液剂

复方碘溶液

【处方】 碘 2.5g　碘化钾 5.0g　蒸馏水适量　共制 50ml

【制法】取碘化钾置容器内，加蒸馏水 5ml，搅拌使溶解，再将碘加入溶解后，加蒸馏水至全量，混匀，即得。

【注解】

1. 复方碘溶液临床上可调节甲状腺功能，用于缺碘引起的疾病，如用于甲状腺肿和甲状腺功能亢进症等辅助治疗。

2. 碘具有腐蚀性和挥发性，称量时可用玻璃器皿或蜡纸，不宜用纸，并不得接触皮肤与黏膜，在空气中暴露时间不宜过长。

3. 处方中碘化钾起助溶剂和稳定剂作用，因碘具有挥发性又难溶于水（1:2950），碘化钾（或碘化钠）可与碘生成易溶性配合物而溶解，同时此配合物可减少刺激性。

4. 在制备时，为使碘能迅速溶解，先将碘化钾加适量蒸馏水（1:1），配成近饱和溶液。

5. 碘溶液具有氧化性，应储存于磨口玻璃塞瓶内，不得直接与木塞、橡胶塞及金属塞接触。为避免被腐蚀，可加一层玻璃纸衬垫。

（二）制备芳香水剂

薄荷水

【处方】薄荷油 0.2ml　滑石粉 1.5g　蒸馏水适量　共制 100ml

【制法】取薄荷油加精制滑石粉 1.5g，在研钵中研匀，加少量蒸馏水移至 150ml 锥形瓶中，加入蒸馏水（约 80ml），加盖振摇 10 分钟后用润湿的滤纸过滤，初滤液如浑浊，应反复过滤至滤液澄清，再自滤器上添加适量蒸馏水使成 100ml，即得。

【注解】

1. 本品为芳香矫味药与祛风药，或可作为分散剂使用。

2. 薄荷油中含薄荷脑及薄荷酮等成分，水中溶解度为 0.05%（ml/ml），处方用量为溶解量的 4 倍，配制时不能完全溶解。

3. 分散溶解法是制备芳香水剂的常用方法，处方中滑石粉为分散剂，应与薄荷油充分研匀，以利于溶解。

4. 本品可加适量非离子型表面活性剂如聚山梨酯 80 作为增溶剂。

（三）制备醑剂

樟脑醑

【处方】樟脑 5g　乙醇适量　共制 50ml

【制法】取樟脑加乙醇约 40ml 溶解后滤过，再自滤器上添加乙醇使成 50ml，即得。

【注解】

1. 本品用于瘙痒性皮肤病，纤维组织炎，神经痛。局部外用，取适量涂搽于患处，并轻轻揉搓，每日 2 ~ 3 次。

2. 本品含醇量应为 80% ~ 87%，樟脑与乙醇均系易挥发性物质，包装应密封，并置冷处储藏，以防挥发损失。

3. 本品遇水易析出结晶，故滤材用乙醇湿润，所用器具应干燥。

（四）质量检查

1. 外观

（1）溶液型液体制剂的外观应均匀、透明，无可见微粒和纤维等异物。

（2）复方碘溶液应为深棕色的澄明液体，有碘臭。

（3）薄荷水应为无色澄明或几乎澄明的液体，有薄荷味。

2. 鉴别　按《中国药典》（2020 年版）或有关制剂手册各制剂项下检查方法检查，应符合规定。

五、实训结果

将溶液型液体制剂的质量检查结果记录于表 4 - 3 中。

表 4 - 3　溶液型液体制剂的质量检查结果

品名	色泽	臭味	澄明度
复方碘溶液			
薄荷水			
樟脑醑			

六、思考题

1. 碘化钾在复方碘溶液处方中有何作用？
2. 制备薄荷水时，使成品澄清的关键是什么？

实训六　制备皂类胶体型液体制剂

一、实训目的

1. 能够进行高分子溶液与溶胶剂典型实例的制备。
2. 理解胶体型液体制剂的质量评价方法。

二、仪器与材料

烧杯，量筒，量杯，水浴，天平等；植物油，单硬脂酸甘油酯，氢氧化钠，甲酚，钾肥皂（或钠肥皂），羧甲基纤维素钠，甘油，5%羟苯乙酯醇溶液等。

三、实训原理

胶体型液体制剂可分为亲水胶体（高分子溶液剂）和疏水胶体（溶胶剂）。高分子溶液剂是指高分子化合物溶解于溶剂中形成的均匀分散的液体制剂。以水为溶剂时，称为亲水性高分子溶液，又称为亲水胶体溶液或称胶浆，制备高分子溶液时首先要经过溶胀过程，包括有限溶胀和无限溶胀。

溶胶剂系指固体药物微细粒子分散在水中形成的非均匀状态的液体分散体系，又称疏水胶体溶液。溶胶剂中分散的微细粒子为 1 ~ 100nm，胶粒是多分子聚集体，有极大的分散度，属热力学不稳定系统。溶胶剂的制备有分散法（包括机械分散法、胶溶法、超声分散法）和凝聚法（包括物理凝聚法和化学凝聚法）。

四、实训内容

（一）制备手工皂（胶体）

【处方】植物油 30g　单硬脂酸甘油酯 3g　氢氧化钠 4.2g　蒸馏水、乙醇各 10ml

【制法】

1. 取氢氧化钠加水 10ml 溶解后，放冷至室温加入 95% 乙醇 10ml 稍搅拌待用。
2. 另取一烧杯倒入植物油与单硬脂酸甘油酯，水浴上加热使溶解混合完全。
3. 待温度降至约 60℃，不断搅拌下加入氢氧化钠溶液使均匀乳化，持续搅拌 10 ~ 20 分钟，搅拌结束后即可装入模具内，并置于阴凉通风处，等待几天后肥皂干燥完成，即可脱模使用。

【注解】

1. 油脂中的脂肪酸和碱水溶液混合时发生的皂化反应如下：

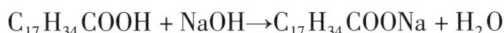

$$C_{17}H_{34}COOH + NaOH \rightarrow C_{17}H_{34}COONa + H_2O$$

2. 油脂中的脂肪酸和碱水在混合时氢氧化钠与混合油中的游离脂肪酸发生反应生成乳化剂，在持续搅拌的过程中也需要保证温度控制在 50～60℃。

3. 氢氧化钠是强碱，腐蚀性极强，称量、溶解操作中要戴手套，防止溅到皮肤上。

（二）制备甲酚皂溶液

【处方】 见表 4-4。

表 4-4 甲酚皂溶液

处方一		处方二	
甲酚	25ml	甲酚	25ml
植物油	8.65g	钾肥皂（或钠肥皂）	25g
氢氧化钠	1.35g	蒸馏水	加至 50ml
蒸馏水	加至 50ml		

【制法】

处方一：取氢氧化钠 1.35g，加蒸馏水 10ml 溶解后，放冷至室温，不断搅拌下加入植物油中，使其皂化；放置约 20 分钟后置水浴上慢慢加热，当颜色加深呈透明状时，再进行搅拌，并检查是否皂化完全（方法：取溶液 1 滴，加蒸馏水 9 滴，混匀，如溶液澄清且无油滴析出，即为完全皂化）；若皂化完全，趁热加甲酚搅拌，混合均匀，放冷，最后补加蒸馏水至全量，摇匀即得。

处方二：将甲酚、钾肥皂（或钠肥皂）加入适量蒸馏水中，搅拌均匀（必要时可在水浴中加热），即得。

【注解】

1. 本品为消毒防腐药，用于皮肤消毒一般为 1%～2% 的水溶液；消毒敷料、器械和处理排泄物时，常用 5%～10% 的水溶液。

2. 甲酚（亦称煤酚）与酚的性质相似，但杀菌力较酚强。

3. 甲酚在水中溶解度小（1:50），试验中利用钾肥皂（或钠肥皂）增溶作用，制成 50% 甲酚皂溶液，所以该溶液是肥皂的缔合胶体。

（三）制备羧甲基纤维素钠胶浆

【处方】 羧甲基纤维素纳 1.0g 甘油 12ml 5% 羟苯乙酯醇溶液 0.5ml 蒸馏水加至 40ml

【制法】 取羧甲基纤维素纳撒布于盛有适量蒸馏水的烧杯中，先让其自然溶胀，然后稍加热使其完全溶解，将羟苯乙酯醇溶液与甘油加入烧杯中，最后补加蒸馏水至全量，搅拌均匀，即得。

【注解】

1. 本品为润滑剂，用于腔道、器械检查起润滑作用。

2. 配制羧甲基纤维素钠胶浆时，应使羧甲基纤维素钠在适量冷水中充分溶胀，然后再稍加热促溶。

3. 羧甲基纤维素钠遇阳离子型药物及碱土金属、重金属盐会发生沉淀，故不宜用季铵盐类和汞类防腐剂。

4. 甘油（或丙二醇）可以起到保湿、增稠和润滑的作用。本品在 pH 为 5~7 时黏度最高。

五、实训结果

1. 将胶体型液体制剂的质量检查结果记录于表 4-5 中。

表 4-5 胶体溶液型液体制剂的质量检查结果

品名	色泽	性状	pH
手工皂			--
甲酚皂溶液（处方一）			
甲酚皂溶液（处方二）			
羧甲基纤维素钠胶浆			

2. 试比较用处方一与处方二分别制得的甲酚皂溶液能否加水任意稀释而得到澄明溶液。

六、思考题

1. 简述亲水胶体制备过程及制备特点。

2. 何谓增溶？试以甲酚皂溶液为例说明增溶的原理。

3. 制备羧甲基纤维素钠胶浆时应注意哪些问题？

实训七　制备液体石蜡等乳剂

一、实训目的

1. 能进行乳剂的制备及乳剂类型的鉴别。

2. 会混合乳化剂的使用及 HLB 值的计算。

二、仪器与材料

研钵、量杯、具塞试剂瓶、具塞试管、刻度离心管、离心机、显微镜、恒温水浴、天平等；液体石蜡、阿拉伯胶、鱼肝油、植物油、聚山梨酯80、司盘80、5%羟苯乙酯醇溶液、氢氧化钙等。

三、实训原理

乳剂（也称乳浊液）是指两种互不相溶的液体混合，其中一种液体以液滴的形式分散在另一种液体中形成的非均相分散体系。分散的液滴称为分散相、内相或不连续相，一般直径在 $0.1 \sim 100\mu m$；包在液滴外面的液相称为分散介质、外相或连续相。乳剂类型有单乳剂（O/W 型，W/O 型）和复合乳剂（W/O/W 型，O/W/O 型）。乳剂类型的鉴别方法有稀释法（水）和染色镜检法（水/油性染料）。

小量制备乳剂时，可采用在乳钵中研磨或瓶中振摇等方法；大量生产乳剂时，采用搅拌机、乳匀机和胶体磨来制得。由于用一种乳化剂时往往难以达到这种要求，故通常将两种以上的乳化剂混合使用。HLB 值是指表面活性剂分子中亲水亲油基团对水和油的综合亲和力。每种乳化剂都有其固定的 HLB 值，一般 8 ~ 18 适合制备 O/W 型乳剂，3 ~ 8 适合制备 W/O 型乳剂。

四、实训内容

（一）液体石蜡乳的制备

【处方】液体石蜡 12ml　阿拉伯胶（细粉）4g　5% 羟苯乙酯醇溶液 0.1ml　蒸馏水加至 30ml

【制法】

1. 干胶法　在干燥研钵中加入 12ml 液体石蜡，分次加入阿拉伯胶，研匀，加蒸馏水 8ml，迅速沿同一方向研磨，直至发出"噼啪"声，即成初乳。再加蒸馏水适量研磨后，转移至量杯中，加入羟苯乙酯醇溶液，并补加蒸馏水至全量，搅匀即得。

2. 湿胶法　取 8ml 蒸馏水置烧杯中，加 4g 阿拉伯胶粉配成胶浆，置研钵中，作为水相；再将 12ml 液体石蜡分次加入水相中，边加边研，使之成初乳状。再加蒸馏水适量研磨后，转移至量杯中，加入羟苯乙酯醇溶液，最后加水至 30ml，搅匀即得。

【注解】

1. 本品为轻泻剂，用于治疗便秘，尤其适用于高血压、动脉瘤、痔、疝气及手术后便秘的患者，可以减轻此类患者排便的痛苦。

2. 干胶法简称干法，适用于乳化剂为细粉者。湿胶法简称湿法，所用的乳化剂可以不是细粉，但应能制得胶浆，湿法所用的胶浆（胶与水的比例为 1:2）应提前制好，备用。

3. 制备初乳时，干法应选用干燥乳钵，油相与胶粉（乳化剂）充分研匀后，按油:胶:水为 3:1:2 比例一次性加水，迅速沿同一方向旋转研磨，否则不易形成 O/W 型乳剂，或形成后也不稳定。

4. 在制备初乳时添加水量过多，则外相水液的黏度较低，不利于油分散成油滴，制得的乳剂也不稳定，易破乳。

5. 在制备时，必须待初乳形成后，方可加水稀释。

6. 使用合成乳化剂（如聚山梨醇 80 或司盘 80）制备乳剂时，可不考虑混合顺序，即将油相、水相、乳化剂混合，用振摇法或其他器械制成。

（二）制备石灰搽剂

【处方】 植物油 10ml　氢氧化钙溶液 10ml

【制法】 量取植物油及氢氧化钙溶液各 10ml，置具塞的试剂瓶中，用力振摇至乳剂生成。

【注解】

1. 本品用于轻度烫伤，具有收敛、止痛、润滑、保护等作用。

2. 石灰搽剂是由氢氧化钙与植物油中所含的少量游离脂肪酸进行皂化反应形成钙皂（新生皂）作乳化剂，再乳化植物油而制成 W/O 型乳剂。植物油可为菜油、麻油、花生油、棉子油等。

（三）乳剂类型鉴别

1. 稀释法　取试管 2 支，分别加入液体石蜡乳、石灰搽剂各 1 滴，再加入蒸馏水 5ml，振摇混合，观察混匀情况，能在水中分散均匀融为一体者为 O/W 型乳剂，否则为 W/O 型乳剂。

2. 染色镜检法　用玻璃棒蘸取液体石蜡乳、石灰搽剂少许分别涂于载玻片上，用亚甲蓝溶液（水溶性染料）和苏丹Ⅲ溶液（油溶性染料）分别染色一次，并在显微镜下观察着色情况，使亚甲蓝均匀分散者为 O/W 型乳剂，使苏丹Ⅲ均匀分散者为 W/O 型乳剂，由此可判断乳剂所属类型。

五、实训结果

将液体石蜡乳和石灰搽剂鉴别结果记录于表 4 - 6。

表 4 - 6　两种乳剂类型鉴别结果

比较项目	液体石蜡乳		石灰搽剂	
	内相	外相	内相	外相
亚甲蓝				
苏丹Ⅲ				
乳剂类型				

六、思考题

1. 影响乳剂稳定性的因素有哪些？

2. 乳剂类型主要取决于什么因素？有哪些方法可判断乳剂的类型？

3. 石灰搽剂制备的原理是什么？它属于何种类型乳剂？

实训八　制备炉甘石洗剂等混悬剂

一、实训目的

1. 能进行混悬剂的制备。
2. 熟悉稳定剂的作用，并会选择稳定剂。
3. 会评价混悬剂的质量。

二、仪器与材料

研钵、量筒、量杯、具塞试管、烧杯、天平等；炉甘石、沉降硫黄、氧化锌、硫酸锌、甘油、羧甲基纤维素钠、三氯化铝、枸橼酸钠、聚山梨酯80、5%苯扎溴铵溶液、樟脑醑等。

三、实训原理

混悬液为不溶性固体药物微粒分散在液体分散媒中形成的非均相体系，可供口服、局部外用和注射。一般制备原则为：①粉碎药物或加液研磨时，先干研至一定程度，再加液研磨。亲水性药物加入蒸馏水或亲水胶体，疏水性药物可加入亲水性胶体或表面活性剂。加入定量是关键，通常取药物1份加液体0.4~0.6份研磨，同时加入适量润湿剂，能产生很好的分散效果。②改变溶媒或浓度时，溶剂改变的速度愈剧烈，析出的沉淀愈细，所以常以含醇制剂为原料时应用。多将酊剂等含醇制剂以细流状加到水中，并不断搅拌，防止析出大块沉淀。③采用高分子助悬剂作稳定剂，应先将这些高分子物质配制成一定浓度的胶浆使用。④处方中如有盐类，宜先制成稀溶液加入，防止发生脱水作用。

四、实训内容

（一）制备炉甘石洗剂

【处方】炉甘石7.5g　氧化锌2.5g　甘油2.5ml　羧甲基纤维素钠0.125g　纯化水适量　共制50ml

【制法】

1. 取炉甘石、氧化锌于研钵中研细，加甘油和10ml纯化水共研成糊状。
2. 羧甲基纤维素钠置于烧杯，加纯化水10ml溶解。
3. 将2分次加入1中随加随搅拌。
4. 将3倒入量筒，加纯化水使成50ml，搅匀，即得。

【注解】

1. 本品有轻度收敛止痒作用，局部涂搽常用于急性湿疹、亚急性皮炎。

2. 炉甘石是指含有适量（0.5%～1%，g/g）氧化铁（着色剂）的碱式碳酸锌或氧化锌，略带微红色，用前应和氧化锌混合过120目筛。

3. 炉甘石和氧化锌为亲水性药物，可被水湿润；加适量的分散剂研磨成糊状，使其分散。

4. 炉甘石洗剂是一种混悬剂，若配制方法不当或选用的助悬剂不适宜，就不易保持混悬状态，涂用时会有沙砾感。久储沉淀的颗粒易聚结，振摇亦难再分散。

5. 炉甘石洗剂的处方拟定时，应注意稳定剂的使用。如：应用高分子物质（如纤维素衍生物等）作助悬剂；还可应用三氯化铝作絮凝剂，聚山梨酯80在混悬颗粒周围形成电性保护膜，枸橼酸钠作反絮凝剂等来提高混悬剂的稳定性。

（二）制备复方硫洗剂

【处方】见表4-7。

表4-7　复方硫洗剂

处方	1	2	3
沉降硫	3.0g	3.0g	3.0g
硫酸锌	3.0g	3.0g	3.0g
樟脑醑	25ml	25ml	25ml
甘油	10ml	10ml	10ml
5%苯扎溴铵溶液	0.4ml	—	—
聚山梨酯80	—	—	0.25ml
蒸馏水	加至100ml	加至100ml	加至100ml

【制法】

处方1：取沉降硫黄置研钵中加甘油研匀，缓缓加入硫酸锌水溶液（将硫酸锌溶于25ml水中）过滤即得，研匀，然后缓缓加入樟脑醑，边加边研，最后转移至量杯中加蒸馏水至全量，搅拌均匀即得。

处方2：取沉降硫黄置研钵中加甘油和5%苯扎溴铵溶液研匀，缓缓加入硫酸锌水溶液研匀，再缓缓加入樟脑醑，边加边研，最后转移至量杯中加蒸馏水至全量，搅拌均匀即得。

处方3：同处方2的操作方法，只将5%苯扎溴铵溶液改为聚山梨酯80即可。

【注解】

1. 本品具有保护皮肤与抑制皮脂分泌的作用，适用于皮脂溢出、痤疮及酒渣鼻等。

2. 硫黄为典型的疏水性药物，但能被甘油湿润，所以在制备时应先加入甘油与之充分研磨，使其充分润湿后再与其他液体研和，以利于硫黄的分散。

3. 由于软皂与硫酸锌可生成不溶性的锌皂，所以在复方硫黄洗剂中不宜选用软皂作稳定剂。

4. 樟脑醑为樟脑的乙醇溶液，应以细流缓缓加入，并急速搅拌，使樟脑不致析出大颗粒。

五、实训结果

将混悬型液体制剂的质量检查结果记录于表 4－8 中。

表 4－8　混悬型液体制剂的质量检查结果

品名	色泽	性状	pH
炉甘石洗剂			
复方硫洗剂			

六、思考题

1. 分析炉甘石洗剂和复方硫黄洗剂在制备方法上有何不同?
2. 比较 3 个处方的复方硫洗剂质量上有何不同,并分析其原因。
3. 混悬剂的稳定性与哪些因素有关?

（杨凤琼）

项目五 无菌制剂制备技术

1. 能够描述注射剂、大输液、注射用无菌粉末、滴眼剂的概念、特点、制备工艺等。

2. 能够分析注射剂的处方，正确操作小容量注射剂制剂设备，按照工艺流程完成小量制备，并完成实训报告。

3. 能够查阅《中国药典》（2020 年版），获取各类无菌制剂药品标准、检验方法等专业信息。

4. 能够根据各类无菌制剂特点、临床应用与注意事项合理指导用药。

✏️ 课后提交成果

1. 完成在线达标检测题。

2. 分组完成电子版实训报告（含相关横向知识介绍/实训过程图片或小视频）。

3. 结合学习的无菌制剂的相关知识，通过查找资料，整理归纳，分组完成微课或视频制作（选做）。

📖 知识导航

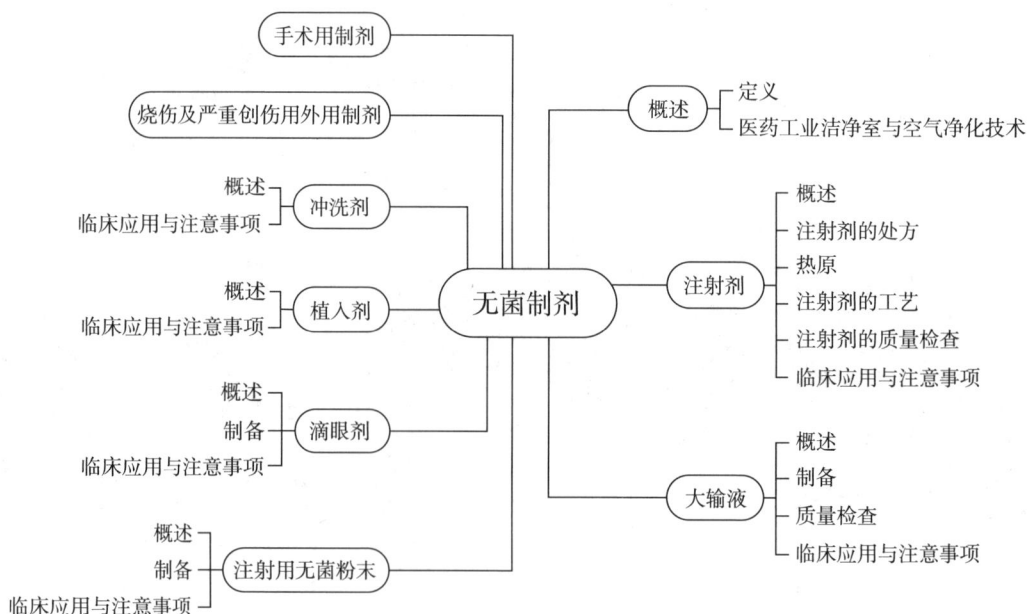

理论知识

任务一　认识无菌制剂

一、定义

无菌制剂是指法定药品标准中列有无菌检查项目的制剂。

二、类型

按生产工艺可分为两类：采用最终灭菌工艺的为最终灭菌无菌制剂；部分或全部工序采用无菌生产工艺的为非最终灭菌无菌制剂。

按临床使用部位、形态等可分为：①注射用制剂，如注射剂、输液、注射用无菌粉末等；②眼用制剂，如滴眼剂、眼用洗剂、眼用注射剂、眼用膜剂、软膏剂和凝胶剂等；③植入型制剂，如植入片等；④创面用制剂，如溃疡、烧伤及外伤用溶液、软膏剂和气雾剂等；⑤手术用制剂，如止血海绵剂等。这里主要介绍注射用制剂（包括注射剂、输液、注射用无菌粉末）和眼用液体制剂（以滴眼剂为主）。

三、制备要求

由于这类制剂通常直接作用于人体血液系统，在使用前必须保证处于无菌状态，因此，生产该类制剂时，对设备、人员及环境有特殊要求，相关的洁净室设计、管理与空气净化技术相关知识参考项目二、任务四要求。

任务二　认识和制备注射剂

一、概述

（一）定义

注射剂是指药物与适宜的溶剂或分散介质制成的供注入体内的溶液、乳浊液或混悬液，及供临用前配制或稀释成溶液或混悬液的粉末或浓溶液的无菌制剂。注射剂俗称针剂，是临床应用最广泛的剂型之一。注射给药是一种不可替代的临床给药途径，对抢救用药尤为重要。

近年来，注射制剂技术的研究取得了较大的突破，脂质体、微球、微囊等新型注射给药系统已实现商品化，无针注射剂亦即将面市。

（二）注射剂的特点

1. 药效迅速、作用可靠　注射剂在临床应用时均以液体状态直接注射入人体组织、血管或器官内，因此吸收快或无吸收过程，作用迅速。特别是静脉注射，药液可直接进入血液循环，更适于抢救危重病症之用。且因注射剂不经胃肠道，不受消化系统及食物的影响，因此剂量准确、作用可靠。

2. 适用于不宜口服给药的患者　在临床上常遇到昏迷、抽搐、惊厥等状态的患者，或消化系统障碍的患者均不能口服给药，通过注射给药，提供营养或治疗，可达到治疗和维持患者生命的作用。因此，注射给药成为这些患者有效的给药途径。

3. 适用于不宜口服的药物　某些药物由于本身的性质不易被胃肠道吸收、具有刺激性或易被消化液破坏，制成注射剂可解决这些问题。如链霉素口服不易吸收；青霉素、酶及蛋白质类等药物可被消化液破坏，常制成注射剂。

4. 局部定位作用　如局部麻醉药、注射封闭疗法、穴位注射药物均可产生局部特殊疗效。有些注射剂具有延长药效的作用，还有些可用于疾病诊断等。

注射剂亦存在一些缺点：①使用不便且产生较强的疼痛感；②生产环境净化级别、原辅料质量要求高，制造过程复杂，生产费用较大，价格较高；③质量要求比其他剂型更严格，使用不当更易发生危险，不如其他剂型安全；④所以使用注射剂时，应根据医嘱由技术熟练的人注射，以保证安全。

（三）注射剂的分类

1. 注射液　是指药物制成的供注入体内的无菌溶液型注射液、乳状液型注射液或混悬液型注射液。溶液型包括水溶液和油溶液，如安乃近注射液、二巯丙醇注射液等；混悬型包括水或油的混悬液，如醋酸可的松注射液、鱼精蛋白胰岛素注射液、喜树碱静脉注射液等；乳剂型由水相、油相和乳化剂组成，如静脉营养脂肪乳注射液等。

2. 注射用无菌粉末　是指采用无菌操作法或冻干技术制成的注射用无菌粉末或块状制剂，如青霉素、阿奇霉素、蛋白酶类粉针剂等。

3. 注射用浓溶液　是指药物制成的供临用前稀释供静脉滴注用的无菌浓溶液。

（四）注射剂的质量要求

1. 无菌　注射剂成品中不得含有任何活的微生物。

2. 无热原　无热原是注射剂的重要质量指标，特别是供静脉及脊椎注射的制剂，均需进行热原检查，合格后方能使用。

3. 可见异物检查　是检查存在于注射剂和滴眼剂中，在规定条件下目视可以观察到的不溶性物质，这些物质粒径或长度通常大于 $50\mu m$。

4. 安全性　注射剂不能引起对组织的刺激性或发生毒性反应，特别是一些非水溶剂及一些附加剂，必须经过必要的动物实验，以确保安全。

5. 渗透压　其渗透压要求与血浆的渗透压相等或接近。供静脉注射的大剂量注射剂还要求具有等张性。

6. pH　注射剂的 pH 要求尽量与血液 pH（约 7.4）相等或接近，但一般情况下根据药物性质可以控制在 4 ~ 9 的范围。

7. 稳定性 注射剂多系水溶液，稳定性问题比较突出，故要求注射剂具有必要的物理稳定性和化学稳定性，以确保产品在贮存期内安全、有效。

8. 其他 注射剂中降压物质、有效成分含量、最低装量及装量差异等，均应符合药品标准要求。

在注射剂的生产过程中常常遇到的问题是可见异物、化学稳定性、无菌及无热原等问题，在生产过程中应注意产生上述问题的原因及解决办法。

二、注射剂的处方组分

（一）注射用原料

注射剂必须采用注射用原料，且必须符合药典或国家药品标准。获得注射用原料后，为防止批号间的质量差异，生产前需做小样试制，各项检验合格后方可使用。

（二）注射用溶剂

1. 注射用水 《药品生产质量管理规范》确定的工艺用水，包括饮用水、纯化水、注射用水及灭菌注射用水。《中国药典》规定：①注射用水为纯化水经蒸馏所得的蒸馏水；②灭菌注射用水为经灭菌后的注射用水；③纯化水为原水经蒸馏法、离子交换法、反渗透法或其他适宜的方法制得的供药用的水。只有注射用水才可配制注射剂，注射用水可作为配制注射剂的溶剂或稀释剂及直接接触药品的设备、容器具的最后清洗，也可作为配制滴眼剂的溶剂，还用于无菌原料药的精制。灭菌注射用水主要用作注射用无菌粉末的溶剂或注射液的稀释剂。纯化水不得用于注射剂的配制，可作为配制普通药剂的溶剂或试验用水。

2. 注射用油 注射用油有麻油、大豆油、茶油等植物油，主要使用的是供注射用的大豆油。《中国药典》（2020 年版）规定注射用油的质量要求为：无异臭，无酸败味；色泽不得深于黄色 6 号标准比色液；在 10℃ 时应保持澄明；碘值为 79～128；皂化值为 185～200；酸值不得大于 0.56。碘值、皂化值、酸值是评价注射用油质量的重要指标。矿物油和碳水化合物因不能被机体代谢吸收，故不能供注射用。油性注射剂只能供肌内注射。

3. 其他注射用非水溶剂 丙二醇、聚乙二醇、二甲基乙酰胺、乙醇、甘油、苯甲醇等，由于能与水混溶，一般可与水混合使用，以增加药物的溶解度或稳定性。

（三）注射剂的常用附加剂

为确保注射剂的安全、有效和稳定，除主药和溶剂外还可加入其他物质，这些物质统称为"附加剂"。附加剂在注射剂中的主要作用是：①增加药物的理化稳定性；②增加主药的溶解度；③抑制微生物生长，尤其对多剂量注射剂更要注意；④减轻疼痛或对组织的刺激性等。注射剂常用附加剂主要有：缓冲剂、增溶剂、抑菌剂、等渗调节剂、局麻剂、抗氧剂等。常用的附加剂见表 5－1。

表 5 - 1 注射剂常用附加剂

附加剂	附加剂	附加剂	附加剂
缓冲剂	等渗调节剂	螯合剂	填充剂
醋酸、醋酸钠	氯化钠	EDTA – 2Na	乳糖
枸橼酸、枸橼酸钠	葡萄糖	增溶剂、润湿剂、乳化剂	甘氨酸
乳酸	甘油	聚氧乙烯蓖麻油	甘露醇
酒石酸、酒石酸钠	局麻剂	聚山梨酯 20	稳定剂
磷酸氢二钠、磷酸二氢钠	利多卡因	聚山梨酯 40	肌酐
碳酸氢钠、碳酸钠	盐酸普鲁卡因	聚山梨酯 80	甘氨酸
抑菌剂	苯甲醇	聚维酮	烟酰胺
苯甲醇	三氯叔丁醇	聚乙二醇 40 蓖麻油	辛酸钠
羟丙甲酯	抗氧剂	卵磷脂	保护剂
羟丙丁酯	亚硫酸钠	助悬剂	乳糖
苯酚	亚硫酸氢钠	明胶、果胶	蔗糖
三氯叔丁醇	焦亚硫酸钠	甲基纤维素	麦芽糖
硫柳汞	硫代硫酸钠	羧甲基纤维素	人血白蛋白

✐三课堂互动

分析如下注射剂处方，说明处方中各附加剂分别起什么作用。

维生素 C 注射剂

[处方] 维生素 C 5.2g 碳酸氢钠 2.42g   EDTA – 2Na 0.05g   焦亚硫酸钠 0.2g
注射用水加至 100ml

安钠咖注射剂

[处方] 苯甲酸钠 1300g 咖啡因 1301g   EDTA – 2Na 2g 注射用水加至 10000ml

三、注射剂的临床应用与注意事项

（一）临床应用

注射剂在临床上的给药途径如下。

1. 皮内注射　注射于表皮与真皮之间，一次剂量在 0.2ml 以下，常用于过敏性试验或疾病诊断，如青霉素皮试液、白喉诊断毒素等。

2. 皮下注射　皮下注射剂主要是水溶液，药物吸收速度稍慢。注射于真皮与肌肉之间的松软组织内，一般用量为 1 ~ 2ml。由于人体皮下感觉比肌肉敏感，故具有刺激性的药物混悬液，一般不宜作皮下注射。

3. 肌内注射　注射油溶液、混悬液及乳浊液具有一定的延效作用，且乳浊液有一定的淋巴靶向性。注射于肌肉组织中，一次剂量为 1～5ml。

4. 静脉注射　油溶液和混悬液或乳浊液易引起毛细血管栓塞，一般不宜静脉注射，但平均直径 <1μm 的乳浊液，可作静脉注射。注入静脉内，一次剂量自几毫升至几千毫升，且多为水溶液。凡能导致红细胞溶解或使蛋白质沉淀的药液，均不宜静脉给药。

5. 脊椎腔注射　由于神经组织比较敏感，且脊椎液缓冲容量小、循环慢，故脊椎腔注射剂必须等渗，pH 为 5.0～8.0，注入时应缓慢。注入脊椎四周蜘蛛膜下隙内，一次剂量一般不得超过 10ml。

6. 动脉内注射　注入靶区动脉末端，如诊断用动脉造影剂、肝动脉栓塞剂等。

7. 其他　包括心内注射、关节内注射、滑膜腔内注射、穴位注射以及鞘内注射等。

（二）临床使用注意事项

1. 因药物配成溶液后的稳定性受到很多因素影响，所以注射剂一般要临用前配制，以保证疗效和减少不良反应，且应注意 pH 对注射剂稳定性的影响。

2. 当其他给药途径能够达到治疗效果时就尽量不使用注射给药。

3. 应尽量减少注射次数，因病情采取序贯疗法（即急性或禁忌情况下先用注射剂，病情控制后马上改为口服给药）。

4. 应尽量减少注射剂联合使用的种类，以避免不良反应和配伍禁忌的出现。

5. 在不同注射途径的选择上，能够肌内注射的就不静脉注射给药。

6. 应严格掌握注射剂量和疗程。

四、认识热原

（一）热原的定义

热原（pyrogen）是注射后能引起人体特殊致热反应的物质。大多数细菌都能产生热原，霉菌甚至病毒也能产生热原，致热能力最强的是革兰阴性杆菌。含热原的注射液注入体内后，半小时左右就能产生发冷、寒战、体温升高、恶心呕吐等不良反应，严重者出现昏迷、虚脱，甚至有生命危险。

（二）热原的组成

热原是微生物的一种内毒素（endotoxin），是磷脂、脂多糖和蛋白质的复合物，存在于细菌的细胞膜和固体膜之间。脂多糖是内毒素的主要成分。脂多糖组成因菌种不同而不同，热原的分子量一般为 1×10^6 左右。

（三）热原的性质

1. 耐热性　热原在 60℃ 加热 1 小时不受影响，100℃ 加热也不降解，但在 250℃、30～45 分钟；200℃、60 分钟或 180℃、3～4 小时可使热原彻底破坏。一般热压灭菌法不易破坏注射剂的热原。

2. 过滤性　热原体积小，为 1～5nm，一般的滤器均可通过，微孔滤膜也不能截留，但能被活性炭吸附。

3. 水溶性 因磷脂结构上连接有多糖，所以热原能溶于水。

4. 不挥发性 热原本身不挥发，但蒸馏时可随水蒸气中的雾滴带入蒸馏水，故应设法防止。

5. 其他 热原能被强酸强碱破坏，也能被强氧化剂（如高锰酸钾或过氧化氢等）破坏，超声波及某些表面活性剂（如去氧胆酸钠）也能使之失活。

✎ 拓展阅读

热原的主要污染途径

（1）生产过程中的污染 从溶剂中带入；从原辅料中带入；从容器、用具、管道与设备等带入；制备过程中的污染。

（2）使用过程中的污染 临床使用的输液器具（输液瓶、乳胶管、针头与针筒等）污染会带入热原，而引起热原反应。配药室或临床科室配药过程中，由于环境、操作、用品、混入的其他药品等的污染也可能带入热原。

（3）操作人员带入。

（四）去除热原的方法

1. 高温法 能经受高温加热处理的容器与用具，如针头、针筒或其他玻璃器皿，在洗净后，一般于250℃加热30分钟以上，可破坏热原。

2. 酸碱法 玻璃容器、用具（如配液用玻璃、搪瓷器皿等），可用重铬酸钾硫酸清洗液或稀氢氧化钠液处理，可将热原破坏，热原亦能被强氧化剂破坏。

3. 吸附法 活性炭性质稳定、吸附性强兼具助滤和脱色作用，活性炭可以吸附部分热原，故广泛用于注射剂生产过程，常用量为 $0.1\% \sim 0.5\%$，将 0.2% 活性炭与 0.2% 硅藻土合用于处理20%甘露醇注射液，除热原效果较好。应注意吸附可能造成的主药的损失。

4. 离子交换法 国内有用#301 弱碱性阴离子交换树脂10%与#122 弱酸性阳离子交换树脂8%，成功地除去丙种胎盘球蛋白注射液中的热原。临床使用的一次性注射器、输液器都普遍使用该方法，效果可靠，产品具有较长的有效期。

5. 凝胶过滤法 热原分子量为 1×10^6 左右，采用二乙氨基乙基葡聚糖凝胶（分子筛）可除去部分热原，从而制备无热原去离子水。

6. 反渗透法 用反渗透法通过三醋酸纤维膜除去热原，这是近几年发展起来的有使用价值的新方法。

7. 超滤法 一般用 $3.0 \sim 15nm$ 孔径的超滤膜除去部分热原。如超滤膜过滤10% ~ 15%的葡萄糖注射液可除去热原。Sulliven 等采用超滤法除去 β - 内酰胺类抗生素中内毒素等。

8. 其他方法 如采用离子交换法、反渗透法、微波法等也可破坏热原，也可通过吸附或滤过作用除去部分热原。

五、制备注射剂

（一）制备注射用水

拓展阅读

注射用水的质量要求

注射用水的质量必须符合《中国药典》（2020 年版）规定，应为无色的澄明溶液，除氯化物、硫酸盐、钙盐、硝酸盐、亚硝酸盐、二氧化碳、易氧化物、不挥发物与重金属及微生物限度检查均应符合规定外，还规定 pH 应为 5.0～7.0，氨含量不超过 0.00002%，热原检查应符合规定，并规定应于制备后 12 小时内使用。

1. 原水处理（纯化水的制备）

（1）离子交换法 我国医药生产中，常用的树脂有两种，一种是 762 型苯乙烯强酸性阳离子交换树脂，另一种是 717 型苯乙烯强碱性阴离子交换树脂。阳、阴树脂在水中是解离的，当原水通过阳树脂时，水中阳离子被树脂所吸附，树脂上的阳离子 H^+ 被置换到水中，并和水中的阴离子组成相应的无机酸；含无机酸的水再通过阴树脂时，水中阴离子被树脂所吸附，树脂上的阴离子 OH^- 被置换到水中，并和水中的 H^+ 结合成水。如此原水不断地通过阳、阴树脂进行交换，得到纯化水。离子交换法制备纯化水的工艺流程如图 5-1 所示。

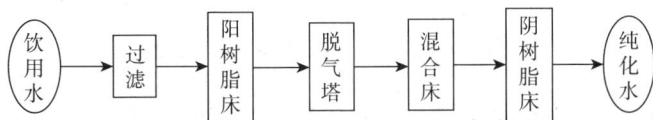

饮用水 → 过滤 → 阳树脂床 → 脱气塔 → 混合床 → 阴树脂床 → 纯化水

图 5-1 离子交换法制备纯化水的工艺流程图

（2）反渗透法 用一个半透膜将 U 型管内的纯水与盐水隔开，则纯水就透过半透膜扩散到盐溶液一侧，这就是渗透过程。两侧液柱产生的高度差，即表示此盐溶液所具有的渗透压。但若在渗透开始时就在盐溶液一侧施加一个大于此盐溶液渗透压的力，则盐溶液中的水将向纯水一侧渗透，结果水就从盐溶液中分离出来，这一过程就称作反渗透。实践证明，一级反渗透装置除去氯离子的能力达不到药典的要求，只有二级反渗透装置才能较彻底地除去氯离子。分子量大于 300 的有机物几乎全部除去。热原的分子量在 1000 以上，故可除去。反渗透法制备注射用水的流程如图 5-2 所示，进入渗透器的原水可用离子交换、过滤等方法处理。只要原水质量较好，此种装置可较长期地使用,必要时可定期消毒。

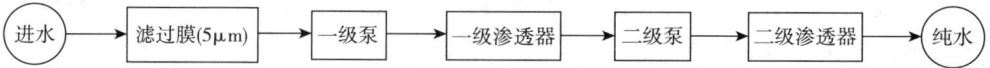

进水 → 滤过膜(5μm) → 一级泵 → 一级渗透器 → 二级泵 → 二级渗透器 → 纯水

图5-2 反渗透法制备纯化水的工艺流程

（3）电渗析法 当原水含盐量高达3000mg/L时,离子交换法不宜制纯化水,但可采用电渗析法处理。本法原理如图5-3所示,阳离子交换膜装在阴极端,显示负电场;阴离子交换膜装在阳极端,显示正电场。在电场作用下,负离子向阳极迁移,正离子向阴极迁移,从而去除水中的电解质而得纯化水。离子交换法制得的去离子水可能存在热原、乳光等问题,主要供蒸馏法制备注射用水使用,也可用于洗瓶,但不得用来配制注射液。电渗析法与反渗透法广泛用于原水预处理,供离子交换法使用,以减轻离子交换树脂的负担。

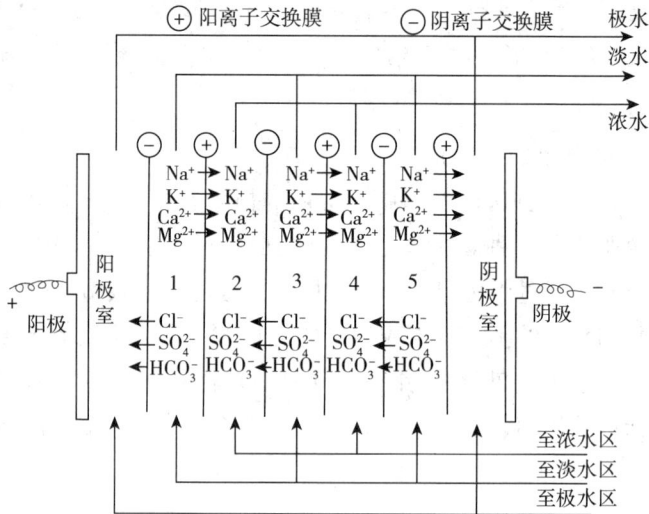

图5-3 电渗析器工作原理示意图

2. 蒸馏法制备 注射用水蒸馏法是我国药典法定的制备注射用水的方法,供制备注射用水的原水必须是纯化水。生产上制备注射用水的设备主要包括塔式蒸馏水器、多效蒸馏水器、气压式蒸馏水器。目前多采用多效蒸馏水器。多效蒸馏水器是最近发展起来制备注射用水的主要设备,其特点是耗能低、产量高、质量优。多效蒸馏水器可视为将多个单效蒸馏水器（由圆柱形蒸馏塔、冷凝器及一些控制元件组成蒸发锅与冷凝器）相互串连,目的是提高生产能力,充分利用热能。多效蒸馏水器的性能取决于加热蒸气的压力和级数,压力越大,则产量越高,效数越多,热利用率愈高。以三效塔为例,去离子水先进入冷凝器预热后再进入各效塔内,一效塔内去离子水经高压蒸气加热（130℃）而蒸发,蒸气经隔沫装置进入二效塔内的加热室作为热原加热塔内蒸馏水,塔内的蒸馏水经过加热产生的蒸气再进入三效塔作为三效塔的加热蒸气加热塔内蒸馏水产生水。二效塔、三效塔的加热蒸气冷凝和三效塔内的蒸气冷凝后汇集于蒸馏水收集器而成为蒸馏水。效数更多的蒸馏水器的原理相同。

(二) 制备注射剂

注射剂为无菌制剂，不仅要按照生产工艺流程进行生产，还要严格按照 GMP 进行生产管理，以保证注射剂的质量和用药安全。无菌制剂 GMP 洁净室与空气净化技术、人员洁净要求参考项目二、任务四要求。

液体安瓿注射剂一般生产工艺流程见图 5-4。

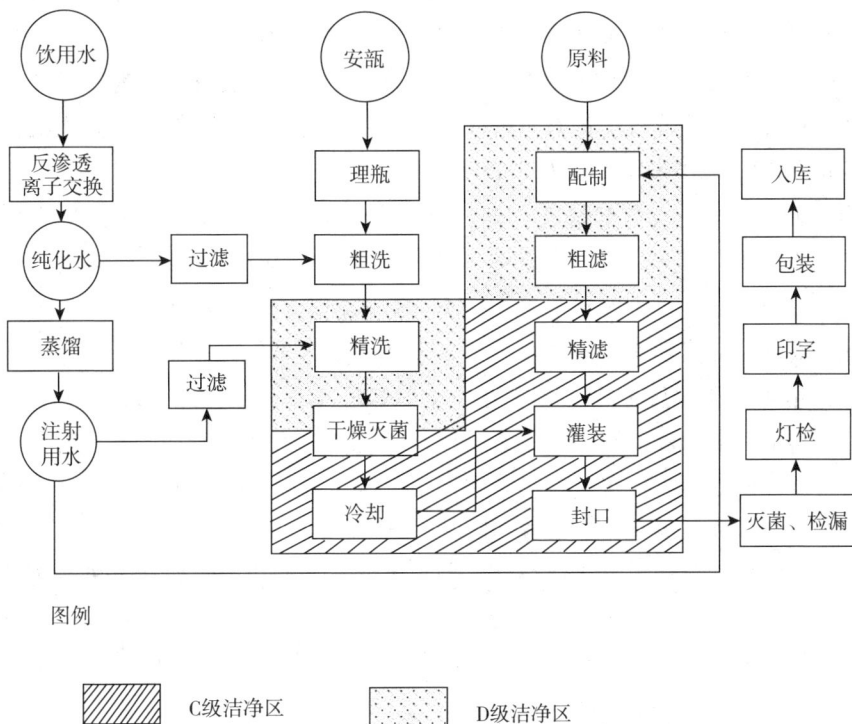

图 5-4　液体安瓿剂一般生产工艺流程及环境区域划分示意图

1. 准备原辅料　供注射剂生产所用原料必须符合《中国药典》(2020 年版) 及国家有关对注射剂原料质量标准的要求。辅料也应符合《中国药典》(2020 年版) 或国家其他有关质量标准，若有注射用规格，应选用注射用规格。对医疗上确实需要，但专供注射用的原料有时不易获得，而必须用化学试剂时，应严格控制质量，加强检验，特别是水溶性有毒物质，还应进行安全试验，证明无害并经有关部门批准后方可使用。某些品种，可另行制定内控标准。在大生产前，均应作小样试制，检验合格后方能使用。

2. 处理注射剂的常用容器（安瓿）

拓展阅读

注射剂容器及其质量要求

1. 注射剂容器　一般是指由硬质中性玻璃制成的安瓿或西林小瓶，亦有塑料容器。

（1）安瓿　式样包括曲颈安瓿和粉末安瓿两种，其容积通常为1、2、5、10、20ml等几种规格。粉末安瓿用于分装注射用固体粉末或结晶性药物，现已基本淘汰。原国家食品药品监督管理局（SFDA）已强行推行使用曲颈易折安瓿。该种安瓿目前安瓿多为无色，有利于检查药液的可见异物。对需要遮光的药物，可采用琥珀色玻璃安瓿。曲颈易折安瓿有点刻痕易折安瓿和色环易折安瓿两种。现执行国家标准 GB/T 2637—2016 和 YBB 00332002。

（2）西林小瓶　包括管制瓶与模制瓶二种。管制瓶的瓶壁较薄，厚薄比较均匀，而模制瓶正好相反，西林小瓶常见容积为 10ml 和 20ml，应用时都需配有橡胶塞，外面有铝盖压紧，有时铝盖上再外加一个塑料盖，这种小瓶主要用于分装注射用无菌粉末，如青霉素等抗生素类粉针剂多采用此容器包装。

2. 注射剂容器的质量要求　注射剂玻璃容器应达到以下质量要求：①应无色透明，以利于检查药液的澄明度、杂质以及变质情况；②应具有低的膨胀系数、优良的耐热性，使之不易冷爆破裂；③熔点低，易于熔封；④不得有气泡、麻点及砂粒；⑤应有足够的物理强度，能耐受热压灭菌时产生的较高压力差，并避免在生产、装运和保存过程中所造成的破损；⑥应具有高度的化学稳定性，不与注射液发生物质交换。

（1）洗涤安瓿　安瓿属于二类药包材，除去外包装后经洗涤后使用，粗洗用水应是纯化水，精洗用水应是新鲜注射用水。安瓿一般使用离子交换水灌瓶蒸煮，质量较差的安瓿须用0.5%的醋酸水溶液，灌瓶蒸煮（100℃、30分钟）热处理。一方面是为了洗涤干净，同时也是一种化学处理，让玻璃表面的硅酸盐水解，微量的游离碱和金属盐溶解，提高安瓿的化学稳定性。目前国内使用的安瓿洗涤方法常用的有：甩水洗涤法、加压气水喷射洗涤法和超声洗涤法。其中超声洗涤法是采用超声波洗涤与气水喷射式洗涤相结合的方法，具清洗洁净度高、速度快等特点。目前国内药厂使用的安瓿洗涤设备有三种。

1）喷淋式安瓿洗涤机组　这种机组由喷淋机、甩水机、蒸煮箱、水过滤器及水泵等机件组成。喷淋机主要由传送带、淋水板及水循环系统组成。生产效率高，设备简单，曾被广泛采用。但这种方式存在占地面积大、耗水量多而且洗涤效果欠佳等缺点。

2）气水喷射式安瓿洗涤机组　这种机组适用于大规格安瓿和曲颈安瓿的洗涤，是目前水针剂生产上常用的洗涤方法。气水喷射式洗涤机组主要由供水系统、压缩空气及其过滤系统、洗瓶机等三大部分组成。洗涤时，利用洁净的洗涤水及经过过滤的压缩空气，通过喷嘴交替喷射安瓿内外部，将安瓿洗净。整个机组的关键设备是洗瓶机，而关键技术是洗涤水和空气的过滤。

3）超声波安瓿洗涤机组　利用超声技术清洗安瓿是国外制药工业近二十年来新发展起来的一项新技术。在液体中传播的超声波能对物体表面的污物进行清洗。它具有清洗洁净度高、清洗速度快等特点。特别是对盲孔和各种几何状物体，洗净效果独特。目前国内已有引进和仿制的超声波洗瓶机。但有报道认为，超声波在水浴槽中易造成对边缘安瓿的污染或损坏玻璃内表面而造成脱片，应值得注意。

（2）安瓿的干燥和灭菌　一般安瓿洗净后要在烘箱内 120～140℃温度下进行干燥，以避免存放时滋长微生物。若用于无菌操作或低温灭菌的安瓿还需 180℃ 干热灭菌 1.5 小时。安瓿的干燥与灭菌常用的设备有两大类：一类是间歇式干热灭菌设备，即烘箱；另一类是连续式干热灭菌设备，即隧道式烘箱。大生产中多采用后者。隧道式烘箱都是整个输送隧道在密封系统内，可避免空气中微粒的污染，设有 100 级层流净化空气以保持空气的洁净。它们前端可与洗瓶机相连，后端可设在 C 级洁净区与灌封机相连，组成联动生产线。隧道式烘箱有电热层流干热灭菌烘箱和红外线加热灭菌烘箱两种，干燥和灭菌后的安瓿存放时间不应超过 24 小时。

（3）检查安瓿　为了保证注射剂的质量，安瓿必须按药典要求进行检查，包括物理、化学检查和装药试验检查。物理检查内容主要包括有安瓿外观、尺寸、应力、清洁度、热稳定性检查等；化学检查内容主要有容器的耐酸、碱性和中性检查等。装药试验检查主要是检查安瓿与药液的相容性，无影响方能使用。

3. 注射液的配制与过滤

（1）配制注射液

1）配制用具的选择与处理　大量生产时常用不锈钢夹层配液罐，既可通蒸汽加热，又可通冷水冷却。配液用具和容器的材料宜采用玻璃、不锈钢、搪瓷、耐酸耐碱陶瓷和无毒聚氯乙烯、聚乙烯塑料等，不宜采用铝、铁、铜质器具。配制浓的盐溶液不宜选用不锈钢容器；需加热的药液不宜选用塑料容器。配液的所有用具和容器在使用前均应用硫酸重铬酸钾清洗液或其他适宜洗涤剂清洗，然后用纯化水反复冲洗，最后用新鲜的注射用水荡洗或灭菌后使用。操作完毕后立即刷洗干净所有用具。配制油性注射液时，其器具必须干燥，注射用油在应用前需经 150～160℃、1～2 小时灭菌，冷却后使用。

2）配制方法　分为浓配法和稀配法两种。将全部药物加入部分溶剂中配成浓溶液，加热或冷藏后过滤，然后稀释至所需浓度，此谓浓配法，此法可使溶解度小的杂质滤过除去。将全部药物加入所需溶剂中，一次配成所需浓度，再进行过滤，此谓稀配法，可用于优质原料。配制的药液，需经过 pH、含量等项检查，合格后进入下一工序。

注射剂配制注意事项

1. 配制注射液时应在洁净的环境中进行，不要求无菌，但所用器具及原料附加剂尽可能无菌，以减少污染。

2. 配制剧毒药品注射液时，应严格称量与校核，谨防交叉污染。

3. 对不稳定的药物更应注意调配的顺序（先加稳定剂或通惰性气体等），有时要控制温度与避光操作。

4. 对于不易滤清的药液可加 0.1% ~ 0.3% 活性炭处理，活性炭常选用一级针用炭或"767"型针用炭，以确保注射液质量。使用活性炭时应注意其对药物（如生物碱盐等）的吸附，应通过加炭前后药物含量的变化，确定能否使用。活性炭最好在酸性条件使用，因活性炭在酸性溶液中吸附作用较强，在碱性溶液中有时出现"胶溶"或脱吸附，反而使溶液中杂质增加。

（2）注射液的过滤　注射剂生产中常用的滤器如下。

1）垂熔玻璃滤器　有垂熔玻璃滤球、垂熔玻璃滤棒和垂熔玻璃漏斗三种滤器。在注射剂生产中主要用于精滤或膜滤前的预滤。垂熔玻璃滤器不同厂家规格、型号不同，3 号和 G2 号多用于常压过滤，4 号和 G3 号多用于减压或加压过滤，6 号以及 G5、G6 号作无菌过滤用。

垂熔玻璃滤器的优点是化学性质稳定，吸附性低，一般不影响药液的 pH，不易出现裂漏、碎屑脱落等现象，且易洗净。缺点是价格高、脆而易破。这种滤器，操作压力不得超过 98.06kPa（1kg/cm²），可热压灭菌。垂熔漏斗使用后要用纯化水抽洗，并以 1% ~ 2% 硝酸钠硫酸液浸泡 12 ~ 24 小时。

2）微孔滤膜过滤器　微孔滤膜是用高分子材料制成的薄膜过滤介质，常用的有圆盘形和圆筒形两种，其孔径为 0.025 ~ 14μm，常用于注射液的精滤和过滤除菌（0.22μm）。常用的微孔滤膜材质有硝酸纤维膜、醋酸纤维膜、醋酸纤维和硝酸纤维混合酯膜、聚四氟乙烯膜、聚酰胺膜、聚砜膜和聚氯乙烯膜等。使用前应进行膜与药物溶液的配伍试验，证实无相互影响才能选用。微孔滤膜孔径小，孔隙率高，截留能力强，滤速快，不滞留药液，不影响药液的 pH，有利于提高注射液的澄清度。其缺点是易于堵塞。目前使用微孔滤膜生产的品种有葡萄糖大输液、右旋糖酐注射液、维生素（维生素 C、B 族维生素、维生素 K 等）、肾上腺素、硫（盐）酸阿托品、盐酸异丙嗪等。对不耐热的产品，可用 0.3μm 或 0.22μm 的滤膜作无菌过滤，如胰岛素。

3）板框式压滤机　由多个滤框和滤板交替排列在支架上组成，是一种在加压下间歇操作的过滤设备。此种滤器的过滤面积大，截留固体多，适于大生产，常用于滤过黏性大、滤饼可压缩的各种物料的过滤，也可用于注射液的粗滤。

4）砂滤棒　国产的主要有两种，一种是硅藻土滤棒，另一种是多孔素瓷滤棒。砂滤棒价廉易得，滤速快，适用于大生产中粗滤。但砂滤棒易于脱砂，对药液吸附性强，难清洗，且有改变药液 pH 现象，砂滤棒用后要进行处理。

5）其他　另外还有超滤装置、钛滤器、多孔聚乙烯烧结管过滤器等。

在注射剂生产中，一般采用二级过滤，即先将药液用常规的滤器如砂滤棒、垂熔玻璃漏斗、板框压滤器或加预滤膜等办法进行粗滤后才能使用滤膜过滤，即可将膜滤器串联在常规滤器后作精滤之用。但还不能达到除菌的目的，过滤后还需灭菌。

拓展阅读

影响过滤速度的因素和增加滤速的方法

1. 影响过滤速度的因素　①操作压力越大，滤速越快；②孔隙越窄，阻力越大，滤速越慢；③过滤速度与滤器的表面积成正比（这是在过滤初期）；④黏度愈大，滤速愈慢；⑤滤速与毛细管长度成反比，因此沉积的滤饼量愈多，滤速愈慢。

2. 增加滤速的方法　①加压或减压以提高压力差；②升高滤液温度以降低黏度；③先进行预滤，以减少滤饼厚度；④设法使颗粒变粗以减少滤饼阻力等。

拓展阅读

过滤介质与助滤剂

1. 过滤介质　亦称滤材，为滤渣的支持物。过滤介质应由惰性材料制成，耐酸、耐碱、耐热，适用于过滤各种溶液；过滤阻力小、滤速快、反复应用易清洗；应具有足够的机械强度；价廉、易得。常用的过滤介质有：滤纸、脱脂棉、织物介质、烧结金属过滤介质、多孔塑料过滤介质、垂熔玻璃过滤介质、多孔陶瓷、微孔滤膜。

2. 常用的助滤剂　硅藻土、活性炭、石粉、纸浆。

（三）注射液的灌封

滤液经检查合格后进行灌封，即灌装和封口。封口有拉封与顶封两种，拉封对药液的影响偏小，故目前都主张拉封。粉针用安瓿或具有广口的其他容器均采用拉封。灌封操作分为手工灌封和机械灌封两种。手工灌封主要用于小试，生产上多采用全自动灌封机，我国已有洗、灌、封联动机和割、洗、灌、封联动机，生产效率有很大提高，但灭菌包装还没有联动化。安瓿自动灌封机因封口方式不同而异，但它们灌注药液均按下列动作协调进行：安瓿传送至轨道，灌注针头上升、药液灌装并充气，封口，然后由轨道送出产品。灌液部分装有自动止灌装置，当灌注针头降下而无安瓿时，药液不再输出，以避免污染机器和浪费。

灌装注射液注意事项

1. 灌装时为保证注射用量不少于标示量，可按《中国药典》要求适当增加药液量。根据药液的黏稠程度不同，在灌装前，应用精确的小量筒校正注射器的吸液量，试装若干支，经检查合格后再行灌装。

2. 为防止灌注器针头"挂水"，活塞中心有毛细孔，可使针头挂的水滴缩回并调节灌装速度，以避免速度过快时药液易溅至瓶壁而沾瓶。

3. 通惰性气体时一般采用空安瓿先充惰性气体，灌装药液后再充一次，这样既可以避免药液溅至瓶颈，又使安瓿空间空气除尽。可在通气管路上装有报警器以检查充气效果，也可用 CY-2 型测氧仪检测残余氧气。

4. 在安瓿灌封过程中出现焦头，主要因安瓿颈部沾有药液，熔封时炭化而致，产生原因有：①灌药室给药太急，溅起药液在安瓿瓶壁上；②针头往安瓿里灌药时不能立即回缩或针头安装不正；③压药与打药行程不配合等。应逐一分析原因，然后予以解决。

5. 充 CO_2 时应调整好充气量和充气速度，避免发生瘪头、爆头。

（四）注射液的灭菌与检漏

1. 灭菌　注射液的灭菌是杀灭微生物，以保证用药安全；避免药物的降解，以防影响药效。除采用无菌操作生产的注射剂外，一般注射液在灌封后必须在规定时间内进行灭菌，以保证产品的无菌。选择适宜的灭菌法对保证产品质量非常重要。在避菌条件较好的情况下生产一般采用流通蒸汽灭菌，1~5ml 安瓿常用流通蒸汽 100℃、30分钟灭菌；10~20ml 安瓿常用 100℃、45 分钟灭菌。

2. 检漏　若安瓿未严密熔合，有毛细孔或微小裂缝存在，为避免药液被微生物与污物污染或药物泄漏，污损包装，应予以剔除。灭菌后的安瓿应立即进行漏气检查。一种方法是在灭菌后，趁热立即放色水于灭菌锅内，安瓿遇冷内部压力收缩，色水即从漏气的毛细孔进入而被检出。另一种方法是采用灭菌和检漏两用灭菌器，灭菌后稍开锅门，同时放进冷水淋洗安瓿使温度降低，再关紧锅门并抽气，漏气安瓿内气体亦被抽出，当真空度为 640~680mmHg（85326~90657Pa）时，停止抽气，开色水阀，至有色溶液（0.05% 曙红或亚甲蓝）盖没安瓿时止，开放气阀，再将色液抽回贮器中，开启锅门，用热水淋洗安瓿后，剔除带色的漏气安瓿。深色注射液的检漏，可将安瓿倒置后再进行热压灭菌，灭菌时安瓿内气体膨胀，将药液从漏气的细孔挤出，从而使药液减少或成空安瓿而被剔除。除上述方法外还可用仪器检查安瓿隙裂。

六、评定注射剂的质量

(一) 可见异物检查

可见异物检查（即灯检），不仅可保证用药安全，而且可以发现生产中的问题。如白点可能由原料或安瓿产生；纤维主要因环境污染所致；玻璃屑往往是圆口、灌封不当所致。我国药典对可见异物检查规定，所用装置、人员条件、检查数量、检查方法、时限与判断标准等均有详细规定。目前仍为目力检查，国内外正在研究全自动检查机。

(二) 不溶性微粒检查

即除另有规定外，每 1ml 中含 $10\mu m$ 以上的微粒不得超过 2 粒，含 $25\mu m$ 以上的微粒不得超过 20 粒。检查方法主要有：①将药物溶液用微孔滤膜过滤，然后在显微镜下测定微粒的大小和数目（具体方法参看药典）；②采用库尔特计数器检查；③采用 ZWY-4 型注射液微粒分析仪检查；④采用 DWJ-1 型大输液微粒计数器检查。

(三) 热原检查

目前各国药典法定的方法仍为家兔法。《中国药典》对家兔的要求、试验前的准备、检查法、结果判断均有明确规定。鲎试验法原理是用鲎的变形细胞溶解物与内毒素之间的胶凝反应。市场上有现成的鲎热原试剂。鲎试验法灵敏度高，操作简单，实验费用少，可迅速获得结果，鲎试验法适用于某些不能用家兔进行的热原检测的品种，如放射性制剂、肿瘤抑制剂等。近几年来又发展了定量测定热原的显色基质法。

(四) 无菌检查

注射剂在灭菌后，均应抽取一定数量的样品进行无菌检查。

(五) 其他检查

除以上检查外，尚需进行装量检查；有的尚需进行有关物质、降压物质检查、异常毒性检查、pH 测定、刺激性、过敏试验及抽针试验等。

七、实例分析

葡萄糖输液（Glucose Injection）5%、10% **葡萄糖注射液**

【处方】注射用葡萄糖　　　50g　　　　100g　　　　250g　　　　500g
　　　　盐酸　　　　　　　适量　　　　适量　　　　适量　　　　适量
　　　　注射用水加至 1000ml

【制法】取处方量葡萄糖投入煮沸的注射用水中，使其成 50%～70% 浓溶液，用盐酸调节 pH 至 3.8～4.0，同时加 0.1%（g/ml）的活性炭混匀，煮沸约 20 分钟，趁热过滤脱炭，滤液加注射用水至所需量。测 pH 及含量，合格后滤至澄明，即可灌装封口，115℃、30 分钟热压灭菌。

【功能与主治】补充体液、营养、强心、利尿、解毒，用于大量失水、血糖过低、高热、中毒等症；25%、50% 的溶液，因其渗透压高，能将组织内体液引出循环系统并由肾脏排出，而用于急性中毒、虚脱、尿闭症、肾脏性或心脏性浮肿以及需要降低颅内压的患者。高浓度的葡萄糖还可与氨基酸输液混合输注，用作高能营养。

任务三　认识和制备大输液

一、概述

（一）定义

大容量注射剂通常称为大输液（简称输液）是由静脉滴注输入体内的大剂量注射液。通常包装于玻璃或塑料的输液瓶或袋中，不含防腐剂或抑菌剂。使用时通过输液器调整滴速，持续而稳定地进入静脉，用以补充体液、电解质或提供营养物质。

（二）分类

1. 电解质输液　主要用以补充体内水分、电解质，纠正体内酸碱平衡。如氯化钠注射液、乳酸钠注射液等。

2. 营养输液　主要用于不能口服吸收营养的患者。分为糖类输液、氨基酸输液、脂肪乳输液等，糖类输液中最常见的是葡萄糖注射液。

3. 胶体输液　主要用于调节体内渗透压。胶体输液有多糖类、明胶类、高分子聚合物类等，如右旋糖酐、淀粉衍生物、明胶、聚乙烯吡咯烷酮（PVP）等输液。

4. 含药输液　含有药物的输液，可用于临床治疗，如替硝唑、苦参碱等输液。

（三）质量要求

输液的质量要求与注射剂基本一致，但由于注射剂量较大，特别强调注意事项如下。

1. 对无菌、无热原及可见异物检查，应更加注意。

2. 含量、色泽、pH 也应符合要求，pH 应在保证疗效和制品稳定的基础上，力求接近人体血液的 pH，过高或过低都会引起酸碱中毒。

3. 渗透压应调为等渗或偏高渗，不能引起血象的任何异常变化。

4. 不得含有引起过敏反应的异性蛋白及降压物质，输入人体后不会引起血象的异常变化，不损害肝、肾等。

5. 不得添加任何抑菌剂，在贮存过程中质量稳定。

✐三拓展阅读┐

输液容器、包装材料及其质量要求

1. 容器、包装材料　输液瓶一般为玻璃瓶和塑料瓶。玻璃瓶由无色透明的硬质中性玻璃制成，需配有胶塞（含隔离膜者）、铝盖或外层塑料盖。

（1）塑料瓶　由聚丙烯制成，其质轻、无毒、耐热、耐腐蚀、化学稳定性高、机械强度高，并且可热压灭菌，抗碎性更是玻璃瓶无法比拟的，但其透明度及阻隔性较玻璃瓶差。最近，用于软包装输液剂包装采用的无毒聚氯乙烯（PVC）塑料软袋和非 PVC 复合膜软袋，特别是非 PVC 复合膜软袋，现已广泛取代玻璃瓶和塑料瓶。

（2）胶塞（及含隔离膜者）　主要用于粉针剂、输液剂等制剂瓶包装封口，胶塞可分为天然橡胶塞和合成橡胶塞。合成的丁基胶塞以其优良的气密性和化学稳定性被广泛使用。为避免与药液接触后，影响药物制剂质量，故有生产企业在胶塞与药液间仍衬垫隔离膜。目前国内使用的隔离膜主要是涤纶膜，某些碱性药液，可使用聚丙烯薄膜。

（3）玻璃输液瓶铝盖　有多种型式，现常用铝塑组合盖，系在铝盖之上再加一塑料盖。

2. 质量要求　玻璃输液瓶，物理化学性质稳定，其质量要求应符合国家标准，在贮存期间，应避免污染长菌。输液瓶口内径必须符合要求，光滑圆整，大小合适，否则将影响密封程度。注射剂用丁基胶塞的各项技术要求均应符合国家颁布的一系列注射剂用丁基胶塞的相关标准规定。涤纶隔离膜，应理化性质稳定，耐酸、耐热性好，有一定机械强度。

（四）大输液的临床应用与注意事项

1. 临床应用　静脉输液速度随临床需求而改变，如静滴氧氟沙星注射液速度宜慢，24～30 滴/分，否则易发生低血压；复方氨基酸滴注过快可致恶心呕吐；林可霉素类滴注时间要维持 1 小时以上等。

2. 注意事项

（1）由于药物配成溶液后稳定性受很多因素影响，所以一般要临用前配制以保证疗效和减少不良反应。

（2）规范临床合理科学配伍用药，以降低患者和护理人员在多药"配伍试验"中的风险。

（3）规范和加强治疗室输液配制和病房输液过程中的管理。

（4）加强输液器具管理，避免使用包装破损、密闭不严、漏气污染和超过使用期的输液器。

二、制备大输液

因其用量大且直接进入血液，故质量要求高，生产工艺等也与小剂量注射剂有一定差异。

大容量注射剂虽有玻璃容器与塑料容器两种包装，但其制备工艺流程大致相同，如图 5 - 5 所示。

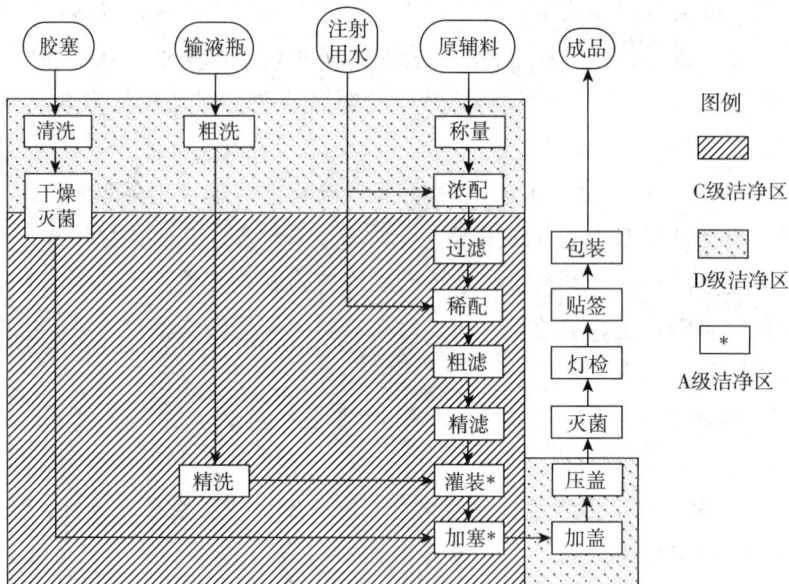

图 5 - 5　大输液生产流程及洁净区域划分示意图

（一）输液容器及其他包装材料的处理

1. 输液瓶处理　输液瓶洗涤工艺的设计应与容器的洁净程度有关。一般有直接水洗、酸洗、碱洗等方法。一般洗瓶是水洗与碱洗法相结合，碱洗法是用2%氢氧化钠溶液（50～60℃）冲洗，也可用1%～3%的碳酸钠溶液，碱洗法操作方便，易组织流水线生产，也能消除细菌与热原。目前，采用滚动式洗瓶机和箱式洗瓶机，提高了洗涤效率和洗涤质量。在药液灌装前，必须用微孔滤膜滤过的注射用水倒置冲洗。如果生产输液瓶的车间达到规定净化级别要求，瓶子出炉后，立即密封，使用时只要用滤过注射用水冲洗即可。塑料袋采用无菌材料直接压制，不必洗涤。

2. 胶塞、隔离膜处理　输液剂使用的丁基胶塞，采用全自动胶塞清洗机，将原来胶塞的洗涤、硅化、烘干等人工独立操作的多道工序，改在全封闭清洗箱中，从进料到出料，分工序连续一机操作完成。干燥灭菌最好采用湿热灭菌法，121℃、300 分钟即可。涤纶膜使用前用乙醇浸泡或于纯化水中于 112～115℃热处理 30 分钟，临用前用滤清的注射用水动态漂洗。

（二）输液的配制和滤过

大容量注射剂配液多用浓配法，即先配成浓溶液，滤过后再加新鲜注射用水稀释至所需浓度。输液配制时，通常加入针用活性炭，活性炭有吸附热原、杂质和色素的作用，并在过滤时作为助滤剂。大容量注射剂配液具体操作方法和工艺要求与小容量注射剂基本相同，以确保无热原。输液配液过程应尽量缩短，一般从配液到灌装结束不宜超过 4 小时。

　　输液剂的滤过装置常采用加压三级滤过，即按照板框式过滤器、垂熔玻璃滤器、微孔滤膜滤器的顺序进行粗滤、精滤和终端过滤。加压滤过既可以提高滤过速度，又可以防止滤过过程中产生的杂质或碎屑污染滤液，对高黏度药液可采用较高温度滤过。

　　配制用容器、滤过装置及输送管道，必须认真清洗。使用后应立即清洗干净，并定时进行灭菌。

（三）输液的灌封和灭菌

　　输液灌封灌注设备有多种形式，常用的有量杯式负压灌装机、计量泵注射式灌装机、恒压式灌装机等。玻璃瓶输液的灌封包括灌注、塞胶塞、轧铝盖等操作。灌封要按照操作规程连续完成，即药液灌装至符合装量要求后，立即塞入丁基胶塞，轧紧铝盖。灌封要求装量准确，铝盖封紧。滤过和灌装均应在持续保温（50℃）条件下进行，防止细菌粉尘的污染。目前多采用自动灌封、放塞、落盖轧口联动机组机械化生产。灌封完成后，应进行检查，剔出轧口不严的输液剂，以免灭菌时冒塞或贮存时变质。

　　灭菌要及时，输液从配制到灭菌的时间，一般不超过 4 小时。输液灭菌开始应逐渐升温，一般预热 20～30 分钟，否则温度骤升，易引起输液瓶爆炸，待达到灭菌温度 115℃、68.64kPa（0.7kg/cm^2）维持 30 分钟，然后停止升温，待柜内压力降到零，放出柜内蒸汽，至柜内压力与大气相等后，温度降至 80℃以下才可缓慢打开灭菌柜门，严禁带压操作，以避免造成严重的人身安全事故，对于塑料袋装输液，灭菌条件为 109℃ 热压灭菌 45 分钟。

拓展阅读

输液剂生产中常出现的问题及解决办法

　　1. 染菌　由于输液生产过程中严重污染、灭菌不彻底、瓶塞松动、漏气等原因，致使输液剂出现染菌现象。

　　2. 热原反应　使用过程中污染引起的热原反应，所占比例不容忽视，因此尽量使用全套或一次性输液器，包括插管、导管、调速、加药装置、末端滤过、排除气泡及针头等，并在输液器出厂前进行灭菌，为使用过程中避免热原污染创造有利条件。

　　3. 可见异物与微粒的问题解决办法

　　（1）按照输液用的原辅料质量标准，严格控制原辅料的质量。

　　（2）提高丁基胶塞及输液容器质量。

　　（3）尽量减少制备生产过程中的污染，严格灭菌条件，严密包装。

　　（4）合理安排工序，加强工艺过程管理，采取多种措施，及时除去制备过程中产生的污染微粒。

　　（5）在输液器中安置终端过滤器（0.8μm 孔径的薄膜），可解决使用过程中微粒污染。

三、评定大输液的质量

按照《中国药典》（2020 年版）规定需进行以下项目检查。

1. 可见异物及不溶性微粒检查　按《中国药典》规定进行检查，应符合规定。

2. 热原及无菌检查　按《中国药典》规定进行检查，应符合规定。

3. 最低装量　标示装量为 50ml 以上的注射液及注射用浓溶液，照《中国药典》中最低装量检查法检查，应符合规定。

4. 其他　如 pH、含量测定及其他特定的检查项目，应按各品种项下规定进行检查。

四、实例分析

[例 1]　**复方氨基酸输液**

【处方】L - 赖氨酸盐酸盐 19.2g　L - 缬氨酸 6.4g　L - 精氨酸盐酸盐 10.9g　L - 苯丙氨酸 8.6g　L - 组氨酸盐酸盐 4.7g　L - 苏氨酸 7.0g　L - 半胱氨酸盐酸盐 1.0g　L - 色氨酸 3.0g　L - 异亮氨酸 6.6g　L - 蛋氨酸 6.8g　L - 亮氨酸 10.0g　甘氨酸 6.0g　亚硫酸氢钠（抗氧剂）0.5g　注射用水加至 1000ml

【制法】取约 800ml 热注射用水，按处方量投入各种氨基酸，搅拌使全溶，加抗氧剂，并用 10% 氢氧化钠调 pH 至 6.0 左右，加注射用水适量，再加 0.15% 的活性炭脱色，过滤至澄明，灌封于 200ml 输液瓶内，充氮气，加塞，轧盖，于 100℃灭菌 30 分钟即可。

【功能与主治】用于大型手术前改善患者的营养，补充创伤、烧伤等蛋白质严重损失的患者所需的氨基酸；纠正肝硬化和肝病所致的蛋白紊乱，治疗肝昏迷；提供慢性、消耗性疾病、急性传染病、恶性肿瘤患者的静脉营养。

[例 2]　**静脉注射用脂肪乳**

【处方】精制大豆油（油相）150g　精制大豆磷脂（乳化剂）15g　注射用甘油（等渗调节剂）25g　注射用水加至 1000ml

【制法】称取豆磷脂 15g，高速组织捣碎机内捣碎后，加甘油 25g 及注射用水 400ml，在氮气流下搅拌至形成半透明状的磷脂分散体系；放入二步高压匀化机，加入精制豆油与注射用水，在氮气流下匀化多次后经出口流入乳剂收集器内；乳剂冷却后，于氮气流下经垂熔滤器过滤，分装于玻璃瓶内，充氮气，瓶口中加盖涤纶薄膜、橡胶塞密封后，加轧铝盖；水浴预热 90℃左右，于 121℃灭菌 15 分钟，浸入热水中，缓慢冲入冷水，逐渐冷却，置于 4～10℃下贮存。

【功能与主治】静脉注射脂肪乳是一种浓缩的高能量肠外营养液，可供静脉注射，能完全被机体吸收，它具有体积小、能量高、对静脉无刺激等优点。因此本品可供不能口服食物和严重缺乏营养的（如外科手术后或大面积烧伤或肿瘤等患者）患者的需要。

[例3] **右旋糖酐输液（血浆代用品）**

【处方】右旋糖酐（中分子）60g 氯化钠9g 注射用水加至1000ml

【制法】将注射用水加热至沸，加入处方量的右旋糖酐，搅拌使溶解，配制成12%～15%的溶液，加入1.5%的活性炭，保持微沸1～2小时，加压过滤脱炭，加注射用水稀释成6%的浓度，然后加入氯化钠使溶解，冷却至室温，测定含量和pH，pH应控制在4.4～4.9，再加活性炭0.5%，加热至70～80℃，过滤至药液澄明后灌装，112℃、30分钟灭菌即得。

【功能与主治】中分子右旋糖酐与血浆具有相同的胶体特性，可以提高血浆渗透压，增加血浆容量，维持血压。用于治疗血容性休克，如外伤性出血性休克。低分子右旋糖酐有扩容作用，但作用时间短。本品还能改变红细胞电荷，可避免血管内红细胞凝聚，减少血栓形成，增加毛细血管的流量，改善微循环。

任务四 认识和制备注射用无菌粉末

一、概述

（一）注射用无菌粉末的定义

注射用无菌粉末又称粉针，临用前用灭菌注射用水溶解后注射，是一种较常用的注射剂型。适用于在水中不稳定的药物，特别是对湿热敏感的抗生素及生物制品。

（二）注射用无菌粉末的分类

依据生产工艺不同，可分为注射用无菌分装产品和注射用冷冻干燥制品。注射用无菌分装产品是将已经用灭菌溶剂法或喷雾干燥法精制而得的无菌药物粉末在无菌操作条件下直接分装于洁净灭菌的小瓶或安瓿中密封而成，常见于抗生素药品，如青霉素；注射用冷冻干燥制品是将灌装了药液的安瓿进行冷冻干燥后封口而得，常见于生物制品，如辅酶类。

（三）注射用无菌粉末的质量要求

除应符合《中国药典》（2020年版）对注射用原料药物的各项规定外，还应符合下列要求：①粉末无异物，配成溶液或混悬液后可见异物检查合格；②粉末细度或结晶度应适宜，便于分装；③无菌、无热原。

（四）临床应用与注意事项

1. 临床应用 适用于在水中不稳定的药物，特别是对湿热敏感的抗生素（如青霉素G、先锋霉素类）及酶（如胰蛋白酶、辅酶A等）或血浆等生物制品。一般制剂稳定化技术较难得到满意的注射剂产品时，可考虑制成固体形态的注射剂。

2. 注意事项   注射用无菌粉末生产必须在无菌环境中进行，尤其是一些关键工序，如灌封等需采用较高的层流洁净措施来确保环境的洁净度。另外需严格控制原料质量、处理方法和环境。为了防止其吸潮变质，需要检查橡胶塞的密封率，若是铝盖则在压紧后进行烫蜡。

二、制备注射用无菌粉末

由于多数情况下，制成粉针的药物稳定性较差，因此，粉针的制备一般没有灭菌的过程，因而对无菌操作有较严格的要求，特别在灌封等关键工序，最好采用层流洁净措施，以保证操作环境的洁净度。

（一）制备注射用无菌分装产品

无菌分装粉针剂的生产工艺常采用直接分装法。系将精制的无菌粉末，在无菌条件下直接进行分装，目前多采用容量分装法，生产工艺流程见图 5 - 6。

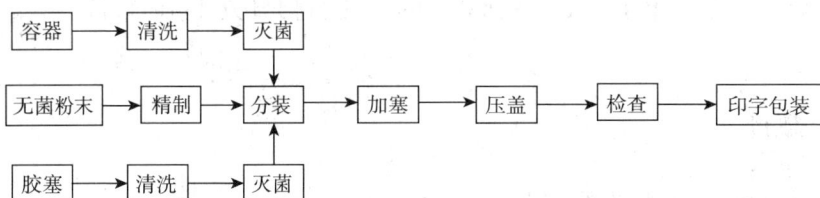

```
容器 ──→ 清洗 ──→ 灭菌
                        ↓
无菌粉末 ──→ 精制 ──→ 分装 ──→ 加塞 ──→ 压盖 ──→ 检查 ──→ 印字包装
                        ↑
胶塞 ──→ 清洗 ──→ 灭菌
```

图 5 - 6   注射用无菌分装产品生产工艺流程

1. 药物的准备   为制定合理的生产工艺，需要掌握药物的物理化学性质。主要测定：①物料的热稳定性，以确定产品最后能否进行灭菌处理；②物料的临界相对湿度，用以设计生产中分装室的相对湿度；③物料的粉末晶型与松密度，从而选择适宜的分装容器和分装机械。无菌原料可用灭菌结晶法或喷雾干燥法制备，必要时需进行粉碎、过筛等操作，在无菌条件下制得符合注射用的无菌粉末。安瓿或玻璃瓶及胶塞的处理按注射剂的要求进行，但均需进行灭菌处理。

2. 分装   药物的分装及安瓿的封口必须在高度洁净的无菌室中按无菌操作法进行。分装后小瓶应立即加塞并用铝盖密封。分装的机械设备有插管分装机、螺旋自动分装机、真空吸粉分装机等。此外，青霉素与其他抗生素不得轮换进行分装，以防交叉污染。

3. 灭菌及异物检查   对于不耐热品种，必须严格无菌操作。对于耐热的品种，如青霉素，为确保安全，一般可按照前述条件进行补充灭菌。异物检查一般在传送带上用目检视，应从流水线上将不合格品剔除。

4. 贴签与包装   同固体制剂包装。

无菌分装工艺中存在的问题及解决办法

1. 装量差异问题　主要原因是物料流动性差，应根据具体情况分别采取措施。
2. 可见异物问题　应严格控制原料质量和生产环境，防止污染。
3. 无菌度问题　为解决此问题，一般都采用层流净化装置。
4. 吸潮变质问题　进行胶塞密封性能的测定，选择性能好的胶塞，且压紧铝盖后瓶口要烫蜡，以防水气透入。

（二）制备注射用冻干制品

制备冻干无菌粉末冷冻干燥前药液的配制基本与水性注射剂相同，根据冷冻干燥过程最终产品的成型方式不同，可将冻干粉针剂的工艺分为托盘冻结干燥和西林瓶冻结干燥两种。托盘冻结干燥工艺是将药物经溶解、无菌过滤后注入广口托盘内冷冻干燥，干燥品按无菌分装粉针剂的生产工艺制备。

冻干粉末的制备（以西林瓶冻结干燥工艺为例）分为药液配制、过滤、灌装、预冻、减压、升华、干燥、封口、轧盖等处理过程。

1. 配液、过滤和灌装　将主药和辅料溶解在适当的溶剂中，先按用不同孔径的滤器对药液分级过滤，最后通过 $0.22\,\mu m$ 级微孔膜滤器进行除菌过滤。将已经除菌的药液灌注到容器中，并用无菌胶塞半压塞。

2. 冷冻干燥　在无菌环境中把半压塞容器转移至冻干箱内进行预冻。预冻是恒压降温过程，首先运行冻干机，药液随温度的下降冻结成固体。然后是在抽气条件下，恒压升温，使固态水升华逸去。通常采用反复冷冻升华法，通过反复升温降温处理，制品晶体的结构被改变，由致密变为疏松，有利于水分的升华。升华完成后，是再干燥过程，使温度继续升高，具体温度根据制品的性质确定，如 $0℃$ 或 $25℃$，并保持一段时间，可使已升华的水蒸气或残留的水分被进一步抽尽。可保证冻干制品含水量低于 1%，并有防止回潮作用。

3. 封口　冷冻干燥完毕，通过安装在冻干箱内的液压或螺杆升降装置全压塞。为此还有专门设计的橡皮塞，在分装液体后，橡皮塞被放置瓶口上，因橡皮塞下部分有一些缺口，可使水分升华逸出。

4. 轧盖　将已全压塞的制品容器移出冻干箱，用铝盖轧口密封。

冷冻干燥中存在的问题及处理方法

1. 含水量偏高　容器内装入药液过厚，升华干燥过程中供热不足，冷凝器温度偏高或者真空度不够，都可能导致含水量偏高。可采用旋转冷冻机进行冷冻干燥，或针对以上影响因素采取相对应的方法解决。

2. 喷瓶　若供热太快，受热不匀或预冻不完全，则易在升华过程中使制品部分液化，在真空减压条件下产生喷瓶。为防止喷瓶，必须控制预冻温度在共熔点以下 10 ~ 20℃以确保冷冻完全，同时加热升华，注意温度不宜超过共熔点。

3. 产品外形不饱满或萎缩　一些黏稠的药液由于结构过于致密，在冻干过程中内部水蒸气逸出不完全，冻干结束后，制品会因潮解而萎缩，遇这种情况通常可在处方中加入适量甘露醇、氯化钠等填充剂，并采取反复预冻法，以改善制品的通气性，产品外观即可得到改善。

4. 出现可见异物　注射用冷冻干燥制品生产在无菌室内进行，应加强人流、物流与工艺的管理。严格控制环境污染，有的产品重新溶解时出现可见异物。

三、实例分析

[例1]　注射用苯巴比妥钠（注射用无菌分装制品）

【处方】苯巴比妥 1000g　氢氧化钠 172g　80% 乙醇 26000ml

【制法】

（1）开口工段　向反应釜中加入处方量的 80% 乙醇，在不断搅拌下加入氢氧化钠使全溶；反应釜夹层通冷却水保持温度 45 ~ 50℃，继续分次加入苯巴比妥使全溶，加活性炭恒温搅拌 20 分钟，粗滤脱炭、精滤，滤液输入无菌室备用。

（2）无菌工段　精滤液输至洁净反应釜中，加热回流（78℃）1 ~ 2 小时，析出结晶，冷却至室温，出料甩滤，结晶用无水乙醇洗涤，母液回收乙醇，结晶经干燥后过筛，即可供分装用。

【功能与主治】主要用于治疗抗惊厥、癫痫，是治疗癫痫持续状态的重要药物。可用于麻醉前用药。

例2：注射用辅酶A（注射用冷冻干燥制品）

【处方】注射用辅酶 A 56.1U　水解明胶 5mg　甘露醇 10mg　葡萄糖酸钙 1mg　半胱氨酸 0.5mg

【制法】将上述各成分用适量注射水溶解后，无菌过滤，分装于安瓿中，每支 0.5ml，冷冻干燥后封口，漏气检查即得。

【功能与主治】用于白细胞减少症、原发性血小板减少性紫癜及功能性低热的辅助治疗。

任务五　认识和制备眼用液体制剂

一、概述

(一) 含义

眼用液体制剂是指用以治疗或诊断眼部疾病的液体药剂，以水溶液为主，少数为混悬液或油溶液。

(二) 眼用液体制剂的分类

眼用液体药剂按用法不同可分为滴眼剂、洗眼剂和眼用注射剂三类。

1. 滴眼剂　系指将药物制成供滴眼用的水性、油性澄明溶液和水性混悬液。滴眼剂起局部的杀菌、消炎、散瞳、麻醉等作用，也可起润滑作用，还可代替泪液。滴眼剂主要发挥局部治疗作用，有的也可发挥全身治疗作用。如氯霉素滴眼液、醋酸氢化可的松滴眼液等。

2. 洗眼剂　指供冲洗眼部异物或分泌液、中和外来化学物质的眼用灭菌液体制剂。如2%硼酸溶液、生理氯化钠溶液等。

3. 眼用注射剂　指供眼周围组织或眼内注射用的无菌液体制剂。可用于球结膜下、筋膜下、球后、前房、玻璃体内注射等局部给药，以提高眼内的药物浓度，增加疗效。

> 📝 **拓展阅读**
>
> **眼用液体制剂的吸收途径**
>
> 作用于眼的药物多采用局部给药，药物溶液滴入结膜囊内后主要经过角膜和结膜两条途径吸收。药物尚可通过眼以外的部位给药后分布到眼球，如有些药物能透过血管与眼球间的血-水屏障，作用于眼。
>
> 一般认为，常用的滴入方法，使大部分药物在结膜的下穹隆中，借助毛细血管、扩散或眨眼等进入角膜前的薄膜层，渗入角膜。当滴入给药吸收太慢时，可将其注射入结膜下或眼角后的眼球囊（特农氏囊），药物可通过巩膜进入眼内，对睫状体、脉络膜和视网膜起作用。若将药物注射于球后，则药物进入眼后段，对球后神经及其他结构起作用。

(三) 滴眼剂的质量要求

滴眼剂虽是外用制剂，但质量要求类似注射剂。《中国药典》（2020年版）规定，滴眼剂应符合下列要求。

1. 无菌　供角膜创伤或手术用的滴眼剂，必须无菌，以无菌操作法制成单剂量制剂，且不得加抑菌剂；其他用的滴眼剂，为多剂量滴眼剂必须加抑菌剂，不得检出绿脓杆菌和金黄色葡萄球菌。

2. 可见异物 滴眼剂应为澄明的溶液，要求比注射剂稍低；肉眼观察应无玻璃屑、较大纤维和其他不溶性异物。混悬液型滴眼剂不得有超过 $50\mu m$ 直径的粒子，$15\mu m$ 以下的颗粒不得少于 90%。

3. pH pH 不当可引起刺激性，增加泪液的分泌，导致药物流失，甚至损伤角膜，应控制在 5.0~9.0。

4. 渗透压 应尽量与泪液相近，但一般能适应相当于浓度为 0.5%~1.6% 的氯化钠溶液。

5. 稳定性 应具有一定的稳定性，可加入适宜的稳定剂以保证在使用期限内的稳定。

6. 黏度 以 4.0~5.0 厘泊为宜，适当大的黏度使滴眼液在眼内停留时间延长，并减少刺激性。

（四）滴眼剂的原辅料

滴眼剂的原辅料包括原料、溶剂和附加剂。

1. 滴眼剂的原料 无杂质、纯度高，最好用注射用原料，或在使用前进行精制，使所用原料应符合注射用标准。

2. 滴眼剂的溶剂 注射用水必须符合《中国药典》对注射用水的质量要求；注射用非水溶剂必须符合注射用标准，一般用花生油、芝麻油、橄榄油、蓖麻油等。

3. 滴眼剂的附加剂 设计滴眼剂处方时，在考虑发挥滴眼剂的最佳疗效时，也要考虑减少滴眼剂的刺激性，因此必要时可添加附加剂，但选用的附加剂的品种与用量应符合《中国药典》标准，常用的附加剂见表 5－2，根据需要，滴眼剂还可以添加抗氧剂、增溶剂、助溶剂等附加剂。

表 5－2　常用滴眼剂的附加剂

pH 调整剂	渗透压调整剂
巴氏硼酸盐缓冲溶液	氯化钠
硼酸缓冲溶液	葡萄糖
沙氏磷酸盐缓冲溶液	硼酸
抑菌剂	助悬剂与增稠剂
硝酸苯汞、硫柳汞	甲基纤维素
苯扎氯铵、苯扎溴铵、氯己定（洗必泰）	羟丙甲纤维素（HPMC）
对羟基苯甲酸甲酯、乙酯、丙酯	羧甲基纤维素
山梨酸	聚乙烯醇（PVA）
三氯叔丁醇	

（五）滴眼剂的临床应用与注意事项

1. 临床应用

（1）尽量单独使用一种滴眼剂，若有需要间隔 10 分钟以上再使用另一种滴眼剂。若同时使用眼膏剂和滴眼剂，需先使用滴眼剂。

（2）滴眼剂主要用于治疗眼部疾病，如氯霉素滴眼液主要用于结膜炎、沙眼、角膜炎等眼部感染；人工泪液主要用于干燥综合征患者，起滋润眼睛的作用。

（3）眼用制剂应一人一用。

2. 注意事项

（1）使用滴眼剂前后需要清洁双手，并将眼内分泌物和部分泪液用已消毒棉签拭去，从而避免减少药物浓度。

（2）眼用半固体制剂涂布之后需按摩眼球以便药物扩散。

（3）使用滴眼剂时需轻压泪囊区，以减少药物引发的全身效应。

（4）使用混悬滴眼剂前需充分混匀。

（5）制剂性状发生改变时禁止使用。

二、制备滴眼剂

滴眼剂生产工艺流程如图 5-7 所示。

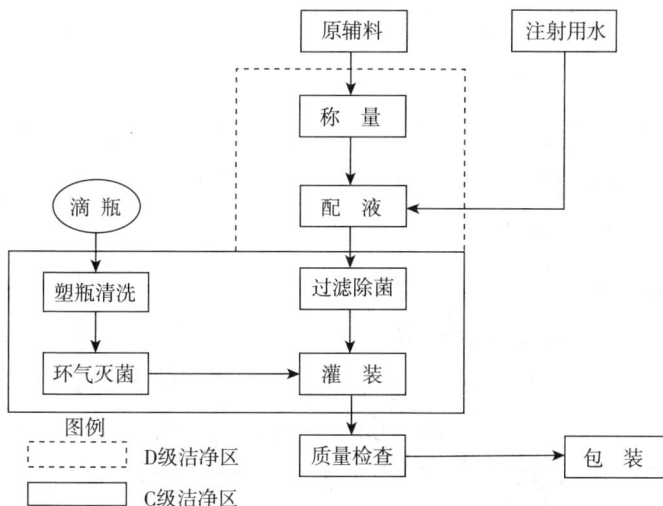

图 5-7　滴眼剂生产工艺流程

滴眼剂的制备与注射剂基本相同。药物性质稳定者一般在无菌环境中配制、分装，可加抑菌剂。包装容器为可直接滴药的塑料瓶，最终产品根据主药的热耐受性决定是否采用热压灭菌法补充灭菌；用于眼部手术或眼外伤的滴眼剂按小容量注射剂生产工艺进行操作，单剂量包装，保证完全无菌，不加抑菌剂或缓冲剂。洗眼液用输液瓶包装，按输液工艺制备。滴眼剂的具体制备过程如下。

（一）容器的处理

滴眼剂有塑料瓶和玻璃瓶两种包装形式，洗涤和灭菌方法亦不同。

大多数滴眼剂采用塑料瓶包装。塑料滴眼瓶系用聚烯烃塑料经吹塑制成，当时封口，不易污染。塑料瓶的洗涤可按下法进行：切开封口，按安瓿洗涤法处理，然后用环氧乙烷气体灭菌，避菌保存备用。有些药厂在同一洁净度环境中自己生产塑料瓶，以减轻容器清洗、干燥、灭菌等处理工序的负担。玻璃滴眼瓶一般用于易氧化药物的滴眼剂，一般为中性玻璃瓶，以橡胶帽塞、铝盖密封，并配有滴管。玻璃滴眼瓶、塞的洗涤灭菌方法与小容量注射剂容器的洗涤灭菌方法相同，用前再用纯化水及新鲜的注射用水洗净。

（二）配制

眼用溶液的配制可采用稀配法，即将药物与附加剂加入所需要的溶剂中，一次配成所需要的浓度。现多采用浓配法，即将药物、附加剂依次加入适量溶剂中溶解，配成浓溶液，必要时可加 0.05%～0.3% 药用活性炭加热过滤，加溶剂至全量，此法适用于需加热助溶的滴眼剂。

眼用混悬液的配制，可先将药物微粉化处理后灭菌，另取表面活性剂、助悬剂与适量注射用水配成黏稠液，再与主药用乳匀机搅匀，添加注射用水至全量。

配制完成后，要进行半成品检验，包括 pH、含量等，合格后才能过滤、灭菌、分装。

（三）过滤

滴眼剂的过滤与注射剂过滤操作几乎相同，经滤棒、垂熔玻璃滤球与膜滤器三级过滤至澄明。如需除菌过滤，滤膜宜选用 0.22～0.45μm 孔径，如工艺仅要求单纯除去异物时，滤膜可选用 0.8μm 孔径。

（四）无菌灌装

滴眼剂生产中药液的灌装方法大多采用减压灌装。将已洗净灭菌的滴眼空瓶，瓶口向下，排列在一平底盘中，将盘放入真空箱内，由管道将药液从储液瓶定量地放入盘中（稍多于实际灌装量），密闭箱门，抽气并调节真空度，即可调节灌装量，瓶中空气从液面下的小口逸出，然后通入洁净空气，恢复常压，药液即灌入滴眼瓶中，取出盘子，立刻封口即可。一般滴眼剂，每一容器的装量，除另有规定外应为 5～8ml，不应超过 10ml。

（五）质量检查

检查可见异物、粒度、沉降体积比、无菌、微生物限度等。

三、实例分析

醋酸可的松滴眼液（混悬液）

【处方】醋酸可的松（微晶）5.0g　　聚山梨酯 80 0.8g　　硝酸苯汞 0.02g　　硼酸

20.0g　羧甲基纤维素钠2.0g　注射用水加至1000ml

【制法】取硝酸苯汞溶于处方量50%的注射用水中，加热至40～50℃，加入硼酸、聚山梨酯80使溶解，用3号垂熔玻璃滤器滤过备用；另将羧甲基纤维素钠溶于处方量30%的注射用水中，用垫有200目尼龙布的布氏漏斗滤过，加热至80～90℃，加醋酸可的松微晶搅匀，保温30分钟，冷至40～50℃，再与硝酸苯汞溶液合并，加注射用水至全量，200目尼龙筛滤过两次，在搅拌下分装，封口，100℃流通蒸汽灭菌30分钟即得。

【注解】①醋酸可的松微晶的粒径应为5～20μm，过粗易产生刺激性，降低疗效，损伤角膜；②羧甲基纤维素钠为助悬剂，配液前需精制；硝酸苯汞为抑菌剂；硼酸为等渗调节剂，因氯化钠能使羧甲基纤维素钠黏度显著下降，促使结块沉降，故不能使用。使用2%的硼酸即能克服降低黏度的缺点，又能减轻药液对眼黏膜的刺激性；③灭菌过程中应振摇，以防止结块，或采用旋转灭菌设备，灭菌前后均应检查有无结块。

【功能与主治】本品用于治疗急性和亚急性虹膜炎、交感性眼炎、小泡性角膜炎、角膜炎等。

任务六　认识植入剂

一、概述

（一）定义

植入剂系指将药物与辅料制成的供植入体内的无菌固体制剂。植入剂一般采用特制的注射器植入，也可以用手术切开植入。植入剂释放的药物经皮下吸收直接进入血液循环起全身作用，避开首过效应，生物利用度高。本系统给药后作用时间较长，但需医生进行植入和取出。

（二）作用与分类

植入剂是缓控释制剂的一个重要组成部分，因其具有使药物生物活性增强、药物作用时间延长、生物利用度高等特点，愈来愈被行业所重视，研发其种类也越来越多，应用范围也越来越广，已经扩大到各类疾病的治疗。如肿瘤、心血管、胰岛素、眼科等方面的治疗。植入剂根据给药系统可分为植入泵、高分子聚合物植入系统及可降解型注射式原位植入给药系统型植入剂；根据药物释放的机制和药物在体内的过程，可分为植入缓释剂和植入控释剂两类。

（三）植入剂临床应用与注意事项

1. 临床应用　主要用于抗肿瘤药、胰岛素给药、激素给药、心血管疾病的治疗、眼部用药以及抗成瘾性等。如氟尿嘧啶植入剂用于食管癌、结肠癌、直肠癌和胃癌等；醋酸戈舍瑞林缓释植入剂主要治疗前列腺癌、乳腺癌和子宫内膜异位症。

2. 注意事项　若植入剂的材料没有较好的降解性容易引起炎症反应，需进行手术取出，导致患者的顺应性较差。若植入剂移位会导致难以取出；若使用不当还可能出现多聚物的毒性反应。

二、实例分析

地塞米松植入剂

【处方】醋酸地塞米松 30 份　聚 D – 乳酸（数均分子量 9000）58 份　聚乙二醇（数均分子量 1000）12 份

【注解】醋酸地塞米松是一种难溶性药物，聚 D – 乳酸是骨架材料，聚乙二醇作为改良剂，起到促溶、致孔、增塑、润滑、增强、增韧等作用。本品的内外包装只允许在临用前且在无菌手术室内方可拆开。

【功能与主治】本品常用于白内障摘除并植入人工晶体后引起的术后眼内炎症。

任务七　认识冲洗剂

一、概述

（一）定义

冲洗剂是指用于冲洗开放性伤口或腔体的无菌制剂。

（二）冲洗剂的质量要求

1. 冲洗剂应无毒、无局部刺激性、无菌。

2. 冲洗剂可由药物、电解质或等渗调节剂溶解在注射用水中制成，也可以为灭菌注射用水，标签注明为供冲洗用。通常冲洗剂应调节至等渗。冲洗剂在适宜条件下目测，应澄清。冲洗剂容器应符合注射剂容器的规定。

3. 除另有规定外，冲洗剂应严封贮存。

（三）冲洗剂临床应用与注意事项

1. 临床应用　主要用于冲洗开放性伤口或腔体，如鼻腔冲洗剂可用于慢性鼻窦炎、鼻腔肿瘤放、化疗后的清洗，各种鼻炎引发的鼻塞、分泌物过多等的鼻腔冲洗。如妇炎洁可以起到消炎、杀菌和清洁作用。

2. 注意事项　冲洗剂应为等渗、无菌溶液，生产时需注意灭菌。冲洗剂不能用于注射，并注明该制剂仅能使用 1 次，开启后应立即使用，未用完的均应弃去。大体积的灌肠剂用前应将药液热至体温。

二、实例分析

伤口消炎冲洗剂

【处方】七叶一枝花 10 份　白及 2 份　千里光 25 份　一扫光 5 份　冰片 10 份

【注解】七叶一枝花清热解毒、消肿止痛，熄风定惊。白及主治痈肿、恶疮、败疽。千里光清热、解毒、杀虫、明目。一扫光祛风除湿、清热解毒、止痒。冰片功效为开窍醒神、清热止痛。

【功能与主治】本品消炎生肌，用于体外创伤、伤口感染、烫伤、烧伤、疥疮溃疡、缝合后的伤口外洗，可有防止伤口感染、促进愈合之功效。

任务八　认识烧伤及严重创伤用外用制剂

一、烧伤及外伤用溶液剂、软膏剂

用于烧伤部位的溶液剂和软膏剂属于无菌制剂，必须在无菌条件下制备，注意防止微生物污染，所用的基质、药物、器具、包装等均应严格灭菌。成品中不得检出金黄色葡萄球菌和铜绿假单胞菌。对于伤口，眼部手术用的溶液、软膏剂的无菌检查，按照《中国药典》（2020 年版）通则无菌检查法检查，应符合规定。其微生物限度检查也应符合规定。

硼酸溶液（Boric acid solution）为消毒防腐剂，抑菌作用弱，无刺激性。用于皮肤、黏膜及伤口的消毒。也可用于渗出性皮肤湿疹、急性皮炎及褥疮等的清洗或湿敷。

二、烧伤及外伤用气雾剂、粉雾剂

粉雾剂、气雾剂可用于保护创面（如烧伤面）、清洁消毒、局部麻醉和止血等局部作用。用途不同，其要求亦不相同，用于创面保护和治疗的气雾剂，必须无刺激性，防止吸收中毒，有利于创面修复、抗菌且具有良好的透气性，例如灼伤涂膜气雾剂。

三、临床应用与注意事项

1. 临床应用　主要用于烧伤及严重外伤。例如 10% 聚维酮碘软膏主要用于治疗烧伤。

2. 注意事项　用于烧伤及外伤的溶液剂和软膏剂必须无菌，而气雾剂必须无刺激性。

任务九　认识其他无菌手术用制剂

一、止血海绵

海绵剂系指亲水性胶体溶液，经冷冻或其他方法处理后制得的质轻、疏松、坚韧而又具有极强的吸湿性能的海绵状固体灭菌制剂，海绵剂的原料有糖类和蛋白质，如淀粉、明胶、纤维、蛋白等。海绵剂主要用于外伤止血，故属于灭菌制剂范畴。止血海绵临用前自乙醇中取出，挤去乙醇，浸于灭菌温热生理盐水中洗净，然后用灭菌纱布吸干。应用时先用灭菌纱布将出血面吸干，立即用海绵覆盖，另用纱布在海绵上均匀轻压，使其不移动，即可止血。

二、骨蜡

本品为骨科止血剂，用于骨科手术及脑手术时用于骨出血。在无菌状况下密封保存于玻璃瓶或铁盒中。使用时，用75%乙醇及生理盐水冲洗出血部位，加热软化本品，涂于骨上渗血处。

三、硫酸鱼精蛋白注射液

硫酸鱼精蛋白注射液是从深海鱼类精巢中分离出的一种抗肝素生物制剂，是在心脏外科体外循环手术中必须用到的医药用生物蛋白胶的组成成分；鱼精蛋白是从鱼类新鲜成熟精子中提取的一种碱性蛋白质的硫酸盐，用于因注射肝素过量所引起的出血，尤其对于心脏手术中采用了体外循环的患者而言，术后必须使用，且无其他药品可替代。

📖 拓展阅读

注射剂的等渗与等张调节

1. 等渗与等张溶液含义　等渗溶液属于物理化学概念，临床上等渗溶液系指与血浆、泪液等体液渗透压相等的溶液；等张溶液属于生物学概念，临床上等张溶液系指渗透压与红细胞膜张力相等的溶液。

2. 渗透压的测定与调节　0.9%的氯化钠溶液、5%的葡萄糖溶液与血浆具有相同的渗透压，为等渗溶液。除甘露醇等临床特殊要求具有较高渗透压的输液外，一般输液都要求具有等渗性。人体可耐受的渗透压，肌内注射为0.45%~2.7%的氯化钠溶液的渗透压，相当于0.5~3倍等渗浓度的溶液。静脉滴注的大输液，若大量输入低渗溶液，水分子可迅速进入红细胞内，使红细胞破裂而溶血。若输入大量高渗溶液，红细胞可皱缩而形成血栓。若输入缓慢且量不大时，机体可自行调节，不致产生不良反应。

3. 等张调节　等渗概念是从物理化学的依数性出发考虑的，即半透膜两边的粒子数相等，则渗透压相等，但对生物体的细胞膜来说，尚应考虑生物因素。红细胞对它们来说并不是一理想的半透膜，它们能迅速自由地通过细胞膜，同时促使膜外的水分进入细胞，从而使得红细胞胀大破裂而溶血。这类溶液虽是等渗溶液但不是等张溶液。一般需加入氯化钠、葡萄糖等等渗调节剂，常可得到等张溶液。如2.6%的甘油与0.9%的氯化钠具有相同渗透压，但它100%溶血，如果制成10%甘油、4.6%木糖醇、0.9%氯化钠的复方甘油注射液，试验表明不产生溶血现象，红细胞也不胀大变形。

由于等渗和等张溶液定义不同，等渗溶液不一定等张，等张溶液亦不一定等渗。因此在新产品的试制中，即使所配制的溶液为等渗溶液，为安全用药，亦应进行溶血试验，必要时加入葡萄糖、氯化钠等等渗调节剂以调节成等张溶液。

实训项目

实训九　制备维生素 C 注射剂

一、实训目的

1. 能进行注射剂的处方分析和小试制备。
2. 能进行可见异物检查（灯检）操作。
3. 能正确使用熔封器、澄明度检测仪等设备。

二、器材与药品

熔封器、安瓿瓶、微孔滤膜、灯检机；维生素 C、碳酸氢钠、EDTA – 2Na、焦亚硫酸钠、亚硫酸氢钠、注射用水。

三、实训原理

注射剂是指药物与适宜的溶剂或分散介质制成的供注入体内的溶液、乳浊液或混悬液，及供临用前配制或稀释成溶液或混悬液的粉末或浓溶液的无菌制剂。注射剂是一类供皮下、肌肉、静脉、脊髓等注射的灭菌溶液，具有奏效迅速等优点。注射剂的要求比其他制剂更为严格，以保证用药安全、有效。

制备工艺：原辅料的准备→配液→滤过→灌注→熔封→灭菌→质量检查→印字包装→成品。

制备时应尽量在避菌、避尘的条件下进行，原料药品及溶媒应严格要求，灭菌操作应确实掌握温度、时间以达到完全灭菌要求。

四、实训内容

（一）制备维生素 C（抗坏血酸）注射液

【处方】维生素 C 6.25g　碳酸氢钠 2.42g　EDTA – 2Na 0.05g　焦亚硫酸钠 0.2g 注射用水加至 50ml

【制法】取维生素 C 加注射用水约 35ml，搅拌使完全溶解，另将焦亚硫酸钠和

EDTA – 2Na 溶于适量注射用水中，将两液合并，搅匀，分次缓缓加入碳酸氢钠调 pH6.0 ~ 6.2，加注射用水到 50ml。先用三角漏斗粗滤后，再用膜滤器过滤（精滤）澄明，灌注于 2ml 安瓿中，熔封，100℃，15 分钟流通蒸汽灭菌，检漏，灯检。

【注解】

（1）维生素 C 分子中有烯二醇结构，易氧化。其水溶液与空气接触，自动氧化成脱氢抗坏血酸，后者再经水解生成 2，3 – 二酮 L – 古罗糖失去疗效，此化合物再被氧化成草酸及 L – 丁糖酸。成品分解后呈黄色。影响本品稳定性的因素主要是空气中的氧，溶液的 pH 和金属离子，因此生产上采取通惰性气体、调节药液 pH、加抗氧剂和金属离子螯合剂等措施。

（2）维生素 C 注射剂稳定性与温度有关。100℃灭菌 30 分钟，含量减少 3%，而 100℃灭菌 15 分钟只减少 2%，故以 100℃灭菌 15 分钟为好。

（3）维生素 C 酸性强，注射时刺激性大，故加入碳酸氢钠使之中和成盐，以减少注射疼痛，同时碳酸氢钠起调节 pH 的作用。

（4）维生素 C 注射液临床上用于防治坏血病，也可用于各种急慢性传染性疾病及紫癜等辅助治疗；慢性铁中毒的治疗；特发性高铁血红蛋白症的治疗等。肌内或静脉注射，成人一次 0.1 ~ 0.25g，每日 1 ~ 3 次。

（二）检查可见异物

将检漏合格的安瓿或输液瓶冲洗干净后用干布擦净，放在灯检机下，按照《中国药典》（2020 年版）可见异物检查法目视检查，不得有易见到的玻璃屑、纤维、白点等。结果记录于表 5 – 3 中。

表 5 – 3 可见异物检查结果记录

总检支数	废品支数							合格成品支数	成品率
	玻璃屑	纤维	白点	黑点	白块	焦头	其他		

【注解】

溶液型注射液、注射用浓溶液均不得检出可见异物；混悬型注射液不得检出色块、纤毛等可见异物。溶液型静脉用注射液、注射用浓溶液可见异物检查符合规定后，还需进行不溶性微粒检查。

注射剂、滴眼剂可见异物检查方法：将安瓿外壁擦干净，1 ~ 2ml 安瓿每次拿取 6 支，于伞棚边处，手持安瓿颈部使药液轻轻翻转，用目检视，每次检查 18 秒。50ml 或 50ml 以上的注射液按直立、倒立、平视三步法旋转检视。按规定方法检查，除特殊规定品种外，未发现有异物或仅带微量白点者作合格论。

五、思考题

1. 用 $NaHCO_3$ 调节维生素 C 注射液的 pH，应注意什么问题？为什么？

2. 影响药物氧化的因素有哪些？如何防止？

3. 分析维生素 C 注射液处方，说明其临床应用与注意事项。

（张颖梅）

固体类制剂

项目六 散剂、颗粒剂、胶囊剂制备技术

知识导航

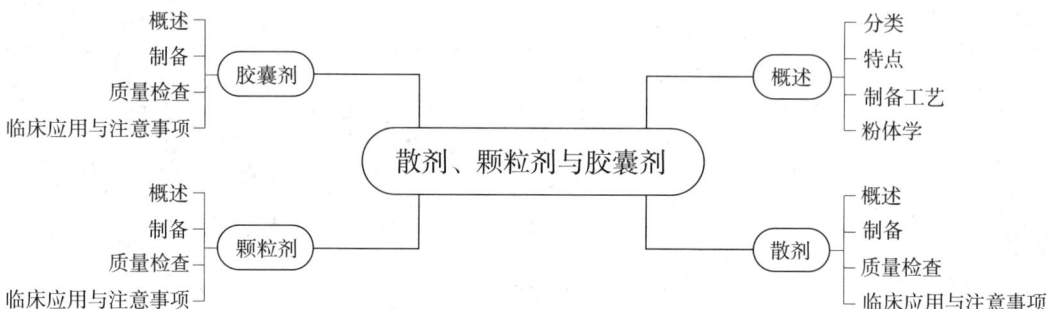

理论知识

任务一 认识固体制剂

一、概述

（一）定义

固体制剂是药物与辅料通过一定工艺制成的最终是固体形态的制剂。常用的固体剂型

有散剂、颗粒剂、片剂、胶囊剂、滴丸剂、片剂、膜剂等，在药物制剂中约占70%。

（二）固体制剂的特点

固体制剂的共同特点是：①与液体制剂相比，物理、化学稳定性好，生产制造成本较低，服用与携带方便；②制备过程的前处理经历相同的单元操作，以保证药物的均匀混合与准确剂量，而且剂型之间有着密切的联系；③药物在体内首先溶解后才能透过生理膜被吸收入血液循环中。

（三）固体制剂的分类

按不同的剂型分类，固体制剂可分为散剂、颗粒剂、胶囊剂、片剂、丸剂等。按照药物释放速度的快慢分类，可以将固体制剂分为速释固体制剂（如速崩片、速溶片、固体分散片等）、缓控释固体制剂（如渗透泵片、缓控释片、缓控释胶囊等）和普通固体制剂。

二、固体制剂中药物的溶出与体内吸收

药物从用药部位进入血液循环的过程称为吸收。固体制剂共同的吸收路径是：固体制剂口服给药后，经过药物的崩解或分散，然后溶解，经胃肠道上皮细胞膜吸收进入血液循环。对一些难溶性药物来说，药物的溶出过程就是药物吸收的限速过程。若溶出速度小，吸收慢，则血药浓度就难以达到治疗的有效浓度。固体剂型和不同剂型在口服后的吸收路径如图6-1和表6-1所示。

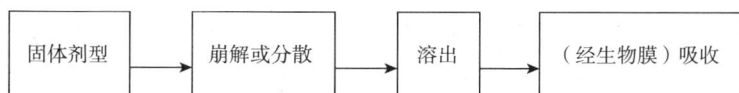

图 6-1　固体剂型在体内的吸收路径

表 6-1　不同剂型在体内的吸收路径

剂型	崩解或分散	溶解过程	吸收
片剂	○	○	○
胶囊剂	○	○	○
颗粒剂	×	○	○
散剂	×	○	○
混悬剂	×	○	○
溶液剂	×	×	○

注：○为需要此过程；×为不需要此过程。

片剂和胶囊剂口服后首先崩解成细颗粒状，然后药物分子从颗粒中溶出，药物通过胃肠黏膜吸收进入血液循环中。颗粒剂或散剂口服后没有崩解过程，迅速分散后具有较大的比表面积，因此药物的溶出、吸收和奏效较快。混悬剂的颗粒较小，因此药物的溶解与吸收过程更快，而溶液剂口服后没有崩解与溶解过程，药物可直接被吸收

入血液循环当中，从而使药物的起效时间更短。口服制剂吸收的快慢顺序一般是：溶液剂 > 混悬剂 > 散剂 > 颗粒剂 > 胶囊剂 > 片剂 > 丸剂。

固体制剂在体内首先分散成细颗粒是提高溶解速度以加快吸收速度的有效措施之一。

拓展阅读

Noyes – Whitney 方程

各种口服固体剂型在到达生物膜被吸收之前，都需要经过溶出过程，对于多数固体剂型来说，药物的溶出速度直接影响药物的吸收速度，溶出过程可用 Noyes – Whitney 方程描述：

$$dc/dt = kS(c_s - c) \tag{6-1}$$

式中，dc/dt 为溶出速度；k 为溶出速度常数；S 为药物粒子的表面积；c_s 为固体表面药物的饱和浓度；c 为溶液主体药物的浓度。

在受溶出速度限制的吸收过程中，由于溶出的药物往往立即被吸收，即为漏槽状态，当 c 趋近于 0 时，则上式可以简化为：

$$dc/dt = kSc_s \tag{6-2}$$

Noyes – Whitney 方程解释影响药物溶出速率的各个因素，表明药物从固体剂型中的溶出速度与溶出速度常数 k、药物粒子的表面积 S、药物的饱和浓度 c_s 成正比。故可采取以下措施来改善药物的溶出速度。①增大药物的溶出面积：通过粉碎减小粒径以促进崩解。②增大溶解速度常数：加强搅拌，以减少药物扩散边界层厚度或提高药物的扩散系数。③提高药物的溶解度：提高温度，改变晶型，制成固体分散物等。

三、固体剂型的制备工艺

固体剂型的主要制备工艺如图 6 – 2 所示。

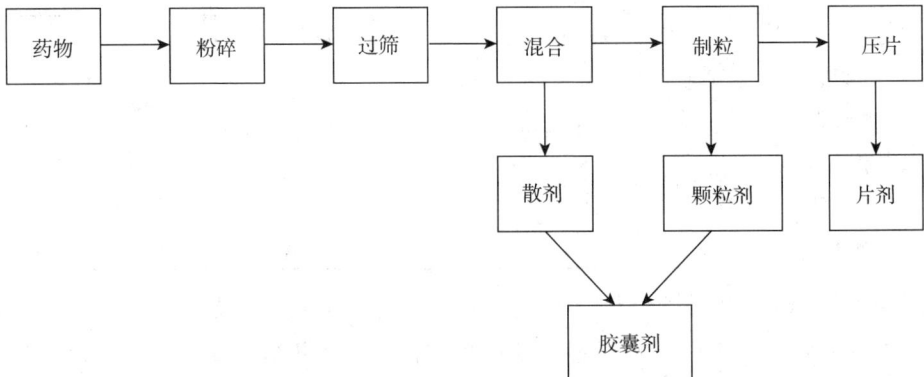

图 6 – 2　固体剂型的制备工艺流程

在固体剂型的制备过程中，首先要将药物进行粉碎与过筛后才能加工成各种剂型。如粉碎、过筛后与其他组分均匀混合后直接分装，可获得散剂；如将混合均匀的物料进行造粒、干燥后分装，即可得到颗粒剂；如将制备的颗粒压缩成形，可制备成片剂；如将混合的粉末或颗粒分装入胶囊中，可制备成胶囊剂。对于固体制剂来说物料的混合度、流动性、充填性显得非常重要，故粉碎、过筛、混合是保证药物含量均匀度的主要单元操作，是几乎所有固体制剂都要经历的制备过程，现介绍如下。

（一）粉碎

粉碎主要是指借助机械力将大块固体药物破碎成适宜程度的颗粒或粉末的操作过程。但现代粉碎技术也可借助其他方法如超声波、超声气流等将固体药物破碎成微粉的程度。粉碎操作对制剂过程有一系列的意义：①增加药物的表面积，促进药物的溶解与吸收，提高药物的生物利用度；②便于制成多种剂型，如散剂、颗粒剂、丸剂、片剂、浸出制剂等；③加速药材中有效成分的溶解；④便于各成分混合均匀和服用。

拓展阅读

认识粉体

制备散剂、颗粒剂与胶囊剂的原料多为粉体状态。固体细小粒子的集合体称为粉体，粉体中的粒子大小范围一般在 $0.1 \sim 100 \mu m$，这些粒子可以是数毫米的颗粒，也可以是数纳米的微粉。由于组成粉体的每个粒子的大小、粒度分布以及粒子形状不同，使粉体整体的性质发生变化。粉体学是研究固体粒子集合体性质及其应用的科学。

粉体学是药物制剂学科的基本理论之一，对固体制剂的处方设计、制备、质量控制以及产品包装等提供重要的理论依据和技术方法。如粉体的可压性会影响片剂成型及崩解的难易，粉体粒子的大小会影响溶出度和生物利用度，粉体的流动性、相对密度等性质会影响散剂、颗粒剂、胶囊剂等按容积分剂量的准确性，粉体的分散度、密度、形态等会影响药物混合的均匀性。

通常把粉碎前药物的平均直径（φ）与粉碎后药物的平均直径（φ_1）的比值称为粉碎度（n）。

$$n = \frac{\varphi}{\varphi_1} \qquad (6-3)$$

由此可知，粉碎度与粉碎后的药物颗粒平均直径成反比，即粉碎度越大，颗粒越小。粉碎度的大小，取决于药物本身的性质、制备的剂型及临床使用要求。如内服散剂中不溶或难溶性药物用于治疗胃溃疡时，必须将药物制成细粉，以利于分散，充分发挥药物的保护和治疗作用；而易溶于胃肠液的药物则不必粉碎成细粉。浸出中药材时过细的粉末易于形成糊状物而达不到浸出目的。用于眼黏膜的外用散剂需要极细粉，以减轻刺激性。因此，固体药物的粉碎应根据需要而选择适当的粉碎度。

粉碎过程常用的外力有剪切力、冲击力、研磨力、挤压力等。被粉碎物料的性质、粉碎程度不同，所需施加的外力也不同。冲击、研磨作用对脆性物料有效；纤维状物料用剪切力更有效；粗碎以冲击力和挤压力为主，细碎以剪切力和研磨力为主；要求粉碎产物能产生自由流动时，用研磨法较好。实际上多数粉碎过程是上述几种力综合作用的结果。

1. 粉碎的方法　根据物料的性质和产品粒度的要求，结合实际的设备条件，可采用下列不同的粉碎方法，其选用原则以能达到粉碎效果及便于操作为目的。

（1）循环粉碎与开路粉碎　粉碎的产品中，如含有未充分粉碎的物料，一般通过筛分或分级后，粗颗粒重新返回到粉碎机中进行二次粉碎，称为循环粉碎。开路粉碎则是物料只通过粉碎设备一次，即将产品排出。循环粉碎得到的粒子粒径分布更为均一，更适合于药物制剂的加工。

（2）混合粉碎　是指两种或两种以上药物放在一起同时粉碎的操作方法。药物经过粉碎后，表面积增加，引起了表面能的增加，故体系不稳定。因表面能有趋于最小的倾向，故已粉碎的粉末有重新聚结的趋势，随着粒度的增加，重新聚结的趋势变为现实时，粉碎与聚结同时进行，粉碎便停止在一定阶段，表观上不再往下进行，使粉碎过程达到一种动态平衡。若用混合粉碎的方法，在其粉碎过程中加入一种内聚力小的药物，这种药物的粉末吸附于前者药物粉末的表面，使其表面能显著降低，并且在其表面形成了机械隔离层，从而阻止了聚结，使粉碎能继续进行。因此若处方中某些药物的性质及硬度相似，可将它们掺和在一起进行粉碎，混合粉碎可避免一些黏性药物单独粉碎的困难，又可将粉碎与混合操作结合进行。

拓展阅读

混合粉碎前的特殊处理

若处方中含有大量油性、黏性较大的药物或含有新鲜动物药，应进行特殊处理。特殊处理的主要方法有以下几种。

1. 串油法　处方中含有大量油脂性的药物，如桃仁、枣仁、柏子仁等，粉碎时先将处方中易粉碎的药物粉碎成细粉，再将油脂性药物研成糊状，然后与已粉碎的药物掺研粉碎，让药粉充分吸收油脂，以便于粉碎和过筛。

2. 串料法　处方中含有大量黏液质、糖分等黏性药物，如熟地、黄精、玉竹、天冬、麦冬等，粉碎时先将处方中黏性小的药物混合粉碎成粗末，然后陆续掺入黏性大的药物，粉碎成不规则的粉块或颗粒，60℃以下充分干燥后再粉碎。

3. 蒸罐法　处方中含有新鲜动物药，如乌鸡、鹿肉等，粉碎时将药物加入黄酒及其他药汁等液体辅料蒸煮后，与其他药物掺合、干燥、再粉碎。

（3）单独粉碎　是指将一种药物单独进行粉碎的操作方法。此法既可按待粉碎物料的性质选择合适的粉碎设备，又可避免粉碎时因不同物料损耗不同而引起含量不准确的现象出现。宜单独粉碎的药物如下。

1）氧化性药物与还原性药物 若混合粉碎，可引起爆炸，如氯酸钾、高锰酸钾、碘等氧化性物料忌与硫、淀粉、甘油等还原性物料混合粉碎。

2）贵重细料药物 为减少损耗，宜单独粉碎，如羚羊角、麝香、牛黄等。

3）毒性药物、刺激性大的药物 为便于劳动保护，防止中毒和交叉污染，宜单独粉碎，如雄黄、蟾酥、马钱子等。

（4）干法粉碎 是指物料处于干燥状态下进行粉碎的操作方法。在药物制剂生产中大多数物料采用干法粉碎。

（5）湿法粉碎 是指在药物中加入适量液体（水或有机溶剂）进行研磨粉碎的方法。由于加入的液体可以渗入药物颗粒的裂隙中，降低了分子间的内聚力而有利于粉碎。加入液体的选用以药物遇湿不膨胀、两者不起变化、不影响药效为原则。根据粉碎时加入液体种类和体积的不同，湿法粉碎可分为加液研磨法和水飞法。

1）加液研磨法 是指药物中加入少量液体进行研磨粉碎的方法。液体用量以能湿润药物成糊状为宜。此法粉碎度高，避免粉尘飞扬，减轻毒性或刺激性药物对人体的危害，减少贵重药物的损耗，如樟脑、冰片、薄荷脑、牛黄等加入少量挥发性液体（乙醇等）研磨粉碎。

2）水飞法 是指药物与水共置乳钵或球磨机中研磨，使细粉飘浮于液面或混悬于水中，倾出此混悬液，余下的药物再加水反复研磨，至全部药物研磨完毕，将所得混悬液合并，静置沉降，倾去上清液，将湿粉干燥即得极细粉。此法适用于矿物药、动物贝壳的粉碎，如朱砂、炉甘石、滑石、雄黄等。

（6）低温粉碎 是指将药物或粉碎机进行冷却的粉碎方法。由于药物在低温时脆性增加，韧性与延展性降低，故可提高粉碎效果。此法适用于弹性大的药物或高温时不稳定的药物的粉碎，如动物药（甲鱼、蛇）、树脂、树胶、干浸膏、含挥发性成分的物料及抗生素类药物等。

低温粉碎一般有下列四种方法：①物料先行冷却，迅速通过高速冲击式粉碎机粉碎，物料在机内停留的时间短暂；②粉碎机壳通入低温冷却水，在循环冷却下进行粉碎；③将干冰或液化氮气与物料混合后进行粉碎；④组合应用上述三种方法进行粉碎。

（7）流能粉碎 是利用高压气流（空气、蒸汽或惰性气体）使药物的粗粒之间相互碰撞而产生强烈的粉碎作用。用流能粉碎时，由于气流在粉碎室中膨胀时的冷却效应，故被粉碎物料的温度不升高，因此本法适用于抗生素、酶、低熔点或其他对热敏感的药物的粉碎。在粉碎的同时就可进行分级，所以可得到 $5\mu m$ 以下的微粉。

2. 粉碎设备 为了达到良好的粉碎效果，应根据药物的性质和所要求的粉碎度选择适宜的粉碎设备，常用的粉碎设备简述如下。

（1）万能粉碎机 是一种应用较广的冲击式粉碎机，它在高速旋转的转盘上固定有若干圈钢齿（冲击柱），另一与转盘相对应的固定盖上也固定有若干圈钢齿。药物由加料斗进入粉碎室，由于惯性离心作用，药物从中心部位被抛向外壁，在此过程中受到钢齿的冲击而被粉碎。细粉通过环状筛板，自粉碎机底部的出粉口收集，粗粉继续在机内粉碎。

万能粉碎机适用范围广，可用于粉碎各种干燥的非组织性的药物及中药的根、茎、皮等，故有"万能"之称。但由于在粉碎过程中发热，故不宜用于含有大量挥发性成分、低熔点及黏性药物的粉碎。

由于在粉碎过程中，能产生大量粉尘，故现在的粉碎机要求配置吸尘辅助设备，解决药物在粉碎过程中的粉尘飞扬问题。由于粉碎过程中发热，故现在有很多粉碎机附带水冷却系统，一般在粉碎室的夹层带水冷，可避免药材因粉碎时间加长导致温度升高使药材中的有效成分挥发，保持生药原有的特殊药性。

（2）柴田式粉碎机　这是目前中药厂普遍应用的冲击式粉碎机，在粉碎机的水平轴上装有打板、挡板、风叶三部分，由电动机带动旋转。药物由加料口进入粉碎室，在转轴高速旋转时，药物受到打板的打击、剪切和挡板的撞击作用而粉碎，经风叶将细粉吹至出口排出。

（3）球磨机　是兼有冲击力和研磨力的粉碎设备，由不锈钢或瓷制的圆筒和内装有一定数量和大小的圆形钢球或瓷球构成。粉碎时将药物装入圆筒密盖后，开动机器，圆筒转动，使筒内圆球在一定速度下滚动，药物借筒内圆球起落的冲击作用和圆球与筒壁及球与球之间的研磨作用而被粉碎。球磨机要有适当的转速才能使球达到一定高度并在重力和惯性力的作用下呈抛物线抛下而产生撞击和研磨的联合作用，粉碎效果好。若转速过慢，圆球不能达到一定高度即沿壁滚下，此时仅发生研磨作用，粉碎效果较差；若转速较快，圆球受离心力作用沿筒壁做圆周运动而不能落下，失去物料与球体的相对运动，粉碎效果差。

球磨机结构简单、密闭操作、粉尘少，适用于毒性药物、贵重药物以及刺激性药物的粉碎，还可在通入惰性气体的条件下，密闭粉碎易氧化药物或爆炸性药物。球磨机除广泛用于干法粉碎外，还可用于湿法粉碎。

（4）流能磨　亦称气流粉碎机，其粉碎机制完全不同于其他粉碎机，物料被压缩空气引射进入粉碎室，7～10个气压的压缩空气通过喷嘴沿切线进入粉碎室时产生超音速气流，物料被气流带入粉碎室被气流分散、加速，并在粒子与粒子间、粒子与器壁间发生强烈撞击、冲击、研磨而得到粉碎。压缩空气夹带的细粉由出料口进入旋风分离器或袋滤器进行分离，较大颗粒由于离心力的作用沿器壁外侧重新带入粉碎室，重复粉碎过程。粉碎程度与喷嘴的个数和角度、粉碎室的几何形状、气流的压缩压力以及进料量等有关。一般进料量越多，所获得粉碎物的粒度越大。

流能磨粉碎药物的过程中，由于气流在粉碎室中膨胀时的冷却效应抵消了粉碎时产生的热量，因此特别适用于抗生素、酶、低熔点或其他对热敏感的药物的粉碎。应用流能磨粉碎药物的同时也就进行了分级，所以可得 $5\mu m$ 以下均匀的极细粉末。

（5）乳钵　是以研磨力为主的粉碎设备，主要用于少量药物的粉碎。乳钵以瓷制和玻璃制为常用。瓷制乳钵内壁较粗糙，适用于结晶性及脆性药物的粉碎，但吸附作用大，不宜用于粉碎少量药物。对于毒性药物或贵重药物的粉碎宜采用玻璃乳钵。

用乳钵进行粉碎时，每次所加药量一般不超过乳钵容积的四分之一，以防研磨时药物溅出或影响粉碎效能。研磨时，杵棒由乳钵中心按螺旋方式逐渐向外旋转，到达最外层后再逆向旋转至中心，如此反复以提高研磨效率。

3. 粉碎操作注意事项 各种粉碎设备的性能不同，作用力不同，可以根据被粉碎药物的性质和粒度要求选择适宜的粉碎设备。在使用和保养粉碎设备时应注意以下几点。

（1）通常高速旋转的粉碎机开动后，待其转速稳定时再加料。否则因药物先进入粉碎室后，机器难于启动，引起发热，会损坏电机或因过热而停机。

（2）药物中不应夹杂硬物，以免卡塞转子而引起电动机发热或烧坏。粉碎前应对物料进行精选以除去夹杂的硬物（如铁钉等）。应在粉碎机的饲料斗上附有电磁除铁装置，当物料通过电磁区时，所含铁块即被吸除。

（3）各种粉碎机在每次使用后，应检查机件是否完整，且清洗内外各部，添加润滑油后罩好。

（4）操作时注意安全，要严格遵守操作规程，严禁在开机的情况下向机器中伸手，以免发生安全事故。

（5）粉碎毒性药物、刺激性较强药物时，应特别注意劳动保护，以免中毒，同时也要做好防止药物交叉污染的预防工作。

> **课堂互动**
>
> 说一说下列药物应如何粉碎：珍珠、板蓝根、冰片、龙眼肉、山萸肉、乳香、没药。

（二）过筛

过筛是指粉碎后的物料通过一种网孔工具以使粗粉与细粉分离的操作。这种网孔工具称为药筛。药物粉碎后所得粉末的粒度是不均匀的，过筛的目的主要是将粉碎后的物料按粒度大小加以分等，从而获得较均匀的粉末，以适应医疗和制备制剂的需要。通过筛分可使粗细不匀的药粉混合均匀，以保证组分的均一性。同时还能及时将合格的药粉筛出以减少能量的消耗，将不合要求的粗粉进行再粉碎。

1. 药筛及粉末的分等

（1）药筛的分等 药筛按制作方法不同分为冲制筛和编织筛两种。药筛的性能、标准主要取决于筛网。冲制筛又称模压筛，是在金属板上冲压出圆形的筛孔而制成。此筛坚固耐用，筛孔不易变形，多用作粉碎机上的筛板。编织筛是以金属丝（不锈钢丝、铜丝等）或非金属丝（尼龙丝、绢丝等）编织而成。用尼龙丝制成的筛网具有一定的弹性，比较耐用，且对一般药物较稳定，在制剂生产中应用较多，但使用时筛线易移位致筛孔变形，分离效率下降。

药筛的分等有两种方法，一种是以筛孔内径大小（μm）为依据，共规定了九种筛号，一号筛的筛孔内径最大，九号筛的筛孔内径最小；另一种是以每一英寸（2.54cm）长度上所含筛孔的数目来表示，即用"目"表示，例如，每一英寸有100个孔的筛称为100目筛，筛目数越大，筛孔内径越小。具体规定见表6-2所示。

表6-2　《中国药典》药筛分等级表

筛号	筛孔内径（平均值）	目号
一号筛	2000μm ± 70μm	10 目
二号筛	850μm ± 29μm	24 目
三号筛	355μm ± 13μm	50 目
四号筛	250μm ± 9.9μm	65 目
五号筛	180μm ± 7.6μm	80 目
六号筛	150μm ± 6.6μm	100 目
七号筛	125μm ± 5.8μm	120 目
八号筛	90μm ± 4.6μm	150 目
九号筛	75μm ± 4.1μm	200 目

（2）粉末的分等　药物粉末的分等是按通过相应规格的药筛而定的。《中国药典》（2020年版）规定了六种粉末等级，具体见表6-3所示。

表6-3　《中国药典》粉末等级标准

等级	分等标准
最粗粉	指能全部通过一号筛，但混有能通过三号筛不超过20%的粉末
粗粉	指能全部通过二号筛，但混有能通过四号筛不超过40%的粉末
中粉	指能全部通过四号筛，但混有能通过五号筛不超过60%的粉末
细粉	指能全部通过五号筛，并含能通过六号筛不少于95%的粉末
最细粉	指能全部通过六号筛，并含能通过七号筛不少于95%的粉末
极细粉	指能全部通过八号筛，并含能通过九号筛不少于95%的粉末

2. 过筛设备　过筛设备种类很多，应根据对粉末粗细要求、粉末性质和数量选择。在药厂大量生产中，多用粉碎、筛分、风选、集尘联动装置，对提高粉碎与过筛效率，保证产品质量尤为重要，亦可单用筛分设备进行过筛。生产上常用漩涡式振荡筛，实验室中用手摇筛。

（1）漩涡式振荡筛　是现在生产上常用的筛分粗细不等粉状、颗粒物料的设备，由料斗、振荡室、联轴器、电机组成。可调节的偏心重锤经电动机驱动传递到主轴中心线，在不平衡状态下，产生离心力，使物料在筛内形成轨道漩涡，从而达到需要的筛分效果。重锤调节器的振幅大小可根据不同物料和筛网进行调节。可设几层筛网，实现两级、三级甚至四级分离。适用于筛分无黏性的植物药、化学药物、毒性、刺激性及易风化或潮解的药物粉末。

（2）手摇筛 是由筛网固定在圆形的金属圈上制成的，并按筛号大小依次叠成套，最底层为接收器，最上为筛盖。使用时取所需号数的药筛套在接收器上，细号在下，粗号在上，上面用筛盖盖好，用手摇动过筛。手摇筛适用于少量、毒性、刺激性或质轻药粉的筛分，亦常用于粉末粒度分析。

3. 过筛操作注意事项 影响过筛效率的因素有很多，为了提高过筛效率，过筛操作时应注意以下几点。

（1）加强振动 在静止情况下，由于药粉相互摩擦及表面能的影响，药粉易形成粉堆而不易通过筛孔。当外加力振动迫使药粉移动时，各种力的平衡受到破坏，小于筛孔的粉末才能通过筛孔，故过筛时需要不断振动。振动时药粉在筛网上运动的方式有滑动和跳动两种，跳动能有效地增加粉末间距，且粉末的运动方向几乎与筛网成直角，筛孔得到充分暴露而使过筛操作能够顺利进行。滑动虽不能增大粉末间距，但粉末运动方向几乎与筛网平行，能增加粉末与筛孔接触的机会。所以，当滑动与跳动同时存在时有利于过筛进行。粉末运动速度不宜过快，这样可使更多的粉末有落于筛孔的机会，但运动速度过慢会降低过筛效率。

（2）粉末应干燥 粉末的湿度越大，越易黏结成团而堵塞筛孔，故含水量大的物料应事先适当干燥后再过筛。易吸潮的物料应及时过筛或在干燥环境中过筛。黏性、油性较强的药粉应掺入其他药粉一同过筛。

（3）粉层厚度要适中 药筛内的药粉不宜堆积过厚，让粉末有足够的余地在较大范围内移动，有利于过筛。但粉层太薄又影响过筛效率。

（三）混合

混合是将两种或两种以上组分的物料均匀混合的操作。混合的目的是使制剂中各组分分布均匀、含量均一，以保证用药剂量准确、安全有效。固体的混合是以固体粒子作为分散单元，在实际混合过程中要达到互溶液体的混合几乎办不到。为了满足混合样品中各成分含量的均匀分布，尽量减小各成分的粒度，常以微细粉体作为混合的主要对象。

1. 混合方法

（1）搅拌混合 将各药粉置适当大小容器中搅匀的操作。此法简便但不易混匀，多作为初步混合之用。

（2）研磨混合 将各药粉置乳钵中，边研磨边混合的操作。此法适用于少量尤其是结晶性药物的混合。

（3）过筛混合 将各药粉先搅拌做初步混合，再通过适宜孔径的筛网使之混匀的操作。由于较细、较重的粉末先通过筛网，故在过筛后仍须进行适当的搅拌，才能混合均匀。

大生产中，多采用搅拌或容器旋转方式使物料产生整体或局部移动的对流运动的混合方式而达混合目的。

2. 混合设备 大生产中，混合过程一般在混合筒中完成。混合筒的形状及运动轨迹直接影响到药粉的混合均匀度，混合筒的形状从最初的滚筒型发展到目前常用的槽型、V字型、双锥型，运动轨迹从简单的单向旋转发展到空间立体旋转，使混合设备得到了较大的发展，出现了一批混合均匀度高、效率高、能耗小的新型混合机。

（1）槽型混合机　亦称捏合机，其主要部分有混合槽、搅拌桨、水平轴。搅拌桨呈S形装于槽内轴上，开机使搅拌桨转动以混合物料。此机除适合于混合各种粉料外，还常用于片剂、丸剂的制软材。

（2）V型混合机　由两个圆柱形筒相交成一个尖角状，并安装在一个与两筒体对称垂直的圆轴上，两个圆柱筒一长一短。使用时圆柱形筒围绕轴旋转，带动物料向上运动，物料在重力作用下自上向下翻滚进行混合。容器不停转动时物料经多次分开、掺和，能在较短时间内混合均匀。圆口经盖密闭，有利于生产流程安排和改善劳动环境。

（3）三维混合机　该机由筒体和机身两部分组成。装料的筒体在主动轴的带动下作平行移动及摇滚等复合运动，促使物料沿着筒体作环向、径向和轴向的三向复合运动，从而实现多种物料的相互流动扩散、掺杂，以达到高均匀度混合的目的。该机特点是筒体各处为圆弧过渡，经过精密抛光处理，物料装料率大（最高可达80%，普通混合机仅为40%），效率高，混合时间短，物料无离心力作用，无密度偏析及分层、积聚现象，各组分可有悬殊的密度差，混合率达99.9%以上，是目前各种混合机中的一种较理想产品。

3. 影响混合均匀性的因素　药粉混合均匀性与各组分的比例量、粒度、密度、是否含低共熔组分、混合时间等均有关。

（1）各组分的比例量　各组分比例量相差过大时，不易混合均匀，此时应采用配研法（又称等量递加法）进行混合，即先用量大的组分饱和混合容器后，倾出，然后取量小的组分，加入等体积量大的组分混匀后，再加入与此混合物等量的量大组分混匀，如此倍量增加量大的组分，直至全部混合均匀。此法尤其适用于含毒性药物、贵重药物和小剂量药物的混合。

拓展阅读

倍散

含小剂量药物的散剂，毒性药品、麻醉药品、精神药品等一般用药剂量小，称取、使用不方便，且易损耗。为便于临时配方和服用，常在这些特殊药品中添加一定比例量的稀释剂制成稀释散，亦称倍散。常用的稀释散有五倍散、十倍散、百倍散和千倍散等。十倍散是由1份药物加9份稀释剂均匀混合制成。

倍散的比例可按药物的剂量定，如剂量在0.01~0.1g者，可配成十倍散，如剂量在0.01g以下者，则可配成百倍散或千倍散。配制倍散时，应采用配研法将药物和稀释剂混合。为了保证倍散的均匀性，常加入一定量的着色剂如胭脂红、亚甲蓝等着色，十倍散着色应深一些，百倍散稍浅些，这样可以根据倍散颜色的深浅判别倍散的浓度。

　　倍散常用的稀释剂有乳糖、淀粉、糊精、蔗糖、葡萄糖及一些无机物如沉降碳酸钙、沉降磷酸钙、碳酸镁、白陶土等，其中以乳糖较为常用。

　　取用倍散时，应按倍散的倍数与处方所需的药物总量，经折算后再称取。

　　（2）各组分的粒度与密度　各组分粒度相差较大时，先加粒径大的物料，后加粒径小的物料则易混合均匀。各组分密度相差较大时，在混合过程中存在自然分离的趋势，一般宜将质轻的组分先放入混合容器中，再加入质重者混合，这样可避免轻质组分浮于上部或飞扬，而重质组分沉于底部则不易混匀。

　　（3）含低共熔组分　当两种或两种以上药物按一定比例混合后，产生熔点降低而出现润湿和液化的现象称为共熔现象（简称共熔）。常见产生共熔的药物有樟脑与苯酚、麝香草酚、薄荷脑，乙酰水杨酸与对乙酰氨基酚和咖啡因等。共熔现象在研磨混合时通常出现较快，其他方式的混合有时需若干时间后才能出现。

　　含共熔组分的制剂是否需混合使其共熔，应根据共熔后对药理作用的影响而采用不同的措施，一般原则：①若药物共熔后，药理作用增强，则宜采用共熔混合，例如氯霉素与尿素，灰黄霉素与聚乙二醇6000等，形成共熔混合物比其单独成分吸收快、疗效高；②若药物共熔后，药理作用减弱，应设法避免共熔混合，如阿司匹林、对乙酰氨基酚和咖啡因三种药物混合制粒及干燥时，易产生共熔现象，应采取分别制粒的方法；③若药物共熔后，药理作用几乎无变化，可将共熔组分先共熔，再用处方中其他组分或加入适量的赋形剂吸收混合，使分散均匀。

　　（4）混合时间　混合时间并非越长混合的均匀性越好，要通过试验确定合适的混合时间。

　　（5）其他　含液体成分时，可采用处方中其他固体成分吸收；若液体量较大时，可另加赋形剂吸收；若液体为无效成分且量过大时，可采取先蒸发后再加赋形剂吸收的方法。

课堂互动

　　讨论：如何将1g朱砂与20g滑石粉混合均匀？

　　要求：1. 分组讨论混合方法；2. 将讨论结果与全班分享；3. 按照通过的讨论方案进行混合操作；4. 比较混合结果；5. 写出结论。

任务二　认识和制备散剂

一、认识散剂

（一）散剂的定义

散剂系指一种或数种药物均匀混合而制成的粉末状制剂。根据散剂的用途不同其粒径要求有所不同，一般的散剂能通过 6 号筛（100 目，125μm）的细粉含量不少于 95％；难溶性药物、收敛剂、吸附剂、儿科或外用散剂能通过 7 号筛（120 目，150μm）的细粉含量不少于 95％；眼用散剂应全部通过 9 号筛（200 目，75μm）等。

（二）散剂的特点

散剂具有以下特点：①散剂粉状颗粒的粒径小，比表面积大、容易分散、起效快；②外用散的覆盖面积大，可同时发挥保护和收敛等作用；③贮存、运输、携带比较方便；④制备工艺简单，剂量易于控制，便于婴幼儿服用。但也要注意由于分散度大而造成的吸湿性、化学活性、气味、刺激性等方面的影响。古人曰"散者散也，去急病用之"，指出了散剂容易分散和奏效快的特点。散剂是古老而传统的固体剂型，广泛应用于临床。在中药制剂中的应用比西药更为广泛。

✎ 拓展阅读

传统散剂——云南白药

云南白药专门用于伤科治疗的中成药散剂，至今已有一百多年历史，其处方现今仍然是中国政府经济知识产权领域的最高机密。1902 年，云南郎中曲焕章研制成功云南白药的前身"百宝丹"，这种白色的药末具有很强的消炎止血、活血化瘀功能。人们根据它的外观把它叫作白药。

（三）散剂的分类

1. 按用途分类 可分为内服散剂和外用散剂。内服散剂可直接吞服，亦可用水或其他液体冲服或调服；外用散剂可直接撒布患处，亦可吹入耳、鼻、喉等腔道，亦可用酒等调敷于患处。

2. 按组成分类 可分为单散剂和复方散剂。单散剂系由一种药物组成；复方散剂系由两种或两种以上药物组成。

3. 按剂量分类 可分为分剂量散剂和不分剂量散剂。分剂量散剂系按一次剂量包装，由患者按包服用，此类散剂内服者较多；不分剂量散剂系以多次使用的总剂量包装，由患者按医嘱自取，此类散剂外用者较多。

（四）散剂的临床应用与注意事项

1. 临床应用 外用或局部外用散剂适宜于溃疡、外伤的治疗；内服散剂一般为细粉，以便儿童以及老年人服用，服用时不宜过急，单次服用剂量适量，服药后不宜过多饮水，以免药物过度稀释导致药效差等。

2. 注意事项 外用散剂的使用主要有撒敷法和调敷法。撒敷法是将外用散剂直接撒布于患处，调敷法则需用茶、黄酒、香油等液体将散剂调制成糊状敷于患处。内服散剂应温水送服，服用后半小时内不可进食，服用剂量过大时应分次服用以免引起呛咳；服用不便的中药散剂可加蜂蜜调和送服或装入胶囊吞服。对于温胃止痛的散剂不需用水送服，应直接吞服以利于延长药物在胃内的滞留时间。

二、制备散剂

散剂的一般生产制备工艺流程如图6-3所示。

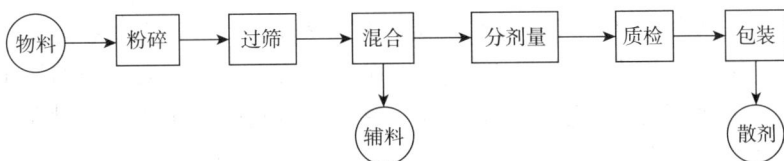

图6-3 散剂的制备工艺流程图

（一）粉碎与过筛

制备散剂的固体药物均需粉碎，药物粉碎的粒度应根据药物的性质、作用及给药途径而定。在内服散剂中，易溶于水的药物不必粉碎得太细；在胃中不稳定的药物、有不良臭味的药物及刺激性强的药物也不必粉碎得太细；难溶性药物为加速其溶解和吸收，应粉碎成极细粉或微粉；用于治疗胃溃疡的不溶性药物，必须粉碎成最细粉，以利于发挥其保护作用及药效；用于皮肤或伤口的外用散剂，一般要求粉碎成最细粉，以减轻对组织或黏膜的机械刺激作用，有利于药效的发挥。

粉碎时视药物的性质和粒度要求选择适宜的粉碎方法和设备，并及时过筛，保证产品的细度和均匀性。

有些散剂因成分或数量不同，可将其中的几步操作结合进行。一般情况下将固体物料进行粉碎前先对物料进行前处理，所谓物料的前处理是指将物料加工成符合粉碎所要求的粒度和干燥程度等。化学药品应将原辅料充分干燥，以满足粉碎要求；中药材应根据其性质进行处理，使之干燥成净药材以供粉碎。

（二）混合

混合是制备散剂的重要工艺过程之一，其目的是使散剂中各组分分散均匀，色泽一致，以保证剂量准确，用药安全有效。混合时要注意设备能力、加料顺序、混合时间等，保证混合效率。

（三）分剂量

分剂量是将混合均匀的药粉按需要的剂量分成等重份数的过程。分剂量后装入合适的内包装材料中，常用的分剂量方法如下。

1. 容量法 用固定容量的容器进行分剂量的方法。此法效率较高，但准确性稍差，在操作过程中，要注意保持操作条件的一致性，以减少误差。目前大量生产散剂使用的散剂定量分包机和医院制剂室大量配制散剂所用的散剂分量器都是采用容量法分剂量的。

2. 目测法（估分法） 将一定重量的散剂用目测分成若干等份的方法。此法操作简便，但准确性差。医院药房临时调配少量一般药物散剂和中药调配可用此法。

3. 重量法　用衡器（天平为主）逐份称重的方法。此法分剂量准确，但操作比较麻烦，效率低，难以机械化，主要用于含毒性药物、贵重药物散剂的分剂量。该法必须严格控制散剂的含水量，否则容易造成误差。

（四）包装

由于散剂的表面积较大，故容易吸湿、风化及挥发，若由于包装不当而吸湿，则常发生潮解、结块、变色、分解、霉变等一系列变化，严重影响散剂的质量及用药的安全性。所以，散剂在包装与贮存中主要应解决好防潮的问题。包装时应选择适宜的包装材料和包装方法。

1. 包装材料　主要有塑料薄膜袋、铝塑复合膜袋、塑料瓶（管）、玻璃瓶（管）等。

（1）塑料薄膜袋　质软透明，有透气、透湿性，应用受到一定限制。

（2）铝塑复合膜袋　防气、防湿性能较好，硬度较大，密封性、避光性好，目前应用广泛。

（3）玻璃瓶（管）　性质稳定，阻隔性好，特别适用于含芳香挥发性成分、毒性药物以及吸湿性成分的散剂。

2. 包装方法　分剂量散剂一般用袋包装，包装后需热封严密。不分剂量散剂多用瓶（管）包装，应将药物填满压紧，避免在运输过程中因组分密度不同而分层，以致破坏了散剂的均匀性。

拓展阅读

散剂在生产和储藏期间应符合的规定

1. 供制散剂的原料药物均应粉碎。除另有规定外，内服散剂应为细粉，儿科用及外用散剂应为最细粉。

2. 散剂应干燥、疏松、混合均匀、色泽一致。制备含毒性药、贵重药或药物剂量小的散剂时，应采用配研法混合并过筛。

3. 散剂可单剂量包装，也可多剂量包装，多剂量包装者应附分剂量的用具。含有毒性药的口服散剂应单剂量包装。

4. 散剂中可含有或不含辅料，根据需要可加矫味剂、芳香剂和着色剂等。

5. 除另有规定外，散剂应密闭贮存，含挥发性原料药物或吸潮原料药物的散剂应密封贮存。生物制品应采用防潮材料包装。

6. 为防止胃酸对生物制品散剂中活性成分的破坏，散剂稀释剂中可调配中和胃酸的成分。

7. 散剂用于烧伤治疗如为非无菌制剂的，应在标签上标明"非无菌制剂"；产品说明书中应注明"本品为非无菌制剂"，同时在适应证下应明确"用于程度较轻的烧伤（Ⅰ或浅Ⅱ）"；注意事项下规定"应遵医嘱使用"。

三、评定散剂

除另有规定外，散剂应进行以下相应检查。

1. 粒度　除另有规定外，化学药局部用散剂和用于烧伤或严重创伤的中药局部用散剂及儿科用散剂，照下述方法检查，应符合规定。

取供试品 10g，精密称定，置七号筛，照粒度和粒度分布测定法《中国药典》（2020 年版）四部通则单筛分法测定，精密称定通过筛网的粉末重量，不得少于 95%。

2. 外观均匀度　取供试品适量，置光滑纸上平铺约 5cm²，将其表面压平，在亮处观察，应色泽均匀、无花纹与色斑。

3. 水分　中药散剂照水分测定法［《中国药典》（2020 年版）四部通则］测定，除另有规定外，不得过 9.0%。

4. 干燥失重　化学药和生物制品散剂，除另有规定外，取供试品，照干燥失重测定法《中国药典》（2020 年版）四部通则干燥失重测定法测定，在 105℃ 干燥至恒重，减失重量不得超过 2.0%。

5. 装量差异　单剂量包装的散剂，应符合相关的规定，具体见操作任务。

6. 装量　除另有规定外，多剂量包装的散剂，照《中国药典》（2020 年版）四部通则最低装量检查法检查，应符合规定。

7. 无菌　除另有规定外，用于烧伤、严重创伤或临床必需无菌的局部用散剂，照《中国药典》（2020 年版）四部通则无菌检查法检查，应符合规定。

此外，还应按《中国药典》（2020 年版）四部通则中的"微生物限度检查法"做卫生学检查。

四、实例分析

［例 1］**脚气粉**

【处方】硼酸 140g　枯矾 30g　氧化锌 140g　水杨酸 60g　樟脑 10g　滑石粉加至 1000g

【制法】

1. 樟脑用 50ml 95% 乙醇溶解，备用；其余 5 种药品分别过 80～100 目筛，备用。

2. 先将樟脑醇与氧化锌混合均匀，再与其余药品混合均匀，分装即得。

【注解】

1. 硼酸、枯矾、氧化锌、水杨酸、樟脑均为药用成分，滑石粉为稀释剂。

2. 枯矾是明矾［$KAl(SO_4)_2 \cdot 12H_2O$］的烘干去水物。

【功能与主治】本品对脚气有收敛、吸湿、止痒等作用。外用，一日 1～2 次，将药物散布于患处。

［例 2］**冰硼散**

【处方】冰片 50g　硼砂（煅）500g　朱砂 60g　玄明粉 500g

【制法】以上四味药，朱砂水飞成极细粉，硼砂粉碎成细粉，并与研细的冰片、玄明粉混匀，将朱砂与上述混合粉末配研法混匀，过筛即得。

【注解】

1. 朱砂主含硫化汞，为粒状或块状集合体，色鲜红或暗红，有光泽，质重而脆，水飞法可获极细粉。玄明粉是芒硝经风化干燥所得，含硫化钠99%。

2. 本品朱砂有色，易于观察混合的均匀性。本品用乙醚提取，重量法测定，冰片含量为3.5%。

【功能与主治】本品具有清热解毒、消肿止痛作用。适用于热毒蕴结所致的咽喉疼痛、牙龈肿痛、口舌生疮。吹敷患处，每次少量，一日数次。

［例3］ 益元散

【处方】滑石30g 甘草（炙）5g 朱砂1.5g

【制法】称取以上三味药，朱砂水飞成极细粉；滑石、甘草粉碎成细粉。将少量滑石粉放于乳钵内先行研磨，再称取朱砂极细粉1.5g置乳钵中，逐渐加入等容积滑石粉研匀，倒出。取甘草置乳钵中再加入上述混合物研匀。按每包3g分包。

【注解】

1. 将少量滑石粉放于乳钵内先行研磨，是为了饱和乳钵的表面能。

2. 因滑石、朱砂组分比例量相差过大时，不易混合均匀，故采用配研法（又称等量递加法）进行混合。

【功能与主治】本品清暑利湿，用于感受暑湿，身热心烦，口渴喜饮，小便短赤。调服或煎服，一次6克，一日1～2次

任务三 认识和制备颗粒剂

一、认识颗粒剂

（一）颗粒剂的定义

颗粒剂是将药物与适宜的辅料混合而制成的颗粒状制剂。《中国药典》（2020年版）规定的粒度范围是不能通过1号筛（2000μm）的粗粒和通过4号筛（250μm）的细粒的总和不能超过8.0%。日本药房局还收载细粒剂，其粒度范围是105～500μm。颗粒剂既可直接吞服，又可冲入水中饮服。

（二）颗粒剂的特点

颗粒剂与散剂相比具有以下特点。

（1）飞散性、附着性、团聚性、吸湿性等均较少。

（2）服用方便，根据需要可制成色、香、味俱全的颗粒剂。

（3）必要时对颗粒进行包衣，根据包衣材料的性质可使颗粒具有防潮性、缓释性或肠溶性等，但包衣时需注意颗粒大小的均匀性以及表面光洁度，以保证包衣的均匀性。

（4）注意多种颗粒的混合物，如各种颗粒的大小或粒密度差异较大时易产生离析现象，从而导致剂量不准确。

（三）颗粒剂的分类

根据颗粒剂在水中的溶解情况可分类为可溶性颗粒、混悬性颗粒、泡腾性颗粒、肠溶颗粒、缓释颗粒和控释颗粒等。

1. 可溶颗粒 绝大多数为水溶性颗粒，用水冲服，如头孢氨苄颗粒、板蓝根颗粒等；另外还有酒溶性颗粒，加一定量的饮用酒溶解后服用，如木瓜颗粒等。

2. 混悬颗粒 系指难溶性固体药物与适宜辅料或药材提取物与药材细粉制成的颗粒剂。临用前加水或其他适宜的液体振摇即可分散成混悬液，如头孢拉定颗粒、小儿感冒颗粒等。

3. 泡腾颗粒 系指含有碳酸氢钠和有机酸，遇水可放出大量气体而呈泡腾状的颗粒剂。泡腾颗粒中的药物应是易溶性的，加水产生气泡后应能溶解。有机酸一般用枸橼酸、酒石酸等。泡腾颗粒应溶解于水中后服用，如维生素 C 泡腾颗粒。

4. 肠溶颗粒 系采用肠溶材料包裹颗粒或其他适宜方法制成的颗粒剂。肠溶颗粒耐胃酸，而在肠液中释放活性成分，可防止药物在胃内分解失效，避免药物对胃的刺激或控制药物在肠道内定位释放。

5. 缓释颗粒 系指在水或规定的释放介质中缓慢地非恒速释放药物的颗粒剂。

6. 控释颗粒 系指在水或规定的介质中缓慢地恒速或接近于恒速释放药物的颗粒剂。

（四）颗粒剂的临床应用与注意事项

1. 临床应用 适用于老年人和儿童用药以及吞咽困难的患者使用。普通颗粒剂冲服时应使药物完全溶解，充分发挥有效成分的治疗作用；肠溶、缓释、控释颗粒剂服用时应保证制剂释药结构的完整性。

2. 注意事项 可溶颗粒、泡腾颗粒应加温开水冲服，切忌放入口中用水送服；混悬颗粒冲服如有部分药物不溶解也应该一并服用；中药颗粒剂不宜用铁质或铝制容器冲服，以免影响疗效。

二、制备颗粒剂

颗粒剂的制备工艺流程如图 6-4 所示。

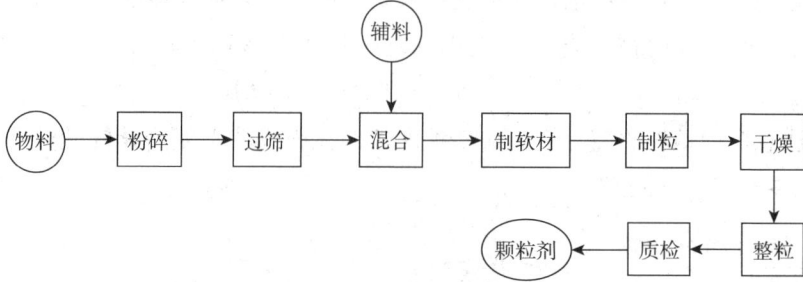

图6-4 颗粒剂的制备工艺流程图

药物的粉碎、过筛、混合操作完全与散剂的制备过程相同。

（一）制软材

向药物中加入适量的稀释剂（如淀粉、蔗糖或乳糖等）、崩解剂（如淀粉、纤维素衍生物等）充分混匀，加入适量的水或其他黏合剂制成硬度适中的软材。大量生产用槽型混合机进行混合制软材，小量生产时可用手工搓混制备软材。制软材是传统湿法制粒的关键技术，黏合剂的加入量可根据经验以"握之成团，触之即散"为准。由于淀粉和纤维素衍生物兼具黏合和崩解两种作用，所以常用作颗粒剂的黏合剂。

（二）制湿粒

将软材挤压通过适宜的筛网即能得到需要的颗粒称为挤压制粒。通过筛网挤出的湿粒应无长条状、无块状、无粉末，均匀的颗粒为佳。如软材黏附在筛网中很多，或挤出的不成粒状而是条状物，表明黏合剂或润湿剂的选择不当或用量过多。若通过筛网后呈疏松的粉粒或细粉多，则表示黏合剂或润湿剂用量不足。为得到较好的颗粒可采用多次制粒，一般过筛次数越多则所制得的湿粒越紧而坚硬。

1. 摇摆式颗粒机制粒 这是传统制粒多用的方法。摇摆式制粒机由加料斗、带有六角形棱柱的滚轴及筛网组成，制粒时滚轴借助机械力作往复运动，将软材挤压通过筛孔而成颗粒。该设备结构简单，操作容易，广泛用于制药生产中，但生产能力低，对筛网的摩擦力较大，筛网易破损。

2. 高速搅拌制粒机制粒 高速搅拌制粒机由混合筒、搅拌桨和切割刀组成，药物与辅料（包括黏合剂）在高速搅拌桨的作用下混合、翻动、分散而甩向器壁后向上运动，形成较大颗粒，在切割刀的作用下将大块颗粒绞碎、剪切，并和搅拌桨的搅拌作用相呼应，使颗粒得到强大的挤压、滚动而形成致密且均匀的颗粒。也可通过改变搅拌桨的结构、调节切割刀的位置和黏合剂用量制得大小和致密性不同的颗粒。此法的特点是在同一密闭容器内完成混合、制软材、制粒过程，避免了粉尘飞扬和交叉污染，生产效率高，制得颗粒均匀、质地结实。

3. 流化喷雾制粒 又称沸腾制粒，利用物料粉末粒子，在原料容器中呈环形流化状态，受到经过净化后的加热空气的预热和混合，将黏合剂溶液雾化喷入，使若干粒子聚集成含有黏合剂的团粒，由于热空气对物料的不断干燥，使团粒中水分蒸发，黏合剂凝固，形成理想的、均匀的多微孔球状颗粒。该方法将物料的混合、制粒与干燥等在同一设备内完成，因此又称为一步制粒。

（三）湿颗粒的干燥

除一步制粒可得到干燥的颗粒外，其他方法制得的湿粒必须迅速干燥，以免发生变形和结块。常用的方法有以下几种。

1. 箱式干燥器（烘箱）和干燥室干燥法　将湿粒铺在烘盘中（盘底铺一层纸或布），厚度以不超过 2.5 厘米为宜，容易变质的药物宜更薄些。干燥温度一般为 50～60℃；中药湿粒为 60～80℃；芳香性、挥发性以及含苷成分的中药，应控制在 60℃ 以下，以免有效成分散失；不受高热影响的药物，可提高到 80～100℃，以缩短干燥时间。干燥时以逐渐升高温度为宜，以免湿粒中的淀粉或糖类因高温而糊化或融化，或颗粒表面先干而结成膜，内部水分不易扩散，造成"外干内湿"的现象。待湿粒基本干燥时要定时进行翻动，使颗粒烘干均匀，但不要过早翻动，以免破坏湿粒结构，使细粉增加。少量干燥可在烘箱中进行；大量干燥则利用烘房或沸腾干燥床，但不宜置于室外用阳光暴晒，以避免颗粒被污染或使药物质量受损。

2. 流化床干燥法　将待干燥的湿颗粒置于流化床底部的筛网上后，当干燥的热空气以较快的速度流经筛网而进入流化床时，颗粒便随气流上下浮动而处于流化状态（沸腾状态），与此同时进行热交换和干燥。进入的热空气最后经旋风分离器排出或供循环使用。在整个干燥过程中颗粒和粉粒没有紧密接触，所以可溶性成分发生颗粒间迁移的机会较少，故有利于保持均匀状态。

3. 其他干燥方法　有微波加热干燥、远红外线加热干燥、离心式喷雾干燥等。

（四）整粒与分级

颗粒在干燥过程中，部分颗粒互相黏结成块，所以必须对干燥后的颗粒给予整理，使结块、粘连的颗粒分开，获得具有一定粒度的均匀颗粒。一般采用过筛的办法整粒和分级。

> **课堂互动**
>
> 颗粒剂处方及制备工艺分析
>
> 阿司匹林颗粒处方如下：
>
> | | | | |
> |---|---|---|---|
> | 乙酰水杨酸 | 60.0g | 淀粉 | 600.0g |
> | 酒石酸 | 0.75g | 10% 淀粉浆 | 适量 |
>
> 根据处方讨论并回答下列问题。
>
> 1. 处方中各成分有何作用？
> 2. 写出其制备工艺流程。

（五）质检与分剂量

将制得的颗粒进行含量检查与粒度测定等，按剂量装入适宜袋中。除另有规定外，颗粒剂应密封，置干燥处贮存，防止吸潮。

颗粒剂在生产与贮藏期间应符合的有关规定

1. 药物与辅料应均匀混合，凡属挥发性药物或遇热不稳定的药物制备时应注意控制适宜的温度条件，凡遇光不稳定的药物应遮光操作。挥发油应均匀喷入干颗粒中，密闭一定时间或用 β - 环糊精包合后加入。

2. 颗粒剂应干燥、颗粒均匀、色泽一致，无吸潮、结块、潮解等现象。

3. 根据需要可加入适宜的矫味剂、芳香剂、着色剂、分散剂和防腐剂等添加剂。

4. 颗粒剂的溶出度、释放度、含量均匀度、微生物限度等应符合要求。必要时，包衣颗粒应检查残留溶剂。

5. 单剂量包装的化学药品颗粒剂，在标签上要标明每袋（瓶）中活性成分的名称及含量。多剂量包装的除应有确切的分剂量方法外，在标签上要标明颗粒中活性成分的名称和重量。

6. 中药颗粒剂，除另有规定外，药材应按该品种项下规定的方法进行提取、纯化、浓缩成规定相对密度的清膏，采用适宜的方法干燥，并制成细粉，加适量辅料或药材细粉，混匀并制成颗粒；也可将清膏加适宜辅料或药材细粉，混匀并制成颗粒。应注意控制辅料用量，一般前者不超过干膏量的 2 倍，后者不超过清膏量的 5 倍。

7. 除另有规定外，颗粒剂应密封，置干燥处贮存，防止受潮。

三、评定颗粒剂

除另有规定外，颗粒剂应进行以下检查。

1. 粒度 除另有规定外，照粒度和粒度分布测定法［《中国药典》（2020 年版）四部通则第二法双筛分法］测定，不能通过一号筛与能通过五号筛的总和不得超过 15%。

2. 水分 中药颗粒剂照水分测定法《中国药典》（2020 年版）四部通则测定，除另有规定外，水分不得超过 8.0%。

3. 干燥失重 除另有规定外，化学药品和生物制品颗粒剂照干燥失重测定法《中国药典》（2020 年版）四部通则测定，于 105℃ 干燥（含糖颗粒应在 80℃ 减压干燥）至恒重，减失重量不得超过 2.0%。

4. 溶化性 除另有规定外，颗粒剂照下述方法检查，溶化性应符合规定。

（1）可溶颗粒检查法 取供试品 10g（中药单剂量包装取 1 袋），加热水 200ml，搅拌 5 分钟，立即观察，可溶颗粒应全部溶化或轻微浑浊。

（2）泡腾颗粒检查法 取供试品 3 袋，将内容物分别转移至盛有 200ml 水的烧杯中，水温为 15 ~ 25℃，应迅速产生气体而呈泡腾状，5 分钟内颗粒均应完全分散或溶解在水中。

颗粒剂按上述方法检查，均不得有异物，中药颗粒还不得有焦屑。

混悬颗粒以及已规定检查溶出度或释放度的颗粒剂，可不进行溶化性检查。

5. 装量差异 单剂量包装的颗粒剂按下述方法检查，应符合规定。

检查方法 取供试品 10 袋（瓶），除去包装，分别精密称定每袋（瓶）内容物的重量，求出每袋（瓶）内容物的装量与平均装量。每袋（瓶）装量与平均装量相比较〔凡无含量测定的颗粒剂或有标示装量的颗粒剂，每袋（瓶）装量应与标示装量比较〕，超出装量差异限度的颗粒剂不得多于 2 袋（瓶），并不得有 1 袋（瓶）超出装量差异限度 1 倍。

凡规定检查含量均匀度的颗粒剂，一般不再进行装量差异检查。

6. 装量 多剂量包装的颗粒剂，照最低装量检查法《中国药典》（2020 年版）四部通则检查，应符合规定。

7. 微生物限度 以动物、植物、矿物质来源的非单体成分制成的颗粒剂，生物制品颗粒剂，照《中国药典》（2020 年版）四部非无菌产品微生物限度检查：微生物计数法和控制菌检查法及非无菌药品微生物限度标准检查，应符合规定。规定检查杂菌的生物制品颗粒剂，可不进行微生物限度检查。

四、实例分析

[例 1] **布洛芬泡腾颗粒**

【处方】布洛芬 60g 交联羧甲基纤维素钠 3g 聚维酮 1g 糖精钠 2.5g 微晶纤维素 15g 蔗糖细粉 350g 苹果酸 165g 碳酸氢钠 50g 无水碳酸钠 15g 橘型香料 14g 十二烷基硫酸钠 0.3g 共制成 100 袋

【制法】将布洛芬、微晶纤维素、交联羧甲基纤维素钠、苹果酸和蔗糖粉过 16 目筛后，置混合器内与糖精钠混合。混合物用聚维酮异丙醇液制粒，干燥，过 30 目筛整粒后与剩余处方成分混匀。混合前，碳酸氢钠过 30 目筛，无水碳酸钠、十二烷基硫酸钠和橘型香料过 60 目筛。制成的混合物装于不透水的袋中，每袋含布洛芬 600mg。

【注解】

处方中微晶纤维素、交联羧甲基纤维素钠为不溶性亲水聚合物，可改善布洛芬的混悬性。十二烷基硫酸钠可加快药物的溶出。

【功能与主治】本品有消炎、解热、镇痛作用，用于类风湿性和风湿性关节炎。口服，一日 2 ~ 3 次，一次 1 袋。

[例 2] **复方维生素 B 颗粒**

【处方】维生素 B_1 1.20g 维生素 B_2 0.24g 维生素 B_6 0.36g 烟酰胺 1.20g 混旋泛酸钙 0.24g 苯甲酸钠 4.0g 枸橼酸 2.0g 橙皮酊 20ml 蔗糖粉 986g

【制法】将维生素 B_2 加蔗糖粉混合粉碎，过 80 目筛；将维生素 B_6、混旋泛酸钙、橙皮酊、枸橼酸、苯甲酸钠溶于纯化水中作润湿剂；另将维生素 B_1、烟酰胺等与上述稀释的维生素 B_2 混合均匀后制粒，在 $60 \sim 65 \text{℃}$ 干燥，整粒，分级即得。

【注解】

1. 处方中维生素 B_2 带有黄色，须与辅料充分混匀；加入枸橼酸使颗粒呈弱酸性，以增加药物的稳定性。

2. 维生素 B_2 等对光敏感，操作时应尽量避光。

【功能与主治】　　本品主要用于营养不良、厌食、脚气病及因缺乏 B 族维生素所致的各种疾患的辅助治疗。一日 3 次，一次 1 袋，开水冲服。

任务四　认识和制备胶囊剂

一、认识胶囊剂

（一）胶囊剂的定义

胶囊剂是指将药物或加有辅料充填于空心硬质胶囊或弹性软质囊材中而制成的制剂。一般供口服，也有用于其他部位的，如直肠、阴道、植入等。上述硬质或软质胶囊壳多以明胶为原料制成，现也用甲基纤维素、海藻酸钙（或钠盐）、聚乙烯醇、变性明胶及其他高分子材料，以改变胶囊剂的溶解性能。

（二）胶囊剂的特点

胶囊剂已成为使用广泛的口服制剂之一，许多国家胶囊剂的产量、产值仅次于片剂和注射剂而居第三位。胶囊剂具有以下主要特点。

1. 能掩盖药物的不良嗅味、提高药物的稳定性　因药物装在胶囊壳中与外界隔离，避开了水分、空气、光线的影响，对具有不良嗅味、不稳定的药物有一定程度的遮蔽、保护与稳定作用。

2. 药物在体内的起效快　胶囊剂中的药物是以粉末或颗粒状态直接填装于囊壳中，不受压力等因素的影响，所以在胃肠道中迅速分散、溶出和吸收，一般情况下其起效将高于丸剂、片剂等剂型。

3. 液态药物的固体剂型化　含油量高的药物或液态药物难以制成丸剂、片剂等，但可制成软胶囊，将液态药物以个数计量，服药方便。

4. 可延缓药物的释放和定位释药　可将药物按需要制成缓释颗粒装入胶囊中，以达到缓释延效作用，康泰克胶囊即属此类；制成肠溶胶囊剂即可将药物定位释放于小肠；亦可制成直肠给药或阴道给药的胶囊剂，使定位在这些腔道释药；对在结肠段吸收较好的蛋白质、多肽类药物，可制成结肠靶向胶囊剂。

胶囊剂虽有较多优点，但下列情况不适宜制成胶囊剂：①能使胶囊壁溶解的液体药剂，如药物的水溶液或乙醇溶液；②易溶性及小剂量的刺激性药物，因其在胃中溶解后局部浓度过高会刺激胃黏膜；③容易风化的药物，可使胶囊壁变软；④吸湿性强的药物，可使胶囊壁变脆；⑤小儿及昏迷患者用药不宜制成胶囊剂。

（三）胶囊剂的分类

通常将胶囊剂分为硬胶囊和软胶囊（胶丸）两大类。

1. 硬胶囊剂　是将一定量的药物及适当的辅料（也可不加）制成均匀的粉末或颗粒，填装于空心硬胶囊中而制成。

2. 软胶囊剂　是将一定量的药物（或药材提取物）溶于适当液体辅料中，再用压制法（或滴制法）使之密封于球形或橄榄形的软胶囊中。其他还有根据特殊用途命名的肠溶胶囊剂和结肠靶向胶囊剂。这些胶囊剂是或将内容物用 pH 依赖性（肠溶或结肠溶）高分子处理后装入普通胶囊壳中，使内容物在适宜的 pH 条件肠液中溶解释放药物，或将胶囊壳用适当高分子处理，使胶囊剂整体进入适当肠部位后溶化并释放药物，以达到一种靶向给药的效果。

（四）胶囊剂的临床应用与注意事项

1. 临床应用　胶囊剂服用方便，疗效确切，适用于大多数患者。服用时的最佳姿势为站着服用、低头咽，且须整粒吞服。所用的水一般不能超过 40℃ 的温开水，水量在 100ml 左右较为适宜，避免由于胶囊药物质地轻，悬浮在会咽上部，引起呛咳。

2. 注意事项　干吞胶囊剂易导致胶囊的明胶吸水后附着在食管上，造成局部药物浓度过高危害食管，造成黏膜损伤甚至溃疡。服用胶囊剂时，送服水温不宜过高。温度过高，会使以明胶为主要原料的胶囊壳软化，甚至破坏，影响药物在体内的生物利用度。

胶囊剂须整粒吞服，避免被掩盖的异味散发，确保服用剂量准确，在提高患者顺应性的同时，发挥最佳药效。尤其在服用缓释、控释胶囊时，胶囊壳有时会起到缓释或控释的作用，整粒服用才会发挥最佳疗效，若剥去囊壳会造成突释等不良效果。

二、认识空心胶囊

（一）空心胶囊的组成

空心胶囊由明胶加辅料制成。明胶是由骨、皮或腱加工成胶原，经水解后浸出的一种复杂蛋白质（由酸水解制得的明胶称为 A 型明胶，由碱水解制得的明胶称为 B 型明胶）。以骨骼为原料制得的骨明胶，质地坚硬，性脆且透明度差；以猪皮为原料制得的猪皮明胶，富有可塑性，透明度好。为兼顾囊壳的强度和塑性，采用骨、皮混合胶较为理想。

由于明胶的性质不能完全满足空心胶囊的要求，为改善空心胶囊的性能，可根据需要加入下列附加剂：①增加空心胶囊韧性与可塑性的增塑剂，如甘油、山梨醇等；②减小明胶液流动性、增加冻胶力的增稠剂，如琼脂等；③增加美观和便于识别的着色剂，如柠檬黄、胭脂红等；④增加对光敏感药物稳定性的遮光剂，如二氧化钛等；

⑤防止胶囊霉变的防腐剂，如尼泊金等；⑥调整胶囊口感的芳香矫味剂，如香精等；⑦增加空胶囊表面光洁度的表面活性剂，如十二烷基硫酸钠等。

（二）空心胶囊的规格与选用

空心胶囊由可套合和锁合的囊帽和囊体组成，囊帽与囊体之间有闭合用槽圈，套合后不易松开，保证硬胶囊制剂在生产、运输和储存过程中不易漏粉。空心胶囊共有八种规格，即：000、00、0、1、2、3、4、5号，随着号数由小到大，容积由大到小，详细见表6-4，其中最常用的为0~3号。由于药物填充多用容积控制剂量，而各种药物的相对密度、晶型、粒度以及剂量不同，所占的容积也不同，故必须选用适宜大小的空心胶囊。一般凭经验或试装后选用适当号数的空心胶囊。

表6-4 空心胶囊的编号、重量和容积

编号	000	00	0	1	2	3	4	5
重量（mg）	162	142	92	73	53.3	50	40	23.3
容积（ml）	1.37	0.95	0.68	0.50	0.37	0.30	0.21	0.13

应根据药物的填充量选择空胶囊的规格，首先按药物的规定剂量所占容积来选择最小空胶囊，可根据经验试装后决定，但常用的方法是先测定待填充物料的堆密度，然后根据应装剂量计算该物料的容积，以决定应选胶囊的号数。将药物填充于囊体后，即可套合胶囊帽。目前多使用锁口式胶囊，密闭性良好，不必封口；使用非锁口式胶囊（平口套合）时需封口，封口材料常用不同浓度的明胶液，如明胶20%、水40%、乙醇40%的混合液等。

三、制备硬胶囊剂

硬胶囊剂的制备工艺流程如图6-5所示。

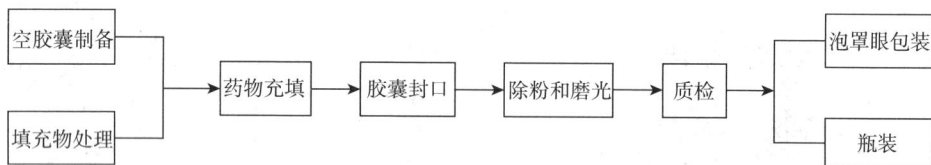

图6-5 硬胶囊剂的制备工艺流程图

（一）空心胶囊的制备

空心胶囊的生产目前普遍采用的是栓模法，即将不锈钢制的栓模浸入明胶溶液形成囊壳的方法。其生产工艺包括溶胶、蘸胶（制坯）、干燥、拨壳、切割、整理几个过程，一般由自动化生产线完成，生产环境洁净度应达C级，温度10~25℃，相对湿度35%~45%。为便于识别，空胶囊壳上还可用食用油墨印字。

毒胶囊事件

2012 年 4 月 15 日，央视《每周质量报告》，曝光河北一些不法企业，用生石灰处理皮革废料，熬制成工业明胶，卖给一些绍兴新昌胶囊生产企业制成明胶空心胶囊，再流入药品生产企业，做成各种胶囊制剂，供患者使用。由于皮革在工业加工时，要使用含铬的鞣制剂，因此这样制成的胶囊制剂，往往重金属铬超标。六价铬对人体的毒性非常强，容易进入人体细胞，对肝、肾等内脏器官和 DNA 造成损伤，在人体内蓄积，具有致癌性，并可能诱发基因突变。

（二）填充物料的制备、填充与封口

1. 填充物料的制备　若纯药物粉碎至适宜粒度就能满足硬胶囊剂的填充要求，即可直接填充，但多数药物由于流动性差等方面的原因，需加入一定的稀释剂、润滑剂等辅料才能满足填充（或临床用药）的要求。一般可加入蔗糖、乳糖、微晶纤维素、改性淀粉、二氧化硅、硬脂酸镁、滑石粉、羟丙基纤维素（HPC）等改善物料的流动性或避免分层。也可加入辅料制成颗粒后进行填充。

2. 硬胶囊剂填充

（1）手工填充药物　小量试制可用胶囊充填板充填药物。具体操如下：先将囊体摆在胶囊充填板上，调节充填板高度使囊体上口与板面相平，将内容物撒在充填板上使均匀填满囊体，调低充填板以露出囊体，盖上囊帽并压紧，使囊体与囊帽完全封合，取下胶囊。填充好的胶囊可用洁净的纱布包起，轻轻搓滚，以拭去胶囊外面黏附的药粉。如在纱布上喷少量液状石蜡，滚搓后可使胶囊光亮。此充填法重量差异大，且效率低。

（2）设备填充药物　全自动胶囊充填机充填药物时，可根据内容物的状态和流动性能选择充填方式和机型，充填机的式样虽很多，但充填过程一般都包括以下五步：①空胶囊的定向排列；②囊帽和囊体分离；③充填；④囊帽和囊体套合；⑤排出成品。

填充好的胶囊可使用胶囊抛光机清除黏附在胶囊外壁上的细粉，使胶囊光洁。充填完毕，取样进行含量测定、崩解时限、装量差异等项目的检查，合格后包装。

胶囊剂在生产与贮藏期间应符合下列有关规定

1. 胶囊剂内容物，不论其活性成分或辅料，均不应造成胶囊壳的变质。

2. 小剂量药物，应先用适宜的稀释剂稀释，并混合均匀。

3. 胶囊剂应整洁，不得有黏结、变形、渗漏或囊壳破裂现象，并应无异臭。

4. 胶囊剂的溶出度、释放度、含量均匀度、微生物限度等应符合要求。必要时，内容物包衣的胶囊剂应检查残留溶剂。

5. 除另有规定外，胶囊剂应密封贮藏，其存放环境温度不高于30℃，湿度应适宜，防止受潮、发霉、变质。

四、制备软胶囊剂

软胶囊剂的制备常用方法为滴制法和压制法两种。

1. 滴制法 由具双层滴头的滴丸机完成。明胶液与油状药液分别盛装于贮液槽中，两液通过同心管状的双层喷头以不同速度喷出，使一定量的胶液将一定量的药液包裹后，滴入另一种不相互溶的冷却液（常用液体石蜡）中，胶液接触冷却液后因表面张力作用变为球形，并逐渐凝固而成软胶囊。此法制备软胶囊时，胶液或药液的温度、滴头的大小、滴制速度、冷却液的温度等因素均会影响软胶囊的质量，应通过试验考察筛选适宜的工艺条件。

2. 压制法 是将胶液制成厚薄均匀的胶片，再将药液置于两个胶片之间，用钢板模或旋转模压制软胶囊的一种方法，目前生产上主要采用旋转模压法。

五、制备肠溶胶囊剂

肠溶胶囊的制备有两种方法，一种是明胶与甲醛作用生成甲醛明胶，使明胶无游离氨基存在，失去与酸结合能力，只能在肠液中溶解。但此种处理法受甲醛浓度、处理时间、成品贮存时间等因素的影响较大，使其肠溶性极不稳定。另一类方法是在明胶表面包被肠溶衣料，如用 PVP 作底衣层，然后用蜂蜡等作外层包衣，也可用丙烯酸Ⅱ号、CAP 等包衣，其肠溶性较为稳定。

六、评定胶囊剂

除另有规定外，胶囊剂应进行以下相应检查。

1. 装量差异 除另有规定外，取供试品 20 粒（中药取 10 粒），分别精密称定重量，倾出内容物（不得损失囊壳），硬胶囊囊壳用小刷或其他适宜的用具拭净，软胶囊或内容物为半固定或液体的硬胶囊壳用乙醚等易挥发性溶剂洗净，置通风处使溶剂挥尽；再分别精密称定囊壳重量，求出每粒内容物的装量与平均装量。每粒的装量与平均装量相比较（有标示装量的胶囊剂，每粒装量应与标示装量比较），超出装量差异限度的不得多于 2 粒，并不得有 1 粒超出限度 1 倍，胶囊剂装量差异限度见表 6 - 5。

表 6 - 5　胶囊剂装量差异限度

平均装量或标示装量	装量差异限度
0.3g 以下	±10%
0.3g 及 0.3g 以上	±7.5%（中药 ±10%）

凡规定检查含量均匀度的胶囊剂，一般不再进行装量差异的检查。

2. 崩解时限 按《中国药典》（2020 年版）四部通则规定的方法检查，取胶囊 6 粒，分别置崩解仪吊篮的玻璃管中（如胶囊漂浮于液面，可加挡板），启动崩解仪进行检查，硬胶囊应在 30 分钟内全部崩解，软胶囊应在 1 小时内全部崩解。软胶囊可改在人工胃液中进行检查。如有 1 粒不能完全崩解，应另取 6 粒复试，均应符合规定。肠溶胶囊检查，除另有规定外，取供试品 6 粒，用上述装置与方法，先在盐酸溶液（9→1000）中检查 2 小时，每粒的囊壳均不得有裂缝或崩解现象；继将吊篮取出，用少量水洗涤后，每管加入挡板，再按上述方法，改在人工肠液中进行检查，1 小时内应全部崩解。如有 1 粒不能完全崩解，应另取 6 粒复试，均应符合规定。

凡规定检查溶出度或释放度的胶囊剂，一般不再进行崩解时限的检查。

3. 水分或干燥失重 中药硬胶囊剂应进行水分检查，取供试品内容物，照《中国药典》（2020 年版）四部通则水分测定法测定，除另有规定外，不得过 9.0%。

4. 微生物限度 中药硬胶囊剂按《中国药典》（2020 年版）四部通则微生物限度检查法检查，应符合规定。

拓展阅读

胶囊剂的储存

胶囊剂应注意防潮、防热，一般胶囊剂应密封，储存于干燥阴凉处。但也不宜过分干燥，以免胶囊中的水分过少、脆性增加而发生脆裂漏粉。凡主药对光线敏感的胶囊剂，如维生素 AD 胶丸、辅酶 Q_{10} 胶囊等，遇光有效成分易被氧化，故应避光保存。

七、实例分析

[例1] **速效感冒胶囊**

【处方】 对乙酰氨基酚 300g 维生素 C 100g 胆汁粉 100g 咖啡因 3g 扑尔敏 3g
10% 淀粉浆适量 食用色素适量 共制成硬胶囊剂 1000 粒

【制法】

1. 取上述各药物，分别粉碎，过 80 目筛。

2. 将 10% 淀粉浆分为 A、B、C 三份，A 加入少量食用胭脂红制成红糊，B 加入少量食用桔黄（最大用量为万分之一）制成黄糊，C 不加色素为白糊。

3. 将对乙酰氨基酚分为三份，一份与扑尔敏混匀后加入红糊，一份与胆汁粉、维生素 C 混匀后加入黄糊，一份与咖啡因混匀后加入白糊，分别制成软材后，过 14 目尼龙筛制粒，于 70℃ 干燥至水分 3% 以下。

4. 将上述三种颜色的颗粒混合均匀后，填入空心胶囊中，即得。

【注解】

1. 本品为一种复方制剂，所含成分的性质、数量各不相同，为防止混合不均匀和填充不均匀，采用适宜的制粒方法使制得颗粒的流动性良好，经混合均匀后再进行填充。

2. 加入食用色素可使颗粒呈现不同的颜色，可直接观察混合的均匀程度。

【功能与主治】本品用于感冒引起的鼻塞、头痛、喉咙痛、发热等。口服，一日 3 次，一次 1~2 粒。

[例2] **维生素 AD 胶丸（软胶囊）**

【处方】维生素 A 3000 单位　维生素 D 300 单位　明胶 100 份　甘油 55 ~ 66 份
水 120 份　鱼肝油或精炼食用植物油适量

【制法】取维生素 A 与维生素 D，加鱼肝油或精炼食用植物油（在 0℃ 左右脱去固体脂肪），溶解，并调整浓度至每丸含维生素 A 应为标示量的 90.0% ~ 120.0%，含维生素 D 应为标示量的 85.0% 以上，作为药液待用；另取甘油及水加热到 70 ~ 80℃，加入明胶，搅拌溶化，保温 1 ~ 2 小时，除去上浮的泡沫，过滤（维持温度），加入滴丸机滴制，以液体石蜡为冷却液，收集冷凝的胶丸，用纱布拭去黏附的冷却液，在室温下吹冷风 4 小时，放于 25 ~ 35℃ 下烘 4 小时，再经石油醚洗涤两次（每次 3 ~ 5 分钟），除去胶丸外层液体石蜡，再 95% 乙醇洗涤一次，最后在 30 ~ 35℃ 烘干约 2 小时，筛选，质检，包装，即得。

【注解】

在制备胶液的"保温 1 ~ 2 小时"过程中，可采取适当的抽真空方法以便尽快除去胶液中的气泡、泡沫。

【功能与主治】本品主要用于防治夜盲、角膜软化、眼干燥、表皮角化及佝偻病和软骨病等，亦用以增长体力，助长发育。口服，一日 3 ~ 4 次，一次 1 丸。

拓展阅读

认识粉体的流动性

1. **粉体的流动性**　与粒子的形状、大小、表面状态、密度、孔隙率等因素有关，常用休止角、流出速度和压缩度来表示。

（1）**休止角**　是静止状态粉体堆积层的自由斜面与水平面所形成的最大角，用 θ 表示。常用的测定方法有注入法、排出法、倾斜角法等。一般认为 θ≤30° 时，流动性好；θ≤40° 时，可以满足生产过程中流动性的需求。

（2）**流出速度**　是将粉体加入漏斗中，用全部粉体流出所需的时间来描述。如果粉体的流动性很差而不能流出时加入粒径 100μm 的玻璃球助流，测定自由流动所需玻璃球的量（$w\%$），以表示流动性。加入量越多流动性越差。

（3）**压缩度**　压缩度大小反映粉体的凝聚性、松软状态。压缩度小于 20% 时流动性较好，压缩度增大时流动性下降，当压缩度达到 40% ~ 50% 时，粉体很难从容器中自动流出。

2. **影响粉体流动性的因素**　粉粒大小、粉粒形状与表面粗糙性、含湿量等。

（1）**粉粒大小**　粉粒流动性与粉粒大小有关，一般来说，粒径大于 200μm，休止角较小，流动性良好；粒径为 200 ~ 100μm，随着粒径的减小，粉粒间的内聚力和摩擦力逐渐增大，流动性随之减小；粒径小于 100μm，粉粒间的内聚力和摩擦力大于重力，粉粒易聚集，流动性变差。因此，增加粒径可减小粉粒间的凝聚力，通常是将粉末制成颗粒，增加其流动性，以满足制剂生产的需要。

（2）粉粒形状及表面粗糙性　粉粒若呈球形或接近球形表面光滑，在流动时多发生滚动，粒子间的摩擦力小，流动性好；粉粒形状越不规则，表面越粗糙，流动性越差。为改善粉体流动性，可加入助流剂如0.5%～2%滑石粉、微粉硅胶等，在粉体的粒子表面填平粗糙面而形成光滑表面，减少阻力，减少静电力等，但过多的助流剂反而增加阻力。

（3）含湿量　粉体含湿量高，粒子表面吸附的水分会增加粒子间黏着力，从而减小粉体流动性。因此可根据需要控制粉粒含湿量，减弱粒子间作用力，保证其流动性，同时防止粉粒过干引起的粉尘飞扬、分层等。

实训项目

实训十　制备冰硼散等散剂

一、实训目的

1. 能分析散剂的处方并完成散剂的制备。
2. 学会用配研法混合药物的操作。
3. 学会散剂的质量评定方法。

二、器材与药品

研钵、五号筛、六号筛、七号筛；冰片、硼砂（炒）、朱砂、玄明粉、薄荷脑、樟脑、硼酸、氧化锌、滑石粉。

三、实训原理

散剂系指药剂或与适宜辅料经粉碎均匀混合而制成的干燥粉末状剂型，供内服或外用。按药物性质分为一般散剂、含毒性成分散剂、含液体成分散剂、含共熔成分散剂。其外观应干燥、疏松、混合均匀、色泽一致且装量差异限度、水分及微生物限度应符合规定。

散剂制备工艺流程：处方拟定→物料准备→粉碎→混合→分剂量→质检→包装。

混合操作是制备散剂的关键。目前常用的混合方法有研磨混合法、搅拌混合法和过筛混合法。若药物比例相差悬殊，应采用等量递增法混合；若各组分的密度相差悬殊，应将密度小的组分先加入研磨器中，再加入密度大的组分进行混合；若组分的色泽相差悬殊，一般先将色深的组分先加入研磨器内，再加入色浅的组分进行混合；若含低共熔成分，一般先使之产生共熔，再用其他成分吸收混合制剂。

四、实训内容

（一）冰硼散的制备

【处方】 冰片 1.25g　硼砂（炒）12.5g　朱砂 1.5g　玄明粉 12.5g

【制法】 以上四味，朱砂水飞或粉碎成极细粉，硼砂粉碎成细粉，将冰片研细，与上述粉末及玄明粉配研，过筛，混合，即得。

【注解】

1. 朱砂主含硫化汞，为粒状或块状集合体，色鲜红或暗红，具光泽，质重而脆，水飞法可获极细粉。玄明粉系芒硝经风化干燥而得，含硫酸钠不少于99%。

2. 本品朱砂有色，易于观察混合的均匀性。本品用乙醚提取，重量法测定，冰片含量不得少于3.5%。

3. 方中朱砂质重色深，且有毒量少，而滑石粉色浅、量大，宜采用打底套色法混合。

（二）痱子粉的制备

【处方】 薄荷脑 0.2g　樟脑 0.2g　硼酸 5.0g　氧化锌 0.4g　滑石粉加至30g

【制法】 ①取樟脑、薄荷脑研磨至全部液化；②另将硼酸、氧化锌、滑石粉研磨混合均匀，过七号筛；③将第一步共熔混合物与第二步混合的细粉用等量递加法混合过七号筛即得。

【注解】

1. 处方中薄荷脑、樟脑为共熔组分，研磨混合时形成共熔混合物并产生液化现象。共熔成分在全部液化后，再用混合粉末或滑石粉吸收，并通过筛2~3次，检查均匀度。局部用散剂应为极细粉，一般以能通过八号至九号筛为宜。敷于创面及黏膜的散剂应经灭菌处理。

2. 局部用散剂应为极细粉，一般以能通过八号至九号筛为宜。敷于创面及黏膜的散剂应经灭菌处理。

3. 制备过程中需采用等量递增法（配研法），以利于药物细粉混合均匀。

（三）散剂的质量检查

1. 外观均匀度　取供试品适量，置光滑纸上，平铺约5cm²，将其表面压平，在亮处观察，应呈现均一色泽，无花纹与色斑。

2. 装量差异　单剂量包装的散剂，应检查装量差异，符合下列有关规定，方法如下。

取散剂10包（瓶），除去包装，分别精密称定每包（瓶）内容物的重量，求出内容物的装量与平均装量。每包（瓶）与平均装量（凡无含量测定的散剂，每包装量应与标示装量比较）相比应符合规定，超出装量差异限度（表6-6）的散剂不得多于2包（瓶），并不得有1包（瓶）超出装量差异限度1倍。

凡规定检查含量均匀度的散剂，可不进行装量差异的检查。

表 6 - 6　散剂装量差异限度

平均装量或标示装量	装量差异限度
0.1g 以下至 0.1g	±15%
0.1g 以上至 0.5g	±10%
0.5g 以上至 1.5g	±8%
1.5g 以上至 6.0g	±7%
6.0g 以上	±5%

将以上散剂的外观性状与外观均匀度结果记录于表 6 - 7 中。

表 6 - 7　散剂质量检查结果

制剂	外观性状	外观均匀度
冰硼散		
痱子粉		

五、思考题

1. 小剂量药物散剂为保证剂量准确、含量均匀，应采用什么方法配制？
2. 含共熔组分的散剂，制备时有哪些处理方法？

实训十一　制备板蓝根颗粒剂与硬胶囊剂

一、实训目的

1. 能完成颗粒剂、硬胶囊剂的制备。
2. 学会中药的提取、精制过程。
3. 学会颗粒剂、硬胶囊剂的质量评定方法。

二、器材与药品

乳钵、药筛、尼龙筛、烘箱、天平、0 号胶囊模板、0 号胶囊等；板蓝根、糊精、糖粉、乙醇等。

三、实训原理

颗粒剂系指药物或药材提取物与适宜的辅料或药材细粉制成的干燥颗粒状制剂。颗粒剂制备工艺：原辅料的处理→制颗粒→干燥→整粒→质量检查→包装。制备颗粒剂的关键是控制软材的质量，一般要求手握成团，轻压则散，此种软材压过筛网后，可制成均匀的湿粒，无长条、块状物及细粉。软材的质量要通过调节辅料的用量及合理的搅拌与过筛条件来控制。

胶囊剂系指药物加适宜基质的辅料盛装于硬质空胶囊或具有弹性的软质胶囊中制成的固体制剂。胶囊剂可分为硬胶囊剂、软胶囊剂和肠溶胶囊剂。其特点是外观整洁、美观、容易吞服；可掩盖药物的不良气味和减少药物的刺激性；与片剂、丸剂相比，生物利用度高；可提高药物的稳定性；可延缓药物释放。硬胶囊剂制备工艺流程：空胶囊的制备→药物的处理→药物的填充→胶囊的封口→除粉和磨光→质检→包装。硬胶囊中的药物可以使用纯药物，也可根据药物的性质及制备工艺要求加入适当的辅料，以改善药物的稳定性、溶出速率、引湿性、流动性等性质。

四、实训内容

（一）板蓝根颗粒剂的制备

【处方】板蓝根 1400g　蔗糖粉适量　糊精适量　共制 1000g

【制法】取板蓝根 1400g，加适量水浸泡 1 小时，煎煮两次，第一次 2 小时，第二次 1 小时，煎液滤过；滤液合并，浓缩至相对密度约为 1.2（50℃），加乙醇使含醇量为 60%，静置过夜；取上清液回收乙醇，并浓缩至相对密度为 1.30～1.33（80℃）的浸膏。取板蓝根浸膏，加入适量糖粉及糊精，制成软材，过 16 目筛制成颗粒，干燥即得。

【注解】

1. 药材的提取物为药材用水提醇沉法制成的提取液或药材的水煎液浓缩而成的稠膏，也可以提取药材的有效部位供制软材用。

2. 制备颗粒剂的关键是控制软材的质量，如果稠膏黏性太强，可加入适量70%～80%的乙醇来降低软材的黏性。挥发油应均匀喷入干燥颗粒中，混匀，并密闭一定时间。冲剂应干燥，颗粒均匀，色泽一致，无吸潮、软化现象。冲剂应密闭贮藏。

3. 本品具有清热解毒、凉血利咽、消肿功效。用于病毒性感冒、咽喉肿痛等。口服，一次 1～2 袋，一日 3～4 次。

4. 煎液浓缩时，应先浓缩第二次煎液至一定稠度后，再加入第一次煎液合并浓缩，以尽量减少有效成分的损失。

5. 清膏与蔗糖粉、糊精混合制软材时，清膏的温度在 40℃左右。温度过高蔗糖粉熔化，软材黏性太强，颗粒坚硬；温度过低，难以混合。制粒时用金属筛网更易于制粒。

（二）颗粒剂的质量检查

1. 颗粒剂的粒度检查　除另有规定外，取单剂量包装的颗粒剂 5 包（瓶）或多剂量包装的颗粒剂 1 包（瓶），称定重量，置药筛中，保持水平状态过筛，左右往返，边筛动边拍打 3 分钟。不能通过一号筛与能通过五号筛的颗粒和粉末的总和，不得超过供试量的 15%。

2. 溶化性检查　除另有规定外，取供试品颗粒剂 10g，加热水 200ml，搅拌 5 分钟，立即观察。可溶性颗粒剂应全部溶化或轻微浑浊，但不得有焦屑等异物。本试验中维生素 C 颗粒剂和板蓝根颗粒剂均为可溶性颗粒剂，应符合规定。

3. 装量差异检查　取供试品 10 袋（瓶），除去包装，分别精密称定每袋（瓶）内容物的重量，求出每袋（瓶）内容物的装量与平均装量。每袋（瓶）装量与平均装量相比较 [凡无含量测定的颗粒剂，每袋（瓶）装量应与标示装量比较]，超出装量差异限度（表 6 - 8）的颗粒剂不得多于 2 袋（瓶），并不得有 1 袋（瓶）超出限度的 1 倍。

表 6 - 8　颗粒剂装量差异限度

平均装量或标示装量	装量差异限度
0.1g 以下至 0.1g	±10%
0.1g 以上至 1.5g	±8%
1.5g 以上至 6.0g	±7%
6.0g 以上	±5%

（三）硬胶囊剂的制备

【处方】选上述所制得散剂或颗粒剂。

【制法】用胶囊模板进行手工填充（每组 20 粒）。

1. 手工填充药物　先将固体药物的粉末置于纸或玻璃板上，厚度约为下节胶囊高度的 1/4 ~ 1/3，然后手持下节胶囊，口向下插入粉末，使粉末嵌入胶囊内，如此压装数次至胶囊被填满，使达到规定重量，将上节胶囊套上。在填装过程中所施压力应均匀，并应随时称重，使每一胶囊装量准确。

2. 充填板充填药物　先将囊体摆在胶囊充填板上，调节充填板高度使囊体上口与板面相平，将内容物撒在充填板上使均匀填满囊体，调低充填板以露出囊体，盖上囊帽并压紧，使囊体与囊帽完全封合，取下胶囊。填充好的胶囊可用洁净的纱布包起，轻轻搓滚，以拭去胶囊外面黏附的药粉。

【注解】

1. 一般采用试装掌握装量差异程度，使接近药典规定的范围内。

2. 制备过程中必须保持清洁，玻璃板、药匙、指套等用前须用乙醇消毒。

3. 为了上下节封严黏密，可在囊口蘸少许 40% 乙醇套上封口。

五、思考题

1. 颗粒剂的质量要求与散剂有何异同？

2. 制备颗粒剂时应注意哪些问题？

3. 中药颗粒剂与化学药物颗粒剂在制备工艺上有何不同？

（兰小群）

项目七 滴丸剂、丸剂制备技术

预期学习成果

1. 能够描述滴丸剂、丸剂的概念、特点、常用基质、制备工艺等。

2. 能够分析滴丸剂、丸剂的处方，正确操作制剂设备，按照工艺流程完成小量制备，并完成实训报告。

3. 能够查阅《中国药典》（2020 年版），获取滴丸剂、丸剂药品标准、检验方法等专业信息。

4. 能够根据滴丸剂、丸剂特点合理指导用药。

课后提交成果

1. 完成在线达标检测题。

2. 分组完成电子版实训报告（含相关横向知识介绍/实训过程图片或小视频）。

3. 结合学习的滴丸剂、丸剂的相关知识，通过查找资料，整理归纳，分组完成微课或视频制作（选做）。

知识导航

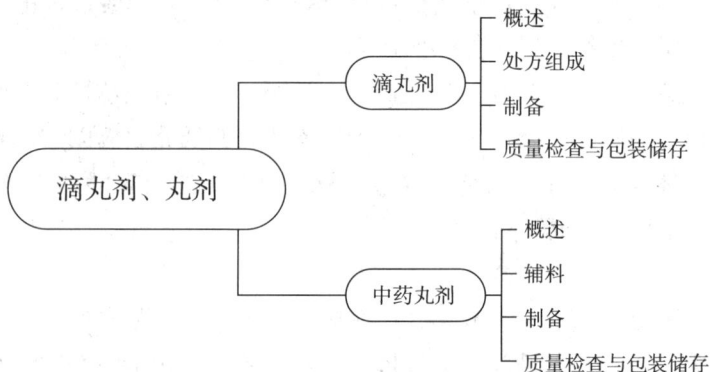

理论知识

任务一 认识和制备滴丸剂

一、认识滴丸剂

（一）滴丸剂的定义

滴丸剂是指固体或液体药物与基质加热熔融后溶解、乳化或混悬于基质中，再滴入不相混溶、互不作用的冷凝液中，由于表面张力的作用使液滴收缩成球状而制成的固体制剂。滴丸剂是固体分散体的一种形式。滴丸剂主要供口服，也可外用（如眼、耳、鼻、直肠、阴道用滴丸），亦可制成缓控释制剂。

滴丸剂的发展

1. 滴丸剂的发展史　1933 年丹麦首次制成的维生素甲丁滴丸，由于制备工艺、制造理论尚不成熟，不能解决生产上的问题，无法保证产品质量，因此销声匿迹了。直到 60 年代末我国药学工作者受到西药灰黄霉素制成滴丸的启示做了大量研究工作，使滴丸剂的理论、应用范围和生产设备等有了很大的进展，并具备了工业化生产的条件。1971 年我国上市了芸香油滴丸，1977 年我国药典开始收载滴丸剂型，使中国药典成为国际上第一个收载滴丸剂的药典，滴丸剂已成为我国独有的剂型。

2. 复方丹参滴丸　是治疗冠心病、心绞痛的舌下含服中成药，1992 年由闫希军和吴乃峰夫妇研制成功，1993 年获得国家食品药品监督管理局生产批文，1994 年正式投产上市，自上市起连续快速增长，自 2002 年起成为国内药品市场单品种销售额最大的品种，迄今为止一直保持这一绝对优势地位。

（二）滴丸剂的特点

滴丸剂有以下优点：①多数滴丸生物利用度高、疗效迅速。因药物以分子、胶体或微粉状态高度分散在基质中，提高了药物的溶出速度和吸收速度。②增加药物的稳定性。因药物与熔融的基质混合后滴制的，与空气接触的面积变小，从而减少了药物的氧化和挥发，若基质为非水性，还可避免水解。③液体药物与熔融的基质混合后滴制冷却为固体，制成固体滴丸，便于携带和服用，如芸香油滴丸、牡荆油滴丸等。④可根据药物性质与临床需要，选用不同的基质及辅料，制成不同给药途径的滴丸或具有缓释、控释性能的滴丸。如用于耳腔内治疗的氯霉素控释滴丸可起长效作用。⑤设备简单、操作容易；质量稳定、剂量准确；工艺周期短、生产效率高；车间不产生粉尘，利于劳动保护。

但滴丸剂也有以下不足：目前可供选择的基质较少，且载药量有限，难以制成大丸（一般丸重多在 100mg 以下），因而只能应用于剂量小的药物。因为若药物占的比例过大，则滴丸不易成型，若基质占比例大时圆整度好，但基质多服用量就大。所以基质和药量要选择合适的比例。中药材需通过提取浓缩富集有效成分，否则药物占的比例过大。

（三）滴丸剂的分类

1. 速效高效滴丸　大部分滴丸是利用固体分散体的技术进行制备。当基质溶解时，体内药物以微细结晶、无定形微粒或分子形式释出，所以溶解快、吸收快、作用快、生物利用度高。

2. 缓释、控释滴丸 指使用起缓释、控释的辅料，使滴丸中的药物在较长时间内缓慢溶出或使药物在滴丸中以恒定速度溶出，如氯霉素控释眼丸。

3. 溶液滴丸 用水溶性基质来配置，在水中可崩解为澄明溶液的滴丸，如洗比泰滴丸可用于饮水消毒。

4. 栓剂滴丸 滴丸同水溶性栓剂一样可用聚乙二醇等水溶性基质，用于腔道时由体液溶解产生作用。如诺氟沙星耳用滴丸、甲硝唑牙用滴丸等。滴丸可同样用于直肠，也可由直肠吸收而直接作用于全身，具有生物利用度高、作用快的特点。

5. 硬胶囊滴丸 将不同溶出度的滴丸装入硬胶囊中可以组成所需溶出度的缓释小丸胶囊，如联苯双酯的硬胶囊滴丸。

6. 包衣滴丸 滴丸也可同片剂、丸剂一样包成糖衣、薄膜衣等。

7. 脂质体滴丸 脂质体为混悬液体，用聚乙二醇可制成固体剂型，是将脂质体在不断搅拌下加入熔融的聚乙二醇4000中形成混悬液，倾倒于模型中冷凝成型。

8. 肠溶衣滴丸 用在胃中不溶解的基质做成的滴丸，如酒食酸锑钾滴丸是用明胶溶液作基质成丸后，用甲醛处理，使明胶的氨基在胃液中不溶解，在肠中溶解。

9. 干压包衣滴丸 以滴丸为中心，压上其他药物组成的衣层，融合了两种剂型的优点，如镇咳祛痰的咳必清氯化钾干压包衣片。前者为滴丸，后者为衣层。

二、滴丸剂的处方组分

滴丸剂中除药物以外的赋形剂一般称为基质。用于冷却滴出的液滴，使之收缩冷凝成为滴丸的液体称为冷凝液。冷凝液虽不是处方组成部分，但对滴丸的形成，以及溶出速度、稳定性等密切相关。

（一）理想基质的条件

与药物不发生化学反应，不影响药物的疗效与检测；对人体无害。熔点较低，在60~160℃条件下能熔化成液体，遇骤冷又能冷凝为固体，与药物混合后仍能保持以上物理形状。

（二）常用基质

滴丸剂基质分为水溶性与非水溶性基质两大类。

1. 水溶性基质 常用的有聚乙二醇类（PEG）、泊洛沙姆、硬脂酸聚烃氧（40）酯、硬脂酸钠以及甘油明胶等；有报道用木糖醇和淀粉复合使用作为复方丹参滴丸基质。

2. 脂肪性基质 常用的有硬脂酸、单硬脂酸甘油酯、氢化植物油、虫蜡等。

但在实际应用中，亦有采用水溶性与非水溶性基质的混合物作为滴丸的基质，国内常用PEG6000加适量硬脂酸调整熔点，得到较好的滴丸。选择基质时应根据"相似者相溶"的原则，尽可能选用与药物极性或溶解度相近的基质。

（三）其他辅料

除上述基本辅料外，还有些滴丸剂加少量水溶性或亲水性辅料（如 CMS－Na、

CMC - Na、淀粉等）和增溶剂等，增加药物的崩解和溶出。如布洛芬滴丸加入20%的CMS - Na，其溶出速率高于市售布洛芬片的38.9%。

（四）冷凝液

冷凝液不是滴丸剂的组成部分，但参与滴丸剂制备中的一个工艺过程，如果处理不彻底，仍可能产生毒性，因此冷凝液应具备下列条件：①安全无害，或虽有毒性，但易于除去；②与药物和基质不相混溶、不起化学反应；③有适宜的相对密度，一般应略高于或略低于滴丸的相对密度，使滴丸（液滴）缓缓上浮或下沉，便于充分凝固，丸形圆整。常用的冷凝液有以下两种。

1. 水溶性基质　液状石蜡、植物油、甲基硅油等。

2. 非水溶性基质　水、不同浓度的乙醇、酸性或碱性水溶液等。

三、制备滴丸剂

（一）滴丸剂的制备方法及设备

滴丸剂是采用滴制法进行制备，其生产工艺流程如图7-1所示。

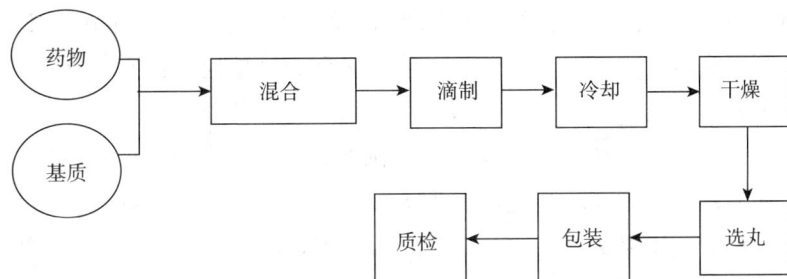

图7-1　滴丸剂生产工艺流程

药物与基质混合均匀再加热至熔融后滴制成丸，也可以将药物溶于适当溶剂后，再将此溶液直接加入已熔融为液体的基质中，搅拌均匀，滴制成丸。

滴制时，可以采取直接滴制法，也可以用气压脉冲滴制法，使药液在气压作用下定量强制挤出。

滴丸剂的制备设备常用滴丸机，基质的溶化可在滴丸机中或熔料锅中进行，冷凝方式有静态冷凝与动态冷凝两种，滴出方式有下沉和上浮两种。

（二）滴丸剂制备时的影响因素

1. 影响滴丸丸重的因素

（1）滴管口径　在一定范围内管径大则滴制的丸也大，反之则小；但口径太大也不行，液滴不能充满管口。

（2）温度　温度上升表面张力下降，黏度下降，丸重减小；温度下降，丸重增加。因此，操作中要保持恒温。

（3）滴管口与冷却剂液面的距离　距离过大时，液滴会因重力作用被跌散而产生细粒，因此两者距离不宜超过5cm。

（4）滴速　滴制的时候，有部分药液存留在滴管口，不能完全滴下，存留在滴管口的药液可能约占理论丸重的40%。滴速越快，存流量小，丸重大，反之丸重小，如图7-2所示。

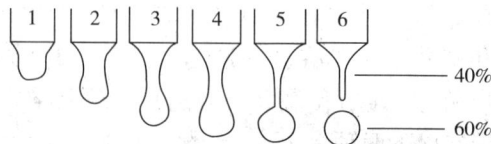

图7-2　滴丸的形成过程

注意，为了加大丸的重量，可采用滴出口浸在冷却液中滴制，滴液在冷却液中滴下必须克服因产生浮力的同体积的冷却液的重量，故丸重增大。

2. 影响滴丸圆整度的因素

（1）液滴在冷却液中移动速度　液滴与冷却液的密度相差大、冷却液的黏滞度小都能增加移动速度。移动速度愈快，受的力愈大，其形愈扁。

（2）液滴的大小　液滴小，液滴收缩成球体的力大，因而小丸的圆整度比大丸好。

（3）冷凝剂性质　适当增加冷凝剂和液滴亲和力，使液滴中空气尽早排出，保护凝固时丸的圆整度。

（4）冷凝剂温度　最好是梯度冷却，有利于滴丸充分成型冷却，一般冷凝液上部的温度宜在40℃左右。如冷凝液上部温度太低，液滴很快凝固，则会不够圆整。但使用甲基硅油作冷却剂不必分步冷却（甲基硅油的表面张力小，用作冷凝液时丸形状好），只需控制滴丸出口温度（40℃左右），如苏冰滴丸。

四、滴丸剂的质量检查

按照《中国药典》（2020年版）滴丸剂的质量检查有关规定，滴丸剂需要进行以下方面的质量检查。

1. 外观　滴丸应大小均匀，色泽一致，表面的冷凝液应除去。

2. 重量差异　滴丸剂重量差异限度应符合表7-1中规定。

表7-1　滴丸剂的重量差异限度

标示丸重或平均丸重	重量差异限度
0.03g 及 0.03g 以下	±15%
0.03g 以上至 0.1g	±12%
0.1g 以上至 0.3g	±10%
0.3g 以上	±7.5%

检查法　取供试品20丸，精密称定总重量，求得平均丸重后，再分别精密称定每丸的重量。每丸重量与平均丸重相比较，超出限度的不得多于2丸，并不得有1丸超

出限度一倍。

包糖衣的滴丸应在包衣前检查丸芯的重量差异，符合表 7 - 2 中规定后，方可包衣，包衣后不再检查重量差异。

表 7 - 2　糖丸剂的重量差异限度

标示丸重或平均丸重	重量差异限度
0.03g 及 0.03g 以下	±15%
0.03g 以上至 0.3g	±10%
0.3g 以上	±7.5%

3. 溶散时限　参照崩解时限检查法进行检查，除另有规定外，应符合规定。

4. 微生物限度　参照微生物限度检查法进行检查，应符合规定。

五、滴丸剂的包装贮存

滴丸剂包装应严密，一般采用玻璃瓶或瓷瓶包装，亦有用铝塑复合材料等包装的。除另有规定外，滴丸剂应密封储存，防止受潮、发霉、变质。

六、实例分析

[例1]　**芸香油滴丸**

【处方】芸香油 8.35g　硬脂酸钠 1g　虫蜡 0.25g　纯化水 1ml

【制法】将以上三种物料放入烧瓶中，摇匀，加水后再摇匀，水浴加热回流，时时振摇，使熔化成均匀的溶液，移入贮液罐内。药液保持 65℃ 由滴管滴出（滴头内径 4.9mm，外径 8.04mm，滴速约 120 丸/分，滴入含 1% 硫酸的冷却水溶液中，滴丸形成后取出，用冷水洗除吸附的酸液，用滤纸吸干水迹后即得。

【注解】

1. 由于芸香油的相对密度小，故本品采用上浮式滴制设备和方法制备。

2. 冷凝液中硫酸与滴丸表面硬脂酸钠反应生成硬脂酸，形成掺有虫蜡的薄壳，在肠中溶解度较胃中大，避免了芸香油对胃的刺激性，减少了恶心、呕吐等副作用。

【功能与主治】主要用于慢性支气管炎、支气管哮喘等症。

[例2]　**宫炎平滴丸**

【处方】地稔 90g　两面针 34g　当归 28g　五指毛桃 20g　穿破石 28g

【制法】以上五味，加水煎煮二次，每次 2 小时，滤过，合并滤液，浓缩至相对密度为 1.25（55~60℃）的清膏，加乙醇至含醇量达 50%，静置 24 小时，滤过，滤液回收乙醇，浓缩至稠膏状，干燥成干浸膏，粉碎成细粉，备用。取聚乙二醇适量，加热使熔融，加入上述细粉，混匀，滴入冷却的二甲硅油中，制成 1000 丸，即得。

【注解】中药材常需提取浓缩后再制备滴丸。

【功能与主治】清热利湿，祛瘀止痛，收敛止带。用于急、慢性盆腔炎。

任务二 认识和制备丸剂

一、认识丸剂

（一）丸剂的定义

中药丸剂，俗称丸剂、丸药，系指药材细粉或药材提取物加适宜的黏合剂或其他辅料制成的球形或类球形制剂，主要供内服。

中药丸剂是我国传统剂型之一，中药丸剂从传统的手工生产到机械化生产，并逐步实现自动化。中药丸剂的品种在《中国药典》中药成方制剂中比例最大，约占40%。

（二）中药丸剂的特点

1. 传统的丸剂作用迟缓，多用于慢性病的治疗，如蜜丸、水蜜丸等。

2. 可缓和某些药物的毒副作用，如糊丸、蜡丸等。

3. 可减缓某些药物成分的挥散，如水丸、糊丸等。

4. 丸剂的缺点是服用剂量大，小儿服用困难，尤其是水丸溶散时限难以控制，原料多以原粉入药，易微生物超标。

（三）中药丸剂的分类

1. 根据赋形剂分类 中药丸剂可分为蜜丸、水蜜丸、水丸、糊丸、浓缩丸和微丸等。

（1）蜜丸 为药物细粉用蜂蜜作黏合剂制成的丸剂。根据药丸的大小和制法的不同，又可分为大蜜丸（即每丸在0.5g以上的丸）和小蜜丸（即每丸在0.5g以下的丸）如"安宫牛黄丸""琥珀抱龙丸""八珍益母丸""人参养荣丸"等。

（2）水蜜丸 是指药物细粉以蜂蜜和水为黏合剂制成的丸剂。

（3）水丸 也叫水泛丸，是指将药物细粉用冷开水、药汁或其他液体（黄酒、醋或糖液）为黏合剂制成的小球形干燥丸剂。因其黏合剂为水溶性的，服用后易崩解吸收，显效较快，如"木香顺气丸""加味保和丸"等。

（4）浓缩丸 又称"药膏丸""浸膏丸"。是指将部分药物的提取液浓缩成膏与某些药物的细粉，以水、蜂蜜或蜂蜜和水为黏合剂制成的丸剂。根据所用黏合剂不同，又可分为浓缩水丸、浓缩蜜丸和浓缩水蜜丸。浓缩丸药材提取浓缩原则：贵细药材、量少，含淀粉多的药材宜粉碎成细粉；质地坚硬、纤维多、体积大、黏性大的药材宜提取至膏，有效成分（或有效部位）明确且含量较高的药材，又有简便稳定可行的提取方法，可提取有效成分（或有效部位），进一步去除杂质，缩小体积。制备方法：浓缩蜜丸为塑制法，浓缩水丸用泛制法。

（5）糊丸 是指药物细粉以米粉、米糊或面糊等为黏合剂制成的丸剂。特点是溶散迟缓，可延长药效，减少药物对胃肠道刺激。可用塑制法或泛制法制备。

（6）蜡丸　是指药物细粉以蜂蜡为黏合剂制成的丸剂。蜡丸具有良好的缓释作用，一般用塑制法制备。

2. 根据制法分类　中药丸剂可分为塑制丸、泛制丸和滴制丸。

（1）塑制丸　系指药物细粉与适宜的黏合剂混合制成软硬适度的可塑性丸块，然后再分割成丸粒，如蜜丸、糊丸、浓缩蜜丸、蜡丸等。

（2）泛制丸　系指以药物细粉用适宜的液体为黏合剂泛制成小球形的丸剂，如水丸、水蜜丸、浓缩水丸、浓缩水蜜丸、糊丸等。

（3）滴制丸（滴丸）　又称滴聚法。系利用一种熔点较低的脂肪性基质或水溶性基质，将主药溶解、混悬，乳化后利用适当装置滴入一种不相混溶的液体冷却剂中而制成的丸剂。

拓展阅读

微丸

微丸特指由药物与辅料构成的直径小于2.5mm的球状实体，与通常所述的丸剂相比，其主要特点在于：由于在胃肠道的分布面积较大，吸收较快，生物利用度高，可以制成速释微丸制剂；可以对微丸进行包衣处理或加入适当的阻滞材料，制成缓释微丸；稳定性好，流动性好，不易碎，制备工艺较为简单。

微丸的制备方法较多，早期采用搓丸法和泛丸法，随着物理机械学的发展，出现了离心抛射法、沸腾制粒法、喷雾制粒法、包衣锅法、挤出滚圆法、液中制粒法等新方法制备微丸。

二、中药丸剂的常用辅料

丸剂常用的辅料主要有黏合剂、润湿剂、吸收剂或稀释剂。

（一）黏合剂

一些含纤维、油脂较多的药材细粉，需加适当的黏合剂才能成型。常用的黏合剂有蜂蜜、药材清（浸）膏、米糊或面糊、糖浆等。

1. 蜂蜜　蜂蜜具有滋补、润肺止咳、润肠通便、解毒调味的功效，为《中国药典》收载的药材。同时，蜂蜜中的还原糖可防止药物氧化。但生蜂蜜中含有杂质、酶及较多的水分，黏性不足，成丸易虫蛀和生霉变质，服用后又会产生泻下等副作用。故生蜂蜜在使用之前必须加热炼制，以除去过多的水分，增加黏性，杀死微生物及破坏酶，制成炼蜜以保证其稳定性及纯化的目的。炼蜜药辅合一，既作为黏合辅料使之可以搓捏成丸，又起矫味作用，提高患者顺应性，长期服用还可发挥缓缓补中之效，起到重要的佐使作用，达到了"以型减毒、赋型增效"的目的。

2. 米糊或面糊　系以黄米、糯米、小麦及神曲（为面粉或麸皮与杏仁泥、赤小豆粉，以及鲜青蒿、鲜苍耳、鲜辣蓼汁等混合发酵制成）制成的糊，用量为药材细粉的40%左右，可用调糊法、冲糊法、煮糊法制备。所制得的丸剂一般较坚硬，胃内崩解较慢，常用于含剧毒药和刺激性药物的制丸。

3. 药材清（浸）膏 植物性药材用浸出方法制备得到的清（浸）膏，大多具有较强的黏性。因此，可以同时兼作黏合剂使用，与处方中其他药材细粉混合后制丸。

4. 糖浆 常用蔗糖糖浆或液状葡萄糖，既具黏性，又具有还原作用，故适用于黏性弱、易氧化药物的制丸。

（二）润湿剂

1. 水 系指纯化水。能润湿药粉中的黏液质、糖及胶类，诱发药粉的黏性。

2. 酒 常用白酒与黄酒两种。酒能溶解药材中的树脂、油脂而增加药材细粉的黏性，但其黏性比经水润湿后的黏性程度低，若用水作润湿剂黏性太强、制丸有困难时，可以酒代之。此外，酒兼有一定的药理作用，可作具有舒筋活血功效的丸剂的润湿剂。

3. 醋 常用米醋（含醋酸量为3%～5%）。常做散瘀止痛功效的丸剂的润湿剂。对药材中碱性成分有助溶作用，提高药效。

4. 水蜜 一般以炼蜜1份加水3份稀释而成，兼具润湿与黏合作用（制成的丸剂称为水蜜丸）。

5. 药汁 处方中某些药材不易制粉，可将其煎汁或榨汁作为成丸的辅料，利于保存药性、提高药效，且节省了其他辅料的用量。

（三）吸收剂

中药丸剂中，很少外加其他稀释剂或吸收剂，一般是将处方中出粉量高的药材制成细粉，作为浸出物、挥发油的吸收剂，可减少其他辅料的用量或不需其他辅料。亦可用惰性无机物，如氢氧化铝、甘油磷酸钙、碳酸钙、氧化镁或碳酸镁等作吸收剂。

另外，为了加快中药丸剂进入人体后的崩解和释放，可用适量的崩解剂，如 CMC、CMC－Na、HPMC 等。

三、制备中药丸剂

常用的丸剂制备方法包括塑制法（搓丸法）和泛制法，中药滴丸则采用滴制法。

（一）塑制法（搓丸法）

塑制法是将药材细粉与适宜的辅料（主要是润湿剂或黏合剂）混合制成可塑性的丸块，再经搓条、分割及搓圆制成丸剂的方法。

塑制法生产丸剂的一般工艺流程如图 7－3 所示。

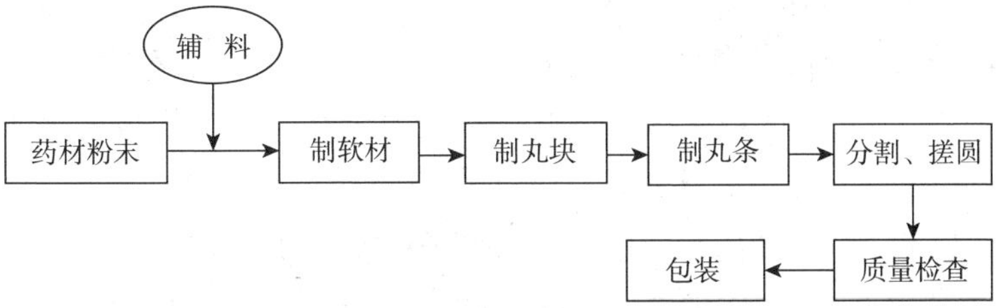

图 7-3 塑制法制备中药丸剂生产工艺流程图

1. 配料 按处方将已炮制合格的药材称好、配齐。通过粉碎、过筛（5 或 6 号筛，除另有规定外，供制丸剂用的药粉应为细粉或最细粉）、混合均匀后备用。

2. 合药 将已混合均匀的药粉，加入适量炼蜜，充分混匀，使成可塑性好、软硬适宜的丸块的过程称为合药。为塑制法制备丸剂的关键工序。

丸块的软硬程度及黏稠度直接影响丸粒成型和在贮存中是否变形。优良的丸块以软硬适宜、里外一致、不松散、湿度适宜、无可见性粉末、不黏手、不黏附器壁为宜。

拓展阅读

影响丸块质量的因素

1. 炼蜜的程度 应根据处方中药材的性质、粉末粗细、含水量高低、当时的气温及湿度，决定所需黏合剂的黏性强度，炼制蜂蜜。蜜过嫩则粉末黏合不好，丸粒表面不光滑，容易黏附器壁；过老则丸块发硬，易开裂，难以搓圆。

2. 下蜜温度 应根据处方中药物性质而定。除另有规定外，炼蜜应趁热加入药粉中；若处方中含有树脂类、胶类及挥发性成分药物时，炼蜜则应在 60℃ 左右加入。

3. 用蜜量 药粉与炼蜜的比例是影响丸块质量的重要因素。一般比例是 1:1～1:1.5，但也有偏高或偏低的，主要取决于下列因素。

（1）药粉的性质 黏性强的药粉用蜜量宜少；含纤维较多，黏性极差的药粉，用蜜量宜多。

（2）气候季节 夏季用蜜量应少，冬季用蜜量宜多。

（3）合药方法 手工合药用蜜量较多，机械合药用蜜量较少。

3. 搓丸条 丸块软材制成后应放置一定时间，使炼蜜渗透到药粉内，诱发丸块的黏性和可塑性，有利于搓条和成丸。丸条一般要求粗细均匀。

4. 成丸 小量生产时，可将丸条等量截切后用搓丸板作圆周运动使丸粒搓圆；或用带沟槽的切丸板分割、搓圆。

目前，大生产多采用可以将丸块制成丸剂的机器制丸，整个过程全封闭操作，减少药物的染菌概率，并且性能稳定，操作简单，一次成丸无需筛选，无需二次整形。

中药自动制丸机主要由加料斗、推进器、自控轮、导轮、制丸刀轮等组成。操作时，将混合均匀药料投入到具有密封装置的药斗内以不溢出加料斗又不低于加料斗高度的1/3 为宜，通过进药腔的压药翻板，在螺旋推进器的挤压下，推出多条相同直径的药条，在导轮控制下，丸条同步进入相对方向转动的制丸刀轮中，由于制丸刀轮的径向和轴向运动，将丸条切割并搓圆，连续制成大小均匀的药丸。

5. 干燥 老蜜、中蜜制备的蜜丸可以不干燥。使用嫩蜜或嫩蜜作为黏合剂的蜜丸由于嫩蜜含水分较多需干燥。

（二）泛制法

泛制法是将药物粉末与润湿剂或黏合剂交替加入适宜的设备内，使药丸逐层增大的方法。泛制法层层交替润湿、撒布药粉，药物与辅料不断翻滚、黏结成粒的过程，可将一些易挥发、有刺激性气味、毒性药物或性质不稳定的药物泛入内层；调节泛制时药物的加入顺序，可防止挥散或变质，减少有效成分的损失或延缓毒性成分释放的时间或部位；将缓释、速释药物分别泛入丸剂内层、外层，可以达到以制剂手段影响药物疗效释放的目的。泛制法工艺流程如图7-4 所示。

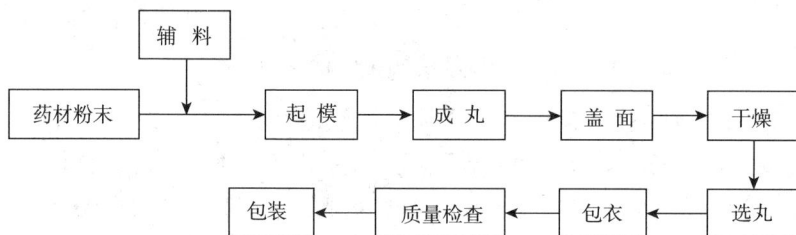

图7-4 泛制法制备中药丸剂生产工艺流程图

1. 原料处理 按要求将处方中药材粉碎成细粉，过五号筛或六号筛，混合均匀。需制成药汁的药材应按规定处理。

2. 起模 是将部分药粉制成大小适宜丸模的操作过程，是制备水丸的关键环节。可用粉末起模和湿法制粒起模。粉末起模法是将少许药粉置泛丸匾或转动的包衣锅内，喷刷少量水或其他润湿剂，使药粉黏结形成小粒，再喷水、撒粉，配合揉、撞、翻等的泛丸动作，反复多次，使体积逐渐增大形成直径0.5～1mm 的圆球形小颗粒，经过筛分等即得丸模。也有湿法制粒起模，指使用软材过筛制粒的方法起模。湿法制粒起模法的丸模成型率高，丸模均匀，但模子较松。

3. 成型 是将丸模逐渐加大至接近成品的操作。操作时将丸模置包衣锅内，启动包衣锅，反复喷水和加药粉，使丸粒的体积逐渐增大，至形成外观圆整光滑、坚实致密、大小适合。如用糊泛丸，应加水制成稀糊后，才能泛丸。

4. 盖面 可用干粉、清浆、清水盖面。将成型后的丸剂经过筛选，剔除过大或过小的丸粒，置于包衣锅内转动，加入留出的药粉（最细粉）或清水或浆头（即将药粉或废丸加水混合制成的稠厚液体），继续滚动至丸面光洁、色泽一致、外形圆整。

5. 干燥 除另有规定外，水蜜丸、水丸、浓缩水蜜丸和浓缩水丸均应在80℃以下进行干燥；含挥发性成分或淀粉较多的丸剂（包括糊丸）应在60℃以下进行干燥；不宜加热干燥的应采用其他适宜的方法进行干燥。

6. 选丸 泛丸法制备的水丸，大小常有差异，干燥后须经筛选，以保证丸粒圆整、大小均匀、剂量准确。

7. 包衣与打光 需要进行包衣、打光的丸剂在转动的包衣锅内，不断滚动，经交替喷水或喷入适宜黏合剂、撒入包衣物料（如朱砂、滑石、雄黄、青黛、甘草、黄柏、百草霜以及礞石粉等），例如清润丸采用处方中的青黛进行包衣、防风通圣丸采用处方中的滑石粉包衣。包衣物料可均匀黏附在丸面上。包衣完成后，撒入川蜡，继续转动30分钟，即完成包衣和打光工序。

除水丸外，蜜丸、水蜜丸、糊丸和浓缩丸等都可根据需要进行包衣。衣层尚可选用糖衣、薄膜衣和肠溶衣，包衣方法与片剂相同。

四、中药丸剂的质量检查与包装贮存

（一）中药丸剂的质量检查

按《中国药典》（2020年版）四部通则中的丸剂的质量检查项目进行检查。

1. 外观 应圆整均匀、色泽一致。大蜜丸和小蜜丸应细腻滋润、软硬适中。蜡丸表面应光滑无裂纹，丸内不得有蜡点和颗粒。

2. 水分 取供试品按照《中国药典》（2020年版）四部通则中水分测定法项下的方法检查。除另有规定外，大蜜丸、小蜜丸、浓缩蜜丸中所含水分不得过15.0%；水蜜丸、浓缩水蜜丸不得过12.0%；水丸、糊丸和浓缩水丸不得过9.0%；微丸按其所属丸剂类型的规定判定。蜡丸不测定水分。

3. 重量差异 除另有规定外，一般丸剂照下述方法检查，应符合表7-3规定。

检查方法 取供试品10丸为1份（丸重1.5g及1.5g以上的以1丸为1份），共取10份，分别称定重量，求得平均重量，每份重量与每份标示量（每丸标示量×称取丸数）比较（无标示量的与平均重量相比较），应符合表7-3规定，超出重量差异限度的不得多于2份，并不得有1份超出重量差异限度1倍。

表7-3 一般丸剂重量差异限度

标示重量或平均重量	重量差异限度
0.05g或0.05g以下	±12%
0.05g以上至0.1g	±11%
0.1g以上至0.3g	±10%
0.3g以上至1.5g	±9%
1.5g以上至3g	±8%
3g以上至6g	±7%
6g以上至9g	±6%
9g以上	±5%

包糖衣丸剂应检查丸芯的重量差异,并符合规定,包糖衣后不再检查重量差异,其他包衣丸剂应在包衣后检查重量差异,并符合规定;凡进行装量差异检查的单剂量包装丸剂及进行含量均匀度检查的丸剂,一般不再进行重量差异检查。

4. 装量差异 除糖丸外,单剂量分装的丸剂,装量差异限度应符合表 7 - 4 规定。

(1)检查方法 取供试品 10 袋(瓶),分别称定每袋(瓶)内容物的重量,每袋(瓶)装量与标示装量相比较,应符合表 7 - 4 规定。超出装量差异限度的不得多于 2 袋(瓶),并不得有 1 袋(瓶)超出装量差异限度 1 倍。

表 7 - 4 单剂量分装的丸剂装量差异限度

标示装量	装量差异限度
0.5g 及 0.5g 以下	±12%
0.5g 以上至 1g	±11%
1g 以上至 2g	±10%
2g 以上至 3g	±8%
3g 以上至 6g	±6%
6g 以上至 9g	±5%
9g 以上	±4%

(2)装量 以重量标识的多剂量包装的丸剂,照《中国药典》(2020 年版)四部通则最低装量检查法检查,应符合规定。

以丸数标示的多剂量包装丸剂,不检查装量。

5. 溶散时限 除另有规定外,取供试品 6 丸,选择适当孔径筛网的吊篮(丸剂直径在 2.5mm 以下的用孔径约 0.42mm 的筛网,在 2.5 ~ 3.5mm 的用孔径 1.0mm 的筛网,在 3.5mm 以上的用孔径约 2.0mm 的筛网),照《中国药典》(2020 年版)四部通则项下的方法加挡板进行检查。除另有规定外,小蜜丸、水蜜丸和水丸应在 1 小时内全部溶散;浓缩丸和糊丸应在 2 小时内全部溶散;微丸的溶散时限按所属丸剂类型的规定判定。如操作过程中供试品黏附挡板妨碍检查时,应另取供试品 6 丸,不加挡板进行检查。

上述检查应在规定时间内全部通过筛网,如有细小颗粒状物未通过筛网,但已软化且无硬心者可作合格论。蜡丸照《中国药典》(2020 年版)四部通则项下的肠溶衣片检查法检查,应符合规定。除另有规定外,大蜜丸及研碎、嚼碎后或用开水、黄酒等分散后服用的丸剂不检查溶散时限。

6. 微生物限度 按照《中国药典》(2020 年版)四部通则控制菌检查法及非无菌药品微生物限度标准检查,应符合规定。

(二)中药丸剂的包装贮存

丸剂制成后若包装储存条件不当,常引起丸剂的霉烂、虫蛀及挥发性成分散失。各类丸剂性质不同,其包装储存方法亦不相同。大、小蜜丸及浓缩丸常装于塑料球壳内，壳外再用蜡层固封或用蜡纸包裹，装于蜡浸过的纸盒内，盒外再浸蜡，密封防潮。含芳香挥发性或贵重细料药可采用蜡壳固封，再装入金属、帛或纸盒中。蜡壳丸可以保存数年到数十年之久而不减原有疗效。大蜜丸也可选用泡罩式铝塑材料包装。一般小丸常用玻璃瓶或塑料瓶密封，水丸、糊丸及水蜜丸等如为按粒服用，应以数量分装；如为按重量服用，则以重量分装。含芳香性药物或较贵重药物的微丸，多用瓷制的小瓶密封。

除另有规定外，丸剂应密封储存，蜡丸应密封并置阴凉干燥处储存，以防止吸潮、微生物污染以及丸剂中所含挥发性成分损失而降低药效。

五、实例分析

［例1］ 保和丸（水丸）

【处方】山楂（焦）300g　六神曲（炒）100g　半夏（制）100g　茯苓100g　陈皮50g　连翘50g　莱菔子（炒）50g　麦芽（炒）50g

【制法】以上8味，取处方量的1/2，混合粉碎成细粉，过六至七号筛，混匀。用冷开水或蒸馏水泛丸，干燥，即得。

【功能与主治】本品临床用于消食、导滞、和胃。可用于食积停滞、脘腹胀痛、嗳腐吞酸、不欲饮食。口服，一次6~9g，一日2次，小儿酌减。

［例2］ 十全大补丸

【处方】党参80g　炒白术80g　茯苓80g　炙甘草40g　当归120g　川芎40g　酒白芍80g　熟地黄120g　炙黄芪80g　肉桂20g

【制法】以上十味，粉碎成细粉，过筛，混匀。每100g粉末用炼蜜35~50g加适量的水泛丸，干燥，制成水蜜丸；或加炼蜜100~120g制成小蜜丸或大蜜丸，即得。

【注解】为避免药团黏手和器具，操作时可用适量润滑剂。润滑剂可用甘油或麻油（花生油）500g，蜂蜡95g，熔化而成。夏季蜂蜡可适当多加一点。

✎三 **拓展阅读**

中药蜜丸制作工艺及质量控制要点

蜜丸制作中经常出现的一些问题及解决办法如下。

1. 炼蜜不当　炼蜜偏嫩，可先取少量炼蜜与少许药粉混匀（小样丸块），发现炼蜜偏老，可在丸块中加入少量热开水重新混合均匀。

2. 蜜粉比例不当　用蜜过多（可称伤蜜）或用蜜不足（习称欠蜜），可采用分次加蜜的方法。

3. 下蜜温度不当　处方中的树脂药物、芳香药物不可下热蜜，蜜温宜控制在60℃以下。

4. 胶类药物的处理　采用炒胶珠（指加蛤粉、甘草粉等炒阿胶等胶类药物，使胶粒膨大，内如蜂窝，易粉碎，易吸收）的方法解决。

5. 草类药物的处理　可采用煎煮浓缩取汁的办法来处理这类药物。

6. 油脂类药物的处理　可采取临时脱脂法。

此外，有些处方中含有贵重药物如麝香等，实际生产中常常取少许合格的药物细粉与炼蜜混合，在丸块即将形成时徐徐撒入贵重药粉，进一步混合均匀，制成合格丸块，再进行搓条制丸。

📖 实训项目

实训十二　制备冰片滴丸

一、实训目的

1. 能小试制备滴丸剂。

2. 能分析小试制备时出现的问题例如黏丸、丸不圆整、大小不一等。

3. 能评价滴丸剂的质量。

二、器材与试剂

量筒、烧杯、滴管、滤纸；冰块、液体石蜡、冰片、聚乙二醇6000。

三、实训原理

滴丸剂是指固体或液体药物与基质加热熔融后溶解、乳化或混悬于基质中，再滴入不相混溶、互不作用的冷凝液中，由于表面张力的作用使液滴收缩成球状而制成的制剂。主要供口服，也可外用（如眼、耳、鼻、直肠、阴道用滴丸）。这种滴法制丸的过程，实际上是将固体分散体制成滴丸的形式。

一般的工艺流程为：药物 + 基质→均匀分散→滴制→冷却→洗丸→干燥→选丸→质量检查→包装。

四、实训内容

制备冰片滴丸

【处方】冰片 2.0g　聚乙二醇 6000 7.0g

【制法】

1. 安装仪器　冷却柱中加液体石蜡，外壁通凉水加碎冰块冷却。

2. 药物分散　将聚乙二醇 6000 置蒸发皿中，水浴上加热至全部熔融，加入冰片搅拌至熔化。

3. 滴制成丸 将上述药液于 80～85℃保温，调节滴管出口与冷却剂间的距离，控制滴速为每分钟 30～35 滴，每粒重 50mg。待滴丸完全冷却后，取出滴丸，摊于滤纸上，擦取表面附着的液体石蜡，装于瓶中，即得。

【注解】

1. 熔融液内的气泡必须除尽，才能使滴丸呈高度分散状态且外形光滑。

2. 熔融液应尽量恒温，控制其黏度以能顺利滴出为度；滴丸滴制时药液温度不得低于 80℃，否则在滴管口易凝固不易滴下，不利于控制滴速。

3. 冷凝液的高度、滴口离冷凝液的距离以及冰浴的温度均可影响滴丸的外形、粘连程度以及拖尾等，应以圆整为度。

4. 冷凝液的温度在 －2～－3℃为好，高于 0℃时，滴液来不及完全凝固而粘连在一起。

五、思考题

1. 滴丸中的药物为何能高度分散于基质中？

2. 制备滴丸时应注意些什么？

实训十三 制备六味地黄丸

一、实训目的

1. 能小试制备中药丸剂。

2. 会炼糖或炼蜜基本操作。

3. 能正确使用中药制丸机等设备。

二、器材与试剂

中药制丸机、研钵、40 目筛、80 目筛、电炉、烧杯、天平；熟地黄、山茱萸（制）、牡丹皮、山药、茯苓、泽泻。

三、实训原理

丸剂系指药物与适宜的辅料均匀混合，以适当方法制成的球状或类球状的制剂，一般供口服用。丸剂的种类较多，主要有中药丸剂、滴丸剂与微丸三类。一般丸剂就指中药丸剂。

一般蜜丸的制备工艺流程为：物料的准备→炼蜜→制丸块→搓条、制丸→选丸→质量检查→包装。

四、实训内容

制备六味地黄丸

【处方】熟地黄 8g　山茱萸（制）4g　牡丹皮 3g　山药 4g　茯苓 3g　泽泻 3g

【制法】

1. 烘干、过筛　以上六味除熟地黄、山茱萸外，其余山药等 4 味共研成粗粉，取其中一部分与熟地黄、山茱萸共研成不规则的块状，放入烘箱内于 60℃ 以下烘干，再与其他粗粉混合研成细粉，过 80 目筛混匀备用。

2. 炼蜜　取适量生蜂蜜置于适宜容器中，加入适量清水，加热至沸后，用 40～60 目筛过滤，除去死蜂、蜡、泡沫及其他杂质。然后，继续加热炼制，至蜜表面起黄色气泡，手拭之有一定黏性，但两手指离开时无长丝出现（此时蜜温约为 116℃）即可。

3. 制丸块　将药粉置于搪瓷盘中，每 100g 药粉加入炼蜜（70～80℃）90g 左右，混合揉搓制成均匀滋润的丸块。

4. 搓条、制丸　根据搓丸板的规格将以上制成的丸块用手掌或搓条板做前后滚动搓捏，搓成适宜长短粗细的丸条，再置于搓丸板的沟槽底板上（需预先涂少量润滑剂）手持上板使两板对合，然后由轻至重前后搓动数次，直至丸条被切断且搓圆成丸。每丸重 9g。

【注解】

1. 蜂蜜炼制时应不断搅拌，以免溢锅。炼蜜程度应掌握恰当；药粉与炼蜜应充分混合均匀，以保证搓条、制丸的顺利进行；为避免丸块、丸条黏着搓条、搓丸工具及双手，操作前可在手掌和工具上涂擦少量润滑油，润滑剂可用麻油 1000g 加蜂蜡 120～180g 熔融制成。

2. 由于本方既含有熟地黄等滋润性成分，又含有茯苓、山药等粉性较强的成分，所以宜用中蜜，下蜜温度为 70～80℃。

3. 本实训是采用搓丸法制备大蜜丸，亦可采用泛丸法（即将每 100g 药粉用炼蜜 35～50g 和适量的水，泛丸）制成小蜜丸。

五、思考题

1. 炼蜜的目的是什么？如何根据药物的性质选择炼蜜的程度，用蜜量及合药时温度是多少？

2. 中药丸剂分为哪几类？

（曾赟昀）

项目八　片剂制备技术

预期学习成果

1. 能够描述片剂的概念、特点、常用辅料、湿法制粒压片法制备工艺等。

2. 能够分析片剂的处方，正确操作制剂设备与质量检测设备，按照工艺流程完成小量制备，并完成实训报告。

3. 能够查阅《中国药典》（2020 年版），获取片剂药品标准、检验方法等专业信息。

4. 能够根据片剂特点、临床应用与注意事项合理指导用药。

课后提交成果

1. 完成在线达标检测题。

2. 分组完成电子版实训报告（含相关横向知识介绍/实训过程图片或小视频）。

3. 结合学习的片剂的相关知识，通过查找资料，整理归纳，分组完成微课或视频制作（选做）。

知识导航

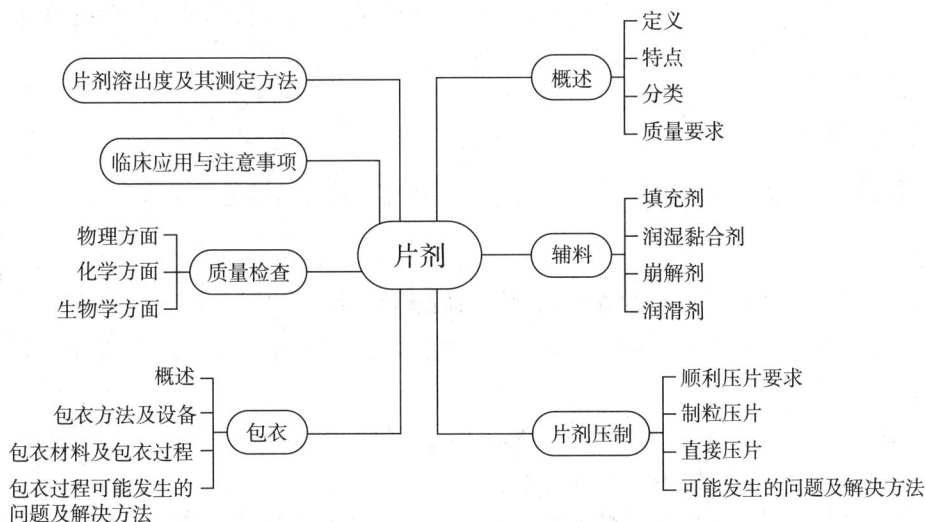

理论知识

任务一　认识片剂

一、定义

片剂是指原料药与适宜的辅料混匀压制成的圆形或异形片状（如椭圆形、三角形、菱形、动物模型等）固体制剂。其中，原料药可以为药物，也可以为中药材提取物、提取物加饮片细粉或饮片细粉。随着片剂生产新技术与新设备的应用，片剂新辅料的开发，极大改善了片剂的生产条件，提高了片剂的质量。目前，片剂已成为现代药物制剂中临床应用最为广泛的剂型之一。

二、特点

片剂有以下优点：①剂量准确，片剂内药物含量均匀差异较小；②质量稳定，片剂为干燥致密的固体，外界空气、水分及光线对其影响较小；③体积小、携带、运输、服用方便；④生产过程机械化、自动化程度高，产量大，成本低，卫生标准易达到；⑤可以满足不同临床医疗需求。可通过各种制剂技术制成各种类型的片剂，如分散片、缓释片、控释片、包衣片、多层片等，以达到速效、长效、控释、肠溶等目的。

但片剂也有以下不足：①片剂中药物的溶出速率较散剂及胶囊剂为慢，其生物利用度稍差一些；②儿童及昏迷患者不宜吞服；③含挥发性成分的片剂贮存较久时含量下降。

三、分类

根据给药途径分为口服片剂、口腔用片、外用等其他给药途径的片剂。

（一）口服片剂

1. 普通片　药物与适宜的辅料混合均匀后压制而成的片剂，如复方新诺明片。

2. 包衣片　是在普通片剂的外面包上一层衣膜的片剂。根据包衣材料的不同，又分为以下几类。

（1）糖衣片　是以蔗糖为主要包衣材料进行包衣而制成的片剂。对药物起保护或掩盖药物的不良气味，如小檗碱糖衣片。

（2）薄膜衣片　是以丙烯酸树脂、羟丙基甲基纤维素等高分子成膜材料为主要包衣材料进行包衣而制得的片剂，如头孢呋辛酯片等。

（3）肠溶衣片　是以在胃液中不溶、但在肠液中可以溶解的物质为主要包衣材料进行包衣而制得的片剂。如阿司匹林肠溶片，可有效防止药物对胃部的刺激。

3. 咀嚼片　是指在口腔中咀嚼碎后吞服的片剂。咀嚼片一般应选择甘露醇、山梨醇、蔗糖等水溶性辅料作填充剂和黏合剂。咀嚼片硬度应适中。一般在胃肠道中发挥作用或经胃肠道吸收发挥全身作用。如氢氧化铝凝胶片、碳酸钙咀嚼片、酵母片等治疗胃部疾患。口中咀嚼或使片剂溶化后吞服，故可不加崩解剂，且利于一些崩解困难的药物吸收。通常加入蔗糖、薄荷、食用香料等以调整口味，适合于小儿服用和治疗胃部疾病。

4. 泡腾片　是指片剂含有碳酸氢钠和有机酸，遇水时反应可产生大量二氧化碳气体呈泡腾状，使片剂迅速崩解，如维生素 C 泡腾片。

5. 分散片　是指在水中能迅速崩解并均匀分散的片剂（在 21℃ ±1℃ 的水中 3 分钟即可崩解分散并通过 180μm 孔径的筛网）。分散片加水分散后口服，也可将分散片含于口中吮服或吞服。其中所含的药物主要是难溶性的，也可以是易溶性的，如雷尼替丁分散片。

6. 缓释片　是在规定的释放介质中缓慢地非恒速释放药物的片剂。该片具有血药浓度平稳、服用次数少且作用时间长等优点，如硫酸沙丁醇缓释片。

7. 控释片　是在规定的释放介质中缓慢地恒速释放药物的片剂。该片具有药物释放平稳，接近零级速度过程；吸收可靠，血药浓度平稳；药物作用时间长，副作用小，并可减少服药次数等优点，如硫酸吗啡控释片、硝酸地平控释片。

8. 多层片　是由两层或多层组成的片剂，一般由两次或多次加压而制成，各层可含有不同的药物或各层的药物相同而辅料不同。多层片可避免复方制剂中不同药物之间的配伍变化；也可采用多层片制成缓释片剂，如由速释和缓释两种颗粒压制成的双层复方氨茶碱片。

（二）口腔用片

1. 口含片　又称含片，是指含在口腔中缓慢溶化产生局部或全身作用的片剂。含片中的药物是易溶性的，主要起局部消炎、杀菌、收敛、止痒或局部麻醉作用，如复方草珊瑚含片。

2. 舌下片　是指置于舌下能迅速溶化，药物经舌下黏膜吸收发挥全身治疗作用的片剂。舌下片中的原料药物应易于直接吸收，主要用于急症的治疗，如硝酸甘油舌下片等。

3. 口腔贴片　是指粘贴于口腔，经黏膜吸收后起局部或全身作用的片剂。口腔贴片应进行溶出度或释放度检查。

4. 口崩片　是指在口腔内不需要用水即能迅速崩解或溶解的片剂。一般适合于小剂量原料药物，常用于吞咽困难或不配合服药的患者。可采用直接压片和冷冻干燥法制备。口崩片应在口腔内迅速崩解或溶解、口感良好、容易吞咽，对口腔黏膜无刺激性。

（三）其他给药途径的片剂

1. 可溶片　是指临用前能溶解于水的非包衣片或薄膜包衣片剂。可溶片应溶解于水中，溶液可呈轻微乳光。可供口服、外用、含漱等使用。如供滴眼用的卡他灵片、供漱口用的复方硼砂漱口片等。

2. 阴道片与阴道泡腾片 指置于阴道内使用的片剂。阴道片和阴道泡腾片的形状应易置于阴道内，可借助器具将阴道片送入阴道。阴道片在阴道内应易溶化、溶散或融化、崩解并释放药物，主要起局部消炎、杀菌、杀精子及收敛等作用，也可给予性激素类药物。具有局部刺激性的药物，不得制成阴道片，如克霉唑阴道片，甲硝唑泡腾片。

3. 注射用片 指临用前溶解后供注射用的无菌片剂，供皮下或肌内注射。因难以保证溶液完全无菌，已经很少应用。

4. 植入片 是指用特殊注射器或手术埋植于皮下产生持久药效（数周、数月甚至数年）的无菌片剂，适用于需要长期使用的药物。一般长度不大于 8mm 的圆柱体，灭菌后单片包装，由于生产技术的难度较大以及相关辅料的限制，该制剂目前在国内的生产和应用较少，如避孕药制成植入片。

四、质量要求

《中国药典》（2020 年版）制剂通则片剂中规定，对片剂的质量要求主要有以下几个方面：药物的含量准确；片剂的重量差异小；小剂量的药物或作用比较剧烈的药物，应符合含量均匀度的要求；有适宜的硬度；色泽均匀，外观完整光洁；在规定贮藏期内不得变质；一般口服片剂的崩解度、溶出度（或释放度）应符合要求；符合微生物检查的要求等。对于某些片剂还有各自的要求，例如，小剂量药物片剂应符合含量均匀度检查要求，注射用片和植入片应无菌，口含片、舌下片、咀嚼片应有良好的味觉等。

五、临床应用与注意事项

（一）临床应用

1. 口服片剂 ①只有裂痕片和分散片可分开使用，其他片如糖衣片、包衣片和缓控释片均不宜分劈服用；②剂型有利于疗效的发挥，片剂粉碎或联合其他药外用是不正确的。

2. 口腔用片剂 ①舌下片适用于立即起效或避免肝脏首过效应的情况；②口含片适用于缓解咽干、咽痛等不适，但不宜长期服用。

3. 阴道片及阴道泡腾片 适用于治疗阴道炎症及相关疾病，应遵医嘱和药品说明。

（二）注意事项

1. 口服片剂 ①服用方法，与剂型有关；②服药次数及时间，应遵医嘱和药品说明；③服药用白开水送服最佳；④服药姿势，坐或站。

2. 口腔用片剂 ①舌下片，置于舌下，迅速溶于唾液，不可掰开、吞服。10 分钟内禁止饮水或饮食；②口含片，置于舌底，使其自然溶化分解。

3. 阴道片及阴道泡腾片 ①使用前清洗双手及阴道内、外分泌物；②临睡前使用；③给药后1~2小时内尽量不排尿，以免影响药效；④用药期间避免性生活；⑤避开经期使用。

任务二 认识片剂的辅料

片剂是由药物与辅料两个部分组成。辅料是指主药以外的一切物料的总称，亦称赋型剂。片剂的辅料主要包括填充剂、黏合剂、崩解剂、润滑剂等；根据需要还可加入着色剂、矫味剂等，以提高患者的适应性。辅料不仅可促使片剂成型，同时又利于片剂崩解释放药物。

一、填充剂

填充剂分为稀释剂和吸收剂，稀释剂是指用以增加片剂的重量或体积，或分散主药以降低物料的黏性，利于片剂成型和分剂量的辅料；吸收剂是指用以吸收物料中液体成分的辅料。为了应用和机械化生产，片剂的直径一般不小于6mm，每片重量一般都在100mg以上，然而，不少药物的剂量小于100mg或不能满足片剂大小的要求时，必须加入稀释剂方能成型。加入稀释剂不但可以保证片剂有一定的体积，还可减少主药成分的剂量偏差，改善药物的可压性等。片剂中若含有一定比例的挥发油或其他液体成分时，需加入适当的吸收剂将其吸收后再加入其他成分压片。常用的填充剂有淀粉类、糖类、纤维素类和无机盐类等。常用填充剂主要有以下几种。

1. 淀粉 是最常用的片剂辅料。制药工业中比较常用的是玉米淀粉和马铃薯淀粉，应用最广泛的当属玉米淀粉，因其杂质少，色泽好，吸湿性弱，产量大，价格也便宜。淀粉为白色细微粉末，无味，在冷水或乙醇中均不溶解。在空气中很稳定，与大多数药物不起反应，价格也比较便宜，吸湿性小，外观色泽好，但遇水膨胀。遇酸或碱在潮湿的状态及加热情况下，逐渐被水解而失去膨胀作用。在水中加热至68~70℃则淀粉糊化。单独使用可压性较差，片剂较为松散，因此制药生产中常与可压性好的适量糖粉、糊精等混合使用，以增加其黏合性和片剂的硬度。

2. 糖粉 是指结晶性蔗糖经低温干燥粉碎后而制成的白色粉末，味甜、黏合力强、干燥情况仍具有黏合能力，可用来增加片剂的硬度，使片剂的表面光滑美观，但是糖粉吸湿性较强，用量过多会使制粒、压片困难，长期储存，会使片剂的硬度加大、崩解时限超限。除口含片和可溶性片剂外，一般不单独使用，常与糊精、淀粉配合使用。

3. 糊精 为淀粉的不完全水解产物，微溶于冷水，能溶于热水成黏胶状溶液，不溶于乙醇。药用糊精为白色或淡黄色粉末，多作为稀释剂或干燥黏合剂。糊精具有较强的黏性，使用不当会使片剂表面出现麻点、水印或造成片剂崩解或溶出迟缓；其次在含量测定时会影响测定结果的准确性和重现性，故常与糖粉、淀粉混合使用。

4. 乳糖 是由牛乳清中提取制得，是一种优良的片剂填充剂，是由一分子葡萄糖和一分子半乳糖缩合而成，为白色带甜味的结晶性粉末。常用的乳糖为含有一分子结晶水的 α-乳糖。其性质稳定，易溶于水，无吸湿性，流动性、可压性好，可供粉末直接压片使用。乳糖在国外应用非常广泛，但价格昂贵，国内很少单独使用。

5. 可压性淀粉 亦称为预胶化淀粉，是由淀粉部分水解而得。具有良好的流动性、可压性、自身润滑性和干黏合性，并有较好的崩解作用。

6. 微晶纤维素 是由纤维素部分水解而制得的聚合度较小的结晶性纤维素，白色或类白色，是由多孔微粒组成的晶体粉末，无臭、无味，在水、乙醇、丙酮或甲苯中不溶，微溶于 200g/L 的碱溶液。具有良好的可压性和较强的黏合力，可作为粉末直接压片的干燥黏合剂使用。但是本品不适用于包衣片，因其具有吸湿性会使片剂膨胀和变软。

7. 无机盐类 主要是一些无机钙盐如硫酸钙、磷酸氢钙及药用碳酸钙等。最为常用的为硫酸钙，其性质稳定，无臭、无味，微溶于水，在乙醇中不溶，与多种药物可以配伍，制成的片剂外观光洁，硬度、崩解度均好，对药物也无吸附作用。常用作片剂的稀释剂和挥发油的吸收剂。但要注意钙盐虽可与多种药物配伍，但对某些药物的吸收和含量测定有干扰。

8. 甘露醇 是一种己六醇，为白色结晶性粉末，清凉味甜，易溶于水，可溶于甘油，在乙醇或乙醚中几乎不溶。性质稳定、无吸湿性，但流动性差，价格稍贵，常与蔗糖配合使用，较适于制备咀嚼片、口含片。

二、润湿剂或黏合剂

（一）润湿剂

润湿剂是指本身无黏性，但可诱发待制粒物料的黏性，以利于制粒的液体。常用的润湿剂有水和不同浓度的乙醇溶液。

1. 纯化水 是制粒中最常用的润湿剂，无毒、无味、价廉，但是干燥温度高、干燥时间长，对于水敏感的药物不利。在处方中水溶性成分较多时可能出现发黏、结块、润湿不均匀、干燥后颗粒发硬等现象，此时最好选择适当浓度的乙醇，以克服不足。

2. 乙醇 可用于遇水易分解的药物或遇水黏性较大的药物。随着乙醇浓度的增大，润湿后所产生的黏性降低，因此，乙醇的浓度要视原辅料的性质而定，一般为 30%~70%。中药浸膏片常用乙醇做润湿剂，但应注意迅速操作，以免乙醇挥发而产生强黏性的团块。

（二）黏合剂

黏合剂是指能使无黏性或黏性不足的物料黏结成颗粒或压缩成型的具有黏性的固体粉末或黏稠液体，常用黏合剂如下。

1. 淀粉浆　是片剂中最常用的黏合剂，常用的浓度为8%～15%，其中10%的淀粉浆最为常用。若颗粒的可压性较差，可再适当提高淀粉浆的浓度到20%，相反，也可降低淀粉浆的浓度，如氢氧化铝片即用5%淀粉浆作黏合剂。淀粉浆的制法主要有煮浆法和冲浆法两种。煮浆法是将淀粉混悬于全部量的水中，在夹层容器中加热并不断搅拌，直至糊化。冲浆法是将淀粉混悬于少量（1～1.5倍）水中，然后根据浓度冲入一定量的沸水，不断搅拌成糊状。淀粉价廉易得且黏性良好，是目前我国片剂生产中使用最多的黏合剂。

2. 糖粉与糖浆　糖粉常用作干燥黏合剂，糖浆则为液体黏合剂。其黏性较淀粉浆强，适合于纤维性及质地疏松、弹性较强的植物性药物。强酸、强碱性药物能引起蔗糖的转化而增加引湿性，不利于制粒和压片，故不宜采用。

3. 甲基纤维素（MC）和乙基纤维素（EC）　二者分别是纤维素的甲基或乙基醚化物，含甲氧基26.0%～33.0%或乙氧基44.0%～51.0%。其中，甲基纤维素具有良好的水溶性，可形成黏稠的胶体溶液而作为黏合剂使用，但应注意：当蔗糖或电解质达到一定浓度时本品会析出沉淀。乙基纤维素不溶于水，溶于乙醇等有机溶剂，可作为对水敏感性药物的黏合剂，由于黏性较强，且在胃肠液中不溶解目前常用作缓释、控释制剂的包衣材料。

4. 羧甲基纤维素钠（CMC－Na）　是纤维素的羧甲基醚化物，不溶于乙醚、三氯甲烷等有机溶媒。用作黏合剂时的浓度一般为1%～2%，黏性较强，常用于可压性差的药物，但应注意是否造成片剂硬度过大或崩解超限。

5. 羟丙纤维素（HPC）和羟丙甲纤维素（HPMC）　两者性质稳定均易溶于甲醇、乙醇、异丙醇和丙二醇中。既可作湿法制粒的黏合剂，也可作粉末直接压片的干燥黏合剂。

6. 聚维酮（PVP）　既可溶于水，又可溶于乙醇，因此既可用于水溶性或不溶性物料以及对水敏感性药物的制粒，还可用作直接压片的干黏合剂。常用于泡腾片及咀嚼片的制粒，但是本品吸湿性较强。

7. 其他黏合剂　海藻酸钠溶液、5%～20%明胶浆、阿拉伯胶浆、西黄蓍胶、聚乙烯醇（PVA）、丙烯酸树脂、玉米朊、桃胶、麦芽糖醇、泊洛沙姆、单月桂酸酯等。

三、崩解剂

崩解剂是促使片剂在胃肠液中迅速碎裂成细小颗粒的辅料。由于片剂是高压下压制而成，因此空隙率小，结合力强，很难迅速溶解。因为片剂的崩解是药物溶出的第一步，所以崩解时限为检查片剂质量的主要内容之一。除了缓控释片、口含片、咀嚼片、舌下片、植入片等有特殊要求的片剂外，一般均需加入崩解剂。特别是难溶性药物的溶出便成为药物在体内吸收的限速阶段，其片剂的快速崩解更具实际意义。

拓展阅读

崩解剂的作用机理

崩解剂的主要作用是消除因黏合剂或高度压缩而产生的结合力，从而使片剂在水中瓦解。片剂的崩解过程经历润湿、虹吸、破碎，崩解剂的作用机理有以下几种。

1. 毛细管作用　崩解剂在片剂中形成易于润湿的毛细管通道，当片剂置于水中时，水能迅速地随毛细管进入片剂内部，使整个片剂润湿而瓦解。淀粉及其衍生物、纤维素衍生物属于此类崩解剂。

2. 膨胀作用　自身具有很强的吸水膨胀性，从而瓦解片剂的结合力。膨胀率是表示崩解剂的体积膨胀能力大小的重要指标，膨胀率越大，崩解效果越显著。

3. 润湿热　有些药物在水中溶解时产生热，使片剂内部残存的空气膨胀，促使片剂崩解。

4. 产气作用　由于化学反应产生气体的崩解剂。如在泡腾片中加入的枸橼酸或酒石酸与碳酸钠或碳酸氢钠遇水产生二氧化碳气体，借助气体的膨胀而使片剂崩解。

不同崩解剂有不同的作用机理。

1. 干淀粉　是一种经典的崩解剂，在 100~105 ℃下干燥 1 小时，含水量在 8% 以下。干淀粉的吸水性较强，其吸水膨胀率为 186% 左右。干淀粉适用于水不溶性或微溶性药物的片剂，而对易溶性药物的崩解作用较差。

2. 羧甲基淀粉钠（CMS－Na）　吸水膨胀作用非常显著，其吸水后膨胀率为原体积的 300 倍，是一种性能优良的崩解剂，国外产品的商品名为 "Primojel"。

3. 低取代羟丙基纤维素（L－HPC）　近年来国内应用较多的一种崩解剂。具有很大的表面积和孔隙率，有很好的吸水速度和吸水量，其吸水膨胀率为 500%~700%。

4. 交联羧甲基纤维素钠（CCNa）　由于交联键的存在不溶于水，能吸收数倍于本身重量的水而膨胀，所以具有较好的崩解作用；当与羧甲基淀粉钠合用时，崩解效果更好，但与干淀粉合用时崩解作用会降低。

5. 交联聚维酮（交联 PVPP）　是流动性良好的白色粉末；在水、有机溶剂及强酸强碱溶液中均不溶解，但在水中迅速溶胀，无黏性，因而其崩解性能十分优越。

6. 泡腾崩解剂　是专用于泡腾片的特殊崩解剂，最常用的是由碳酸氢钠与枸橼酸组成的混合物。遇水时产生二氧化碳气体，使片剂在几分钟之内迅速崩解。含有这种崩解剂的片剂，应妥善包装，避免受潮造成崩解剂失效。

7. 羟丙基淀粉（HPS）　本品无臭，在水中膨胀性能良好，崩解较快。具有良好的润滑性、不黏冲；具有良好的可压性。本品作为崩解剂不易出现裂片，是目前较为优良的崩解剂之一。

8. 表面活性剂 为崩解辅助剂，能增加疏水性片剂的润湿性，促进水分渗透到片芯的速度加快，加速片剂的崩解和溶出，常用的表面活性剂有聚山梨酯80、十二烷基硫酸钠等。

崩解剂的加入方法有外加法、内加法和内外加法。即：①外加法是将崩解剂加入于压片之前的干颗粒中，片剂的崩解将发生在颗粒之间；②内加法是将崩解剂加入于制粒过程中，片剂的崩解将发生在颗粒内部；③内外加法是内加一部分，外加一部分，可使片剂的崩解既发生在颗粒内部又发生在颗粒之间，从而达到良好的崩解效果。通常内加崩解剂量占崩解剂总量的50%～75%，外加崩解剂量占崩解剂总量的25%～50%，（崩解剂总量一般为片重的5%～20%），根据崩解剂的性能加入量有所不同。

四、润滑剂

润滑剂在片剂的制备过程中兼有润滑、抗黏附、助流三种作用，是助流剂、抗黏附剂和润滑剂的统称。助流剂是指降低颗粒之间的摩擦力，从而改善粉粒流动性、缩短填充时间、减少重量差异的辅料。抗黏附剂是指能减轻颗粒对冲模的黏附性的辅料。其作用是防止压片时物料黏着于冲模表面，增加片剂的光洁度。润滑剂是指能降低颗粒（或片剂）与冲模孔壁之间摩擦力的辅料。其作用是增加颗粒、片剂的滑动性，利于出片。

在生产实践中很难找到独具一方面作用的辅料，往往是兼具这三方面的作用，因此将它们统称为润滑剂。在选用润滑剂时，可根据其性能有针对性地选择。

（一）常用润滑剂

1. 硬脂酸镁 本品为疏水性润滑剂，白色粉末，细腻疏松，有良好的附着性，易与颗粒混合均匀而不易分离，压片后片面光滑美观，应用较为广泛。用量一般为0.3%～1%，用量过大时，会造成片剂崩解迟缓，但加入适量的十二烷基硫酸钠等表面活性剂可改善。硬脂酸镁呈碱性反应，某些在碱性环境中不稳定的药物，如阿司匹林、某些抗生素等不宜使用。

2. 滑石粉 其成分为含水硅酸镁（$3MgO \cdot 4SiO_2 \cdot H_2O$），为白色结晶性粉末，滑动性好，能降低颗粒间的摩擦力，改善颗粒流动性，为优良的助流剂。常用量一般为0.1%～3%，最多不超过5%。滑石粉附着力差且比重大，在压片过程中因机械震动易与颗粒分层，导致在颗粒中分布不匀。

3. 微粉硅胶 本品为优良的片剂助流剂，可用作粉末直接压片的助流剂。其性状为轻质白色污水粉末，无臭无味，比表面积大，常用量为0.1%～0.3%，特别适合于油类和浸膏类等药物。

4. 氢化植物油 润滑性能好良，应用时将其溶于轻质液状石蜡油或己烷中，喷于干颗粒表面混匀。凡不宜用碱性润滑剂的药物均可用本品代替。

5. 聚乙二醇类 水溶性润滑剂，目前主要使用聚乙二醇4000和聚乙二醇6000。

6. 十二烷基硫酸钠（镁） 水溶性表面活性剂，具有良好的润滑作用，能提高片剂的机械强度，促进片剂的崩解和药物的溶出。

（二）润滑剂使用中应注意的问题

润滑剂粉末的粒度因为润滑作用与润滑剂的比表面积有关，所以固体润滑剂粒度应愈细愈好，应能通过九号筛。

（三）润滑剂的加入方法

1. 直接加到待压的干颗粒中，此法不能保证分散混合均匀。

2. 用60目筛筛出颗粒中部分细粉，与润滑剂充分混匀后再加到干颗粒中。

3. 将润滑剂溶于适宜的溶剂中或制成混悬液或乳浊液，喷入颗粒中混匀后将溶剂挥发，液体润滑剂常用此法。

任务三　制备片剂

片剂制备的三大要素是流动性、压缩成形性和润滑性。流动性好，可以保证粉体的流动、充填等操作顺利进行，减小片重差异；压缩成形性好，可防止裂片、松片等不良现象；润滑性好，可防止片剂不黏冲，可以得到完整、光洁的片剂。因此，片剂的生产处方应根据药物的理化性质和临床用药要求来设计，生产工艺应根据药物的性质、辅料的性质以及药物与辅料的相互作用来选择。

片剂的制备方法制备工艺可分为两大类或四小类。

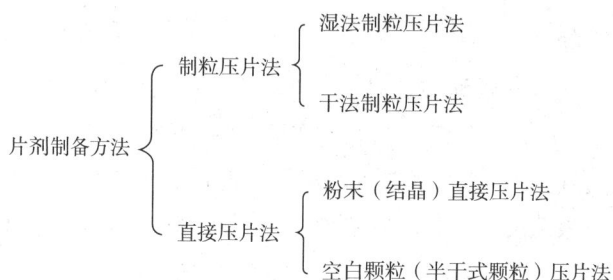

$$\text{片剂制备方法} \begin{cases} \text{制粒压片法} \begin{cases} \text{湿法制粒压片法} \\ \text{干法制粒压片法} \end{cases} \\ \text{直接压片法} \begin{cases} \text{粉末（结晶）直接压片法} \\ \text{空白颗粒（半干式颗粒）压片法} \end{cases} \end{cases}$$

片剂生产中应用最为广泛的是制粒压片法，制粒的目的如下。

1. 增加物料的流动性和可压性　粉末物料的流动性差，不易均匀地填充于模孔中，易引起片重差异超限。

2. 增加物料的堆密度　粉末物料中含有很多的空气，在压片时部分空气不能及时逸出，易产生松片、裂片现象。

3. 防止各成分的分层，使片剂中药物的含量准确　由于片剂中各成分的密度不同，粉末物料直接压片易因机器震动而分层，致使主药含量不均匀。

4. 防止黏冲、挂模　防止粉末飞扬及粉末黏附于冲头表面造成黏冲、挂模现象。

一、湿法制粒压片

湿法制粒压片法是将药物与适宜的辅料粉末混合后加入适量的黏合剂或润湿剂制备

颗粒，经干燥后压制成片的工艺方法。本法可以较好地解决粉末流动性差、可压性差的问题，对湿、热比较稳定的药物，一般可选用湿法制粒压片法，其工艺流程如图8-1所示。

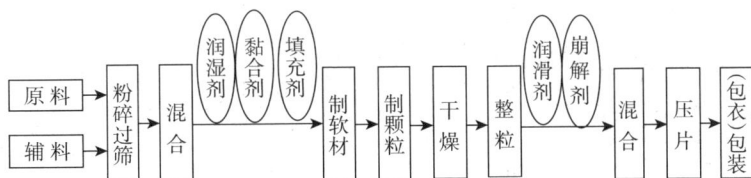

图8-1 湿法制粒压片工艺流程图

（一）准备与处理原辅料

主药与辅料在投料前须经过鉴定、含量测定等质量检查，合格的物料经干燥、粉碎、过筛等加工处理后，其细度以通过80~100目筛为宜。领取的原辅材料，在指定地方拆包，擦拭洁净后，放入配料室。对于医疗用毒性药品、贵重药品和有色原辅料应粉碎的更细些，以便混合均匀，含量准确，并避免压片时出现裂片、黏冲和花斑等现象。对于某些贮藏时易受潮结块的原辅料，必须经过干燥后再粉碎过筛。然后按照处方称取药物和辅料。检查各种设施和设备，运转是否正常，发现问题应及时维修，使设备处于完好状态。

（二）制颗粒

1. 湿法制粒法 传统的生产工艺主要过程包括制软材、制湿颗粒、湿颗粒干燥、整粒、批混等几个过程。

（1）**制软材** 将处方量的主药与辅料粉碎混合均匀后，置于混合机内，加入适量的润湿剂或黏合剂，搅拌均匀，制成湿度、黏度适宜的软材。软材的干湿程度应适宜，生产中多凭生产操作者的经验，即"握之成团，触之即散"。制药生产中常采用槽型混合机、V型混合桶、三维运动混合机等混合设备制软材。润湿剂或黏合剂的用量应根据物料的性质而定，如粉末细、质地疏松、干燥和黏性较差的粉末，应酌量多加，反之，用量应减少。黏合剂的用量及混合条件等对制得的颗粒密度和硬度有一定影响，一般黏合剂的用量多，混合强度大，干燥时间长，得到的颗粒硬度大。近年来，随着生产技术的提高，通过仪表可测出混合机中颗粒的动量扭矩，这样就能自动地控制软材的软硬程度，从而使软材的干湿程度可控。

（2）**制湿颗粒** 将软材通过筛网即制成湿颗粒。一般软材通过一次筛网制成颗粒称单次制粒，通过两次或三次制得颗粒称多次制粒。多次制成的颗粒质量好，色泽均匀，且细粉少。颗粒的大小可以通过筛网的孔径调节。筛网孔径的大小可根据制成片剂的重量和大小来选择，见表8-1。

表8-1 片重和筛网的选择

片重（mg）	筛目数（制粒）	筛目数（干粒）	冲头直径（mm）
50	18	16～20	5～5.5
100	16	14～20	6～6.5
150	16	14～20	7～8.0
200	14	12～16	8～8.5
300	12	10～16	9～10.5
500	10	10～12	12

少量生产时可用手将软材握成团块，用手掌轻轻压过筛网即得。在工厂生产中均使用颗粒机制粒。常用的制粒机是摇摆式颗粒机和高速搅拌制粒机，摇摆式颗粒机的外形及工作原理如图8-2所示，是将软材置于不锈钢的料斗中，其下部装有六条绕轴而往复转动的六角形棱柱，棱柱之下有筛网由固定器固定并紧靠棱柱，当棱柱作往复运动时，将软材压、搓过筛孔而成湿颗粒。筛网常用尼龙丝、镀锌铁丝或不锈钢丝等制成。尼龙筛网不影响药物的稳定性，有弹性，当软材较黏时，过筛慢，软材经反复搅拌，制成的颗粒硬度较大。镀锌铁丝则无上述缺点，但易有金属屑带入颗粒中，还可能影响某些药物的稳定性，不锈钢丝网较好。

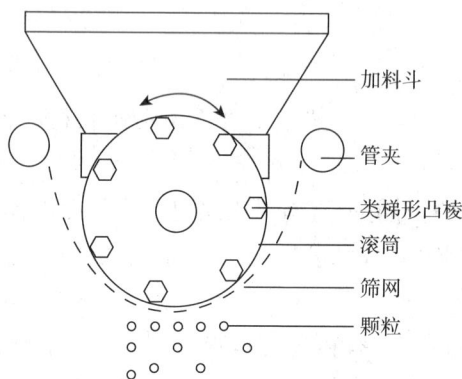

图8-2 摇摆式颗粒机的工作原理

高速搅拌制粒机是摇摆式颗粒机的替代产品。其结构主要由容器、搅拌浆、切割刀等所组成。药粉、辅料和黏合剂加入容器后，靠高速旋转的搅拌器的作用迅速完成混合和制粒操作。

（3）湿颗粒的干燥 湿颗粒制成后，应立即干燥，以免结块或受压变形。干燥的温度应根据原料性质而定，一般以50～60℃为宜，一些对湿热稳定的药物为缩短干燥时间，干燥温度可适当增高到80～100℃。含结晶水的药物，干燥温度不宜过高，时间不宜过长，否则因失去过多的结晶水可使颗粒松脆而影响压片及崩解。干燥时温度应逐渐升高，以免颗粒表面干燥后结成一层硬膜而影响内部水分的蒸发，造成"假干"现象，即外干内湿。颗粒的干燥程度应适当，颗粒应具有适当的含水量，含水量太多，容易发生黏冲，含水量太少则不利于压片，应根据品种的不同而保留适当的水分，一般水分控制为3%左右，颗粒的含水量可直接用水分快速测定仪进行测定。

湿颗粒干燥的方法很多，常用箱式干燥法、沸腾干燥法、微波干燥法、红外线干燥法等。

2. 流化喷雾制粒法　是指当物料粉末在容器内自下而上的气流作用下保持悬浮的流化状态时液体黏合剂向流化层喷入，使粉末聚结成颗粒的方法。流化喷雾制粒法是将沸腾混合、喷雾制粒和气流干燥等工序合并在一套设备中完成，实现了一步制粒，所以有"一步制粒"之称。流化喷雾制粒设备如图8-3所示。

此种制粒方法把物料的混合、制粒、干燥等过程合并在一个设备中完成，简化了工序与设备，便于生产过程的自动化，减少了粉尘飞扬污染，有利于劳动保护。此法制得的颗粒大小均匀、外观圆整、流动性好，压出的片剂质量也好。

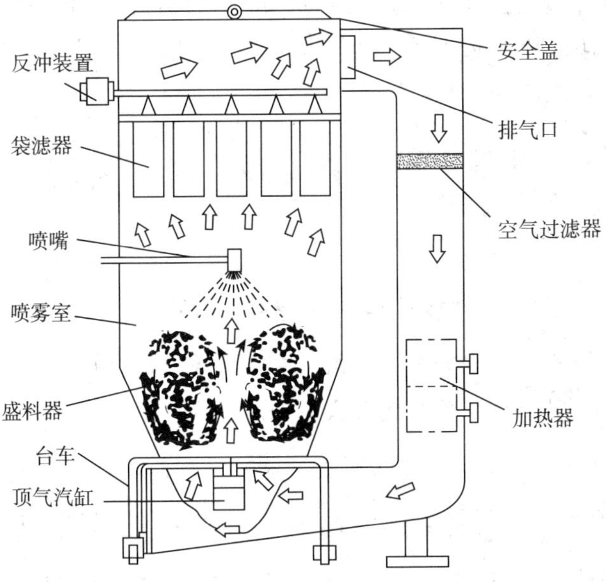

图8-3　流化喷雾制粒设备示意图

3. 喷雾制粒法　是指将用于制粒的原、辅料与黏合剂先行混合均匀，在不断搅拌下制成含固体量为50%～60%的均匀混悬液，再用泵将此混悬液通过高压喷嘴或甩盘输入到特殊的雾化器中，使在热气流中雾化形成细微的液滴，干燥后可得近似球形的细小颗粒。

（三）压片

1. 压片前干颗粒的处理

（1）过筛　整粒颗粒在干燥过程中，部分湿颗粒会彼此粘连结块，因此须过筛整粒，使颗粒均匀，便于压片。小剂量制备时一般通过过筛来整粒。整粒时筛网孔径应根据干颗粒的松紧程度适当调节。目前制药生产中一般使用专用整粒机或颗粒机整粒。用摇摆式颗粒机进行整粒时，应选用质硬的金属筛网（如镀锌的铁丝网），由于颗粒干燥时体积缩小，故整粒时筛网的孔径一般比制粒时用的要小一级。整粒常用筛网一般为 12～20 目。

（2）挥发　油或挥发性物质挥发油可加在润滑剂与颗粒混合后筛出的部分细粒中，或加入直接从干颗粒中筛出的部分细粉中，再与全部干颗粒混匀。若挥发性药物为固体（如薄荷脑）或量较少时，可用适量乙醇溶解，或与其他成分混合研磨共熔后喷入干颗粒中，混匀后，密闭数小时，使挥发性药物渗入颗粒。

（3）加润滑剂与崩解剂　润滑剂常在整粒后用细筛筛入干颗粒中混匀。崩解剂应先干燥过筛，再加入干颗粒中（外加法）充分混匀，也可将崩解剂及润滑剂与干颗粒一起加入混合器中进行总混合。然后抽样检查，测定主药含量，计算片重。

2. 片重计算

（1）据颗粒中主药含量计算片重　药物制成干颗粒时，因经过了一系列的操作过程，原料药必将有所损耗，所以应对颗粒中主药的实际含量进行测定，然后按照式（8－1）计算片重：

$$\text{每片颗粒重} = \frac{\text{每片主要含量}}{\text{测得颗粒中主药的百分含量}} \tag{8－1}$$

✎ **实例解析**

据颗粒中主药含量计算片重

例：乙酰螺旋霉素片中每片含乙酰螺旋霉素 0.1g，制成颗粒后，测得颗粒中的主药含量为 48.5%，现计算理论片重范围。

解：

$$\text{片重} = \frac{\text{每片主药含量}}{\text{测得颗粒中主药的百分含量}} = 0.1/0.485 = 0.206$$

按《中国药典》要求，0.3g 以下的片剂的重量差异限度为 ±7.5%，所以该片理论重量范围为：

$$0.206 \pm 0.206 \times 7.5\% = 0.191g（下限）～0.221g（上限）$$

（2）按干颗粒总重计算片重　在大生产时，根据生产中主辅料的损耗，适当增加了投量，片重按式（8－2）计算。

$$\text{片重} = \frac{\text{干颗粒重} + \text{压片前加入的辅料重}}{\text{预定压片总数}} \tag{8－2}$$

按干颗粒总重计算片重

例：欲制备每片含四环素 0.25g 的片剂，今投料 50 万片，共制得干颗粒 178.9kg，在压片前又加入润滑剂硬脂酸镁 2.5kg，求片重应为多少？

$$片重 = \frac{干颗粒重 + 压片前加入的辅料重}{应压片数} = \frac{178900 + 2500}{5000000} = 0.36g$$

3. 压片机及压片过程　将各种颗粒状或粉状物料置于模孔内，用冲头压制成片剂的机器称为压片机。目前常用的压片机按结构主要有撞击式（单冲）压片机和旋转式（多冲）压片机；按压缩次数分为一次压制压片机和二次或三次压制压片机；按片层分为双层压片机、有芯片压片机；按压制片形分为圆形片压片机和异形片压片机等。其压片过程基本相同：填料、压片、出片。

（1）单冲压片机　主要由加料器、调节装置、压缩部件三部分组成。

1）加料器　由加料斗和饲粉器构成。

2）调节装置　分压力调节器、推片调节器和片重调节器三部分。①压力调节器用于调节上冲下降的深度，上冲下降越多，上下冲间距离越近，压力越大；反之，则压力越小。②推片调节器是调节下冲抬起的高度，使其恰好与模圈的上缘相平，使压出得片剂顺利顶出模孔。③片重调节器是调节下冲下降的深度，以调节模孔的容积，从而使片重符合要求。

3）压缩部件　由上冲、下冲、模圈构成，是片剂成型部分，并决定片剂的大小、形状。

单冲压片机的压片过程如图 8-4 所示。①填料：上冲抬起，饲粉器移动到模孔之上，下冲下降到适宜的深度，饲粉器在模孔上面移动，颗粒填满模孔。②压片：饲粉器由模孔上移开，使模孔中的颗粒与模孔的上缘相平，上冲下降并将颗粒压缩成片，此时下冲不移动。③出片：上冲抬起，下冲随之上升至与模孔上缘相平，将药片由模孔中顶出；饲粉器再次移到模孔之上将压成之药片推开并落入接收器，并进行第二次填料，如此反复进行。

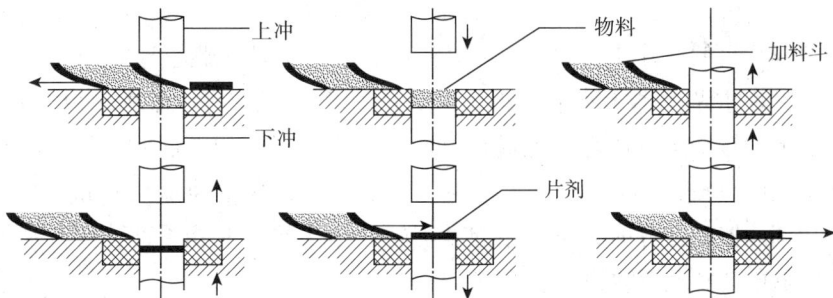

图 8-4　单冲压片机压片过程示意图

单冲压片机的生产能力约 100 片/分，适用于新产品试制或小量生产。压片时由于是单侧受压，受压时间短，压力分布不均匀，易发生松片、裂片或片重差异大等问题，且噪音较大。

（2）旋转式压片机　是目前片剂生产中广泛使用的一类压片机，主要工作部分有机台、压轮、片重调节器、压力调节器、加料斗、饲粉器、吸尘装置、保护装置等。其设备图及压片流程示意图如图 8-5 所示。机台可以绕轴旋转，分为三层，机台的上层装有若干上冲，中层装模圈，下层的对应位置装着下冲。机器转动时，上冲与下冲各自随机台转动并沿着固定的上、下冲轨道有规律地升、降运动；当上冲和下冲分别经过彼此对应的上、下压轮时，上下冲头距离最短，上冲向下、下冲向上运动并对模孔中的颗粒加压；机台中层装有一个固定的饲粉器，颗粒由处于饲粉器上方的加料斗不断地通过饲粉器流入模孔；压力调节器装在下压轮的下方，通过调节下压轮的高低位置，改变上、下冲头在模圈中的相对距离，当下压轮升高时，上、下冲头间的距离缩短，压力加大，反之压力减小。片重调节器装在下冲轨道上，用来调节下冲经过刮粉器时的高度，以调节模孔的容积而改变片重。

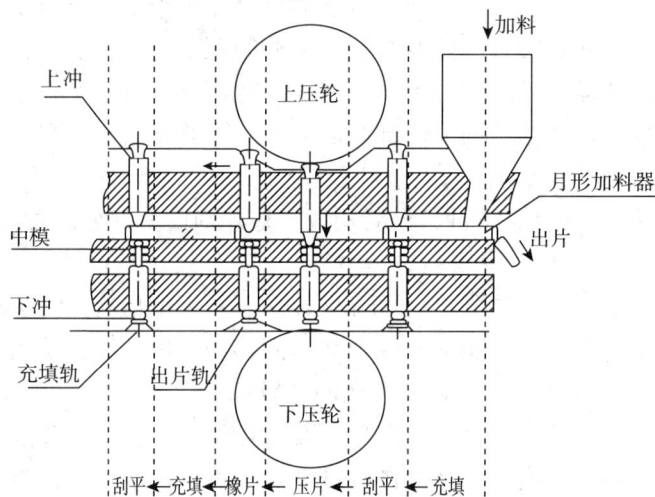

图 8-5　旋转式压片机设备图

旋转式压片机的压片流程如下。①填料：下冲转到饲粉器之下时，颗粒填入模孔，当下冲转动到片重调节器上面时，再上升到适宜高度，经刮粉器将多余的颗粒刮去；②压片：当下冲转动至下压轮的上面，上冲转动到上压轮的下面时，两冲之间的距离最小，将颗粒压缩成片。③出片：压片后，上、下冲分别沿轨道上升和下降，当下冲转动至出片调节器的上方时，下冲抬起并与转台中层的上缘相平，药片被刮粉器推出模孔导入容器中，如此反复进行。

普通型旋转式压片机有 19 冲、27 冲、33 冲、55 冲、75 冲等多型号，按流程分有单流程及双流程等。单流程压片机如国产 ZP-19 型，仅有一套压轮（上、下压轮各一个），旋转一周每个模孔仅压制出一个药片；双流程压片机如国产 ZP-33 型，机台中盘每旋转一周可进行两次压制工序，即每付冲模在中盘旋转一周时可压制出两个药片。旋转式压片机的饲粉方式相对合理，片重差异较小，由上、下相对加压，压力分布均匀，生产效率较高，如55冲的双流程压片机的生产能力高达50万片/小时。目前，压片机的最大产量可达60万片/小时。

二、干法制粒压片

干法制粒压片法是将干法制粒的颗粒经添加适宜辅料后压片的成型工艺。干法制粒压片法的基本工艺是将药物与适宜的辅料混匀后，用适宜的设备压成块状或大片状，然后再粉碎成大小适宜的颗粒，制成的颗粒经计算片重，压制成片。凡药物对湿、热不稳定，有吸湿性或采用粉末直接压片法流动性差的情况下，多采用干法制粒压片法。干法制粒压片法可分为滚压法和重压法。滚压法是将药物与辅料混合均匀，通过特殊的滚压机压成薄片，然后通过摇摆式颗粒粉碎机制粒，再加入润滑剂混合后压片的方法。目前国内使用的滚压式干法制粒机可将滚压、碾碎、整粒一次进行，直接将粉末挤压成颗粒，工艺简便且制得的颗粒质量好。重压法系将药物与辅料的混合物用重型压片机制成大片，冲模直径一般为19mm或更大些，然后再破碎成一定大小的颗粒的方法，又称大片法。此法虽工序少，操作简单，但是由于压片机需要较大的压力，冲模等部件容易损耗，且细粉也较多，目前已少应用。

三、粉末直接压片

（一）粉末直接压片法

粉末直接压片法是将药物粉末与适宜的辅料混合后，不经制粒而直接压片的成型工艺。对湿、热不稳定的药物可选用粉末直接压片法，其工艺流程如图8-6所示。

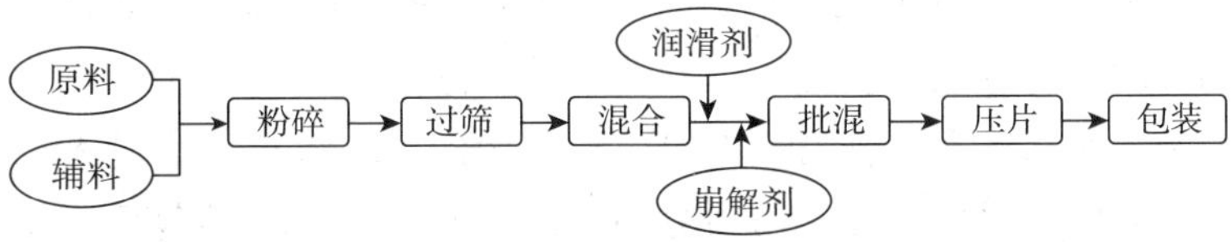

图 8-6 粉末直接压片法流程图

粉末直接压片法与制粒压片法比较，具有工艺过程简单、工序少，有利于生产的连续化和自动化。但本法在生产上还存在一些问题，如绝大多数药物粉末或辅料不具备良好的流动性和可压性，国产压片机的精度不理想，制约了该工艺的应用。可以从以下两个方面改进。

1. 辅料的改进 加入具有良好流动性和可压性的辅料。粉末压片的辅料，应符合下列基本条件：①具有良好的流动性和可压性；②可与多种药物配伍使用而不发生化学变化；③有较大的"容纳量"（即能与较高百分比药物配合而不影响压片性能），且不影响主药的生物利用度；④粒度与大多数药物相近等。

除所用崩解剂和润滑剂基本相同外，尚需加入黏合剂和助流剂。

2. 压片机的改进　为适应粉末直接压片的需要，压片机械应进行以下方面改进。①善饲粉装置：因粉末的流动性比颗粒差，为了防止粉末在饲粉器内不能顺利流动，形成空洞或流动时快时慢，造成片重差异增大，常在饲粉器上加上振荡装置，或其他适当的强制饲粉装置。②加预压机构：改为二次压制，第一次先初步压制（预压），第二次终压制成片。由于增加了受压的时间，克服了可压性不足的困难，并有利于排出粉末中的空气，既减少了裂片现象，又增加了片剂的硬度。③善除尘机构：由于粉末直接压片产生的粉尘较多，有时有漏粉现象，可安装吸粉器加以回收。也可安装自动密闭加料设备，以避免药粉加入料斗时粉尘飞扬。

（二）药物直接压片

某些结晶性或颗粒性药物，具有适宜的流动性和可压性，只需经粉碎、过筛，选用适宜大小的颗粒，再加入适量干燥黏合剂、崩解剂和润滑剂混合均匀，即可直接压片。如氯化钾、溴化钾、硫酸亚铁等无机盐和维生素 C 等有机药物，均可直接压片。

四、空白颗粒压片法

空白颗粒压片法是指主药的剂量很小或对湿、热很不稳定，则可先制成不含药的空白干颗粒，将药物溶解到乙醇等有机溶剂中喷洒到干颗粒中，混匀，干燥压片。

五、制备片剂中可能发生的问题及解决办法

由于片剂的处方设计的缺陷，生产工艺不完善，机械设备失常，环境不适及操作不当等原因，在制备过程中可能导致片剂出现一些问题，需要具体问题具体分析，查找原因，加以解决，常见的问题如下。

1. 裂片　片剂受到震动或在储存过程中从腰间裂开的现象称为裂片。如果裂开的位置发生在药片的顶部或底部，习惯上称为顶裂，它是裂片的一种常见形式。产生裂片的原因有：黏合剂选择不当或用量不足、颗粒中细粉太多、压力过大、冲头与模圈不符等。而最主要的原因是压片时压力分布不均匀和片剂的弹性复原。解决的主要措施是选弹性小、塑性大的辅料，选用适宜的制粒方法，选用适宜压片机和操作参数，都有助于克服顶裂现象。发现裂片现象，应及时处理解决。

2. 松片　片剂硬度不够，受震动即出现松散破碎的现象称为松片。主要原因是物料的结合力低，压力不足而导致片剂硬度不够。松片问题可通过选用黏性较强的黏合剂、调整压片颗粒的含水量、减少润滑剂的用量或更换润滑剂的品种、增大压片机的压力等方法来解决。

3. 黏冲　片剂的表面被冲头黏去一薄层或一小部分，造成片面粗糙不平或有凹痕的现象称为黏冲；若片剂的边缘粗糙或有缺痕则可相应地称为黏壁。造成黏冲或黏壁的主要原因有：颗粒不够干燥或物料易于吸湿，润滑剂选用不当或用量不足以及冲头表面锈蚀或刻字粗糙不光等，应根据实际情况，查找原因加以解决。

4. 片重差异超限　是指片重差异超过药典规定的限度范围。产生的原因可能是颗粒内的细粉太多、颗粒大小相差悬殊、加料斗内的颗粒时多时少等。应采用加入适宜的助流剂如微粉硅胶等来改善颗粒流动性或重新制粒。

5. 崩解迟缓　是指片剂不能在药典规定的时限内完全崩解或溶解。其原因可能是崩解剂用量不当或用量不足、润滑剂用量过多、黏合剂的黏性太强、压力过大和片剂硬度过大等所致，需针对原因处理。

6. 溶出超限　片剂在规定的时间内未能溶解出规定量的药物，称为溶出超限。影响药物溶出超限的主要原因有片剂不崩解、药物的溶解度差、崩解剂用量不足、润滑剂用量过多、黏合剂的黏性太强、压力过大和片剂的硬度过大等原因，应根据情况予以解决。

7. 迭片　是指两个片剂迭在一起的现象。其原因主要有出片调节器调节不当、上冲黏片、加料斗故障等。出现迭片时，应立即停止生产检修，针对原因进行处理。

此外，片剂还有其他常见问题及原因，片剂其他质量问题表现多样，如表 8 - 2 所示。

表 8 - 2　片剂其他常见质量问题及原因

常见问题	问题解释	原因
麻面	片面粗糙不光滑	衣料用量不当，温度过高或吹风过早
裙边	飞边，药片的边缘高于片面而突出，形成不整齐的薄边	压片设备陈旧，调试不当
裂片 片面有裂纹，糖衣片脱落	片剂受到震动或贮存时出现从片剂腰际裂开的现象	选择黏合剂不当，细粉过多，压力过大和冲头与模圈不符等
露边与麻面	片子的边没有包衣外漏；片面不光洁完整	糖衣包衣衣料用量不当，温度过高或吹风过早
瘪片	片型凹凸不平，异型片	黏合剂用量过大，物料含水量过高，冲头不干净，不光滑，冲头不合规格
潮解	自发引入的空气中水分使药片表面形成饱和溶液状态	生产或贮存环境湿度大，包装不严

任务四　评定片剂质量

为了保证片剂的疗效，需要对片剂的质量进行评定。一般涉及对片剂进行物理、化学和生物学三方面的检查。物理方面包括外观、重量差异、硬度、脆碎度、崩解时限等；化学方面的检查，包括主药的含量测定、含量均匀度检查；生物学方面的检查应符合国家制定的药品卫生标准。片剂的质量检查项目如下。

1. 外观　片剂外观应完整光洁、色泽均匀，有适宜的硬度和耐磨性，以免包装、运输过程中发生磨损或破碎，非包衣片应符合片剂脆碎度检查法的要求。

2. 片重差异 取供试品 20 片，精密称定总重量，求得平均片重后，再分别精密称定每片的重量，每片重量与平均片重比较（凡无含量测定的片剂或有标示片重的中药片剂，每片重量应与标示片重比较），按表中的规定，超出重量差异限度的不得多于 2 片，并不得有 1 片超出限度 1 倍。片剂的片重差异限度如表 8-3 所示。

表 8-3 片剂的片重差异限度

平均片重或标示片重	重量差异限度
0.3g 以下	±7.5%
0.3g 及 0.3g 以上	±5%

3. 含量均匀度 片剂每片含量符合标示量的程度。每片标示量不大于 10mg 或主药含量小于每片重量 5% 的片剂均应检查含量均匀度。凡检查含量均匀度的片剂，一般不再进行重量差异检查。

4. 硬度与脆碎度 硬度一般是指片剂的径向破碎力，单位是牛顿（N）。一般认为用孟山都测定片剂的硬度以不低于 40N 为理想，实际上也会因片剂的大小、种类和应用要求不同而有较大的变异范围。如要求药物释放快的片剂，所需硬度比较低（10~20N），含片及包衣片则要求比较高（40~60N 或大于 60N）。

片剂脆碎度用于检查非包衣片的脆碎情况及其他物理强度，如压碎强度等。

检查法片重为 0.65g 或以下者取若干片，使其重量约为 6.5g；片重大于 0.65g 者取 10 片。用电吹风吹去脱落的粉末，精密称重，置圆筒中以每分钟（25±1）转的转速转动 100 次。取出，同法除去粉末，精密称重，减失重量不得过 1%（质量分数），且不得检出断裂、龟裂及粉碎的片。

5. 崩解时限 除另有规定外，照崩解时限检查法检查，一般采用吊篮法，即将药片置于底部有适宜孔径的筛网的玻璃管中，将玻璃管（连同片剂）置于 37℃ 的规定介质中，并按规定幅度和频率做上下运动，测定片剂破碎且全部粒子都能通过筛网所需的时间，除另有规定外，素片供试品 6 片均应在 15 分钟内全部崩解。薄膜衣片在盐酸溶液（9→1000）中，应在 30 分钟内全部崩解。而糖衣片 6 片应在 1 小时内全部崩解。

6. 溶出度与释放度 溶出度系指活性药物成分从片剂等制剂中在规定条件下溶出速率和程度，即将某一固体制剂的一定量置于溶出仪的吊篮中，在规定的时间内测定溶出的量。释放度系指测定药物从缓释制剂、控释制剂、肠溶制剂及透皮贴剂等在规定条件下释放的速率和程度。凡检查溶出度或释放度的制剂，不再进行崩解时限的检查。

7. 微生物限度检查 微生物限度检查系检查非规定灭菌制剂及其原料、辅料受微生物污染的程度。检查项目包括细菌数、霉菌数、酵母菌数及控制菌检查。

任务五 认识片剂的包衣

一、概述

片剂包衣是指在压制片表面均匀地包裹上适宜材料的工艺操作。被包裹的压制片称片芯或素片,包裹层的材料称为"衣料",包成的片剂称"包衣片"。

(一)包衣的目的

1. 掩盖药物的不良气味,增加患者的顺应性。如具有苦味、腥味的药物可包成糖衣片,如盐酸小檗碱片、氯霉素片等。

2. 防潮、避光、隔绝空气以增加药物的稳定性。如氯化钾片、多酶片、硫酸亚铁片等易吸潮,用高分子材料包以薄膜衣后,可有效防止片剂吸潮变质。

3. 改变药物释放的位置。如阿司匹林对胃有强刺激性,可以制成肠溶衣片,使药物在小肠部位释放。

4. 控制药物释放的速度。如阿米替林包衣片通过调整包衣膜的厚度和通透性,即可达到缓释的目的。

5. 防止药物的配伍变化。如将一种药物压成片芯,另一种药物加于包衣材料中包于隔离层外;或将两种药物分别制成颗粒,包衣后混合压片,以减少接触机会。

6. 改善片剂的外观和便于识别等。

(二)对包衣片芯的要求

用于包衣的压制片(片芯),在弧度、硬度和崩解度等方面应与一般压制片有不同的要求。

(1)弧度 在外形上必须具有适宜的弧度,一般选用深弧度,尽可能减小棱角,以利于减少片重增重幅度,防止衣层包后在边缘处断裂。

(2)硬度 片芯的硬度应较一般压制片高,不低于 $5kg/cm^2$,脆碎度也应较一般压制片低,不得超过 0.5%。必须能承受包衣过程的滚动、碰撞和摩擦。

(3)崩解度 为达到包衣片的崩解要求,压制片芯时一般宜选用崩解效果好而量少的崩解剂,如羧甲基淀粉钠等。

(三)包衣的种类与片剂包衣的质量要求

根据包衣材料性质的不同,片剂的包衣通常分糖衣、薄膜衣、肠溶衣三类。过去以糖包衣为主,但糖包衣具有包衣时间长,所需辅料量多,防潮性差,片面上不能刻字,受操作熟练程度的影响较大等缺点,逐步被薄膜包衣所代替。

片剂包衣后衣层应均匀、牢固,与主药不起作用,崩解时限应符合药典规定,经较长时间贮存,仍能保持光洁、美观、色泽一致,并无裂片现象,且不影响药物的溶出与吸收。

讨论薄膜包衣与糖衣的特点；包薄膜衣为什么逐渐取代包糖衣。

二、包衣方法及设备

常用的包衣方法有滚转包衣法、流化包衣法、压制包衣法等。

（一）滚转包衣法

又称为锅包衣法，是片剂最常用的包衣方法。根据包衣锅性能不同，又可分为普通滚转包衣法、埋管包衣法及高效包衣法等数种。

1. 普通滚转包衣法 设备为倾斜式普通包衣锅，如图 8 - 7 所示。由莲蓬形或荸荠形的包衣锅、动力部分和加热鼓风、吸粉装置等几部分组成。包衣锅的中轴与水平面一般为 30 ~ 45°，在设定转速下，片剂在锅内借助于离心力和摩擦力的作用，随锅内壁向上移动，然后沿弧线滚落而下，在包衣锅口附近形成旋涡状的运动。包衣锅内如采用加挡板的方法可改善药片的运动状态，使药片具有均衡的翻转运动，达到较佳的混合状态。但由于锅内空气交换效率低，干燥慢，粉尘及有机溶剂污染环境等问题不易克服。

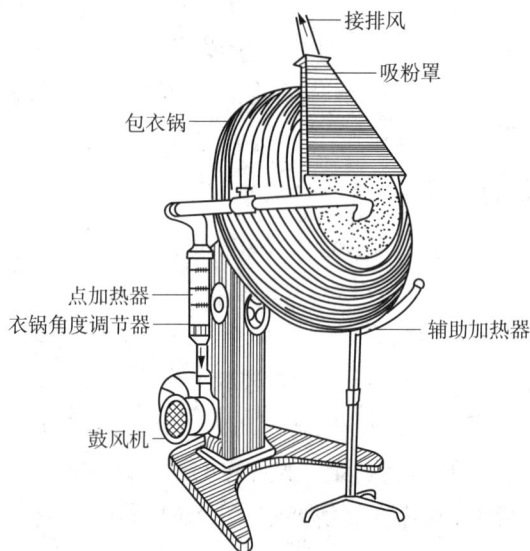

接排风
吸粉罩
包衣锅
点加热器
衣锅角度调节器
辅助加热器
鼓风机

图 8 - 7 普通包衣锅的示意图

2. 埋管包衣法 采用有气喷雾包衣形式。埋管包衣机如图 8 - 8 所示，在普通包衣锅的底部装有通入包衣溶液、压缩空气和热空气的埋管。包衣时，包衣用浆液由气流式喷嘴喷洒到翻动着的片床内，干热空气也伴随着雾化过程同时从埋管吹出，穿透整个片床进行干燥，湿空气从排出口经集尘器过滤后排出。由于雾化过程可连续进行，故包衣时间缩短，不但可避免包衣时粉尘飞扬，而且减轻劳动强度。

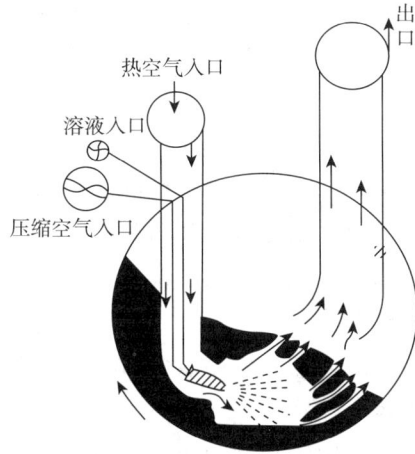

图 8 - 8　埋管包衣机的示意图

3. 高效包衣法　采用无气喷雾包衣形式，可以进行全封闭的喷雾包衣。高效包衣机结构如图 8 -9 所示。包衣锅为短圆柱形并沿水平轴旋转，锅壁为多孔壁，壁内装有带动颗粒向上运动的挡板，喷雾器装于颗粒层斜面上方，热风从转锅前面的空气入口引入，透过颗粒层从锅的夹层排出。该方法适用于包制薄膜衣和肠溶衣，缺点是小粒子的包衣易粘连。

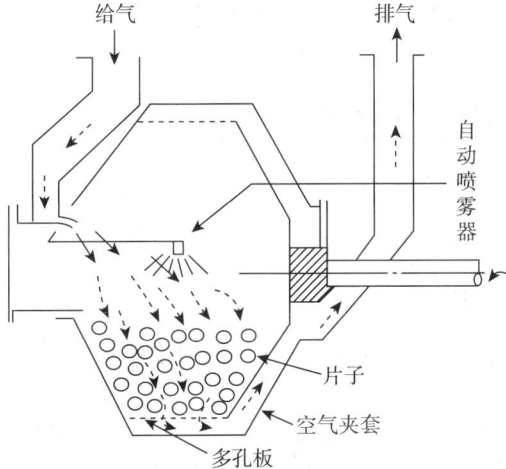

图 8 -9　高效包衣机的示意图

（二）流化床包衣法

包衣的基本原理与流化制粒法相类似：快速上升的空气流入包衣室内，使流化床上的片剂上下翻腾处于流化（沸腾）状态，悬浮于空气流中，与此同时，喷入包衣溶液，使其均匀地分布于片剂的表面，通入热空气使溶媒迅速挥散，从而在片剂的表面留下薄膜状的衣层。按此法包制若干层，即可制得薄膜衣片剂。

具体的操作方法如下：①由进料口装入一定数量的片剂，关闭进料口，开启鼓风机，调节风量，使片剂在包衣室内呈现有规律的悬浮运动状态；②开启包衣溶液桶的活塞，使包衣溶液流入喷嘴，同时通入喷嘴的压缩空气将包衣溶液呈雾状喷入包衣室，附着于片剂表面；③关闭包衣溶液的进口，开启空气预热管，吹入加热的空气，使包衣室内达到 50 ~ 60℃，片剂被迅速干燥，然后再包第二层、第三层，直到合格为止。在实际工作中，由进气和排气的温差就可以判断和控制溶剂的蒸发速度，从而合理地调节包衣溶液的喷入量；如果排气温度过低，说明包衣室内溶剂量过大，应减少包衣溶液的喷入量；反之，表示喷入量不足。

流化包衣法包衣速度快、时间短、工序少，当喷入包衣溶液的速度恒定时，则喷入时间与衣层增重呈线性关系，容易实现自动控制；整个生产过程在密闭的容器中进行，无粉尘，环境污染小。但采用流化包衣法包衣时，要求片芯的硬度稍大一些，以免在沸腾状态时造成缺损。该方法特别适合小粒子的包衣。

（三）压制包衣法

一般采用两台压片机联合起来压制包衣片，两台压片机以特制的传动器连接配套使用。一台压片机专门用于压制片芯，然后由传动器将压成的片芯输送至包衣转台的模孔中（此模孔内已填入包衣材料作为底层），随着转台的转动，片芯的上面又被加入约等量的包衣材料，然后加压，使片芯压入包衣材料中间而形成压制的包衣片剂。本方法的优点在于：可以避免水分、高温对药物的不良影响，生产流程短、自动化程度高、劳动条件好，但对压片机械的精度要求较高，目前国内采用得较少。

三、包衣材料与包衣过程

（一）糖衣

1. 糖衣包衣常用材料

（1）隔离层材料　常用的品种有 10% ~ 15% 明胶浆、35% 阿拉伯胶浆、4% 白及胶浆、10% 玉米朊乙醇溶液、15% ~ 20% 虫胶乙醇溶液、10% 醋酸纤维素酞酸酯（CAP）乙醇溶液。

（2）粉衣层材料　最常用的是滑石粉，65%（g/g）或 85%（g/g）糖浆为黏合剂，也可在滑石粉中加入 10% ~ 20% 的碳酸钙、碳酸镁或淀粉等。

（3）糖衣层材料　常用 65%（g/g）或 85%（g/g）糖浆。

（4）有色糖衣层材料　常用着色糖浆（在糖浆中添加色素如苋菜红、柠檬黄等，色泽由浅到深）。

（5）打光剂　虫蜡，又名白蜡，用前应精制，即加热至 80 ~ 100℃熔化后过 100 目筛，去除悬浮杂质，并加 2% 硅油混匀，冷却后制成 80 目细粉备用。

2. 包衣过程　包糖衣（含肠溶衣）工艺流程如下。

片芯→包隔离层→包粉衣层→包糖衣层→包有色糖衣层→打光→干燥。

根据不同品种具体要求，有的工序可以省略，有的也可以合并。

（1）隔离层　凡含引湿性、易溶性或酸性药物的片剂，包隔离层将片芯与糖衣隔离，形成一层能延缓水分进入或不透水的屏障，阻止糖浆中的水分浸入片芯，可防止药物吸潮变质及糖衣破坏。包隔离层的物料主要为胶浆剂，所以隔离层亦称胶衣层。

操作方法是将一定量素片放入包衣锅中，随着包衣锅的运转，加入适量胶浆，以能使片芯全部润滑为度，迅速搅拌，低温下（40～50℃）使衣层充分干燥。一般需包4～5层，直至片芯全部包严为止。因为包隔离层的材料大都为有机溶剂，所以应注意防爆防火。

（2）粉衣层　目的是消除片剂的棱角，多采用交替加入糖浆和滑石粉的办法，在隔离层的外面包上一层较厚的粉衣层。操作时一般采用洒一次浆、撒一次粉，然后热风干燥20～30分钟（40～55℃），重复以上操作15～18次，直到片剂的棱角消失。为了增加糖浆的黏度，也可在糖浆中加入10%的明胶或阿拉伯胶。

（3）糖衣层　目的是使片面平整、坚硬、光洁。操作时，分次加入60%～70%的糖浆，并逐次减少用量，以湿润片面为度，在低温（40℃）下缓缓吹风干燥，一般包裹10～15层。

（4）有色糖衣层　目的是为了片剂的美观和便于识别。包有色糖衣层与上述包糖衣层的工序完全相同，区别仅在于在糖浆中添加食用色素。每次加入的有色糖浆中色素的浓度应由浅到深，以免产生花斑，一般需包制8～15层。

（5）打光　目的是为了增加片面的光泽和疏水性。打光剂一般使用川蜡。川蜡用前需精制，即加热至80～100℃熔化后过100目筛，去除悬浮杂质，并掺入2%的硅油混匀，冷却，粉碎、过80目筛，每万片约用川蜡细粉3～5g。

（二）薄膜衣

1. 薄膜包衣　常用材料薄膜包衣材料由高分子成膜材料、溶剂与添加剂三部分组成。

（1）高分子成膜材料　①纤维素衍生物类。以羟丙基甲基纤维素（HPMC）最为常用，这是一种常用的薄膜衣材料。本品溶于60℃以下的水，不溶于热水和无水乙醇，在70%乙醇中和丙酮中易溶。其成膜性能好，无味、柔软，制成的膜在一定温度下抗裂、稳定。羟丙基纤维素（HPC）溶解性能类似羟丙甲纤维素，有良好的成膜性能，但其2%的水溶液包衣形成的膜黏性较强，操作及干燥较为困难。②聚丙烯酸树脂类。常用聚丙烯酸树脂Ⅳ号，本品对介质的pH较为灵敏，膜的溶解性能随溶液的pH上升而减小，在pH为1.5～5.0的溶液中迅速溶解，在pH为5.0～8.0的溶液中溶胀。本品易溶于乙醇、丙酮、二氯甲烷，不溶于水，有优良的成膜性能，形成无色透明的衣膜。③乙烯聚合物聚维酮（PVP）。本品易溶于水、乙醇、三氯甲烷、异丙酮等，不溶于丙酮、乙醚，形成衣膜坚硬光亮，添加适量的聚乙二醇6000可增加膜的柔韧性，成膜后有吸湿软化现象，可与虫胶、甲基纤维素或乙基纤维素等合用增加其抗湿性能。

常用5%的聚维酮水溶液包衣。④其他天然高分子材料，如玉米朊等。

（2）溶剂　应能溶解或分散高分子包衣材料及增溶剂，并使包衣材料均匀分布在片剂表面。常用的溶剂有有机溶剂如乙醇、丙酮和水。有机溶剂包衣时包衣材料用量最少，形成的包衣片表面光滑、均匀，但易燃并有一定的毒性，故应严格控制有机溶剂的残留量；水作包衣用溶剂，克服了有机溶剂的缺点，适于不溶性高分子，通常是将不溶性高分子材料制成水分散体进行包衣。

（3）常用的添加剂　主要有增塑剂、着色剂、掩蔽剂、增光剂、释放速度调节剂等。

1）增塑剂　增塑剂是指能增加包衣材料可塑性的物料。加入增塑剂可降低聚合物分子之间的作用力，增加了柔韧性，减少了衣膜裂纹发生率。常用的增塑剂有两类，水溶性增塑剂有丙二醇、甘油、聚乙二醇；非水溶性增塑剂有甘油三醋酸酯、乙酰化甘油酸酯、玉米油、邻苯二甲酸酯、硅油等。

2）着色剂与蔽光剂　包薄膜衣时，应用着色剂和蔽光剂的目的除了易于识别不同类型的片剂及改善产品外观外，还可遮盖某些有色斑的片芯或不同批号的片芯色调差异。着色剂有水溶性、水不溶性等两类。水溶性着色剂的遮盖能力不强，在片剂干燥过程中易发生色素的"迁移"；水不溶性着色剂如色淀（lakes）则可防止色素迁移。色淀是由吸附剂氧化铝、滑石粉或硫酸钙吸附色素而制成。蔽光剂可提高片芯对光的稳定性，一般选用散射率较大的无机染料，如二氧化钛（钛白粉）。

3）释放速度调节剂　又称致孔剂。如蔗糖、氯化钠、聚乙二醇、聚山梨酯、脂肪酸山梨坦等水溶性物质都可选作某些纤维素衣料的致孔剂。其原理是将纤维素衣料与一定比例的致孔剂混合，在胃肠环境中，水溶性材料迅速溶解，薄膜溶蚀后形成具有一定直径和数量孔隙的多孔膜，使药物溶液按一定速度扩散。

2. 包衣过程　包薄膜衣工艺流程如图 8 - 10 所示。

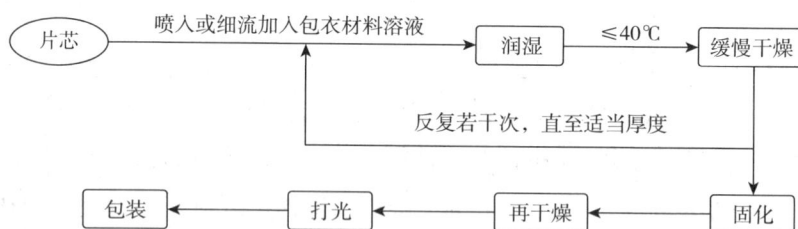

图 8 - 10　包薄膜衣工艺流程图

包薄膜衣可用滚转包衣法，但包衣锅应有可靠的排气装置，以排除有毒、易燃的有机溶剂，包衣时溶液以细流或喷雾加入，在片芯表面均匀地分布，通过热风使溶剂蒸发，反复若干次即得。也可用空气悬浮包衣法，用热空气流直接通入包衣室后，把片芯向上吹起呈悬浮状态，然后用雾化系统将包衣液喷洒于片芯表面进行包衣。

滚转包衣法包薄膜衣具体操作程序如下。

（1）在包衣锅内装入适当形状的挡板，以利于片芯的转动与翻转。

（2）将片芯放入锅内，喷入一定量的薄膜衣材料的溶液，使片芯表面均匀润湿。

（3）吹入缓和的热风使溶剂蒸发（温度最好不超过40℃，以免干燥过快，出现"皱皮"或"起泡"现象；也不能干燥过慢，否则会出现"粘连"或"剥落"现象）。如此重复上述操作若干次，直至达到一定厚度。

（4）大多数的薄膜衣需要一定固化期，一般是在室温或略高于室温下自然放置6～8小时使之固化完全。

（5）为使残余的有机溶剂完全除尽，一般还要在50℃下干燥12～24小时。

目前大多数薄膜衣需要有机溶剂溶解，带来很多不安全因素及环境污染等问题。若采用高效包衣机或流化床包衣设备可避免这些问题，同时还可以提高生产效率和降低生产成本。

（三）肠溶衣

1. 肠溶衣材料　必须具有在不同 pH 溶液中溶解度不同的特性，可抵抗胃液酸性（pH 为2.0～3.0）的侵蚀，而到达小肠（最高 pH 约为7.4）时能迅速溶解或崩解。常用的肠溶衣物料主要有以下品种。

（1）聚丙烯酸树脂Ⅰ号、Ⅱ号、Ⅲ号　Ⅰ号为低黏度的水分散体，系乳浊液，pH 为6.5以上可成盐溶液，本品形成薄膜过程必须使水分完全快速蒸发，需要配合使用快速干燥设备。包衣片表面光滑且具有一定的硬度，但是与水接触易使片面变粗糙，粉末脱落，可加入增塑剂以增强薄膜的韧性。Ⅱ号、Ⅲ号不溶于水和酸，可溶于乙醇、丙酮、异丙酮或等量的异丙酮和丙酮的混合溶剂中。包衣液的配制以异丙醇和丙酮的混合溶剂为宜。

（2）羟丙甲纤维素酞酸酯（HPMCP）　本品性质稳定，不溶于酸液，易溶于混合有机溶剂中，在 pH 为5～6能溶解，一般用量为片重的5%～10%，常用浓度为8.5%，本身具有可塑性，可少用或不用增塑剂，包衣时黏度适当，不粘连，易于操作。肠溶性能良好，为优良的肠溶材料。

（3）邻苯二甲酸醋酸纤维素（CAP）　本品可溶于丙酮及丙酮与水、丙酮与乙醇的混合溶剂中，一般用8%～12%丙酮乙醇混合溶液喷雾包衣，成膜性能良好，但是本品具有一定的吸湿性，容易受温度和湿度的影响而水解，故常与疏水性增塑剂苯二甲酸二乙酯配合使用，可增加韧性和抗透湿性，添加量在30%以下。其肠溶性受到衣膜的影响，包衣时需要用大量的有机溶剂，故已不常用。

（4）聚乙烯酞酸酯（PVPP）　本品溶于丙酮、乙醇和丙酮的混合溶液，衣膜不具有半透性，其肠溶性不受膜厚度影响。本品是由聚合度为700～7000的聚乙烯醇与邻苯二甲酸作用而成的单酯。

2. 包衣过程　包肠溶衣的工艺流程基本同糖衣片。

四、包衣过程中可能出现的问题及解决方法

包衣质量可直接影响产品的外观和内在质量，如果包衣片芯的质量（如形状、水分、硬度等）较差，所用包衣物料或配方组成不合适、包衣工艺或操作不当等原因，均可造成包衣片在生产过程中或储存过程中发生问题。包衣过程常出现的问题和解决的方法见表8-4、表8-5和表8-6。

表8-4　包糖衣容易出现的问题及解决的方法

常见问题	原因	解决方法
糖浆不粘锅	锅壁上蜡未除尽	洗净锅壁，或再涂一层热糖浆，撒一层滑石粉
色泽不均	片面粗糙，有色糖浆用量过少且未搅匀；温度太高，干燥过快，糖浆在片面上析出过快，衣层未干就加蜡打光	可用浅色糖浆，增加所包层数，"勤加少上"控制温度，情况严重时，洗去衣层，重新包衣
片面不平	撒粉太多，温度过高衣层未干就包第二层	改进操作方法，做到低温干燥，勤加料，多搅拌
龟裂或爆裂	糖浆与滑石粉用量不当，片芯太松温度太高，干燥过快，析出粗糖晶使片面留有裂缝	控制糖浆和滑石粉用量，注意干燥时的温度与速度，更换片芯
露边与麻面	衣料用量不当，温度过高或吹风过早	注意糖浆和粉料的用量，糖浆以均匀润湿片芯为度，粉料以能在片面均匀黏附一层为宜，片面不见水分和产生光亮时，再吹风
黏锅	加糖浆过多，黏性大，搅拌不匀	糖浆的含量应恒定，一次用量不宜过多，锅温不宜过低
膨胀磨片或剥落	片芯或糖衣层未充分干燥，崩解剂用量过多	注意干燥，控制胶浆或糖浆的用量

表8-5　包薄膜衣过程中可能出现的问题及解决方法

常见问题	原因	解决方法
起泡	固化条件不当，干燥速度过快	控制成膜条件，降低干燥温度和速度
皱皮	选择衣料不当或用量太多，干燥条件不当	更换衣料或控制用量，改善成膜温度
剥落	选择衣料不当，两次包衣间隔时间太短	更换衣料，调节间隔时间，调节干燥温度和适当降低包衣液的浓度
花斑	增塑剂、色素等选择不当，喷雾不均匀，色素在包衣浆中分布不匀	改变包衣处方、调节空气温度和流量，减慢干燥速度，薄膜材料配成稀溶液，少量多次喷几次或色素与包衣材料混匀后再喷
片面粗糙	干燥温度高，溶剂蒸发快或包衣液混入杂质	降低干燥温度，使用合适的包衣膜材料

表8-6　包肠溶衣片过程中可能出现的问题及解决方法

常见问题	原因	解决方法
不能安全通过胃部	衣料选择不当，衣层太薄或没有将片芯全部包裹上，衣层机械强度不够	注意选择适宜的衣料，重新调整包衣处方，增加包衣层数
肠溶衣片肠内不溶解	衣料选择不当，衣层太厚，储存变质	选择适宜的包衣材料，衣层适宜，合理储存

五、实例分析

[例1]　复方磺胺甲基异噁唑片（复方新诺明片）

【处方】磺胺甲基异噁唑（SMZ）400.0g　甲氧苄胺嘧啶（TMP）80.0g　淀粉40.0g　淀粉浆（10%）240.0g　硬脂酸镁5.0g　共制1000片

【制法】将磺胺甲基异噁唑和甲氧苄胺嘧啶混合均匀后，过80目筛，再加入淀粉混匀，然后分次加入淀粉浆制成软材，过12~14目筛制粒，在70~80℃温度下干燥，过12目筛整粒，加硬脂酸镁混匀后，压片即得。

【注解】

1. 处方中SMZ和TMP为主药，淀粉为填充剂，同时也兼有内加崩解剂的作用，淀粉浆为黏合剂，硬脂酸镁为润滑剂。

2. 这是最一般的湿法制粒压片的实例，崩解剂采用内加法制备。本品也可采用崩解剂内外加法进行制备。如将淀粉作为内加崩解剂，干淀粉为外加崩解剂进行本品的制备。

3. 甲氧苄胺嘧啶常与磺胺类药物联合应用，以使药物对革兰阴性杆菌（如痢疾杆菌、大肠杆菌等）有更强的抑菌作用，可增强抗菌效果。

【功能与主治】本品为广谱抗菌药，用于敏感菌引起的呼吸道、肠道感染和败血症等。

[例2]　阿司匹林肠溶片

【处方】阿司匹林300.0g　淀粉40.0g　枸橼酸15.0g　干淀粉70.0g　淀粉浆（10%）适量　滑石粉10.0g　共制1000片

【制法】将阿司匹林及淀粉混合均匀，加入10%淀粉浆（含枸橼酸）制成软材，用14目尼龙筛网制粒，60~70℃通风干燥，12目筛整粒，并加入干淀粉、滑石粉混匀，压片，包肠溶衣，分装，即得，每片含主药0.3g。

【注解】

1. 阿司匹林为主药，淀粉为稀释剂兼有内加崩解剂的作用，淀粉浆为黏合剂，干淀粉为外加崩解剂，滑石粉为润滑剂。

2. 阿司匹林的可压性极差，若制粒应采用10%淀粉浆作黏合剂；阿司匹林遇水易水解成水杨酸和醋酸，10%淀粉浆中加枸橼酸，可增加阿司匹林的稳定性。

3. 硬脂酸镁能促进乙酰水杨酸的水解，故采用滑石粉作润滑剂。

【功能与主治】本品为非甾体抗炎药。具有解热、镇痛、抗炎、抗风湿等作用。

[例3] 维生素 C 泡腾片

【处方】维生素 C 100.0g　酒石酸 450.0g　碳酸氢钠 650.0g　蔗糖粉 1600.0g　糖精钠 20.0g　氯化钠适量　色素适量　香精适量　单糖浆适量　聚乙二醇 6000　适量共制 1000 片

【制法】取维生素 C、酒石酸分别过 100 目筛，混匀，以 95% 乙醇和适量色素溶液制成软材，过 14 目筛制湿粒，于 50～55℃ 干燥，备用；另取碳酸氢钠、蔗糖粉、氯化钠、糖精钠和色糖浆适量制成软材，过 12 目筛，于 50～55℃ 干燥，与上述干颗粒混合，16 目筛整粒，加适量香精的醇溶液，密闭片刻，加适量聚乙二醇 6000 混匀，压片。片重 0.3g。

【注解】

1. 本例为泡腾片剂的制备。处方中维生素 C 为主药，碳酸氢钠和酒石酸为泡腾崩解剂，蔗糖粉为黏合剂，氯化钠、糖精钠、香精为矫味剂，聚乙二醇 6000 为水溶性润滑剂。

2. 泡腾片处方设计中也可以用碳酸氢钾、碳酸钙等代替碳酸氢钠，以适应某些不宜多食钠的患者。

【功能与主治】本品为泡腾片。用于发热、疼痛及类风湿性关节炎等。

[例4] 维生素 B_2 片

【处方】核黄素 5.0g　淀粉 26.0g　糊精 42.0g　50% 乙醇适量　硬脂酸镁 0.7g共制 1000 片

【制法】取核黄素按等量递加法分次加入淀粉混合，过筛混合均匀后，再加入糊精混合均匀，加入适量的 50% 乙醇制成软材，过 16 目筛制粒，在 55℃ 干燥，干颗粒过 16 目筛整粒，加入硬脂酸镁混匀后，压片即可。

【注解】

1. 本品主药含量小，片内有大量的填充剂，制备时要特别注意均匀度问题，因此，采用等量递加法混合。

2. 核黄素本身为橙黄色，在制粒时要注意色泽一致，必要时可进行二次过筛制粒。

3. 干燥温度宜低（55℃ 左右），因乙醇挥发太快可使表面颗粒形成深色。干粒保持水分在 3%～6%，防止裂片。

4. 核黄素为结晶性粉末，亦可选用微晶纤维素作干燥剂，微粉硅胶作助流剂采用直接压片法制备。

【功能与主治】本品为维生素类药，临床主要用于防治维生素 B_2 缺乏所导致的疾病。

[例5] 银翘解毒片

【处方】金银花 200.0g　连翘 200.0g　桔梗 120.0g　荆芥 80.0g　牛蒡子（炒）120.0g　淡豆豉 100.0g　甘草 100.0g　淡竹叶 80.0g　薄荷 120.0g　硬脂酸镁适量

共制1000 片

【制法】金银花、桔梗、分别粉碎成细粉，过筛；薄荷、荆芥提取挥发油，纯化后的水溶液另器收集；药渣与连翘、牛蒡子、淡竹叶、甘草加水煎煮 2 次，每次 2 小时，合并煎液，滤过；淡豆豉加水煮沸后，于 80℃温浸 2 次，每次 2 小时，合并浸出液，滤过，合并以上各药液，浓缩成稠膏，加入金银花、桔梗细粉及辅料，混匀，制成颗粒，干燥，放冷，喷加薄荷等挥发油，混匀，压片即可。

【注解】

1. 桔梗因含有淀粉较多，故磨成细粉作吸收剂、崩解剂。薄荷、荆芥含有挥发油，要先提取挥发油后煎煮。淡竹叶、淡豆豉和甘草等含纤维素等弹性物质较多，故宜提取浓缩成稠膏作黏合剂。硬脂酸镁作润滑剂。

2. 挥发油加入到颗粒中，应密闭贮藏，使颗粒充分吸收，可避免压片时产生松片、裂片等现象。

【功能与主治】本品具有辛凉解毒，辛凉解表作用，主治风热感冒、头痛、发热、咳嗽口干、咽喉疼痛等症。

拓展阅读

片剂溶出度及其临床意义

1. 概述 溶出度是指药物从片剂等固体制剂在规定溶剂中溶出的速度和程度。溶出度是片剂质量控制的一个重要指标，对难溶性的药物一般都应作溶出度的检查。凡检查溶出度的制剂，不再进行崩解时限的检查。片剂的溶出度是体外和生产中重要的质量指标。

2. 溶出度与崩解时限的关系 药物要发挥作用必须到达作用部位，药物能否到达作用部位以及到达的速度和程度，又受到许多因素的影响。以片剂为例，服药后，药物首先必须经过崩解、分散，然后才能溶解而被吸收产生疗效。所以，各国药典对一些片剂均进行崩解时限检查，它对药物疗效起到了一定的保证作用。但是另有许多试验又提出了新的问题，例如 GLevy 和 Hayes 在做阿司匹林试验时，发现体外崩解时间不能说明体内的有效性。崩解时限检查只能控制药物溶出最初阶段，而后面继续分散和溶解过程都是崩解时限控制不了的，因此提出药物的溶出速度和程度与体内吸收情况的关系才更加密切。

3. 溶出度与生物利用度的关系 生物利用度是人和动物服药后通过血或尿中药物浓度的测定来反映药物制剂在体内可能被吸收利用的程度进而推断疗效。溶出度虽非必然与体内生物利用度相关，但多数情况下是相关的，它是以体外试验法代替动物实验的一种方法。

实训项目

实训十四 制备碳酸氢钠片

一、实训目的

1. 能正确使用压片机。
2. 熟悉湿法制粒压片操作。
3. 能分析片剂处方中各辅料的作用。
4. 能对普通片剂进行质量检查。

二、器材与药品

压片机、烘箱、研钵、80 目筛、14 目筛、快速水分测定仪、崩解仪、天平等；碳酸氢钠、薄荷油、干淀粉、4% 糊精或 10% 淀粉浆、硬脂酸镁。

三、实训原理

片剂是指药物与适宜辅料均匀混合后经制粒或不经制粒压制而成的圆形片状或异型片状制剂。常见的异型片有三角形、菱形、椭圆形等。片剂由药物和辅料两部分组成。

片剂的辅料亦称赋形剂，为非治疗性物质。加入辅料的目的是使药物在制备过程中具有良好的流动性和可压性；有一定的黏结性；遇体液能迅速崩解、溶解、吸收而产生疗效。辅料应为"惰性物质"，性质稳定，不与主药发生反应，无生理活性，不影响主药的含量测定，对药物的溶出和吸收无不良影响。但是，实际上完全惰性的辅料很少，辅料对片剂的性质甚至药效有时可产生很大的影响，因此，要重视辅料的选择。片剂中常用的辅料包括填充剂、润湿剂、黏合剂、崩解剂及润滑剂等。

片剂的制法分为直接压片、干法制粒压片和湿法制粒压片。除对湿、热不稳定的药物之外，多数药物采用湿法制粒压片。湿法制粒压片适用于对湿热稳定的药物。其一般工艺流程如下：

粉碎、过筛→混合 $\xrightarrow{\text{润湿剂、黏合剂、崩解剂}}$ 制软材→制湿颗粒→湿粒干燥 →整粒

$\xrightarrow[\text{挥发性成分}]{\text{润滑剂、崩解剂}}$ 混合→压片→包衣→质量检查→包装

四、实训内容

【处方】碳酸氢钠 30g 薄荷油 0.2ml 4% 糊精或 10% 淀粉浆约 4.5ml 硬脂酸镁 0.15g 干淀粉 1.5g

【制法】

1. 制颗粒

（1）备料　按处方量称取碳酸氢钠，通过 80 目筛。

（2）制备 10% 淀粉浆　称取淀粉 2g，倒入烧杯中，加入 20ml 纯化水，搅拌均匀，置电炉上煮至透明糊状即可。

（3）制软材　将约 4.5ml 淀粉浆加入碳酸氢钠中，迅速搅拌均匀制备软材，软材以"握之成团，触之即散"为度。

（4）制湿颗　将制好的软材用 14 目筛手工挤压过筛制粒。

（5）干燥　将制好的湿颗粒放入烘箱内，50℃ 以下烘干，温度可逐渐增至 65℃，使快速干燥，用快速水分测定仪测水分。

（6）整粒、压片　将干颗粒挤压通过 14 目筛整粒，再用 80 目筛筛出细粉，取适量细粉与薄荷油搅拌均匀，并在密闭容器中放置 4 小时，加入干淀粉、硬脂酸镁与细粉混合，再加入颗粒混匀（混合时注意不要压碎颗粒），压片。

2. 压片

（1）旋转式压片机的安装　依次安装中模、上冲和下冲头；安装加料斗。

（2）手动运转　观察设备运行情况，若无异常现象，方可进行下一步操作。

（3）空机运转　观察设备运行情况，如无异常现象，进行下一步操作。

（4）将颗粒加入加料斗进行试压片，试压时先调节片重调节器至片重符合要求，再调节压力调节旋钮至硬度符合要求。

（5）试压后，进行正式压片。

（6）压片期间做好各种数据的记录。

（7）压片结束，停机。

3. 质量检查

（1）外观检查　取样品 20 片平铺于白底板上，置于 75W 白炽灯的光源下 60cm 处，在距离片剂 30cm 处用肉眼观察 30 秒进行检查。根据实验结果，判断是否合格。

（2）重量差异检查　选外观合格的片剂 20 片，按《中国药典》（2020 年版）四部通则进行检查。根据试验结果，判断是否合格。

（3）崩解时限检查　从上述重量差异检查合格的片剂中取出 6 片，按《中国药典》（2020 年版）四部通则进行检查。根据试验结果，判断是否合格。

（4）脆碎度检查　从上述重量差异检查合格的片剂中取出 10 片，按《中国药典》（2020 年版）四部通则进行检查。根据试验结果，判断是否合格。

【注解】

1. 本品用 4% 糊精作黏合剂，也可用 12% 淀粉浆。淀粉浆制法如下。

（1）煮浆法　取淀粉徐徐加入全量的水，不断搅匀，避免结块，加热并不断搅拌至沸，放冷即得。

（2）冲浆法　取淀粉加少量冷水，搅匀，然后冲入一定量的沸水，不断搅拌，至成半透明糊状。此法适宜小量制备。

2. 湿粒干燥温度不宜过高，因其在潮湿情况下受高温易分解，生成碳酸钠，使颗粒表面带黄色。$2NaHCO_3 \rightarrow Na_2CO_3 + H_2O + CO_2$。为了使颗粒快速干燥，故调制软材时，黏合剂用量不宜过多，调制不宜太湿，烘箱要有良好的通风设备，开始时在 50℃以下将大部分水分逐出后，再逐渐升高至 65℃左右，使完全干燥。

3. 本品干粒中须加薄荷油，压片时常易造成裂片现象，故湿粒应制得均匀，干粒中通过 60 目筛的细分不得超过 1/3。

4. 薄荷油也可用少量稀醇稀释后，用喷雾器喷于颗粒上，混合均匀，在密闭容器中放置 24~48 小时，然后进行压片，否则压出的片剂呈现油的斑点。

5. 黏合剂用量要适当，使软材达到以手握之可成团块、手指轻压时又能散裂而不成粉状为度。再将软材挤压过筛，制成所需大小的颗粒，颗粒应以无长条、块状和过多的细粉为宜。

6. 压片过程中应经常检查片剂重量、硬度等，发现异常情况应立即停机进行调整。

7. 本品为白色片，用于缓解胃酸过多引起的胃痛、胃灼热感（烧心）、反酸。

五、思考题

1. 试分析处方中各辅料的作用。

2. 试分析影响片剂的硬度、崩解时限和重量差异的因素有哪些？

（谢　羚　张颖梅）

半固体类制剂

项目九　膜剂、涂膜剂制备技术

📖 预期学习成果

1. 能够描述膜剂、涂膜剂的概念、特点、常用成膜材料、制备工艺等。
2. 能够分析膜剂、涂膜剂的处方，正确操作制剂设备，按照工艺流程完成小量制备，并完成实训报告。
3. 能够查阅《中国药典》（2020 年版），获取膜剂、涂膜剂药品标准、检验方法等专业信息。
4. 能够根据膜剂、涂膜剂的特点合理指导用药。

✏️ 课后提交成果

1. 完成在线达标检测题。
2. 分组完成电子版实训报告（含相关横向知识介绍/实训过程图片或小视频）。
3. 结合学习的膜剂的相关知识，通过查找资料，整理归纳，分组完成微课或视频制作（选做）。

📖 知识导航

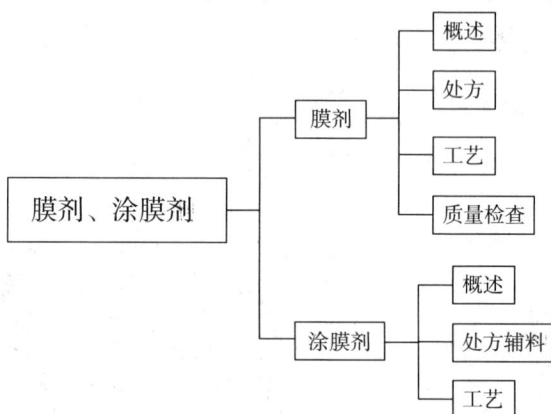

📚 理论知识

任务一　认识和制备膜剂

一、定义

膜剂是指药物与适宜的成膜材料经加工制成的膜状制剂。膜剂可供口服、口含、舌下给药、眼结膜囊内给药、阴道内给药、皮肤或黏膜创伤贴敷等。一些膜剂，尤其是鼻腔、皮肤用药的膜剂亦可起到全身的作用。

拓展阅读

膜剂的发展

膜剂是在 20 世纪 60 年代开始研究并应用的一种新型制剂；70 年代国内对膜剂的研究应用已有较大发展，并投入生产。目前国内正式投入生产的膜剂约有 30 余种，其很受临床欢迎，加之膜剂本身体积小、重量轻，随身携带极为方便，故在临床应用上有取代部分片剂、软膏剂和栓剂的趋势。

二、特点

膜剂有以下优点：①重量轻、体积小、使用方便，适用于多种给药途径；②采用不同的成膜材料可制成具有不同释药速度的膜剂，可控速释药。多层复合膜剂便于解决药物间的配伍禁忌以及对药物分析上的干扰等问题；③制备工艺较简单，成膜材料较其他剂型用量小，可以节约辅料和包装材料；④制备过程中无粉尘飞扬，有利于劳动保护；⑤含量准确，稳定性好；⑥配伍变化少（可制成多层复合膜），分析干扰少。但膜剂也有不足，其最主要的缺点是载药量少，只适用于小剂量的药物。

三、分类

通常可按结构特点或给药途径对膜剂进行分类。

1. 按结构特点分类　可将膜剂分为单层膜剂、多层膜剂（又称复合膜剂）和夹心膜剂（缓释或控释膜剂）等。

2. 按给药途径分类　可将膜剂分为内服膜剂、口腔用膜剂（包括口含、舌下给药及口腔内局部贴敷）、眼用膜剂、皮肤及黏膜用膜剂等。

膜剂的形状、大小和厚度等视用药部位的特点和含药量而定。一般膜剂的厚度为 $0.1 \sim 0.2\,\mu m$，面积为 $1\,cm^2$ 的可供口服，$0.5\,cm^2$ 的供眼用。

近年来，国内对中药膜剂进行了研究和试制，如复方青黛散膜、丹参、万年青苷等膜剂，其中某些品种已正式投入大量生产。

四、组成

膜剂一般由主药、成膜材料和附加剂 3 部分组成，附加剂主要有增塑剂（甘油、山梨醇、苯二甲酸酯等）和着色剂（TiO_2、色素等），必要时还可加入填充剂（$CaCO_3$、SiO_2、淀粉、糊精等）及表面活性剂（聚山梨酯 80、十二烷基硫酸钠、豆磷脂等）。

（一）膜剂的一般组成

膜剂的一般组成见表 9 - 1。

表 9 - 1　膜剂的一般组成

序号	组成成分	占比
1	主药	0% ~70%（W/W）
2	成膜材料（PVA 等）	30% ~100%
3	增塑剂（甘油、山梨醇等）	0% ~20%
4	表面活性剂（聚山梨酯 80、十二烷基硫酸钠、豆磷脂等）	1% ~2%
5	填充剂（$CaCO_3$、SiO_2、淀粉）	0% ~20%
6	着色剂（色素、TiO_2 等）	0% ~2%（W/W）
7	脱膜剂（液体石蜡）	适量

（二）膜剂的成膜材料

1. 成膜材料的要求　成膜材料是膜剂的重要组成部分，其性能和质量对膜剂的成型工艺、成品的质量及药效的发挥有重要影响。较好的成膜材料应符合以下要求。

（1）无毒、无刺激性、无生理活性，无不良嗅味，不干扰免疫功能，外用不妨碍组织愈合，不致敏，长期使用无致畸、致癌作用。

（2）性质稳定，与药物不起作用，不干扰对药物的含量测定。

（3）成膜、脱膜性能好，成膜后有足够的强度和柔韧性。

（4）用于口服、腔道、眼用膜剂的成膜材料应具有良好的水溶性，能逐渐降解、吸收或排泄；外用膜剂应能迅速、完全地释放药物。

（5）来源广、价格低廉。

2. 常用的成膜材料　是一些高分子物质，按来源不同可分为两类，一类是天然高分子物质，如明胶、虫胶、阿拉伯胶、琼脂、淀粉、糊精等，其中多数可降解或溶解，但成膜、脱膜性能较差，故常与其他成膜材料合用。另一类是合成高分子物质，如聚乙烯醇类化合物、丙烯酸类共聚物、纤维素衍生物等，这类成膜材料成膜性能优良，成膜后强度与柔韧性均较好。常用的有聚乙烯醇（PVA）05 - 88，聚乙烯醇（PVA）17 - 88、乙烯 - 醋酸乙烯共聚物（EVA）、甲基丙烯酸酯 - 甲基丙烯酸共聚物、羟丙基纤维素、羟丙甲纤维素等。试验研究证明，在成膜性能及膜的抗拉强度、柔韧性、吸湿性和水溶性等方面，均以 PVA 最好，常用于制备溶蚀型膜剂。水不溶性的 EVA 则常用于制备非溶蚀型膜剂。

（1）聚乙烯醇（PVA）　为白色或淡黄色粉末或颗粒，由醋酸乙烯在甲醇溶剂中进行聚合反应生成聚醋酸乙烯，再与甲醇发生醇解反应而得。其性质主要取决于分子量和醇解度，分子量越大，水溶性越小，水溶液的黏度大，成膜性能好。一般认为醇解度为 88% 时，水溶性最好，在冷水中能很快溶解；当醇解度为 99% 以上时，在温水中只能溶胀，在沸水中才能溶解。目前国内常用两种规格的 PVA，即 PVA05 - 88 和 PVA17 - 88，其平均聚合度分别为 500 ~600 和 1700 ~1800（用前两位数字 05 和 17 表示），醇解度均为 88%（用后两位数字 88 表示），分子量分别为 22000 ~26200 和

74800～79200。这两种 PVA 均能溶于水，但 PVA05-88 聚合度小、水溶性大、柔韧性差；PVA17-88 聚合度大、水溶性小、柔韧性好。常将二者以适当比例（如 1:3）混合使用，能制成很好的膜剂。

PVA 是目前较理想的成膜材料，它对眼黏膜及皮肤无毒性、无刺激性，眼用时能在角膜表面形成一层保护膜，且不阻碍角膜上皮再生，是一种安全的外用辅料；口服后在消化道吸收很少，80% 的 PVA 在 48 小时内由直肠排出体外。

（2）乙烯-醋酸乙烯共聚物（EVA）　为无色粉末或颗粒，是乙烯和醋酸乙烯在过氧化物或偶氮异丁腈引发下共聚而成的水不溶性高分子聚合物，可用于制备非溶蚀型或膜剂的外膜。其性能与分子量及醋酸乙烯含量关系很大，当分子量相同时，醋酸乙烯含量越高，溶解性、柔韧性、弹性和透明性也越大。按醋酸乙烯的含量可将 EVA 分成多种规格，其释药性能各不相同。

（3）聚乙烯吡咯烷酮（PVP）　为白色或淡黄色粉末，微有特嗅，无味；在水、乙醇、丙二醇、甘油中均易溶解；常温下稳定，加热至 150℃时变色；无毒性和刺激性；水溶液黏度随分子量增加而增大，可与其他成膜材料配合使用；易长霉，应用时需加入防腐剂。

（4）羟丙甲纤维素（HPMC）　为白色粉末，是应用最广泛的纤维素类成膜材料。本品在 60℃以下的水中膨胀溶解，超过 60% 时则不溶于水，在纯的乙醇、三氯甲烷中几乎不溶，能溶于乙醇-二氯甲烷（1:1）或乙醇-三氯甲烷（1:1）的混合液中。其成膜性能良好，坚韧而透明，不易吸湿，高温下不黏着，是抗热抗湿的优良材料。

五、制备膜剂

膜剂的制备方法主要有匀浆制膜法、热塑制膜法与复合制膜法。

（一）匀浆制膜法

又称涂膜法、流涎法，是目前国内制备膜剂常用的方法。这种方法是将成膜材料溶解于适当溶剂中，再将药物及附加剂溶解或分散在上述成膜材料溶液中制成均匀的药浆，静置除去气泡，经涂膜、干燥、脱膜、主药含量测定、剪切包装等，最后制得所需膜剂。

大量生产时用涂膜机涂膜，匀浆涂膜机。小量制备时可将药浆倾倒于平板玻璃上，经振动或用推杆涂成厚度均匀的薄层。涂膜后烘干，根据药物含量确定单剂量的面积，再按单剂量面积切割、包装。膜剂的一般制备流程如图 9-1 所示。

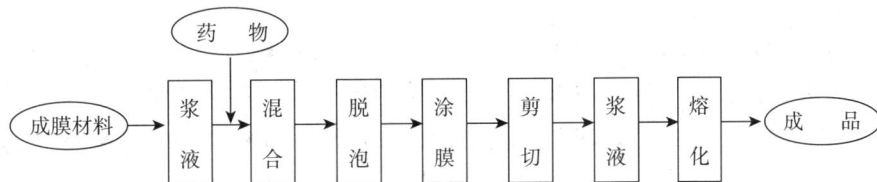

图 9-1　膜剂制备工艺流程图

（二）热塑制膜法

此法是将药物细粉和成膜材料如 EVA 颗粒相混合，用橡皮滚筒混碾，热压成膜，随即冷却、脱膜即得。或将成膜材料如聚乳酸－聚乙醇酸等加热熔融，在热熔状态下加入药物细粉，使二者均匀混合，在冷却过程中成膜。

（三）复合制膜法

此法是以不溶性的热塑性成膜材料（如 EVA）为外膜，分别制成具有凹穴的底外膜带和上外膜带，另用水溶性成膜材料（如 PVA 或海藻酸钠）用匀浆制膜法制成含药的内膜带，剪切后置于底外膜带凹穴中；也可用易挥发性溶剂制成含药匀浆，定量注入到底外膜带凹穴中，经吹风干燥后，盖上上外膜带，热封即得。这种方法需一定的机械设备，一般用于缓释膜剂的制备，如眼用毛果芸香碱膜剂（缓释一周）在国外即用此法制成。与单用匀浆制膜法制得的毛果芸香碱眼用膜剂相比具有更好的控释作用。复合膜的简便制备方法是先将 PVA 制成空白覆盖膜后，将覆盖膜与药膜用 50% 乙醇粘贴，加压，(60 ± 2)℃烘干即可。

六、评定膜剂的质量

《中国药典》（2020 年版）对膜剂的质量有明确的规定，主要内容如下。①成膜材料及辅料应无毒、无刺激性、性质稳定，与药物不起作用，不影响药效，成膜性能好。②水溶性药物应溶于成膜材料中，制成具有一定黏度的溶液；水不溶性药物应粉碎成极细粉，并与成膜材料均匀混合。③外观：膜剂应完整光洁，厚度一致，色泽均匀，无明显气泡；多剂量膜剂的分格压痕应均匀清晰，并能按压痕撕开。④除另有规定外，膜剂宜密封保存，防止受潮、发霉、变质，卫生学检查也应符合规定。非无菌产品微生物限度检查：微生物计数法和控制菌检查法及非无菌药品微生物限度标准，应符合规定。⑤重量差异应符合规定，或进行含量均匀度检查。

七、实例分析

[例1] 复方替硝唑口腔膜剂

【处方】替硝唑 0.2g 氧氟沙星 0.5g 聚乙烯醇（PVA$_{17\sim88}$）3.0g 羧甲基纤维素钠 1.5g 甘油 2.5g 糖精钠 0.05g 蒸馏水 15ml 稀醋酸、纯化水适量 共制 100g

【制法】先将聚乙烯醇，羧甲基纤维素钠分别浸泡过夜，溶解。将替硝唑溶于 15ml 热蒸馏水中，氧氟沙星加适量稀醋酸溶解后加入，加糖精钠、甘油、纯化水补至足量。放置，待气泡除尽后，涂膜，干燥分格，每格含替硝唑 0.5mg，氧氟沙星 1mg。

【注解】

1. 按处方量取 PVA$_{17\sim88}$，CMC－Na，分别加适量纯化水浸泡 12 小时，先将 PVA$_{17\sim88}$ 水浴加热溶解，再加入 CMC－Na，搅拌溶解备用，制成膜材料。

2. 称取替硝唑、氧氟沙星、糖精钠置乳钵中加液研磨，加入甘油，研磨混匀，加入已溶解得成膜材料浆液混匀，置 (60 ± 5)℃水浴保温 30 分钟，脱去气泡，手工玻璃板制膜。

3. 干燥脱膜，于紫外灯下两面分别灭菌 15 分钟，剪成 2cm×2cm 即得。

【功能与主治】替硝唑是新一代硝基咪唑类化合物，有抗厌氧菌谱广、疗效显著、不良反应小等优点，已有多种剂型用于临床。

［例2］**毛果芸香碱膜剂**

【处方】硝酸（或盐酸）毛果芸香碱 15g　聚乙烯醇 05-88 28g　甘油 2g　纯化水 30ml

【制法】称取聚乙烯醇，加纯化水、甘油搅拌溶胀后于 90℃ 水浴上加热溶解，趁热将溶液用 80 目筛网滤过，滤液放冷后加入硝酸（或盐酸）毛果芸香碱，搅拌使溶解，然后涂膜，经含量测定后划痕分格，每格内含硝酸（或盐酸）毛果芸香碱 2.5mg。

【注解】按处方量取聚乙烯醇 05-88 加适量蒸馏水浸泡 12 小时，充分溶胀后于 90℃ 水浴上加热溶解。

【功能与主治】毛果芸香碱膜剂为眼用膜剂，用于治疗青光眼等眼疾。

［例3］**硝酸甘油膜剂**

【处方】硝酸甘油乙醇溶液（10%）100ml　聚乙烯醇 17-88　78g　聚山梨酯 80 5g　二氧化钛 3g　甘油 5g　纯化水 400ml

【制法】取聚乙烯醇 17-88、聚山梨酯 80、甘油、纯化水在水浴上加热搅拌使溶解，再加入二氧化钛研磨，过 80 目筛，放冷。在搅拌下逐渐加入硝酸甘油乙醇溶液，放置过夜以消除气泡。次日用涂膜机在 80℃ 下制成厚 0.05mm、宽 10mm 的膜剂，用铝箔包装，即得。

【注解】

1. 二氧化钛为遮光剂，增加硝酸甘油的稳定性；聚山梨酯 80 为增溶剂，甘油为增塑剂，同时可增加硝酸甘油稳定性。

2. 硝酸甘油微溶于水，故应配成 10% 乙醇溶液应用；当乙醇溶液被稀释后，硝酸甘油以极细的油滴析出，因聚乙烯醇本身是良好的分散剂，因而使硝酸甘油均匀地分散在膜料中。

3. 硝酸甘油膜剂的稳定性远比其片剂好，约高 5 倍。其稳定的主要原因之一是聚乙烯醇对硝酸甘油物理的包覆作用而减少挥发损失。

4. 本品应用铝箔包装，在贮存过程中要避光、密闭保存。

【功能与主治】硝酸甘油膜剂可直接松弛血管平滑肌，扩张小静脉和冠状动脉，主要用于治疗心绞痛。

任务二　认识和制备涂膜剂

一、定义

涂膜剂是指将高分子成膜材料与药物溶解在挥发性有机溶剂中制成的外用液体剂型。用时涂于患处，有机溶剂挥发后形成薄膜，对患处有保护作用，同时能逐渐释放出所含药物而起治疗作用，例如伤湿涂膜剂，冻疮、烫伤涂膜剂等。

二、特点

涂膜剂是我国在硬膏剂、火棉胶剂和中药膜剂等剂型的应用基础上发展起来的一种新剂型,其主要特点是制备工艺简单,制备中不需要特殊的机械设备,不用裱背材料,使用方便。涂膜剂在某些皮肤病、职业病的防治上有较好的作用,一般用于慢性无渗出液的皮损、过敏性皮炎、牛皮癣和神经性皮炎等。

三、组成

涂膜剂由药物、成膜材料和挥发性有机溶剂三部分组成。常用的成膜材料有聚乙烯醇缩甲乙醛、聚乙烯醇缩甲丁醛、聚乙烯醇、火棉胶等;挥发性溶剂有乙醇、丙酮、乙酸乙酯、乙醚等,或将上述成分以不同比例混合后使用。涂膜剂中一般还要加入增塑剂,常用邻苯二甲酸二丁酯、甘油、丙二醇、山梨醇等。

四、制备涂膜剂

涂膜剂一般用溶解法制备,具体操作时应视药物的情况,如能溶于溶剂中,则直接加入溶解;如为中药,则应先制成乙醇提取液或提取物的乙醇 – 丙酮溶液,再加入成膜材料溶液中。

拓展阅读

涂膜剂在生产与贮藏期间应符合的规定

1. 药材应按各品种项下规定的方法进行提取、纯化或用适宜的方法粉碎成规定细度的粉末。

2. 涂膜剂常用乙醇等易挥发的有机溶剂为溶剂。

3. 涂膜剂的成膜材料等辅料应无毒、无刺激性,常用的成膜材料有聚乙烯醇、聚乙烯吡咯烷酮、丙烯酸树脂类等,一般宜加入增塑剂、保湿剂等。

4. 涂膜剂一般应检查 pH 和相对密度;以乙醇为溶剂的应检查乙醇量。

5. 除另有规定外,涂膜剂应密封贮存。

6. 最低装量检查及微生物限度检查应符合规定。

实训项目

实训十五 制备硝酸钾牙用膜剂等

一、实训目的

1. 能进行膜剂的小试制备。

2. 会对膜剂进行质量检查。

二、器材与药品

烧杯、平板玻璃、玻璃棒、水浴加热装置；硝酸钾、羧甲基纤维素钠、吐温80、糖精钠、甘油、氟化钠、聚乙烯醇（PVA17－88）等。

三、实训原理

膜剂系指药物与适宜的成膜材料经加工制成的膜状制剂，供口服或黏膜外用。膜剂的处方主要由主药、成膜材料和附加剂组成，成膜材料的性能、质量不仅对膜剂成型工艺有影响，而且对膜剂的药效及成品质量产生重要影响。附加剂主要有增塑剂、着色剂等。

膜剂的制备方法主要有匀浆制膜法、热塑制膜法与复合制膜法。

四、实训内容

（一）制备硝酸钾牙用膜剂

【处方】硝酸钾 1.0g　CMC－Na 2% 40ml　吐温 80 0.2g　甘油 0.5g　糖精钠 0.1g
蒸馏水 10ml

【制法】取处方量的甘油、吐温 80、糖精钠、硝酸钾溶解于 10ml 蒸馏水中，必要时可稍微加热溶解，然后与 2% CMC－Na 胶浆搅拌混匀，保温 40℃，待气泡消除，立即倾于涂有少量液体石蜡、面积为 20cm×20cm 玻璃板上，振荡，摊匀，使成薄膜，于 80℃干燥 15 分钟，脱膜即得。

【注解】

1. 硝酸钾、糖精钠应完全溶解于水中后再与胶浆混匀。

2. 制膜后应立即烘干，以免硝酸钾等析出结晶，造成药膜中有粗大结晶及药物含量不均匀。

（二）制备氟化钠膜剂

【处方】氟化钠 1.5g　聚乙烯醇 10.0g　吐温 80 1.0ml　甘油 1.5ml　蒸馏水 80.0ml

【制法】取 PVA 置烧杯中加水（留少许溶解氟化钠），水浴 90℃使溶，将氟化钠溶液、甘油、吐温 80 加入 PVA 溶液中，搅匀，涂膜（厚约 0.13m，面积为 20cm×40cm），干燥后剪成 1.5cm^2 小块，装袋，封好备用。

【注解】

制膜后应立即烘干，以免析出结晶，造成药膜中有粗大结晶及药物含量不均匀。

（三）质量检查

1. 外观　膜剂外观应完整光洁，厚度一致，色泽均匀，无明显气泡。多剂量的膜剂，分格压痕应均匀清晰，并能按压痕撕开。

2. 厚度检查法　取膜一张用千分表测量膜的四边，取其平均值应符合（0.065 + 0.015）mm 的规定，四边中不得有一边低于 0.04mm 或高于 0.08mm。

3. 重量差异　照《中国药典》（2020 年版）膜剂重量差异检查法：除另有规定外，取膜剂 20 片，精密称定总重量，求得平均重量后，再分别精密称定各片重量，每片重量与平均重量相比较，超出重量差异限度的膜片不得多于 2 片，并不得有 1 片超出限度 1 倍。膜剂的重量差异限度，应符合表 9 – 2 的规定。

表 9 – 2　膜剂的质量差异限度

平均质量	质量差异限度
0.02g 及 0.02g 以下	± 15%
0.02g 以上至 0.2g	± 10%
0.2g 以上	± 7.5%

4. 溶化时限　取药膜 5 片，分别用两层筛孔内径为 2mm 不锈钢夹住，按片剂崩解时限项下方法测定应在 15 分钟内全部溶化，并通过筛网。

5. 微生物限度　不得检出大肠杆菌、绿脓杆菌、金黄色葡萄球菌等致病菌及活螨、螨卵。每 10 平方药膜，细菌数不得超过 100 个，霉菌和酵母菌数不得超过 10 个。

五、思考题

1. 聚乙烯醇、羧甲基纤维素钠为什么要浸泡过夜？

2. 简述膜剂的处方组成及膜剂的制备方法。

3. 膜剂的制备方法有哪些？小量制备膜剂时，常用哪些成膜方法？

4. 制备膜剂时，如何防止气泡的产生？

5. 处方中的甘油起什么作用？

（程淤格）

项目十　软膏剂、凝胶剂制备技术

预期学习成果

1. 能够描述软膏剂、凝胶剂的概念、特点、制备工艺等。

2. 能够分析软膏剂的处方，按照工艺流程完成小量制备，并完成实训报告。

3. 能够查阅《中国药典》（2020 年版），获取软膏剂、凝胶剂药品标准、检验方法等专业信息。

4. 能够根据软膏剂、凝胶剂特点、临床应用与注意事项合理指导用药。

课后提交成果

1. 完成在线达标检测题。

2. 分组完成电子版实训报告（含相关横向知识介绍/实训过程图片或小视频）。

3. 结合学习的软膏剂的相关知识，通过查找资料，整理归纳，分组完成微课或视频制作（选做）。

知识导航

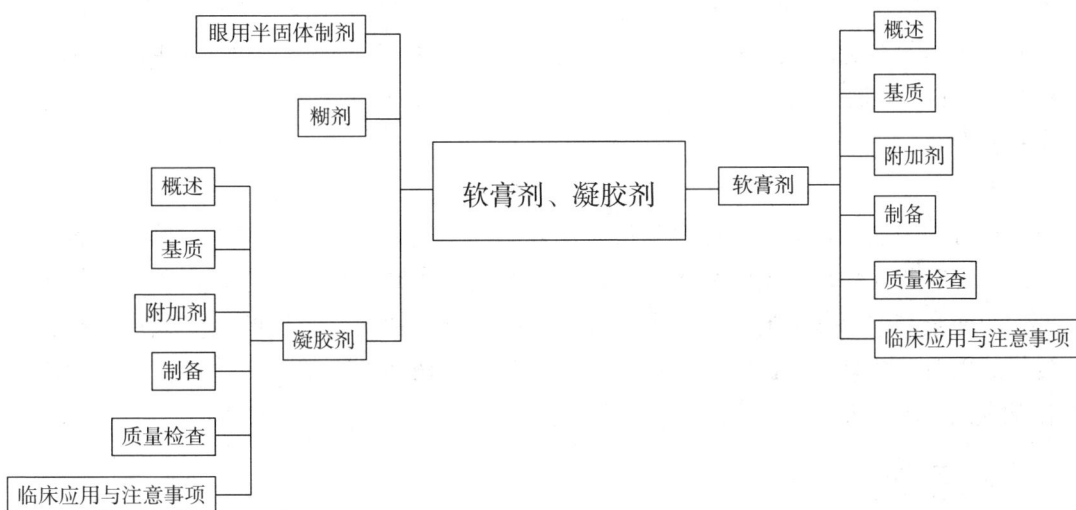

理论知识

任务一　认识和制备软膏剂

一、认识软膏剂

（一）定义

软膏剂系指药物与适宜基质均匀混合制成的具有适当稠度的半固体外用制剂。软膏剂具有热敏性和触变性，热敏性反映遇热熔化而流动，触变性反映施加外力时黏度降低，静止时黏度升高，不利于流动。这些性质可以使软膏剂能在长时间内紧贴、黏附或铺展在用药部位，既可以起局部治疗作用，也可以起全身治疗作用。软膏剂主要用于局部疾病的治疗，如抗感染、消毒、止痒、止痛和麻醉等。这些作用要求药物作用于表皮或经表皮渗入表皮下组织，一般并不期望产生全身性作用。

（二）发展

软膏剂是古老的剂型之一。公元前 2 世纪，《灵枢经》中即有"涂以豚脂"的记载；汉代张仲景在《金匮要略》中记载有软膏剂及其制法和使用，所用基质多为植物油，故又称油膏剂。国外远在三千年前的《伊伯氏纸草本》中即有软膏剂的记载，到格林时代应用甚广。现今，半合成的脂肪酸、醇进展迅猛，使软膏的质量有所提高。随着石油化学工业的迅速发展，广泛采用凡士林、石蜡等到烃类物质作为基质，随着高分子材料的发展，新型乳剂基质和水溶性基质的品种也明显增加，从而制成较为理想的软膏剂。

近年来，利用"经皮给药方便，可随时终止给药"这一特点，通过皮肤给药而作用全身的制剂日趋增多。但由于皮肤病灶深浅不同，所要求发挥作用的部位也有深浅，即有些软膏须在皮肤表层发挥作用，有些软膏则须使药物透入皮肤后发挥局部作用或全身作用。应当注意的是，由于所用基质的性质，病患的面积或用于破损的皮肤以及用药时间过长等因素的影响，软膏中的药物有可能被人体吸收而发生不良反应或中毒。

拓展阅读

糊剂

糊剂系指大量的固体粉末（一般 25% 以上）均匀地分散在适宜的基质中所组成的半固体外用制剂。可分为单相含水凝胶性糊剂和脂肪糊剂。

糊剂含有较大比例粉末，具有较高的硬度和较大地吸收水分的能力，在体温下软化而不熔化，可在皮肤上保留较长时间。适用于皮肤表面分泌物较多的病变部位。糊剂的基质有脂肪性基质，如凡士林、液体石蜡、植物油等；水溶性基质如明胶、甘油。典型的粉末组分为氧化锌、碳酸钙、淀粉、滑石粉。这些粉末也可作为基质骨架，故糊剂比一般的软膏剂要稠厚得多。医疗上应用糊剂是因为有较多固体成分能更好地吸收皮肤渗出物（但是粉末如果被烃类物质包裹就不太可能吸收水性液体），并可形成厚的、不易损坏的、不易渗透的膜，此膜是不透明的，对阳光有较好的滤过作用。滑雪运动员通常在脸部使用糊剂来减轻风对脸部的损伤（过度失水）和防止光线直射。

糊剂常用热熔法和研磨法制备，由于含淀粉或挥发性药物，配制温度应在60℃以下，基质温度一般不超过70℃，否则淀粉易糊化，成品粗糙发乌。处方中的固体成分都应研细过100目筛。

（三）分类

1. 按分散系统分类

（1）溶液型软膏　是药物溶解（或共熔）于基质或基质组分中制成的软膏剂。

（2）混悬型软膏　是药物以细粉形式均匀分散于基质中制成的软膏剂。

（3）乳剂型软膏　又叫乳膏剂（creams），是指药物溶解或分散于乳状液基质中形成的均匀半固体外用制剂。

2. 按软膏剂中药物作用的深度分类

（1）作用局限在皮肤表面的软膏剂，如防裂软膏。

（2）透过皮肤表面，在皮肤里面发挥作用的软膏剂，如激素软膏、癣净软膏等。

（3）穿透真皮层被吸收进入体循环，发挥全身治疗作用的软膏剂，如治疗心绞痛的硝酸甘油软膏等。

3. 根据基质的不同分类

（1）以油脂性基质如凡士林、羊毛脂等油脂性基质制备的软膏剂称为油膏剂。

（2）以乳剂型基质制成的易于涂布的软膏剂称为乳膏剂。

（四）质量要求

1. 均匀、细腻，涂于皮肤上无刺激性；并应具有适当的黏稠性、易涂布于皮肤或黏膜上。

2. 应无酸败、异臭、变色、变硬和油水分离等变质现象。

3. 应无刺激性、过敏性及其他不良反应。

4. 当用于大面积烧伤时，应预先进行灭菌。眼用软膏的配制需在无菌条件下进行。

（五）临床应用与注意事项

1. 临床应用 清洗皮肤，擦干，按说明涂药，并轻轻按摩给药部位，使药物进入皮肤，直到药膏或乳剂消失。同时在使用过程中注意均不可多种药物联合使用。

2. 注意事项 避免接触眼睛及黏膜（如口、鼻黏膜）；用药部位如有烧灼感、红肿等情况应停药，并将局部药物洗净；在药物性状发生改变时禁止使用等。

软膏剂应在外用后多加揉擦，对局限性苔藓化肥厚皮损可采用封包疗法，以促进药物吸收，提高疗效。用药要考虑患者年龄、性别、皮损部位，以及是否为儿童和孕妇、哺乳期妇女禁用的药品。在皮肤病患处使用，用药量和用药次数应适宜，用药疗程应根据治疗效果确定，不宜长期用药。

二、软膏剂的基质

软膏剂主要由药物和基质组成，基质为主药的赋型剂，也是药物的载体，对药物的释放、吸收均有很大的影响。基质是软膏剂形成和发挥药效的重要组成部分。新基质的不断开发、药物透皮吸收机理与途径的研究、生产工艺的革新、生产与包装自动化程度的不断提高，使软膏剂在医疗保健及劳动防护等方面发挥了越来越大的作用。除此以外处方组成中还经常加入抗氧剂、防腐剂等以防止药物及基质的变质，特别是含有水、不饱和烃类、脂肪类基质时加入这些稳定剂更为重要。

📝 **拓展阅读**

软膏剂基质应符合的要求

一个理想的软膏基质应符合下列要求。

1. 细腻、均匀、润滑、无刺激、稠度适宜、易于涂布且在不同地区环境、不同气温下变化很少。

2. 性质稳定，不与主药或附加剂等其他物质发生配伍变化。

3. 释药性能好，无生理活性、不妨碍皮肤的正常功能。

4. 有一定的吸水性，能吸收伤口分泌物。

5. 容易洗除，不对皮肤和衣物造成污染等。

但是，目前为止还没有一种单一成分的基质能满足上述要求，实际在使用时应根据药物和基质的性质及用药目的来具体分析，合理选择几种基质成分混合。

常用的基质可分三类：油脂性基质、乳剂型基质和水溶性基质。

（一）油脂性基质

油脂性基质属于强疏水性物质，包括烃类、类脂及动植物油脂等。

这类基质的特点是润滑、无刺激性，涂在皮肤上能形成封闭性的油膜，促进皮肤水合作用，对皮肤有保护、软化作用，不易长菌，适用于表皮增厚、角化、皲裂等慢性皮损和某些感染性皮肤病的早期。但由于其油腻及疏水性大，造成药物释药性能差，不适用于有渗出液的创面，不易用水洗除，故不适用于有渗出液的皮肤损伤，主要用于遇水不稳定的药物，一般不单独使用。为克服其强疏水性，常加入表面活性剂，或制成乳剂型基质。常用油脂性基质见表 10 - 1。

表 10 - 1　常用油脂性基质

类型	品种	应用特点
烃类	液体石蜡	主要用于调节软膏稠度或用以研磨药物粉末以利于与基质混合
	石蜡	用于调节软膏稠度，与其他基质熔合后不会单独析出，故优于蜂蜡
	凡士林	主要起局部的覆盖和保护作用，仅适用于皮肤表面病变
类脂	羊毛脂	可吸收相当于其重量 2 倍左右的水形成乳剂型基质
	蜂蜡、鲸蜡	均为弱的 W/O 型乳化剂，在 O/W 型乳剂基质中起增加稳定性与调节稠度作用
	硅酮类	常将其与油脂性基质合用制成防护性软膏，用来防止水性物质及酸、碱液等的刺激与腐蚀
动植物油脂	花生油、麻油、豚脂	可作软膏基质

（二）乳剂型基质

乳剂型基质与乳浊液型液体药剂类似，也是由水相、油相和乳化剂三部分组成的。乳剂型基质是水相与油相借乳化剂的作用在一定温度下混合乳化，最后在室温下形成半固体的基质，分为水包油（O/W）型和油包水（W/O）型两类。常用的油相多数为固体或半固体，如蜂蜡、石蜡、硬脂酸、高级醇（十八醇）等，有时加入液体石蜡、凡士林或植物油等调节稠度。常用的乳化剂有月桂醇硫酸钠、多元醇的脂肪酸、乳化剂 OP、皂类、聚山梨酯类、脱水山梨坦等。乳剂型基质由于乳化剂的表面活性作用，对水和油均有一定的亲和力，可与创面渗出液或分泌物混合，促进药物与表皮的接触，药物释放、穿透作用均较油脂性软膏基质强；对皮肤正常功能影响小且易洗除，特别是 O/W 型乳剂基质。O/W 型乳剂基质能与大量水混合，基质含水量较高，无油腻性，易于洗除，色白如雪，故又称为"雪花膏"，常用作日用护肤霜，在日用化妆品行业应用广泛。W/O 型乳剂基质较不含水的油脂性基质易于涂布，油腻性小，且水分从皮肤蒸发时有缓和的冷却作用，故又称为"冷霜"。乳剂型基质具有以下特点。

（1）由于基质中存在水分，增加了润滑性，易于涂布。

（2）乳化剂的表面活性作用对水和油均有一定的亲和力，可与创面分泌物或渗出物混合，促进药物与表皮接触，药物的释放、穿透皮肤的性能均比油脂性基质强。

（3）乳化剂的存在使乳剂型基质较油脂性基质易于用水洗除。

此类基质也有不足之处：如遇水不稳定的药物如四环素、金霉素等不宜用乳剂型基质制备软膏；O/W 型基质外相含水量较多，在储存过程中易霉变，常需加入防腐剂；同时水分易挥发而使软膏变硬，故常加入保湿剂如丙二醇、山梨醇、甘油等，一般用量为 5% ~ 20%；当 O/W 型软膏用于分泌物、渗出物较多的皮肤病，如湿疹时，其吸收的分泌物、渗出物可重新被透入皮肤（称反向吸收）而使炎症恶化，应注意避免。

通常乳剂型基质适用于亚急性、慢性、无渗出液的皮损和皮肤瘙痒症，忌用于糜烂、溃疡、水疱及脓肿症。由于此类基质中所含乳化剂的表面活性作用，对皮肤正常功能影响小，易洗除。常用乳化剂和稳定剂见表 10 - 2。

表 10 - 2　常用乳化剂和稳定剂

类型	品种	应用特点
脂肪醇硫酸酯类	月桂醇硫酸钠	即十二烷基硫酸钠，HLB 值为 40，O/W 型乳化剂
高级脂肪醇	十六醇鲸蜡醇或十八醇硬脂醇等	是优良的 O/W 型乳化剂
多元醇酯类	硬脂酸甘油酯	较弱的 W/O 型乳化剂
	吐温类	HLB 值为 10.5 ~ 16.7，为 O/W 型乳化剂
	司盘类	HLB 值为 4.3 ~ 8.6，为 W/O 型乳化剂
肥皂类	一价皂	其 HLB 值为 15 ~ 18，易形成 O/W 型的乳剂型基质
	二价皂	二价皂 HLB 值较小，作为 W/O 型的乳化剂
脂肪醇硫酸酯类	脂肪酸山梨坦	脂肪酸山梨坦类的 HLB 值为 4.3 ~ 8.6，为 W/O 型乳化剂
	聚山梨酯类	HLB 值为 10.5 ~ 16.7，为 O/W 型乳化剂
聚氧乙烯醚的衍生物	平平加 O（Paregal O）	前者为脂肪醇聚氧乙烯醚类，属 O/W 型乳化剂
	主要有乳化 OP 等	后者为烷基酚聚氧乙烯醚类

（三）水溶性基质

水溶性基质是由天然或合成的高分子水溶性物质胶溶在水中形成的半固体状的凝胶。

能与水溶液混合并吸收皮肤创面的渗出液，一般释放药物较快，无油腻感，易涂展与洗除。适宜于湿润、糜烂创面，也常用作防油性软膏基质，缺点是润滑性差，内含水分易于蒸发变硬，并易于霉变，所以须加入保湿剂和防腐剂。

常用于制备此类基质的高分子物质有甘油明胶、淀粉甘油、纤维素衍生物、聚乙烯醇和聚乙二醇类等，目前常用的是聚乙二醇类。常用水溶性基质见表 10 - 3。

表10-3　常用水溶性基质

类型	品种	应用特点
天然胶类	桃胶、果胶、甘油明胶、淀粉明胶等	可用作眼膏基质，因甘油含量高，故能抑制微生物生长而较稳定
半合成水溶性高分子物质	即纤维素类衍生物类，如甲基纤维素（MC）、羧甲基纤维素钠（CMC-Na）	前者溶于冷水，后者在冷、热水中均溶，浓度较高时呈凝胶状，以后者较常用
合成的水溶性高分子聚合物类	如聚乙二醇、聚乙烯醇等，常用聚乙二醇（PEG）类	如聚乙二醇、聚乙烯醇等，常用聚乙二醇（PEG）类

拓展阅读

软膏基质对药物透皮吸收的影响

由于皮肤具有类脂膜的性质，软膏中药物的释放、吸收，除与药物的溶解性和油水分配系数有关外，软膏基质对其亦有一定影响。一般来说，基质中药物透皮吸收的强弱顺序是：O/W型＞W/O型＞油脂性基质。目前所用的一些水溶性基质中药物的释放虽然快，但对药物的穿透作用影响不大。基质对药物透皮吸收影响主要如下。

1. 基质对药物的亲和力　不应太大，否则会明显影响药物的释放，从而影响透皮吸收。

2. 基质的pH　当基质的pH小于酸性药物的pK_a值或大于碱性药物的pK_a时，这时药物的分子形式将显著增加，因而有利于药物透皮吸收。

3. 基质对皮肤的水合作用　皮肤外层角蛋白或其降解产物具有与水结合的能力，称为水合作用。由于水合作用能引起角质层肿胀疏松，减低组织的致密性，形成孔隙，促进了药物在角质层的扩散，增加了透皮吸收。当角质层中含水量由10%增加到50%以上时，渗透性可增加4~5倍。一般来说，水合作用的强弱顺序为油脂性基质＞W/O型＞O/W型＞水溶性基质。

4. 基质中可加入透皮吸收促进剂　如表面活性剂、二甲基亚砜、月桂氮䓬酮（简称氮酮Azone）等。

三、软膏剂的附加剂

在药剂及化妆品局部外用制剂中常用的附加剂主要有抗氧剂、防腐剂等。

（一）抗氧剂

在软膏剂的贮藏过程中，微量的氧就会使某些活性成分氧化而变质。因此，常加入一些抗氧剂来保护软膏剂的化学稳定性。常用的抗氧剂分为三种：①抗氧剂，它能与自由基反应，抑制氧化反应，如维生素 E、没食子酸烷酯、丁羟基茴香醚（BHA）和丁羟基甲苯（BHT）等。②由还原剂组成，其还原势能小于活性成分，更易被氧化从而能保护该物质。它们通常和自由基反应，如抗坏血酸、异抗坏血酸和亚硫酸盐等。③抗氧剂的辅助剂，它们通常是螯合剂，本身抗氧效果较小，但可通过优先与金属离子反应（因重金属在氧化中起催化作用），从而加强抗氧剂的作用。这类辅助抗氧剂有枸橼酸、酒石酸、EDTA 和巯基二丙酸等。

（二）抑菌剂

软膏剂中的基质中通常有水性、油性物质，甚至蛋白质，这些基质易受细菌和真菌的侵袭，微生物的滋生不仅可以污染制剂，而且有潜在毒性。所以应保证在制剂及应用器械中不含有致病菌，例如假单孢菌、沙门菌、大肠埃希菌、金黄色葡萄球菌。对于破损及炎症皮肤，局部外用制剂不含微生物尤为重要。常用的抑菌剂见表 10-4。

表 10-4　软膏剂中常用的抑菌剂

种类	举例	使用浓度（%）
醇	乙醇，异丙醇，氯丁醇，三氯甲基叔丁醇，苯基-对-氯苯丙二醇，苯氧乙醇，溴硝基丙二醇（Bronopol）	7
酸	苯甲酸，脱氢乙酸，丙酸，山梨酸，肉桂酸	0.1~0.2
芳香酸	茴香醚，香茅醛，丁子香粉，香兰酯	0.001~0.002
汞化物	醋酸苯汞，硼酸盐，硝酸盐，汞撒利	0.001~0.002
酚	苯酚，苯甲酚，麝香草酚，卤化衍生物（如对氯邻甲酚，对氯-间二甲苯酚），煤酚，氯代百里酚，水杨酸	0.1~0.2
酯	对羟基苯甲酸（乙酸，丙酸，丁酸）酯	0.01~0.5
季铵盐	苯扎氯铵，溴化烷基三甲基铵	0.002~0.01
其他	葡萄糖酸洗必泰	0.002~0.01

四、制备软膏剂

软膏剂的制备方法有研和法、熔和法、乳化法，可根据药物与基质的性质、生产规模及设备条件选择适当的制备方法。一般来说，溶液型或混悬型软膏剂多采用研和法和熔和法，乳剂型基质的软膏剂则采用乳化法。软膏剂的制备工艺流程如图 10-1。

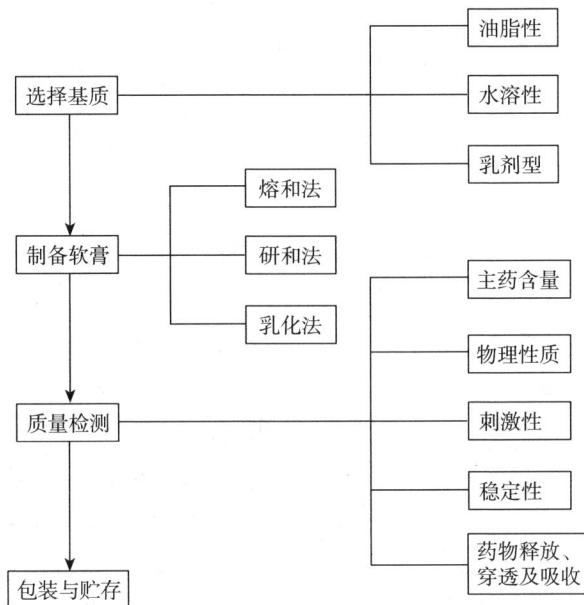

图 10-1 软膏剂的制备流程

（一）基质的处理

基质处理主要是针对油脂性基质的，若质地纯净可直接取用，若混有机械性异物需要加热熔融，用细布或 120 目铜丝筛网趁热过滤，加热至 160℃、1 小时灭菌并除去水分。忌用直火加热以防起火，用蒸汽加热时，夹层中蒸汽压力应达到 0.5MPa。

（二）药物加入的一般方法

为了减少软膏对病患部位的机械性刺激，提高疗效，制剂必须均匀细腻，不含固体粗粒。药物的加入方法主要由药物的性质决定，以分散均匀为目的。可归纳为以下几种方法。

（1）药物可直接溶于基质中时，油溶性药物溶于液体油中，再与油脂性基质混合成为油脂性溶液型软膏；水溶性药物溶于少量水中后，与水溶性基质混匀后成为水溶性溶液型软膏；不溶性药物也可用少量水溶解，再用羊毛脂吸收后加入油脂性基质中。此类软膏剂多为溶液型。

（2）药物不溶于基质或基质的任何组分中时，必须将药物粉碎成细粉（全部通过5 号筛，过 6 号筛者不少于 95%，眼膏中的药物应过九号筛），取药粉先与少量基质或液体成分如液体石蜡、植物油、甘油研匀成糊状，再与其余基质混匀。

（3）具有特殊性质的药物如半固体黏稠性药物（如鱼石脂、煤焦油有一定极性，不易与凡士林混匀），可直接与基质混合，必要时先与少量羊毛脂或吐温类混合再与凡士林等油脂性基质混合；若药物有共熔性组分（如樟脑、薄荷脑、麝香草酚等）时，可先研磨使其共熔再与基质混合；单独使用时可用少量适宜溶剂溶解，再加入基质中混匀。中药浸出物为液体（如煎剂、流浸膏）时，可先浓缩至稠膏状再加入基质中，固体浸膏可加入少量水或稀醇等研成糊状，再与基质混合。受热易破坏或挥发性药物，制备时又采用了熔和法或乳化法时，应等到基质冷却至40℃以下再加入，以减少破坏或损失。

（三）制备方法

1. 研和法　用于半固体油脂性基质或主药对热不稳定的软膏制备。小量制备可在软膏板上或乳钵中，大量生产时采用电动乳钵，混入基质中的药物常是不溶于基质的。方法是先取药物与部分基质或适宜液体研磨成细腻糊状，再递加其余基质研匀，直到制成软膏，涂于皮肤无颗粒感。

2. 熔合法　凡软膏中含有基质的熔点不相同，常温下不能均匀混合者采用此法。油脂性基质大量制备时，也常采用熔和法。在熔融操作时，采用蒸发皿或蒸气夹层锅进行，一般是先将熔点最高的基质加热熔化，然后将余下基质依熔点高低顺序逐一加入（此时加热温度可适宜降低），待全部基质熔化后，再加入液体成分和药物（溶解或混悬其中），以避免低熔点物质受热分解。在熔融和冷凝过程中，均应不断搅拌，使成品均匀光滑，并通过胶体磨或研磨机进一步混匀，使软膏均匀、细腻、无颗粒感。

含不溶性药物粉末的软膏经一般搅拌、混合后尚难制成均匀细腻的产品，可通过研磨机进一步研匀。常用的有三滚筒软膏研磨机，其主要构造是由三个平行的滚筒和传动装置组成，滚筒间的距离可调节。操作时将软膏置于加料斗中，开动后，由于滚筒的转速不同，因此软膏通过滚筒的间隙受到滚碾和研磨，固体药物被研细且与基质混匀。

3. 乳化法　是专门用于制备乳剂型软膏剂的方法。将处方中油脂性和油溶性组分一并加热熔化至80℃左右成为油相，用纱布过滤，保持油相温度在80℃左右；另将水溶性组分溶于水，并加热至与油相相同温度，或略高于油相温度（防止两相混合时油相组分过早析出或凝结），油、水两相混合，不断搅拌，直至乳化完成并冷凝成膏状物即得。油、水均不溶解的组分最后加入，混匀。如有需要，在乳膏冷至30℃左右时可再用胶体磨或研磨机研磨，得到更加细腻、均匀的产品。

乳化法中水、油两相的混合有三种方法：①两相同时掺合，适用于连续或大批量的生产，需要一定的设备，如输送泵、连续混合装置等；②分散相加到连续相中，适用于含小体积分散相的乳剂系统；③连续相加到分散相中，适用于多数乳剂系统，在混合过程中引起乳剂转型，从而产生更为细小的分散相粒子。如制备O/W型乳剂型基质时，水相在搅拌下缓缓加到油相中，开始时水相的浓度低于油相的浓度，形成W/O型乳剂，当有更多水加入时，乳剂黏度继续增加，W/O型乳剂的体积也扩大到最大限度，超过此限，乳剂黏度降低，发生乳剂转型而成O/W型乳剂，使内相（O相）得以更细地分散。

五、评定软膏剂的质量

（一）主药含量测定

一般是将主药与基质相分离，如用适宜的溶剂将主药成分溶解提出，再进行含量测定。

（二）基质与软膏的理化性状

1. 外观性状 软膏剂应均匀细腻，具有适当黏稠性，易于涂布和无刺激性。

2. 粒度 除另有规定外，混悬型软膏剂取适量供试品，涂成薄层，薄层面积相当于盖玻片面积，共涂 3 片，参照《中国药典》（2020 年版）粒度和粒度分布测定法检查，均不得检出大于 180μm 的粒子。

3. 酸碱度 宜与皮肤接近为宜，《中国药典》（2020 年版）规定应检查酸碱度，以免产生刺激。取样加适当溶剂（水或乙醇）振摇，所得溶液用 pH 计测定。

4. 熔程 一般软膏以接近凡士林的熔程为宜。按照药典方法测定或用显微熔点仪测定，由于熔点的测定不易观察清楚，需取数次平均值来评定。

5. 黏度和流变性测定 用于软膏剂黏度和流变性的测定仪器有流变仪和黏度计。目前常用的有旋转黏度计（适用黏度范围 102~1014mPa·s）、落球黏度计（适用范围 102~106mPa·s）、穿入计等。流变性是软膏基质最基本的物理性质，测定流变性主要是考察半固体制剂的物理性质：①可进行质量检控，包括处方设计和制备过程（如混合、研磨、泵料、搅拌、挤压成形、灌注、灭菌等）对质量的影响；②了解影响制剂质量的因素，如温度、贮藏时间等对产品结构及稳定性的影响；③包装容器中取用方便而不溢出，制剂在皮肤上的涂展性、附着性等；④测定基质的稠度与药物从制剂中的释放速度的关系等。

（三）稳定性

采用加速试验，一般 W/O 型乳剂基质不耐热，油水易分层，而 O/W 型乳剂基质则不耐寒，质地易变粗。

（四）刺激性

考察基质和软膏对皮肤、黏膜有无刺激性或致敏作用。一般将供试品涂在去毛的家兔皮肤上、眼黏膜上，或黏敷于人体手臂、大腿内侧的皮肤上，观察 24 小时有无发红、起泡、充血或其他过敏现象。

（五）无菌检查

眼膏和某些应用于溃疡、烧伤或严重创伤的软膏剂与乳膏剂应符合无菌要求。

（六）微生物限度

照《中国药典》（2020 年版）微生物限度检查法检查，应符合规定。

（七）药物释放穿透及吸收的测定方法

（1）**体外试验法** ①离体皮肤法；②半透膜扩散法；③凝胶扩散法。

（2）**体内试验法** 测定方法与指标有：体液与组织器官中药物含量的分析方法、生理反应法、放射性示踪原子法等。

（八）装量

按照《中国药典》（2020年版）最低装量检查法检查，应符合规定。

六、实例分析

[例1] **清凉油（油脂性基质软膏）**

【处方】樟脑 160g　薄荷脑 160g　薄荷油 100g　桉叶油 100g　石蜡 210g　蜂蜡 90g　氨溶液（10%）6.0ml　凡士林 200g

【制法】先将樟脑、薄荷脑混合研磨使其共熔，然后与薄荷油、桉叶油混合均匀，另将石蜡、蜂蜡和凡士林加热至 110℃（除去水分），必要时滤过，放冷至 70℃，加入芳香油等，搅拌，最后加入氨溶液，混匀即得。

【注解】本品较一般油性软膏稠度大些，近于固态，熔程在 46～49℃，处方中石蜡、蜂蜡、凡士林三者用量配比应随原料的熔点不同加以调整。

【功能与主治】本品用于止痛止痒，适用于伤风、头痛、蚊虫叮咬。

[例2] **水杨酸乳膏（乳剂型基质软膏）**

【处方】水杨酸 50g　硬脂酸甘油酯 70g　硬脂酸 100g　白凡士林 120g　液状石蜡 100g　甘油 120g　十二烷基硫酸钠 10g　羟苯乙酯 1g　蒸馏水 480ml

【制法】将水杨酸研细后通过 60 目筛，备用。取硬脂酸甘油酯、硬脂酸、白凡士林及液状石蜡加热熔化为油相。另将甘油及蒸馏水加热至 90℃，再加入十二烷基硫酸钠及羟苯乙酯溶解为水相。然后将水相缓缓倒入油相中，边加边搅，直至冷凝，即得乳剂型基质；将过筛的水杨酸加入上述基质中，搅拌均匀即得。

【注解】①本品为 O/W 型乳膏，采用十二烷基硫酸钠及单硬脂酸甘油酯（1：7）为混合乳化剂，其 HLB 值为 11，接近本处方中油相所需的 HLB 值 12.7，制得的乳膏剂稳定性较好；②在 O/W 型乳膏剂中加入凡士林可以克服应用上述基质时出现干燥的缺点，有利于角质层的水合而有润滑作用；③加入水杨酸时，基质温度宜低，以免水杨酸挥发损失，而且温度过高，当本品冷凝后常会析出粗大药物结晶。还应避免与铁或其他重金属器具接触，以防水杨酸变色。

【功能与主治】本品用于治手足癣及体股癣，忌用于糜烂或继发性感染部位。

[例3] **含聚乙二醇的软膏（水溶性基质软膏）**

【处方】聚乙二醇 3350　400g　聚乙二醇 400　600g

【制法】将两种聚乙二醇混合后，在水浴上加热至 65℃，搅拌至冷凝，即得。若需较硬基质，则可取等量混合后制备。若药物为水溶液（6%～25%的量），则可用 30～

50g 硬脂酸取代同重聚乙二醇 3350，以调节稠度。

任务二　认识和制备凝胶剂

一、认识凝胶剂

（一）定义

凝胶剂系指药物与能形成凝胶的辅料制成均一、混悬或乳状液型的稠厚液体或半固体制剂。除另有规定外，凝胶剂限局部用于皮肤及体腔，如鼻腔、阴道和直肠。

（二）分类

1. 双相凝胶　小分子无机药物（如氢氧化铝）凝胶剂是由分散的药物胶体小粒子以网状结构存在于液体中，属双相分散系统，也称混悬型凝胶剂。混悬型凝胶剂可有触变性，静止时形成半固体而搅拌或振摇时成为液体。

2. 单相凝胶　是局部应用的凝胶剂属单相分散系统，又分为水性凝胶剂与油性凝胶剂。水性凝胶基质一般由水、甘油或丙二醇与纤维素衍生物、卡波姆和海藻酸盐、西黄蓍胶、明胶、淀粉等构成；油性凝胶基质由液状石蜡与聚乙烯或脂肪油与胶体硅或铝皂、锌皂构成。在临床常用的是水性凝胶剂，故以下主要讨论水性凝胶剂。

（三）质量要求

凝胶剂在生产与贮藏期间应符合下列有关规定。

1. 混悬型凝胶剂中胶粒应分散均匀，不应下沉结块。

2. 凝胶剂应均匀、细腻，在常温时保持胶状，不干涸或液化。

3. 凝胶剂根据需要可加入保湿剂、防腐剂、抗氧剂、乳化剂、增稠剂和透皮促进剂等。

4. 凝胶剂基质不应与药物发生理化作用。

5. 除另有规定外，凝胶剂应遮光密封，宜置 25℃ 以下贮藏，并应防冻。

6. 混悬型凝胶剂在标签上应注明"用前摇匀"。

（四）临床应用与注意事项

1. 临床应用　根据给药途径不同，凝胶剂的具体使用方法也不同，凝胶剂在临床上的合理使用需要掌握正确的方法并严格按照说明使用。例如，口服凝胶剂服用前要充分摇匀，否则有效成分可能分布不均，会影响给药剂量，从而影响药效发挥。外用凝胶剂，适量涂患处，一日 2~3 次。

2. 注意事项

（1）皮肤破损处不宜使用。

（2）避免接触眼睛和其他黏膜（如口、鼻等）。

（3）用药部位如有烧灼感、瘙痒、红肿等情况应停药，并将局部药物洗净，必要时向医师咨询。

（4）如正在使用其他药品，使用本品前请咨询医师或药师。

（5）根据药品说明书规定的用药途径和部位正确使用凝胶剂。

（6）皮肤外用凝胶剂使用前需先清洁皮肤表面患处，按痛处面积使用剂量，用手指轻柔反复按摩直至均匀涂展开。

（7）当凝胶剂性质发生改变时禁止使用。

二、凝胶剂的基质

水溶性凝胶基质一般包括天然来源和合成凝胶两类。天然来源的有西黄蓍胶、果胶、海藻酸、明胶、琼脂等，也包括天然物质纤维素的衍生物如甲基纤维素（MC）、羧甲基纤维素钠（CMC-Na）、羟乙基纤维素（HEC）、羟丙甲纤维素（HPMC）等；合成的聚合物有卡泊姆等。本类基质的特点是大多在水中溶胀成水性凝胶而不溶解，并具有脱水收缩性、透过性或黏合性。局部外用制剂中，往往利用凝胶的这些性质来控制药物的释放及其对皮肤的黏附性来经皮传递药物。一般易涂展和洗除，无油腻感，能吸收组织渗出液，不妨碍皮肤正常功能。还由于黏滞度小而利于药物，特别是水溶性药物的释放。本类基质的缺点是润滑作用较差，易失水和霉变，常需添加保湿剂和防腐剂，用量较其他基质大。

1. 甘油明胶 是用明胶（一般用量1%~3%）、甘油（10%~30%）及水加热制成。本品有弹性，使用时较舒适。

2. 海藻酸钠 主要是由海藻酸的钠盐组成，为黄白色粉末，缓缓溶于水可形成黏稠性凝胶，常用浓度为1%~10%。加入少量的可溶性钙盐后，即可形成稠厚的稳定的凝胶剂，这类钙盐可以是葡萄糖钙盐、酒石酸钙盐、枸橼酸钙盐。例如在基质中加入30%的枸橼酸钙可形成稳定的水溶性的凝胶基质。此类基质中常需加入保湿剂、防腐剂，以防止制品失水、霉败。

3. 卡波姆 是新型的凝胶基质，在外用制剂和化妆品工业中占有重要地位。卡波姆是由丙烯酸与丙烯基蔗糖交联的高分子聚合物，商品名为卡波普（Carbopol），按黏度可分为934、940、941等规格。卡波姆940可供口服（苯含量小于0.01%），其他规格如卡波姆940、941和1300系列仅供外用。呈亲水性和吸湿性，比天然的树胶更加黏稠。由于分子中存在大量的羧酸基团，与聚丙烯酸有非常类似的理化性质，可以在水中迅速溶胀，但不溶解。其分子结构中的羧酸基团使其水分散液呈酸性，1%水分散液的pH约为3.11，黏性较低，加入NaOH或胺类物质（如三乙醇胺）或弱无机碱（如氨水），可中和卡波姆的酸性，诱发出其黏性形成凝胶，浓度低时形成澄明溶液，在浓度较大时形成半透明的凝胶。在pH6~11有最大的黏度和稠度，中和使用的碱以及卡波普的浓度不同，其溶液的黏度变化也有所区别。一般情况下，中和1g卡波普约消耗1.35g三乙醇胺或

400mg 氢氧化钠。本品制成的基质无油腻感，无毒、无刺激性，可促进某些药物的透皮吸收；对热耐受性好，可反复热压灭菌；使用润滑舒适，尤其适宜于治疗脂溢性的皮肤病。但盐类、强酸可使其黏性下降，碱土金属离子及阳离子聚合物与之结合成不溶性盐，使用时必须避免引起配伍变化。

4. 纤维素的衍生物　某些纤维素的衍生物可在水中溶胀或溶解为胶性物，调节适宜的稠度可形成水溶性软膏基质。此类基质有一定的黏度，随着相对分子量、取代度和介质的不同而具有一定的稠度。因此，其用量也应根据上述不同规格和条件进行调整。常用的品种有甲基纤维素（MC）、羧甲基纤维素钠（CMC - Na），两者常用浓度为 2% ~ 6%，1% 的水溶液 pH 均在 6 ~ 8。MC 在 pH 2 ~ 12 中均稳定，而 CMC - Na 在低于 pH5 或高于 pH10 时其黏度下降（可增加用量克服）。制成水溶性基质均需加适量防腐剂，常用 0.2% ~ 0.5% 的羟苯乙酯，但 MC 能与羟苯酯类形成复合物，常加硝酸苯汞、苯甲醇、三氯叔丁醇等作防腐剂。CMC - Na 无此禁忌，但遇酸、汞、铁等重金属离子可生成不溶物，与阳离子型药物配伍也可产生沉淀使药效下降。羟乙基纤维和羟丙甲纤维素（A4M，E4M，F4M，K4M）等也可用于凝胶制剂。

举例：纤维素的衍生物基质

【处方】 羧甲基纤维素 60g　甘油 150g　羟苯乙酯 2g　纯化水加至 1000g

【制法】 将羧甲基纤维素与甘油混匀，然后加入适量热纯化水，放置待溶胀成凝胶后，再加入羟苯乙酯水溶液，加水至足量。

三、制备凝胶剂

水凝胶剂的一般制法是：药物溶于水者先溶于部分水或甘油中，必要时加热，其余处方成分按基质配制成水凝胶基质，再于药物溶液混合加水至足量即得。药物不溶于水者，可先用少量水或甘油研细，分散，再混入基质中搅匀既得。

四、评定凝胶剂的质量

除另有规定外，凝胶剂应进行以下相应检查。

1. 粒度　除另有规定外，混悬型凝胶剂取适量的供试品，涂成薄层，薄层面积相当于盖玻片面积，共涂三片，照《中国药典》（2020 年版）粒度和粒度分布测定法检查，均不得检出大于 $180\mu m$ 的粒子。

2. 装量　照《中国药典》（2020 年版）最低装量检查法检查，应符合规定。

3. 无菌　用于严重创伤的凝胶剂，照《中国药典》（2020 年版）无菌检查法检查，应符合规定。

4. 微生物限度　除另有规定外，照《中国药典》（2020 年版）微生物限度检查法检查，应符合规定。

凝胶剂所用内包装材料不应与药物或基质发生物理、化学反应。

五、实例分析

盐酸克林霉素凝胶剂

【处方】盐酸克林霉素 10g　卡波姆 940 10g　羟苯乙酯 0.5g　甘油 50g　三乙醇胺 10g　纯化水加至　1000g

【制法】将羟苯乙酯、卡波姆 940 加至热纯化水中，于 80℃水浴上加热溶解，冷却后加入甘油及盐酸克林霉素使溶解，最后加入三乙醇胺，搅匀即得透明凝胶。

【功能与主治】盐酸克林霉素对厌氧性痤疮杆菌有较强的杀灭作用；卡波姆基质尤其适用于脂溢性皮肤病的治疗，可用于痤疮。

拓展阅读

眼膏剂

1. 概述　眼膏剂系指由药物与适宜基质均匀混合，制成无菌溶液型或混悬型膏状的眼用半固体制剂。与一般滴眼剂相比，眼膏剂的作用缓和持久，并能减轻眼睑对眼球的摩擦，常用于眼部感染性、损伤性病变。眼膏剂的缺点是有油腻感，并能模糊视力，因此夜间使用眼膏剂，白天使用滴眼剂较为适宜。根据基质种类的不同，亦包括眼用乳膏剂和眼用凝胶剂，眼用乳膏剂系指由药物与适宜基质均匀混合，制成无菌乳膏状的眼用半固体制剂；眼用凝胶剂系指由药物与适宜辅料制成无菌凝胶状的眼用半固体制剂，其黏度大，易与泪液混合。

2. 制备　眼膏剂的制备工艺与一般的软膏剂基本相同，但眼膏剂对其原材料要求，生产工艺及贮藏条件要求比较高。眼膏剂要求原料药纯度高，不得染菌；配制与分装须在清洁、避菌条件下操作，严防微生物污染；所用容器洗净并灭菌；或者对调制好的半成品进行灭菌。

3. 质量检查　按《中国药典》（2020 年版）要求眼用制剂应进行以下相应检查：①粒度；②金属性异物；③装量；④无菌；⑤微生物限度。

要求眼用制剂在启用后最多可使用 4 周。眼用制剂应遮光密封贮藏，温度不宜过高或过低，以免药物降解或基质分层影响疗效。

实训项目

实训十六　制备水杨酸软膏剂

一、实训目的

1. 能完成不同类型软膏剂的制法操作。

2. 会进行软膏剂与凝胶剂的质量评定。

二、器材与药品

水浴加热装置，烧杯，玻璃棒，试管，烧杯，电炉，纱布等；琼脂，林格氏溶液，三氯化铁试液，水杨酸，凡士林，羊毛脂，硬脂酸，三乙醇胺，单硬脂酸甘油酯，吐温80，甘油，羧甲基纤维素钠等。

三、实训原理

软膏剂系指药物与油脂性或水溶性基质混合制成的均匀的半固体外用制剂。有溶液型软膏剂和混悬型软膏剂之分。按分散系统可分为溶液型、混悬型和乳剂型三类。软膏剂的制备方法有研和法、熔合法、乳化法，一般来说，溶液型或混悬型软膏剂多采用研和法和熔和法，乳剂型基质的软膏剂则采用乳化法。

四、实训内容

（一）水杨酸软膏（油脂性基质）的制备

【处方】水杨酸 0.75g　黄凡士林 15g

【制法】用水浴将凡士林熔化，将温度降至 60℃ 左右，加入研细的水杨酸，边研边搅拌，或研磨至凝，即得。

【注解】

1. 水杨酸软膏用于银屑病、皮肤浅部真菌病、脂溢性皮炎、痤疮、鸡眼、疣和胼胝等的治疗。外用，涂于患处。

2. 本品较一般油性软膏的稠度要大些，近于固态，熔程在 46～49℃。

（二）水杨酸乳膏（O/W 乳剂基质）的制备

【处方】水杨酸 2.0g　羊毛脂 0.4g　硬脂酸 4.8g　三乙醇胺 0.16ml　单硬脂酸甘油酯 1.4g　吐温 80 0.04g　白凡士林 2.4g　蒸馏水加至 40ml

【制法】硬脂酸、单硬脂酸甘油酯、羊毛脂、白凡士林为油相，置蒸发皿中在水浴上加热至 80℃，另将三乙醇胺、吐温 80、蒸馏水置烧杯中水浴加热至 80℃，水相缓缓倒入油相中，水浴上不断搅拌至乳白色半固体状，室温下搅拌至冷凝，分次加入水杨酸，混匀，即得。

【注解】

1. 水杨酸乳膏用于银屑病、皮肤浅部真菌病、脂溢性皮炎、痤疮、鸡眼、疣和胼胝等的治疗。外用，涂于患处。

2. 采用乳化法制备 W/O 型或 O/W 型乳剂基质时，油相和水相应分别于水浴上加热并保持温度在 80℃，然后将水相缓缓加入油相溶液中，边加边按顺向搅拌。若不是沿一个方向搅拌，往往难以制得合格的乳剂基质。

（三）水杨酸软膏（水溶性基质）的制备

【处方】 水杨酸 1.3g　甘油 3.0g　羧甲基纤维素钠 1.2g　蒸馏水加至 20g

【制法】 取甘油、羧甲基纤维素钠一同研匀，加适量蒸馏水使溶解，加入水溶液研匀，加蒸馏水至全量，分次少量加入水杨酸，不断研磨至匀，即得。

【注解】 水杨酸软膏用于银屑病、皮肤浅部真菌病、脂溢性皮炎、痤疮、鸡眼、疣和胼胝等的治疗。外用，涂于患处。

（四）释药试验

1. 琼脂管的制备

（1）林格氏溶液的配制

【处方】 氯化钠 0.85g　氯化钾 0.03g　氯化钙 0.048g　蒸馏水 100ml

【制法】 将氯化钠、氯化钾、氯化钙溶于蒸馏水中，使全量成 100ml 即得。

（2）含三氯化铁试液的琼脂基质（管）的制备

【处方】 琼脂 2g　林格氏溶液 100ml　三氯化铁试液 3ml

【制法】 称取琼脂 2g、林格氏溶液 100ml，水溶加热熔化，必要时趁热过滤，冷至 60℃后加入三氯化铁试液混匀，趁热沿壁倒入内径一样的 4 支适宜的试管中，不得产生气泡，每管上端留 0.5 ~ 1cm 空隙供填装软膏，直立静置，冷却成凝胶备用。

2. 释药试验过程　将已配好的软膏，分别小心地填充于盛有琼脂基质的试管中，使与基质表面紧贴，各管装置一致，记下时间，照下表所示时间测量显色区的高度（mm）并记于表 10-5 中。

3. 结果与处理　以呈色区长度的平方对扩散时间作图，拟合一直线，求此直线的斜率，即为 K，填于表中。

从释药曲线和扩散系数比较不同类型软膏基质释药能力，并讨论之。

表 10-5　三种不同基质水杨酸软膏释药实验结果

扩散时间（h）	显色区高度（mm）			
	软膏类型			
	1	2	3	4
0.5				
1				
2				
3				
K				

【注解】

1. 常见质量问题及预防措施，见表 10-6。

表 10 - 6 常见质量问题及预防措施

序号	常见质量问题	预防措施
1	产品装量差异大	物料搅拌要均匀，赶走气泡，用灌装设备时注意料筒内物料高度的变化
2	不易涂布	注意基质的选用，药物和基质的性质
3	有粗糙感	加强原料的粉碎程度，必要时可过筛

2. 尽管体外释药试验是模拟人体条件进行的，但体外试验条件与实际应用情况（如琼脂与完整皮肤相比）有很大不同，因此体外测定数据有一定的局限性，多数是比较性的，可以作为选择软膏剂基质的试验手段之一。

（五）质量检查

良好的软膏剂应具有以下几方面的特点。

1. 软膏剂基质应细腻（混悬微粒至少要通过 6 号筛）、均匀、无粗糙感。

2. 有适宜的稠度，易于在黏膜、皮肤等部位涂布而不融化。

3. 性质稳定，无酸败、变色、变硬、异臭、油水分离等变质现象，能保持药物固有的疗效。

4. 无过敏性、刺激性及其他不良反应，应用于创面的软膏还应无菌。

5. 除另有规定外，软膏剂、乳膏剂、糊剂应进行以下相应检查，如粒度、装量、无菌、微生物限度等，均应符合规定。

五、思考题

1. 软膏基质通常分为哪几类？简述各类常用基质名称。

2. 软膏剂的制备方法有哪些？

3. 乳剂型软膏剂制备方法的一般规律是什么？

（袁　娴）

其他制剂

项目十一 气（粉）雾剂、喷雾剂制备技术

预期学习成果

1. 能够描述气（粉）雾剂、喷雾剂的概念、特点、组成、制备工艺等。

2. 能够分析气（粉）雾剂、喷雾剂的处方，按照工艺流程完成小量制备，并完成实训报告。

3. 能够查阅《中国药典》（2020 年版），获取气（粉）雾剂、喷雾剂药品标准、检验方法等专业信息。

4. 能够根据气（粉）雾剂、喷雾剂特点、临床应用与注意事项合理指导用药。

课后提交成果

1. 完成在线达标检测题。

2. 分组完成电子版实训报告（含相关横向知识介绍/实训过程图片或小视频）。

3. 结合学习的气（粉）雾剂、喷雾剂的相关知识，通过查找资料，整理归纳，分组完成微课或视频制作（选做）。

知识导航

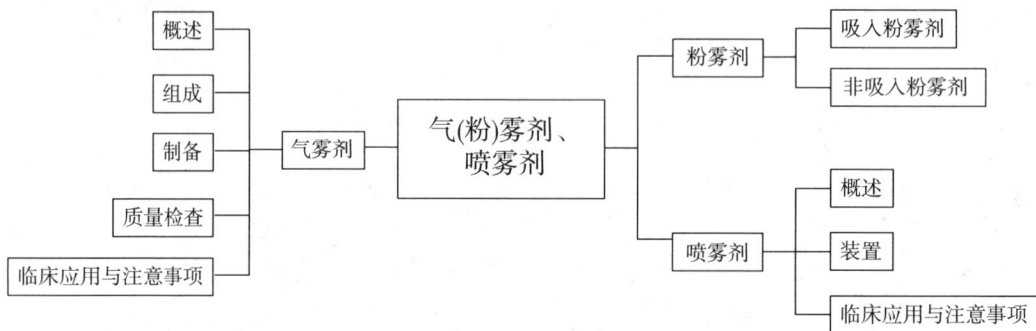

理论知识

任务一 认识和制备气雾剂

一、认识气雾剂

（一）定义

气雾剂是一种或一种以上药物，经特殊的给药装置给药后，药物进入呼吸道深部、

腔道黏膜或皮肤等体表发挥全身或局部作用的一种给药系统。该给药系统应对皮肤、呼吸道及腔道黏膜和纤毛无刺激性、无毒性。

✎ 拓展阅读

气雾剂的发展

气雾剂是在 1931 年由挪威人俄利克·波希姆开始研究的。1933 年，他研制的是用天然液化气作为气雾剂中的抛射剂，使用于物体表面涂装用的气雾产品获得了世界上第一个气雾剂的专利权。专利中的抛射剂改为氯甲烷、异丁烷之类，气雾剂的罐体用黄铜材料制成。而在同年，米德里·亨内和纳利等人也取得了用氟碳化氢作灭火剂的气雾剂专利。由于氟碳化氢在气雾剂中抛射时具有很高的蒸汽压且无毒性，有助于气雾剂的发展，是当时的一项重大发明。药物气雾剂在始于 1942 年磺胺类气雾剂。同年有人将氯苯乙烷溶于二氯二氟甲烷中，要其压力下喷成雾状，杀灭蚊蝇。此后局部麻醉、香水等多用气雾剂应运而生，50 年代气雾剂用于气喘、烫伤、牙科、耳鼻喉等。《中国药典》1990 年版开始，收载了气雾剂。

（二）特点

1. 气雾剂的主要优点

（1）气雾剂可直接到达作用部位或吸收部位，奏效快、药物分布均匀、起效快，可减少剂量，降低副作用。

（2）密闭于容器内能保证药物不易被微生物污染，且由于容器不透明，避光且不易与空气中的氧或水分直接接触，提高药物稳定性。

（3）无局部用药的刺激性。

（4）避免肝脏首过效应和胃肠道的破坏作用，生物利用度高。

（5）可以用定量阀门控制剂量，剂量准确。

2. 气雾剂的主要缺点

（1）因气雾剂需要耐压容器、阀门系统和特殊的生产设备，所以生产成本较高。

（2）抛射剂高度挥发具有制冷效应，可引起不适与刺激。

（3）遇热或受撞击可能发生爆炸。

（4）抛射剂的泄漏可导致失效。

（5）吸入气雾剂给药时，存在手掀和吸气的协调问题，直接影响到达有效部位的药量，尤其对老年人或儿童患者影响更为显著。

（三）分类

1. 按分散系统分类

（1）溶液型气雾剂 药物（固体或液体）溶解在抛射剂中，形成均匀溶液，喷出后抛射剂气化，药物以固体或液体微粒状态达到作用部分。

（2）混悬型气雾剂　药物（固体）以微粒状态分散在抛射剂中形成混悬液，喷出后抛射剂挥发，药物以固体微粒状态达到作用部位。此类气雾剂又称为粉末气雾剂。

（3）乳剂型气雾剂　药物水溶液和抛射剂按一定比例混合形成 O/W 型或 W/O 型乳剂。O/W 型乳剂以泡沫状态喷出，因此又称为泡沫气雾剂。W/O 型乳剂，喷出时形成液流。

2. 按处方组成分类

（1）二相气雾剂　一般指溶液型气雾剂，由气液两相组成。气相是抛射剂所产生的蒸汽；液相为药物与抛射剂所形成的均相溶液。

（2）三相气雾剂　一般指混悬型气雾剂与乳剂型气雾剂，由气－液－固，气－液－液三相组成。在气－液－固中，气相是抛射剂所产生的蒸汽，液相是抛射剂，固相是不溶性药粉；在气－液－液中两种不溶性液体形成两相，即 O/W 型或 W/O 型。

3. 按医疗用途分类

（1）呼吸道吸入用气雾剂　吸入气雾剂系指药物与抛射剂呈雾状喷出时随呼吸入肺部的制剂，可发挥局部或全身治疗作用。

（2）皮肤和黏膜用气雾剂　皮肤用气雾剂主要起保护创面、清洁消毒、局部麻醉及止血等作用；阴道黏膜用的气雾剂，常用 O/W 型泡沫气雾剂，主要用于治疗微生物、寄生虫等引起的阴道炎，也可用于节制生育；鼻黏膜用气雾剂主要适用于蛋白类药物的全身作用。

（3）空间消毒与杀虫用气雾剂　主要用于杀虫、驱蚊及室内空气消毒。喷出的粒子极细（直径不超过 $50\mu m$），一般在 $10\mu m$ 以下，能在空气中悬浮较长时间。

（四）质量要求

1. 加入溶剂、潜溶剂、抗氧剂等附加剂应对皮肤或黏膜无刺激性、无毒性，抛射剂应为适宜的低沸点液体。

2. 气雾剂的容器应能耐受气雾剂所需的压力，每揿压一次，必须喷出均匀的细雾状雾滴（粒），并释出准确的主药含量。

3. 制成的气雾剂应进行泄漏和爆破检查，确保安全使用。

4. 烧伤、创伤、溃疡用气雾剂应无菌。

5. 气雾剂应置凉暗处保存，并避免暴晒、受热、敲击、撞击。

（五）临床应用与注意事项

1. 临床应用　气雾剂可用于呼吸道吸入给药或直接喷至腔道黏膜、皮肤给药，也可用于空间消毒。

2. 注意事项

（1）使用前应充分摇匀储药罐，使罐中药物和抛射剂充分混合。首次使用前或距上次使用超过 1 周时，先向空中试喷一次。

（2）患者吸药前需张口、头略后仰、缓慢地呼气，直到不再有空气可以从肺中呼出。垂直握住雾化吸入器，用嘴唇包绕住吸入器口，开始深而缓慢吸气并按动气阀，尽量使药物随气流方向进入支气管深部，然后闭口并屏气 10 秒钟后用鼻慢慢呼气。如需多次吸入，休息 1 分钟后重复操作。

（3）吸入结束后用清水漱口，以清除口腔残留的药物。如使用激素类药物应刷牙，避免药物对口腔黏膜和牙齿的损伤。

（4）气雾剂药物使用耐压容器、阀门系统，有一定的内压。抛射剂多为液化气体，在常压下沸点低于室温，常温下蒸汽压高于大气压。因此气雾剂药物遇热和受撞击有可能发生爆炸，储存时应注意避光、避热、避冷冻、避摔碰，即使药品已用完的小罐也不可弄破、刺穿或燃烧。

二、气雾剂的组成

气雾剂是由抛射剂、药物与附加剂、耐压容器和阀门系统组成。抛射剂、附加剂与药物一同装封在耐压容器中，由于抛射剂汽化产生压力，若打开阀门，则药物、抛射剂一起喷出而形成雾滴。离开喷嘴后抛射剂和药物的雾滴进一步汽化，雾滴变得更细。雾滴的大小决定于抛射剂的类型、用量、阀门和揿钮的类型，以及药液的黏度等。

（一）抛射剂

抛射剂（propellents）多为液化气体，在常压常温下其蒸汽压应高于大气压，沸点低于室温。抛射剂是喷射药物的动力，有时兼作药物溶剂或稀释剂。因此，需装入耐压容器中，由阀门系统控制。在阀门开启时，借抛射剂的压力将容器内的药液以雾状喷出达到用药部位。对抛射剂的要求是：常温下的蒸汽压应大于大气压；无毒、无致敏性和刺激性；不与药物等发生反应；不易燃、不易爆；无色、无臭、无味；价廉易得。抛射剂的喷射能力的大小直接受其种类和用量的影响，同时也要根据气雾剂用药目的和要求加以合理选择。

1. 抛射剂的种类　主要有氟氯烷烃、碳氢化合物及压缩气体。

（1）氟氯烷烃类　又称氟利昂（freon），是医用气雾剂的主要抛射剂。其特点是沸点低，常温下蒸汽压略高于大气压，易控制，且性质稳定，不易燃烧，液化后密度大，无味，基本无臭，毒性较小。不溶于水，可作脂溶性药物的溶剂。但有破坏大气中臭氧层的缺点。氟利昂有三氯一氟甲烷（F_{11}）、二氯二氟甲烷（F_{12}）和二氯四氟乙烷（F_{114}），国内目前应用最多的是 F_{12}。氟氯烷烃类在水中稳定，在碱性或有金属存在时不稳定。F_{11} 与乙醇可起化学反应而变臭，F_{12}、F_{114} 可与乙醇混合使用。由于氟氯烷烃类抛射剂的沸点和蒸汽压范围很宽，使用时可选用一种，或根据产品需要选用混合抛射剂，以克服单一抛射剂的不足。氟氯烷烃类性质稳定，在大气层破坏臭氧层，有些国家已有限制氟氯烷烃类用于气雾剂的规定，此类不是一类理想的抛射剂，新一代的抛射剂有待开发。

（2）碳氢化合物　主要品种有丙烷、正丁烷、异丁烷。虽然稳定、毒性不大、密度低，但易燃、易爆，不宜单独使用，常与氟氯烷烃类抛射剂合用。

（3）压缩气体类　作抛射剂的主要有二氧化碳、氮气和一氧化氮等，其化学性质稳定，不与药物发生反应，不燃烧。但液化后的沸点较低，如氮为 -195.6℃，二氧化碳为 -78.3℃，常温时蒸汽压过高，如一氧化氮 4961kPa（表压，21.1℃），二氧化碳 5767kPa（表压，21.1℃），对容器要求较严。若在常温下充入非液化压缩气体，则压力容易迅速降低，达不到持久喷射的效果。

2. 抛射剂的用量与蒸汽压　气雾剂的喷射能力的强弱决定于抛射剂的用量及其自身蒸汽压。一般是用量大，蒸汽压高，喷射能力强，反之则弱。吸入气雾剂或要求喷出物干雾滴细，则要求喷射能力强。皮肤用气雾剂、乳剂型气雾剂则要求喷射能力稍弱。一般多采用混合抛射剂，通过调整用量和蒸汽压来达到调整喷射能力的目的。

氟氯烷烃类的抛射剂混合使用，对药物的吸收有一定的影响，常用的 F_{11}、F_{12} 和 F_{114} 在血液中的浓度 $F_{114} > F_{12} > F_{11}$，药物在肺部吸收的量也随之增加。但这类抛射剂从肺部排泄不经代谢，因此在血液中浓度高的氟氯烷烃类，从肺部排泄较慢，在血中达到一定浓度时可使心脏致敏，产生儿茶酚样的副作用。

（二）药物与附加剂

1. 药物　供制备气雾剂用的药物有液体、半固体或固体粉末。药物制成供吸入用气雾剂，应测其血药浓度，定出有效剂量，安全指数小的药物必须做毒性试验，以确保安全。

2. 附加剂　溶液型气雾剂中抛射剂可作溶剂，必要时可加适量乙醇、丙二醇或聚乙二醇等作潜溶剂，使药物与抛射剂混合成均相溶液。混悬型气雾剂有时还加胶体二氧化硅、固体分散剂，如滑石粉等，使药物微粉易混悬于抛射剂中；或加入表面活性剂及高级醇类作稳定剂，如司盘 85、三油酸山梨坦类等，使药物不聚集和重结晶，在喷雾时不会阻塞阀门。乳剂型气雾剂如药物不溶于水或在水中不稳定时，可用甘油、丙二醇类代替水。此外，根据药物的性质可加入适量的抗氧剂，如焦亚硫酸钠、维生素 C 等增加药物的稳定性。

（三）耐压容器

气雾剂的容器必须不与药物和抛射剂发生作用、耐压（有一定的耐压安全系数）、轻便、价廉等。耐压容器有金属容器和玻璃容器，其中玻璃容器较常用。在玻璃容器外搪有塑料防护层可增强其耐压和耐撞击性。金属容器包括不锈钢、铝等容器，耐压性强，但对药液不稳定，需要内涂聚乙烯或环氧树脂等，一般较少应用。

（四）阀门系统

阀门材料必须对内容物为惰性，其加工应精密。目前使用最多的定量型的吸入气雾剂阀门系统的结构与组成，如图 11-1 所示。气雾剂的阀门系统除一般阀门外，还有供吸入用的定量阀门，供腔道或皮肤等外用的泡沫阀门系统。阀门系统坚固、耐用和结构稳定，其直接影响制剂的质量。

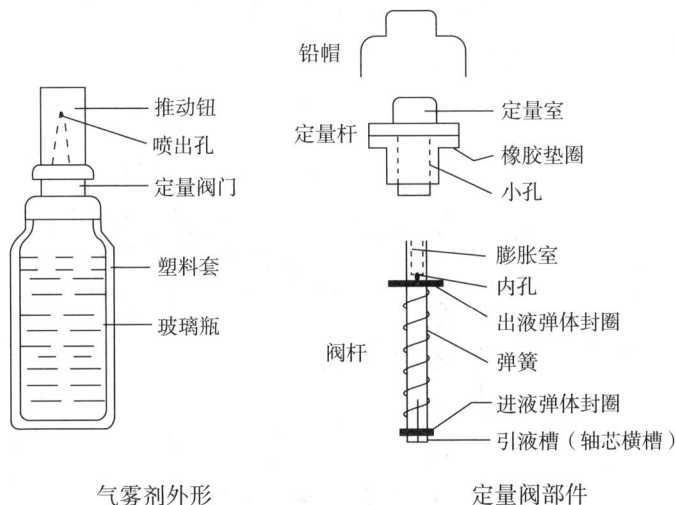

气雾剂外形　　　　　　　　　定量阀部件

图 11 – 1　气雾剂的定量阀门系统装置外形及部件示意图

1. 封帽　通常为铝制品，将阀门固封在容器上，根据需要可涂上环氧树脂等薄膜。

2. 阀门杆（轴芯）　常由尼龙或不锈钢制成，顶端与推动钮相接，其上端有内孔和膨胀室，其下端还有一段细槽或缺口以供药液进入定量室。

（1）内孔（出药孔）　位于阀门杆之旁，平常被弹性封圈封在定量室之外，使容器内外不沟通。内孔是阀门沟通容器内外的极细小孔，其大小关系到气雾剂的喷射雾滴的粗细。当揿下推动钮时，内孔进入定量室与药液相通，药液即通过它进入膨胀室，然后从喷嘴喷出。

（2）膨胀室　在阀门杆内，位于内孔之上，药液进入此室时，部分抛射剂因汽化而骤然膨胀，使药液雾化、喷出，进一步形成细雾滴。

（3）橡胶封圈　封圈应有弹性，通常由丁腈橡胶制成，分进液和出液两种。进液封圈紧套于阀门杆下端，在弹簧之下，它的作用是托住弹簧，同时随着阀门杆的上下移动而使进液槽打开或关闭，且封闭定量室下端，使杯室药液不致倒流。出液弹性封圈紧套于阀门杆上端，位于内孔之下、弹簧之上，它的作用是随着阀杆的上下移动而使内孔打开或关闭，同时封闭定量室的上端，使杯内药液不致逸出。

（4）弹簧　弹簧套于阀杆，位于定量杯内，提供推动钮上升的弹力，由不锈钢制成。

（5）定量杯（室）　为金属或塑料制成，其容量一般为 0.05 ~ 0.2ml，它决定剂量的大小。由上下封圈控制药液不外逸，使喷出准确的剂量。

（6）浸入管　为塑料制成，如图 11 – 2 所示，其作用是将容器内药液向上输送到阀门系统的通道，向上的动力是容器的内压。国产药用吸入气雾剂不用浸入管，故使用时需将容器倒置，如图 11 – 3 所示，使药液通过阀门杆的引液槽进入阀门系统的定量室。喷射时，按下揿钮，阀门杆在揿钮的压力下顶入，弹簧受压，内孔进入出液橡胶封圈以内，定量室内的药液由内孔进入膨胀室，部分汽化后自喷嘴喷出。同时引流槽部进入瓶内，封圈封闭了药液进入定量室的通道。揿钮压力除去后，在弹簧的作用下，又使阀门杆恢复原位，药液再进入定量室。

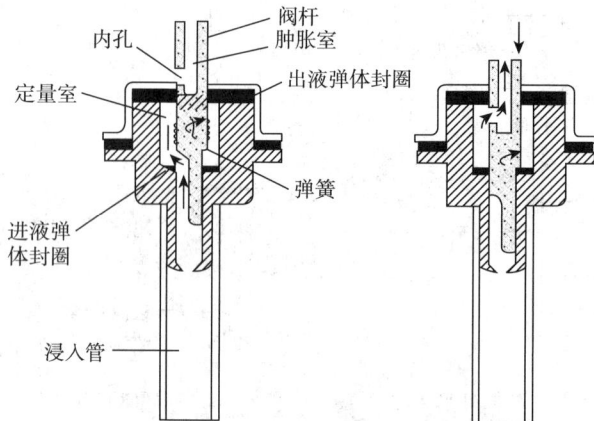

图 11 - 2   气雾剂有浸入管的定量阀门示意图

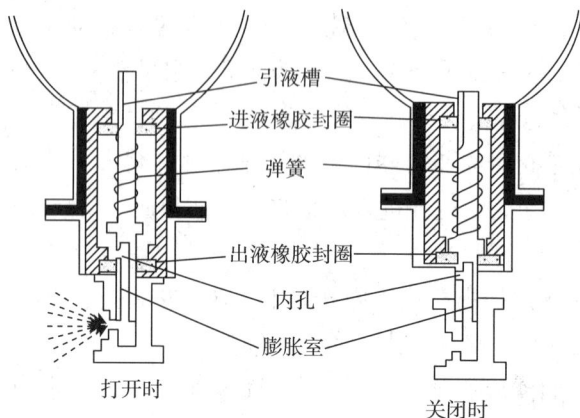

图 11 - 3   气雾剂无浸入管阀门启闭示意图

（7）推动钮   常用塑料制成，装在阀门杆的顶端，推动阀门杆以开启和关闭气雾剂阀门，上有喷嘴，控制药液喷出的方向。不同类型的气雾剂，应选用不同类型喷嘴的推动钮。

三、制备气雾剂

气雾剂的生产环境、用具和整个操作过程，应注意避免微生物的污染。其制备过程可分为：容器阀门系统的处理与装配、药物的配制、分装和充填抛射剂、质量检查等。

（一）容器、阀门系统的处理与装配

1. 玻璃搪塑   先将玻璃瓶洗净烘干，预热至 120～130℃，趁热浸入塑料黏浆中，

使瓶颈以下黏附一层塑料浆液，倒置，在 150~170℃ 烘干 15 分钟，备用。对塑料涂层的要求是：能均匀地紧密包裹玻璃瓶，避免爆瓶时玻片飞溅，外表平整、美观。

2. 阀门系统的处理与装配 将阀门的各种零件分别处理：橡胶制品可在 75% 乙醇中浸泡 24 小时，以除去色泽并消毒，干燥备用；塑料、尼龙零件洗净再浸泡在 95% 乙醇中备用；不锈钢弹簧在 1%~3% 氢氧化钠碱液中煮沸 10~30 分钟，用水洗涤数次，然后用纯化水洗 2~3 次，直到无油腻为止，浸泡在 95% 乙醇中备用。最后将上述已处理好的零件，按照阀门结构装配，定量室与橡胶垫圈套合，阀门杆装上弹簧和橡胶垫圈和封帽等。

（二）药物的配制与分装

按处方组成及要求的气雾剂类型进行配制：溶液型气雾剂应制成澄清药液；混悬型气雾剂应将药物微粉化并保持干燥状态，严防药物微粉吸附水蒸气；乳剂型气雾剂应制成稳定的乳剂，然后定量分装在已准备好的容器内，安装阀门，轧紧封帽。

（三）抛射剂的填充

抛射剂的填充有压灌法和冷灌法两种。

1. 压灌法 先将配好的药液（一般为药物的乙醇溶液或水溶液）在室温下灌入容器内，再将阀门装上并轧紧，然后通过压装机压入定量抛射剂（最好先将容器内空气抽去）。压入法的设备简单，不需要低温操作，抛射剂损耗较少，目前我国多用此法生产。但生产速度较慢，且使用过程中压力的变化幅度较大。气雾剂灌装设备分手动气雾剂灌装设备、半自动气雾剂灌装设备、全自动气雾剂灌装设备。

2. 冷灌法 药液借冷灌装置中热交换器冷却至 -20℃ 左右，抛射剂冷却至沸点以下至少 5℃。先将冷却的药液灌入容器中，随后加入已冷却的抛射剂（也可两者同时灌入）。立即将阀门装上并轧紧，操作必须迅速，以减少抛射剂损失。冷灌法速度快，对阀门无影响，成品压力较稳定。但需制冷设备和低温操作，抛射剂损失较多。含水品种不宜使用此法。

> **拓展阅读**
>
> #### 吸入气雾剂在生产和贮藏期间均应符合的规定
>
> 1. 气雾剂应在清洁、避菌环境下配制。各种用具、容器等须用适宜的方法清洁、灭菌。在整个操作过程中应注意防止微生物的污染。
>
> 2. 配制气雾剂时，可按药物的性质，加入适量抗氧剂、抑菌剂等附加剂。吸入气雾剂、皮肤和黏膜用气雾剂均应无不良刺激性。

3. 吸入气雾剂的雾粒或药物微粒的细度应控制在 $10\mu m$ 下，大多数的微粒应小于 $5\mu m$。

4. 根据气雾剂所需压力可将两种或几种气雾剂常用的抛射剂以适宜比例混合使用。

5. 气雾剂的容器，不应与内容物发生理化作用，应能耐受气雾剂所需的压力。可用玻璃瓶或金属容器，玻璃瓶外壁应搪以适当厚度的塑料防护层。金属容器如内涂保护层，必须保证涂层不能变软、溶解、脱落。

6. 气雾剂阀门调节系统中的弹簧、阀杆、定量杯和橡胶垫圈等组成部件均不应与药液发生理化作用，其尺寸精度和溶胀性必须符合要求。局部用气雾剂所用阀门应能持续喷射出均匀的雾粒。吸入气雾剂所用定量阀门每次喷射应能释出均匀的雾粒，所释剂量应准确。

7. 气雾剂须用适宜方法进行漏气和爆破检查，以确保安全使用。

8. 气雾剂应置凉暗处保存，应避免曝晒、受热、敲打、撞击。

9. 具有定量阀门的气雾剂应标明每瓶的装量、主药含量、单次喷射剂量或单次喷出内容物的总重量。

四、评定气雾剂的质量

（一）吸入气雾剂

吸入气雾剂的质量评定应符合《中国药典》（2020 年版）规定：二相气雾剂应是澄清、均匀的溶液；三相气雾剂药物粒度大小应控制在 $10\mu m$ 以下，其中大多数应为 $5\mu m$ 左右。其次是对气雾剂的包装材料、喷射情况等进行检查，主要检查项目如下。

1. 安全、漏气检查 对搪塑容器进行安全爆破试验：将充填好抛射剂的半成品放入有盖铅丝篓内，浸没于 40℃ 水浴中 1 小时（或 55%，30 分钟），取出冷至室温，检去爆破、漏气和塑料套与玻璃瓶粘贴不紧者。

2. 装量与异物检查 在灯光下照明检查装量是否合格，剔除不足者，同时剔除色泽异常或有异物、黑点者。

3. 每瓶总揿次 取供试品 4 瓶，分别除去帽盖，精密称重（W_1），充分振摇，在通风橱内，向含适量吸收液的容器内弃去最初 10 喷，用溶剂洗净套口，充分干燥后，精密称重（W_2）；振摇后向上述容器内揿压阀门连续喷射 10 次，用溶剂洗净套口，充分干燥后，精密称重（W_3）；在铝盖上钻一小孔，等抛射剂汽化后，弃去药液，用溶剂洗净容器，充分干燥后，精密称重（W_4）；按下式计算每瓶揿次：$10 \times (W_1 - W_4) / (W_2 - W_3)$，均应不少于每瓶标示总次数。

4. 每揿主药含量 取供试品 1 瓶，充分振摇，除去帽盖，试喷 5 次，用溶剂洗净套口，充分干燥后，倒置药瓶于加入一定量吸收溶剂的适宜烧杯中，将套口浸入吸收液面下（至少 25mm），揿压喷射 10 次或 20 次（注意每次喷射间隔 5 秒并缓缓振摇），取出药瓶，用溶剂洗净套口内外，合并溶剂转移至适宜量瓶中并稀释成一定容量后，按各品种含量测定项下的方法测定，所得结果除以 10 或 20，即为平均每揿主药含量，每揿主药含量应为标示量的 80% ~ 120%，即符合规定。

5. 有效部位药物沉积量 除另有规定外，应按照有效部位药物沉积量法检测，药物沉积量应不少于标示每揿主药含量的 15%。

6. 微生物限度 照微生物限度检查法检查，应符合规定。

（二）非吸入气雾剂

非吸入气雾剂需进行"每瓶总揿次""泄漏率""每揿主药含量""微生物限度"等检查，应符合规定。

（三）外用气雾剂

亦需按《中国药典》（2020 年版）规定应检查泄漏率、喷射速率、喷出总量、微生物限度。对于烧伤、创伤、溃疡用气雾剂进行无菌检查。外用气雾剂应置凉暗处保存，并避免暴晒、受热、敲打、撞击。

五、实例分析

设计气雾剂处方时，除选择适宜的抛射剂外，主要根据药物的理化性质，选择适宜附加剂，配制成一定类型的气雾剂，以满足临床用药的要求。

（一）溶液型气雾剂

将药物溶于抛射剂中形成的均相分散体系。为配制澄明溶液，常在抛射剂中加入适量乙醇或丙二醇作潜溶剂，使药物和抛射剂混溶成均相溶液，喷射后抛射剂气化，药物成为极细的雾滴，形成气雾，主要用于吸入治疗。

溴化异丙托品气雾剂

【处方】溴化异丙托品 0.374g   无水乙醇 150.000g   HFA - 134a 844.586g   柠檬酸 0.040g   蒸馏水 5.000g   共制 1000g

【制法】将溴化异丙托品、柠檬酸和水溶解在乙醇中而制备活性组分浓缩液。将火星组成浓缩液装入气雾剂容器中。容器的上部空间用氮气或 HFA - 134a 蒸气填充并用阀门密封。然后将 HFA - 134a 加压充填入密封的容器内即得。

【注解】

1. 该制剂为溶液型气雾剂，无水乙醇作为潜溶剂增加药物和赋形剂在制剂中的溶解度，使药物溶解达到有效治疗量。

2. 柠檬酸调节体系 pH，抑制药物分解。

3. 加入少量水可以降低药物因脱水引起的分解。

【功能与主治】溴化异丙托品气雾剂用于可逆性支气管痉挛如支气管哮喘、伴发肺气肿的慢性支气管炎。

（二）混悬型气雾剂

将不溶于抛射剂的药物以细微粒状分散于抛射剂中形成的非均相体系。常需加入表面活性物质作为润湿剂、分散剂和助悬剂，以便分散均匀并稳定。

例：沙丁胺醇气雾剂

【处方】沙丁胺醇 1.313g　磷脂 0.368g　Myrj – 52 0.263g　HFA – 134a　998.060g 共制 1000g

【制法】将药物、磷脂、Myrj – 52 与溶剂混合在一起后进行超声，直到平均粒子大小达到 0.1 ~ 5μm。然后通过冷冻干燥或喷雾干燥得到干燥粉末，再将该粉末悬浮在 HFA – 134a 中即得。

【注解】该气雾剂为混悬型气雾剂，水分不超过 5×10^{-5}。药物用磷脂和至少再加一种表面活性剂包裹制成 0.1 ~ 5μm 的微粒，目的有：①调节药物微粒的密度，使其与抛射剂的密度相当，以减少混悬颗粒的上浮或沉降；②使药物颗粒具有适宜的极性和表面张力，避免颗粒聚结，从而获得稳定的药物悬浮液。

【功能与主治】沙丁胺醇气雾剂用于治疗及预防支气管哮喘，治疗伴有可逆性气道阻塞，可用于慢性支气管炎的维持治疗，缓解急性支气管炎痉挛和预防运动诱发哮喘。

（三）乳剂型气雾剂

由药物、抛射剂与乳化剂等形成的乳剂型非均相分散体系。药物可溶解在水相或油相中，形成 O/W 型或 W/O 型。如外相为药物水溶液，内相为抛射剂，则可形成 O/W 型乳剂。当乳剂经阀门喷出后，分散相中的抛射剂立即膨胀气化，使乳剂呈泡沫状态喷出，故称泡沫气雾剂。乳化剂的选择很重要，其乳化性能好坏的指标为：在振摇时应完全乳化成很细的乳滴，外观白色，较稠厚，至少在 1 ~ 2 分钟内不分离，并能保证抛射剂与药液同时喷出。

任务二　认识和制备粉雾剂

一、认识粉雾剂

粉雾剂分为吸入粉雾剂和非吸入粉雾剂两类。这里主要介绍吸入粉雾剂。

（一）定义

吸入粉雾剂（aerosol ofmicropowders for inspiration）系指微粉化药物或与载体以胶囊、泡囊或多剂量储库形式，采用特制的干粉吸入装置，由患者主动吸入雾化药物至肺部的制剂。

吸入粉雾剂在生产与贮藏期间均应符合的规定

1. 粉雾剂应在避菌环境下配制，各种用具、容器等均用适宜的方法清洁、消毒，在整个操作过程中注意防止微生物的污染。

2. 配制粉雾剂时，为改善吸入粉末的流动性，可加入适宜的载体和润滑剂。所有附加剂均应是生理可接受物质，且对呼吸道黏膜和纤毛无刺激性。

3. 干粉吸入装置中各组成部件均应采用无毒、无刺激性、性质稳定、与药物不起作用的材料制备。

4. 吸入粉雾剂中药物粒度大小应控制在 $10\mu m$ 以下，其中大多数应在 $5\mu m$ 以下。

5. 粉雾剂应置阴凉干燥处保存，防止吸潮。

6. 胶囊型、泡囊型吸入粉雾剂应标明：每粒胶囊或泡囊中的药物含量；胶囊应置于吸入装置中吸入，而非吞服；有效期；贮藏条件。

（二）评定吸入粉雾剂的质量

吸入气雾剂的质量评定应符合《中国药典》（2020 年版）规定。对气雾剂的包装材料、喷射情况等主要检查项目如下。

1. 重量差异　除另有规定外，胶囊型、泡囊型吸入粉雾剂装量差异，照胶囊剂装量差异项下的方法和限度检查，应符合规定。凡规定检查含量均匀度测定的吸入粉雾剂，不进行装量差异的检查。

2. 含量均匀度　除另有规定外，胶囊型、泡囊型吸入粉雾剂装量每粒主药含量小于2mg 或主药含量小于2%（g/g），应进行含量均匀度测定，照药典含量均匀度检查法检查，限度为 ±20%，应符合规定。

3. 排空率　胶囊型、泡囊型吸入粉雾剂排空率应符合规定。

4. 每瓶总吸次　多剂量贮库型粉雾剂应进行每瓶总吸次检查，均不得低于标示总吸次。

5. 每吸主药含量　多剂量贮库型粉雾剂每吸主药含量应符合规定。

6. 有效部位药物沉积量　除另有规定外，照有效部位药物量测定法检查，药物沉积量应不少于标示每吸主药含量的10%。

7. 微生物限度　照微生物限度检查法检查，应符合规定。

（三）吸入粉雾剂的临床应用与注意事项

1. 临床应用　粉雾剂既可作局部用药，亦可治疗全身性疾病。

2. 注意事项　吸入粉雾剂中的药物粒度大小应控制在 $10\mu m$ 以下，其中大多数应在 $5\mu m$ 左右。为改善吸入粉雾剂的流动性，可加入适宜的载体和润滑剂，所有附加剂均应为生理可接受物质，且对呼吸道黏膜或纤毛无刺激性。粉雾剂置于凉暗处保存，以保持粉末细度和良好流动性。

二、粉末雾化器

吸入粉雾剂由粉末吸入装置和供吸入用的干粉组成。根据干粉的计量形式,将吸入装置分为三种类型:胶囊型、泡囊型与多剂量贮库型。本节主要介绍胶囊型给药装置。

胶囊型给药装置的药物干粉装于硬胶囊中,使用时载药胶囊被小针刺破,患者用力吸入,药粉便从胶囊中吸进给药室中,并在气流的作用下经口吸入肺部。这种给药装置的结构主要有雾化器的主体、扇叶推进器和口吸器三部分组成(图 11 - 4)。在主体外套有能上下移动的套筒,套筒内上端装有不锈钢针;口吸器的中心也装有不锈钢针,作为扇叶推进器的轴心及胶囊一端的致孔针。使用时,将组成的三部分卸开,先将扇叶套于口吸器的不锈钢针上,再将装有极细粉的胶囊的深色盖端插入扇叶的中孔中,然后将三部分组成整体,并旋转主体使与口吸器连接并试验其牢固性。压下套筒,使胶囊两端刺入不锈钢针;再提起套筒,使胶囊两端的不锈钢针脱开,扇叶内胶囊的两端已致孔,并能随扇叶自由转动,即可供患者应用。夹于中、拇指间,在接嘴吸用前先呼气。然后接口于唇齿间,深吸并屏气 2 ~ 3 秒后再呼气。当吸嘴端吸引时,空气由另一端进入,经过胶囊将粉末带出,并由推进器扇叶,扇动气流,将粉末分散成气溶胶后吸入患者呼吸道起治疗作用。反复操作 3 ~ 4 次,使胶囊内粉末充分吸入,以提高治疗效果。最后应清洁粉末雾化器,并保持干燥状态。

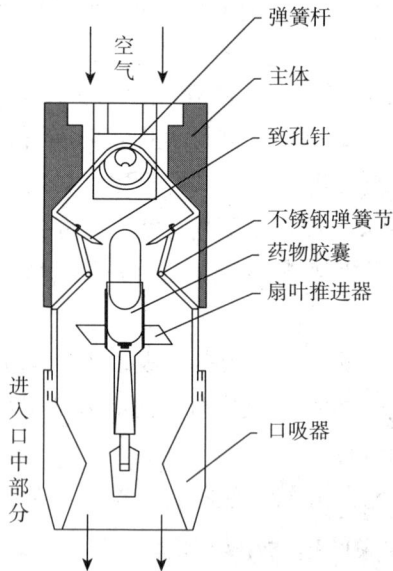

图 11 - 4　胶囊型粉末雾化器结构示意图

吸入装置的设计原则是增加湍流的产生,以提高装置释放的可供吸入的药物量。理想的干粉给药装置应为:装置内预先装入一些剂量,使患者易于使用;在底气流量时，仍易吸入；小剂量时，粉末剂量准确；对湿不敏感；处方流动性许可时，无附加剂的纯药物也可工作；计数装置可提示患者吸入了多少剂量，无过量的危险。

吸入装置的选择应根据主药特性选择适宜的给药装置，需要长期给药的宜选用多剂量储库型装置，主药性质不稳定的则选择单剂量给药装置。

三、实例解析

醋酸奥曲肽鼻用粉雾剂

【处方】　醋酸奥曲肽　1.39mg　　微晶纤维素（Avicel PH101，粒径 38 ～ 68μm）18.61mg

【制备】　先将奥曲肽与四分之一量的纤维素混合，将混合物过筛；然后加入剩余的纤维素，并将物料完全混匀；最终将粉末微粒粒径控制在 20 ～ 25μm 范围内，将粉末填装到胶囊中，这种鼻腔用粉末局部和全身耐受良好。

【注解】　醋酸奥曲肽鼻用粉雾剂用于需要长期奥曲肽治疗的活动性肢端肥大症，如术后生长激素残瘤致血清生长激素水平增高，垂体外照射放射治疗后尚未达到充分疗效的血清生长激素水平升高，部分不适合手术治疗及新诊断生长激素分泌腺瘤患者的术前治疗。

拓展阅读

非吸入粉雾剂

1. 定义　非吸入粉雾剂系药物或与载体以胶囊或泡囊形式，采用特制的干粉给药装置，将雾化药物喷至腔道黏膜的制剂。如鼻用粉雾剂中药物粉末粒径大多数应在 30 ～ 150μm。

2. 质量控制　非吸入粉雾剂在生产与贮藏期间的要求与吸入粉雾剂相似。亦需进行"装量差异""含量均匀度""排空率""微生物限度"等项目检查。除另有规定外，检查法及限度与吸入粉雾剂各项下相同，均应符合规定。

任务三　认识和制备喷雾剂

一、认识喷雾剂

（一）定义

喷雾剂系指不含抛射剂，借助手动泵的压力将内容物以雾状等形态释出的制剂。抛射药液的动力是压缩在容器内的气体，但并未液化。当阀门打开时，压缩气体膨胀将药液压出，药液本身不气化，挤出的药液呈细滴或较大液滴。使用后容器内的压力随之下降，不能保持恒定压力。内服的喷雾剂大多采用氮气或二氧化碳气体等压缩气体为抛射药液的动力。

（二）分类

喷雾剂可分为单剂量和多剂量喷雾剂。

📝 **拓展阅读**

喷雾剂在生产和贮藏期间均应符合的规定

1. 喷雾剂应在避菌环境下配制，各种用具、容器等须用适宜的方法清洁、消毒，在整个操作过程中应注意防止微生物污染。烧伤、创伤用喷雾剂应在无菌环境下配制，各种用具、容器等须用适宜的方法清洁、灭菌。

2. 配制喷雾剂时，可按药物的性质添加适宜的溶剂、抗氧剂、表面活性剂或其他附加剂。所有附加剂应对呼吸道、皮肤或黏膜无刺激性、无毒性。

3. 喷雾剂装置中各组成部件均应采用无毒、无刺激性、性质稳定、与药物不起作用的材料制造。

4. 溶液型喷雾剂药液应澄清；乳液型液滴在液体介质中应分散均匀；混悬型喷雾剂应将药物细粉和附加剂充分混合均匀，制成稳定的混悬剂。

5. 喷雾剂应标明：每瓶的装量、主药含量、总喷次、每喷主药含量、贮藏条件。

6. 喷雾剂在制备时，须较高的压力，较液化气体高，一般在表压为 $61.785 \sim 686.5kPa$，以保证内容物能全部用完，容器的牢固性也要求较高，必须能抵抗 $1029.75kPa$ 的压力。

7. 喷雾剂的阀门系统与气雾剂相似，阀杆的内孔一般有三个，并且比较大，以便于物质的流动。

（三）临床应用与注意事项

1. 临床应用　喷雾剂多数是根据病情需要临时配置而成，既可作局部用药，亦可治疗全身性疾病。

2. 注意事项

（1）喷雾剂用于呼吸系统疾病或经呼吸道黏膜吸收治疗全身性疾病，药物是否能达到或留置在肺泡中，抑或能否经黏膜吸收，主要取决于雾粒的大小。对肺的局部作用，其雾化粒子以 $3 \sim 10\mu m$ 大小为宜，若要迅速吸收发挥全身作用，其雾化粒径最好为 $0.1 \sim 0.5\mu m$ 大小。

（2）喷雾剂多为临时配制而成，保存时间不宜过久，否则容易变质，吸入剂因肺部吸收干扰因素较多，往往不能充分吸收。

二、喷雾装置

（一）普通喷雾装置

普通喷雾装置的主要结构由两部分组成，一是起喷射药物作用的喷雾装置（手动泵），另一部分是承装药物溶液的容器。手动泵主要由泵杆、支持体、密封垫、固定杯、弹簧、活塞、泵体、弹簧帽、活动垫或舌状垫及浸入管等基本元件组成。容器常用的有塑料瓶和玻璃瓶两种，前者一般由不透明的白色塑料制成，质轻、强度较高，便于携带；后者一般由不透明的棕色玻璃制成，强度差些。对于不稳定的药物溶液，还可以封装在一种特制的安瓿中，在使用前打开，装上一种安瓿泵，即可进行喷雾给药。

（二）新型喷雾装置

20 世纪 90 年代以来，世界各大医药公司都积极研发了新型的喷雾器。与传统喷雾器相比，新型喷雾技术大大提高了雾化传递效率，且使用方便、便于携带，较干粉吸入剂，MDI 更易于应用，可避免患者吸气与喷射给药不协调的问题等。目前开发应用的主要有：①智能型喷雾装置；②超声波雾化器；③Respimat 喷雾器。

三、评定喷雾剂的质量

《中国药典》（2020 年版）四部规定喷雾剂的质量检查项目有：每瓶总喷次、每喷主药含量、每喷喷量、递送剂量均一性、微细粒子剂量、装量差异、装量、无菌和微生物限度等。

四、实例分析

鲑降钙素鼻喷雾剂

【处方】鲑降钙素 0.275g　氯化钠 1.5mg　枸橼酸钠 20.0mg　苯扎氯铵 0.2mg
PVP – K30 20mg　柠檬酸 20mg　吐温 80 60mg　注射用水 2ml

【制法】精确称取鲑降钙素与所有辅料，分别溶于适量的注射用水，溶解后，将两溶液合并，充分混匀，加注射用水至所需配制量，测 pH（3.7 ~ 4.1）。用 0.22μm 微膜过滤器过滤。灌装，充氮气，加泵阀。

【注解】由于多肽类药物易吸附在容器表面，在制备时需按标示量的10% 对鲑降钙素进行追加投料。温度和光照对鲑降钙素鼻喷雾剂的稳定性有较大影响。因此，鲑降钙素鼻喷雾剂需避光、2 ~ 8℃储存。

【功能与主治】鲑降钙素鼻喷雾剂用于治疗骨质疏松症。

拓展阅读

气雾剂的吸收

吸入气雾剂中的药物主要通过肺部吸收，影响吸收的因素如下。

1. 药物的性质　吸入气雾剂的药物必须能溶解于呼吸道分泌液和肺泡液中，并对呼吸道无刺激性。药物从肺部吸收是被动扩散，吸收速度与药物分子量及脂溶性有关，小分子化合物易通过肺泡囊表面细胞壁的小孔，因而吸收快；分子量大的糖、酶、高分子化合物等则难以通过肺泡囊吸收；脂溶性药物经脂质双分子膜扩散吸收，少部分由小孔吸收，故油/水分配系数大的药物，吸收速度也快；若药物吸湿性大，微粒通过湿度很高的呼吸道时，微粒会聚集增大，妨碍药物吸收。

2. 药物微粒的大小　气雾剂喷出的药物微粒大小不同，在呼吸道各部位沉积的位置也不同。吸入气雾剂的微粒沉积主要受重力沉降、惯性嵌入和布朗运动三种作用的影响。因重力沉降，较粗的微粒大部分落在鼻腔、咽喉、气管及分支处，因而吸收少；当鼻腔、咽喉、气管及分支处的气道突然改变方向时，则粒子易成惯性嵌入。如果微粒太细，则进入肺泡囊后大部分会由呼气排出。若发挥对肺的局部作用，粒子以 $3 \sim 10 \mu m$ 大小为宜，但若要迅速吸收而发挥全身作用，最好粒径小至 $0.5 \sim 1 \mu m$。《中国药典》（2020年版）规定：吸入气雾剂的雾滴（粒）粒径大小应控制在 $10 \mu m$ 以下，其中大多数应为 $5 \mu m$ 以下。

另外，吸入气雾剂的微粒沉积还与呼吸量及呼吸频率有关，通常粒子的沉积率与呼吸量成正比而与呼吸频率成反比。

实训项目

实训十七　制备莫米松喷雾剂等

一、实训目的

1. 能进行气（粉）雾剂、喷雾剂的制备。
2. 能进行气（粉）雾剂、喷雾剂制备过程中的各项基本操作。

二、器材与药品

乳匀机、气雾剂小瓶、定量阀门；盐酸异丙肾上腺素、维生素C、乙醇、二氯二氟甲烷、吐温80、色甘酸钠、乳糖、莫米松糠酸酯、聚山梨酯80。

三、实训原理

气（粉）雾剂是一种或一种以上药物，经特殊的给药装置给药后，药物进入呼吸道深部、腔道黏膜或皮肤等体表发挥全身或局部作用的一种给药系统。气（粉）雾剂制备过程可分为：容器阀门系统的处理与装配、药物的配制、分装和充填抛射剂、质量检查等。喷雾剂系指不含抛射剂，借助手动泵的压力将内容物以雾状等形态释出的制剂，可分为单剂量和多剂量喷雾剂。

四、实训内容

（一）莫米松喷雾剂

【处方】莫米松糠酸酯 0.03g　聚山梨酯 80 2g　甘油 5ml　2% CMC－Na 5ml　加水至 100ml　制成 2 瓶

【制法】

1. 将莫米松糠酸酯加入研钵中研成细粉，加入聚山梨酯 80 研和均匀。

2. 将甘油、2% CMC－Na 及适量的水置于烧杯中形成溶液。

3. 将适量水加入研钵中，研匀，倒入 2 中，少量水洗研钵，并入 2 中，定容至 100ml。

4. 分装于规定的已消毒的喷雾剂装置中即可。

【注解】莫米松喷雾剂适用于预防和治疗成年人、青少年和 3 至 11 岁儿童季节性或常年性鼻炎。其起效迅速，显著改善各种鼻部症状以及眼部症状。且是无味剂型，对鼻黏膜刺激更小，患者依从性良好。

（二）色甘酸钠粉雾剂

【处方】色甘酸钠 2g　乳糖 2g　制成 100 粒

【制法】将色甘酸钠用适当方法制成极细的粉末，与处方量的乳糖充分混合均匀，分装到硬明胶胶囊中，使每粒含色甘酸钠 20mg，即得。

【注解】

1. 色甘酸钠粉雾剂适用于预防外因性支气管哮喘、过敏性鼻炎及食物过敏。

2. 色甘酸钠粉雾剂中处方量的乳糖为载体。

（三）结果记录

试验时将数据填入表 12－1 中。

表 12－1　气雾剂、喷雾剂与粉雾剂的制备的质量检查结果

编号	1	2
性状、稠度		
每瓶总揿次次数		

常见质量问题及预防措施见表 12 – 2。

表 12 – 2 常见质量问题及预防措施见

序号	常见质量问题	预防措施
1	雾化程度不合格	选择适宜的表面活性剂
2	使用过程中剂量控制不准确	可用定量阀门控制剂量

五、思考题

1. 喷雾剂的优点有哪些？

2. 试述喷雾剂的释药途径。

3. 假如制得的莫米松喷雾剂一次要 $200\mu g$ 才能达到疗效，则每次要喷几下？

（袁　娴）

项目十二　栓剂制备技术

预期学习成果

1. 能够描述栓剂的概念、基质、特点、制备工艺等。

2. 能够分析栓剂的处方，正确操作制剂设备，按照工艺流程完成小量制备，并完成实训报告。

3. 能够查阅《中国药典》（2020 年版），获取栓剂药品标准、检验方法等专业信息。

4. 能够根据栓剂特点、临床应用与注意事项合理指导用药。

课后提交成果

1. 完成在线达标检测题。

2. 分组完成电子版实训报告（含相关横向知识介绍/实训过程图片或小视频）。

3. 结合学习的栓剂的相关知识，通过查找资料，整理归纳，分组完成微课或视频制作（选做）。

知识导航

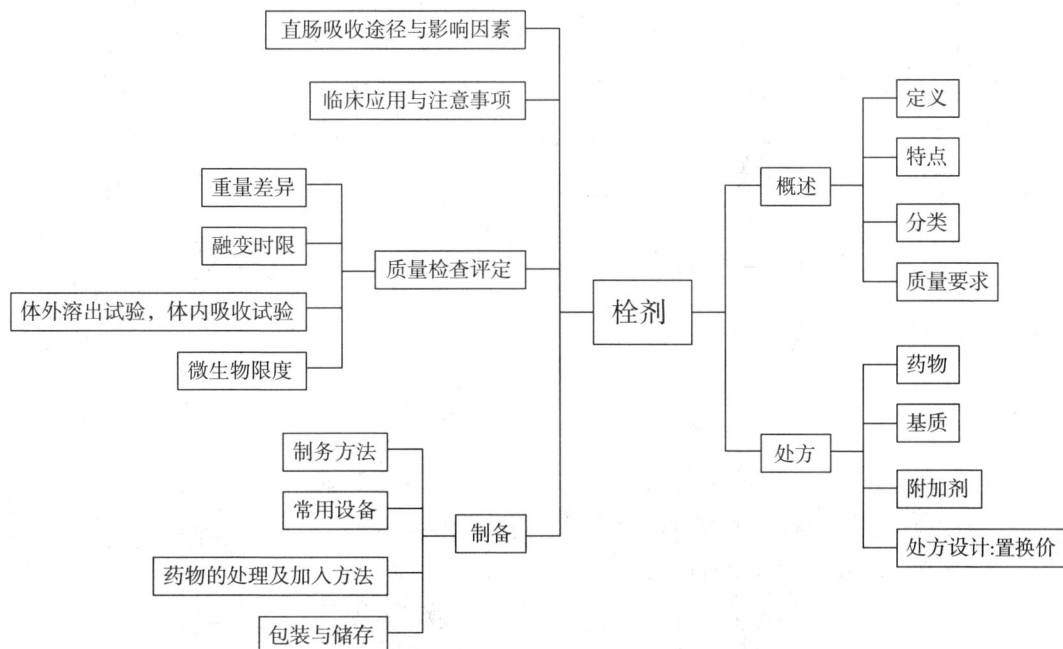

任务一 认识和制备栓剂

一、认识栓剂

(一) 定义

栓剂系指药物与适宜基质制成的具有一定形状的供人体腔道内给药的固体制剂。栓剂在常温下为固体，塞入腔道后，在体温下能迅速软化熔融或溶解于分泌液，逐渐释放药物而产生局部或全身作用。

拓展阅读

栓剂的发展

栓剂为古老剂型之一，在公元前 1550 年的埃及《伊伯氏纸草本》中即有记载。中国使用栓剂也有悠久的历史，《史记‐仓公列传》有类似栓剂的早期记载，后汉张仲景的《伤寒论》中载有蜜煎导方，就是用于通便的肛门栓；晋葛洪的《肘后备急方》中有用半夏和水为丸纳入鼻中的鼻用栓剂和用巴豆鹅脂制成的耳用栓剂等；其他如《千金方》《证治准绳》等亦载有类似栓剂的制备与应用。

栓剂应用的历史已很悠久，但都认为是栓剂是局部用药只起局部作用。随着医药事业的发展，逐渐发现栓剂不仅能起局部作用，而且还可以通过直肠等吸收起全身作用，以治疗各种疾病。由于新基质的不断出现和使用机械大量生产，以及应用新型的单个密封包装技术等，近几十年来国内外栓剂生产的品种和数量显著增加，中药栓剂不断涌现，有关栓剂的研究报道也日益增多，这种剂型又重新被重视起来了。

(二) 特点

1. 优点

（1）药物不受胃肠 pH 或酶的破坏而失去活性。

（2）对胃黏膜有刺激性的药物可用直肠给药，可免受刺激。

（3）药物直肠吸收，不像口服药物受肝脏首过作用破坏。

（4）直肠吸收比口服干扰因素少。

（5）适宜于不能或者不愿吞服片、丸及胶囊的患者，尤其是婴儿和儿童。

（6）可在腔道起润滑、抗菌、杀虫、收敛、止痛、止痒等局部作用。

2. 缺点 主要缺点是使用不如口服方便；栓剂生产成本比片剂、胶囊剂高；生产效率低。

（三）分类

1. 按其作用分类 可分为两种，一种是在腔道起局部作用的：如起滑润、收敛、抗菌消炎、杀虫、止痒、局麻等作用，例如甘油栓、蛇黄栓、紫珠草栓等；另一种是主药由腔道吸收至血液起全身作用，如起镇痛、镇静、兴奋、扩张支气管和血管、抗菌等作用，例如吗啡栓、苯巴比妥钠栓及氨哮素栓等。所以栓剂给药除治疗局部疾病外，也是起全身作用的重要途径之一。

2. 按其应用部位分类 可分为肛门栓、阴道栓、尿道栓等。

（1）肛门栓 有圆锥形、圆柱形、鱼雷形等形状。每颗重量约2g，长3~4cm，儿童用约1g。其中以鱼雷形较好，塞入肛门后，因括约肌收缩容易压入直肠内。

（2）阴道栓 有球形、卵形、鸭嘴形等形状，每颗重量为2~5g，直径1.5~2.5cm，其中以鸭嘴形的表面积最大。

（3）尿道栓 有男女之分，男用的重约4g，长1~1.5cm；女用重约2g，长0.60~0.75cm。

（四）质量要求

1. 供制栓剂用的固体药物，除另有规定外，应预先用适宜方法制成细粉，并全部通过六号筛。根据使用腔道和使用目的不同，制种各种适宜的形状。

2. 栓剂中药物与基制应混合均匀，栓剂外形要完整光滑，应无刺激性；塞入腔道后，应能融化、软化或溶化，并与分泌液混合逐渐放出药物，产生局部或全身作用；并应有适宜度，以免在包装或储藏时变形。

3. 栓剂所用包装材料或容器应无毒性，并不得与药或基质发生理化作用，除另有规定外，应在30℃以下密闭保存，防止因热、受潮而变形、发霉、变质。

4. 栓剂的融变时限、栓剂重量差异限度应符合药典有关规定。

（五）临床应用与注意事项

1. 临床应用 常用的栓剂有直肠栓、阴道栓和尿道栓。

（1）直肠栓的临床应用 直肠栓常用于治疗痔疮。使用时要注意：①使用前尽量排空大小便，并清洗肛门内外。②剥去栓剂外裹的铝箔或塑料膜，在栓剂顶端蘸少许凡士林、植物油或润滑油。③塞入时患者取侧卧位，小腿伸直，大腿向前屈曲，贴着腹部。④放松肛门，把栓剂的尖端向肛门插入，并用手指缓缓推进，插入深度为距肛门口幼儿约2cm，成年人约3cm，合拢双腿并保持侧卧姿势15分钟，以防栓剂被压出。⑤在给药后1~2小时内尽量不要大小便，以保持药效。

（2）阴道栓的临床应用 阴道栓用于治疗妇科炎症。使用时除了严格按照医嘱的要求外，还应该掌握一些用药技巧：①在使用栓剂前，先清洗阴道内外，清除过多分泌物，以利药物与阴道黏膜接触，快速起效。有些患者分泌物过多，可在使用栓剂前进行1~2次阴道冲洗，但不可过度清洗，过度冲洗会破坏阴道菌群，反而更易感染。

②患者仰卧床上，双膝屈起并分开，露出会阴部，将药栓向阴道口塞入，并用手以向下、向前的方向轻轻推入阴道深处大约一指深。送入栓剂后，患者要合拢双腿，保持仰卧姿势20分钟，以利于栓剂更好地发挥作用。③一般栓剂要求戴上指套操作，以保证卫生和安全。如果一些栓剂允许用裸露的手指直接放置栓剂，那么之前要注意手部的清洁，以免感染其他疾病。应尽量避免使用辅助送药工具。④在给药后1~2小时尽量不排尿，以免影响药效。放松身体，精神紧张可能会让简单轻松的用药过程变得困难。⑤建议睡前用药，以使药物充分吸收，并防止药栓遇热溶解后外流，最好用一片卫生护垫，可以避免污染内衣裤。⑥少数人在使用栓剂的最初一两天感到阴道内有轻微的不适，此时应坚持用药，这些感觉会随着症状的好转而减轻直至消失。⑦月经期停用，有过敏史者慎用。

（3）尿道栓　与阴道栓类似，只是使用腔道不同。另外，因尿道栓可引起轻微的尿道损伤和出血，故应用抗凝治疗者慎用。

2. 注意事项　①气温高时，使用前最好将栓剂置于冷水或冰箱中冷却后再剪开取用；②栓剂性状发生改变时禁止使用；③用药部位如有烧灼感、红肿等情况应停药，并将局部药物洗净；④用药期间注意个人卫生，防止重复污染。

二、栓剂基质

（一）栓剂基质的要求

用于制备栓剂的基质应具备下列要求。

1. 室温时具有适宜的硬度，当塞入腔道时不变形、不破碎。在体温下易软化、融化，能与体液混合和溶于体液。

2. 具有乳化或润湿能力，水值较高。

3. 不因晶形的软化而影响栓剂的成型。

4. 基质的熔点与凝固点的间距不宜过大，油脂性的基质的酸价在0.2以下，皂化值应为200~245，碘价低于7。

5. 应用冷压法及热溶法制备栓剂，且易于脱模。基质不仅赋予药物成型，且影响药物的作用。局部作用要求释放缓慢而持久，全身作用要求引入腔道后迅速释药。

（二）栓剂的基质分类

栓剂的治疗作用受基质影响较大。栓剂的基质可分为脂肪性基质和水溶性基质两类。

1. 脂肪性基质　脂肪性基质的栓剂中，如药物为水溶性的，则药物能很快释放于体液中，机体作用较快。如药物为脂溶性的，则药物必需由油相中转入水相体液中，才能发挥作用。

（1）可可豆脂　是梧桐科植物可可树种仁中得到的一种固体脂肪。主要是含有硬脂酸、棕榈酸、油酸、亚油酸和月桂酸的甘油酯，其中可可碱的含量可高达2%。可可豆脂为白色或淡黄色、脆性蜡状固体。有α、β、β′、γ四种晶型，其中以β型最稳定，熔点为34℃。通常应缓缓升温加热待熔化至2/3时，停止加热，让余热使其全部熔化，以避免上述异物体的形成。每100g可可豆脂可吸收20~30g水，若加入5%~10%的吐温61可增加吸水量，且还有助于药物混悬于基质中。

（2）半合成或全合成脂肪酸甘油酯　系由椰子或棕榈种子等天然植物油水解、分馏所得C12~C18游离脂肪酸，经部分氢化再与甘油酯化而得的一酯、二酯、三酯混合物，即称半合成脂肪酸酯。这类基质化学性质稳定，成形性良好，具有保湿性和适宜的熔点，不易酸败，目前为取代天然油脂较理想的栓剂基质。国内已生产的有半合成椰油脂、半合成山苍子油脂、半合成棕榈油酯、硬脂酸丙二醇酯等。

（3）半合成椰油脂　系由椰油加硬脂酸再与甘油酯化而成。本品为乳白色块状物，熔点为33~41℃，凝固点为31~36℃，有油脂臭，吸水能力大于20%，刺激性小。

（4）半合成山苍子油脂　系由山苍子油水解分离得月桂酸再加硬脂酸与甘油经化酯化而得的油脂。也可直接用化学品合成，称为混合脂肪酸酯。三种单酯混合比例不同，产生的熔点也不同，其规格有34型（33~35℃）、36型（35~37℃）、38型（37~39℃）、40型（39~41℃）等，其中栓剂制备中最常用的是38型。本品的理化性质与可可豆脂相似，为白色或乳白色块状物。

（5）半合成棕榈油酯　系由棕榈仁油经碱化处理而得的皂化物，再经酸化得棕榈油酸，加入不同比例的硬脂酸、甘油经酯化而得的油脂。本品为乳白色固体，抗热能力强，酸价和碘价低，对直肠和黏膜均无不良影响。

（6）硬脂酸丙二醇酯　是硬脂酸丙二醇单酯与双酯的混合物，为乳白色或微黄色蜡状固体，稍有脂肪臭。水中不溶，遇热水可膨胀，熔点35~37℃，对腔道黏膜无明显的刺激性，安全无毒。

2. 水溶性基质

（1）甘油明胶　系由明胶、甘油、水按一定比例在水浴上加热融合，蒸去大部分水，放冷后经凝固而制得。本品具有很好的弹性，不易折断，且在体温下不融化，但能软化并缓慢溶于分泌液中缓慢释放药物等特点。其溶解速度与明胶、甘油、水三者用量有关，甘油与水的含量越高则越容易溶解，且甘油能防止栓剂干燥变硬。通常用量为明胶与甘油约等量，水分含量在10%以下，水分过多成品变软。本品多用作阴道栓剂基质，明胶是胶原的水解产物，凡与蛋白质能产生配伍变化的药物，如鞣酸、重金属盐等均不能用甘油明胶作基质。

（2）聚乙二醇（PEG）　为结晶性载体，易溶于水，熔点较低，多用融溶法制备成形，为难溶性药物的常用载体。于体温不熔化，但能缓缓溶于体液中而释放药物。本品吸湿性较强，对黏膜有一定刺激性，加入约20%的水，则可减轻刺激性。为避免刺激还可在纳入腔道前先用水湿润，也可在栓剂表面涂一层蜡醇或硬脂醇薄膜。

PEG栓剂基质中含有30%~50%的液体，其硬度为2~2.7kg/cm，接近或等于可可豆脂硬度，其硬度较为适宜。栓剂在水中的溶解度随液体PEG比例的增多而加速。如PEG4000中加入PEG400时，一般含30% PEG400为佳。PEG基质不宜与银盐、鞣酸、奎宁、水杨酸、乙酰水杨酸、苯佐卡因、氯碘喹啉、磺胺类配伍。

（3）聚氧乙烯（40）单硬脂酸酯类（polyoxyl 40 stearate）系聚乙二醇的单硬脂酸酯和二硬脂酸酯的混合物，并含有游离乙二醇，呈白色或微黄色，无臭或稍有脂肪臭味的蜡状固体。熔点为 39～45℃；可溶于水、乙醇、丙酮等，不溶于液体石蜡。商品名为 Myri52，商品代号为 S-40，S-40 可以与 PEG 混合使用，可制得崩解、释放性能较好的稳定栓剂。

（4）泊洛沙姆（poloxamer188）本品为乙烯氧化物和丙烯氧化物嵌段聚合物（聚醚），为一种表面活性剂。易溶于水，能与许多药物形成空隙固溶体。本品型号有多种，随聚合度增大，物态从液体、半固体至蜡状固体，易溶于水，可用作栓剂基质。较常用的型号有 188 型，商品名为 pluronicF68，熔点为 52℃。型号 188，编号的前两位 18 表示聚氧丙烯链段分子量为 1800（实际为 1750），第三位 8 乘以 10% 为聚氧乙烯分子量占整个分子量的百分比，即 $8 \times 10\% = 80\%$，其他型号类推。本品能促进药物的吸收并能起缓释与延效的作用。

拓展阅读

栓剂的添加剂

栓剂的处方中，根据不同目的需加入一些添加剂：硬化剂、增稠剂、乳化剂、吸收促进剂、着色剂、抗氧剂、防腐剂。

任务二　制备和评定栓剂

一、制备栓剂

栓剂的制备方法有热熔法、冷压法和搓捏法三种，可按基质的不同性质选择制备方法。一般脂肪性基质可采用上述方法之一，而水溶性及亲水性基质则多采用热熔法。

（一）热熔法

热熔法应用较广泛，将计算量的基质锉末用水浴或蒸汽浴加热熔化（勿使温度过高），然后按药物性质以不同方法加入，混合均匀，倾入冷却并涂有润滑剂的模型中至稍溢出模口为度。冷却，待完全凝固后，削去溢出部分，开启模具，将栓剂推出。采用热熔法制各种栓剂，其工艺流程如图 12-1 所示。

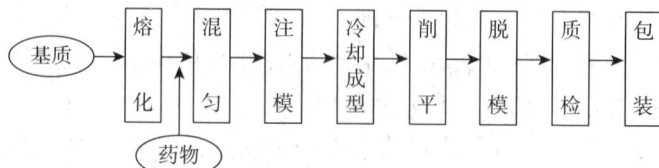

基质 → 熔化 → 混匀 → 注模 → 冷却成型 → 削平 → 脱模 → 质检 → 包装
（药物 → 混匀）

图 12-1　热熔法制备栓剂工艺流程

为了栓剂冷却后易从栓模中推出，模型应涂润滑剂。栓模的孔内涂的润滑剂通常有两类：①脂肪性基质的栓剂，常用软肥皂，甘油各一份与95%乙醇五份混合所得；②水溶性或亲水性基质的栓剂，则用油性为润滑剂，如液状石蜡或植物油等。有的基质不黏模，如可可豆脂或聚乙二醇类，可不用润滑剂。

栓剂的大生产均采用自动化、机械化设备，从灌注、冷却、取出均用全（半）自动化制栓剂来完成。

（二）冷压法

冷压法主要用于脂肪性基质制备栓剂。不论是搓捏或模型冷压，均是先将药物与基质磨碎或锉末置于容器内再与主药混合均匀，然后手工搓捏成型或装入制栓模型机内压成一定形状的栓剂。机压模型成型者较美观。冷压法避免了加热对药物与基质稳定性的影响，不溶性药物亦不会在基质中沉降，但易夹带空气，对基质和主药起氧化作用。

（三）栓剂的置换价

通常情况下栓剂模型的容量是固定的，但它会因基质或药物密度的不同可容纳不同的重量。而一般栓模容纳重量（如1g或2g重）是指以可可豆脂为代表的基质重量。加入药物会占有一定体积，特别是不溶于基质的药物。为保持栓剂原有体积，就要考虑引入置换价（displacement value，DV）的概念。测定方法：取基质作空白栓，称得平均重量为 G，另取基质与药物定量混合做成药栓，称得平均重量为 M，每粒栓剂中药物的平均重量 W，将这些数据代入上式，即可求得某药物对某一新基质的置换价。

用测定的置换价可很方便的计算出制备这种药栓需要基质的重量 X：

$$X = \left(G - \frac{y}{DV}\right) \times n \tag{12-1}$$

式中，y 为处方中药物的剂量；n 为拟制备栓剂的枚数。

药物的重量与同体积基质重量的比值称为该药物对基质的置换价。可用下述方法和公式求得某药物对某基质的置换价：

$$DV = \frac{W}{G - (M - W)} \tag{12-2}$$

式中，G 为纯基质平均栓重；M 为含药栓的平均重量；W 为每个栓剂的平均含药重量。

二、评定栓剂

（一）重量差异

栓剂中有效成分的含量，每个均应符合标示量。

取栓剂10粒，精密称定总重量，求得平均粒重后，再分别精密称定各粒的重量。取每粒重量与平均粒重相比较，超出限度的药粒不得多于1粒，并不得超出限度1倍。

栓剂的重量差异限度见表 12 - 1。

表 12 - 1　栓剂的重量差异限度

平均重量	重量差异限度
1.0g 及 1.0g 以下	±10%
1.0g 以上至 3.0g	±7.5%
3.0g 以上	±5%

（二）融变时限

融变时限是测定栓剂在体温（37℃±1℃）下软化、熔化或溶解的时间。

取栓剂 3 粒，在室温放置 1 小时后，进行检查。脂肪性基质的栓剂应在 30 分钟内全部融化、软化或触压时无硬心；水溶性基质的栓剂应在 60 分钟内全部溶解。如有一粒不合格应另取 3 粒复试，均应符合规定。

（三）体外溶出试验与体内吸收试验

1. 体外溶出速度试验　将待测栓剂置于透析管的滤纸筒或适宜的微孔滤膜中，将栓剂浸入盛有介质并附有搅拌器的容器中，于 37℃每隔一定时间取样测定，每次取样后补充同体积的溶出介质，使总容积不变，求出从栓剂透析至外面介质中的药物量，作为在一定条件下基质中药物溶出速度的指标。

2. 体内吸收试验　先进行动物实验，可用家兔或狗。开始时剂量不超过口服剂量，以后再二倍或三倍的增加剂量。给药后，按一定的时间间隔抽取血液或收集尿液，测定药物浓度，描绘出血药浓度 - 时间曲线（或尿中药量与时间关系），计算出体内药物动力学参数，最后求出生物利用度。

> **拓展阅读**
>
> **栓剂的包装与贮存**
>
> 1. 栓剂的包装　原则上要求每个栓剂都要用蜡纸或锡纸包裹，不得外露以免互相粘连；栓剂之间要有间隔，不得互相接触避免受压。
>
> 2. 栓剂的贮存　一般的栓剂应贮存于干燥阴凉处 30℃以下，油脂性基质的栓剂应格外注意避热，最好在冰箱中（+2～-2℃）保存。甘油明胶类水溶性基质的栓剂及聚乙二醇栓可置室温阴凉处贮存，并宜密闭于容器中以免吸湿、变形、变质等。

三、实例分析

[例 1] 甘油栓

【处方】甘油 32ml　硬脂酸 3g　干燥碳酸钠 1g　纯化水 4ml

【制法】取干燥碳酸钠与纯化水置烧杯中，搅拌溶解，加甘油混合，置水浴上加热，加热同时缓缓加入硬脂酸细粉并随加随搅拌，待沸腾停止，直至溶液澄明。在栓模上擦上润滑剂，将配制好的甘油栓溶液趁热灌入栓模中，速度稍快，防止产生气泡。冷却凝固后削去模口多余的部分，脱模包装即得。

【注解】

1. 本品以硬脂酸为基质，另加甘油与纯化水混合，使之硬化呈凝胶状。

2. 本品为无色或几乎无色的透明或半透明栓剂。

3. 制备时栓模中涂液状石蜡作润滑剂。

【功能与主治】本品用于年老体弱者便秘的治疗。

[例2] 克霉唑栓

【处方】克霉唑 1.5g　聚乙二醇 400 12g　聚乙二醇 4000 12g　共制 10 粒

【制法】取克霉唑研细，过六号筛，备用。另取聚乙二醇 400 及聚乙二醇 4000 于水浴上加热熔化，加入克霉唑细粉，搅拌至溶解，并迅速倾入已涂润滑剂的阴道栓模内，至稍微溢出模口，冷后削平，取出包装即得。

【注解】

1. 克霉唑又名三苯甲咪唑，白色结晶或结晶性粉末，难溶于水，易溶于有机溶剂。

2. 处方中聚乙二醇混合物熔点为 45～50℃，加热时勿使温度过高，并防止混入水分。两种聚乙二醇用量可随季节、地区进行调整。

【功能与主治】本品有抗真菌作用，用于真菌性阴道炎。

拓展阅读

栓剂药物吸收途径与影响吸收因素

1. 吸收途径　栓剂给药时，药物在直肠吸收主要有两条途径：一条是通过直肠上静脉，经门静脉进入肝脏，进行代谢后再由肝脏进入大循环；另一条是通过直肠下静脉和肛门静脉，经髂内静脉绕过肝脏进入下腔大静脉，而进入大循环。因此，栓剂纳入肛门的深度愈靠近直肠下部，栓剂所含药物在吸收时不经肝脏的量亦愈多，其部位应在距肛门 2cm 处。

2. 影响直肠吸收的因素

（1）生理因素（结肠内容物）　粪便充满直肠时对栓剂中药物吸收量要比无粪便时少，在无粪便存在的情况下，药物有较大的机会接触直肠和结肠的吸收表面，所以如期望得到理想的效果，可在应用栓剂以前先灌肠排便。其他情况如腹泻、肠梗塞以及组织脱水等均能影响药物从直肠部位吸收的速率和程度。

（2）pH 及直肠液缓冲能力　直肠液基本上是中性而无缓冲能力，给药的形式一般不受直肠环境的影响，而溶解的药物却能决定直肠的 pH。弱酸、弱碱比强酸、强碱、强电离药物更易吸收、分子型药物易透过肠黏膜，而离子型药物则不易透过。

（3）药物的理化性质因素　①溶解度：据报道在直肠内脂溶性药物容易吸收，而水溶性药物同样能通过微孔途径而吸收。②粒度：以未溶解状态存在于栓剂中的药物，其粒度大小能影响释放、溶解及吸收。粒径愈小、愈易溶解，吸收亦愈快。③解离度：药物的吸收与其解离常数有关。未解离的分子愈多，吸收愈快。

（4）基质对药物作用的影响　栓剂纳入腔道后，首先必须使药物从基质释放出来，然后分散或溶解于分泌液中，才能在使用部位产生吸收或疗效，药物从基质释放得快，则局部浓度大作用强；反之则作用持久而缓慢。但由于基质性质的不同，释放药物的速度也不同。

（5）表面活性剂的作用　试验证明表面活性剂能增加药物的亲水性，能加速药物向分泌液中的转入，因而有助于药物的释放。但表面活性剂的浓度不宜过高，否则能在分泌液中形成胶团等因素而使其吸收率下降；所以表面活性剂的用量必须适当，以免得到相反的效果。

3. 栓剂中药物的剂量　关于栓剂的剂量，尚未有明确的规定，在一般情况下认为至少相当于口服剂量，或为口服剂量的 1.5～2 倍；毒、剧药物则不应超过口服剂量。但适宜的直肠给药量以及栓剂的大小、形状、基质的选择，应根据药物的理化性质（如物理状态、溶解性及分配系数等）及基质的性质（如熔点、溶解性及表面活性）等而定。

📖 实训项目

实训十八　制备甘油栓等栓剂

一、实训目的

1. 能用热熔法进行栓剂的制备。
2. 会进行重量差异和融变时限的检查。
3. 能正确使用栓剂栓模。

二、器材与试剂

栓模；甘油、碳酸钠、硬脂酸、紫花地丁、明胶、硬脂酸钠、鞣酸、可可豆脂。

三、实训原理

栓剂是指药物与适宜基质制成的供腔道给药的固体制剂。常用的有肛门栓和阴道栓。栓剂中的药物与基质应混合均匀，栓剂无刺激性，外形完整光滑，塞入腔道内应能融化，软化或融化并和分泌液混合释放出药物，产生局部或全身作用，并应有适宜的硬度，以免在包装和贮存中变形。栓剂由药物和基质两部分组成，常用基质有脂肪性基质和水溶性基质两类。栓剂的制法有三种：搓捏法、冷压法（挤压法）和热熔法。脂肪性基质的栓剂其制备可采用三法中的任一种，而水溶性基质的栓剂多采用热熔法制备。

四、实训内容

（一）甘油栓

【处方】甘油 12g　碳酸钠 0.3g　硬脂酸 1.2g　蒸馏水 2ml

【制法】取干燥 Na_2CO_3 与蒸馏水置蒸发皿中，加甘油（相对密度 1.25）混合后，置水浴上加热，缓缓加入硬脂酸细粉，随加随搅拌，待泡沸停止、溶液澄明，将此溶液注入涂过润滑剂（液体石蜡）的鱼雷型栓模中，共注 3 枚，待冷，用刀削去溢出部分，启模，取出即得。

【注解】

1. 水浴要保持沸腾，且蒸发皿底部应接触水面，使硬脂酸细粉（少量分次加入）与碳酸钠充分反应，直至泡沸停止、溶液澄明、皂化反应完全，才能停止加热。其化学反应如下：

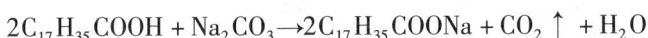

$$2C_{17}H_{35}COOH + Na_2CO_3 \rightarrow 2C_{17}H_{35}COONa + CO_2 \uparrow + H_2O$$

产生的二氧化碳必须除尽，否则所制得的栓剂内含有气泡，有损美观。

2. 碱量比理论量超过 10%～15%，皂化快，成品软而透明。

3. 水分含量不宜过多，否则成品浑浊，也有主张不加水的。

4. 栓模预热至 80℃左右，冷却较慢，成品硬度更适宜。

（二）呋喃西林栓

【处方】呋喃西林 0.2g　甘油 5ml　明胶 18.0g　蒸馏水 15ml

【制法】取处方量的明胶，置于烧杯中，加蒸馏水 15ml，浸泡约 30 分钟，使之膨胀变软，再加甘油在水浴上加热使明胶溶解，继续水浴至减轻约 5g 的水分。加入呋喃西林细粉，搅拌均匀，趁热注入已涂好润滑剂的鸭嘴型栓模中，共注 6 枚，冷却，启模，包装。

【注解】

1. 本品用于治疗滴虫、霉菌性阴道炎、宫颈糜烂。

2. 加入呋喃西林细粉需充分搅拌均匀，避免基质各部分药物含量不同。

3. 灌注时需要乘热将基质与药物注入栓模中，避免基质冷却。

（三）质量检查

1. 重量差异检查　取栓剂 10 粒，精密称定总重量，求得平均粒重后，再分别精密称定各粒的重量。每粒重量与平均粒重相比较，超出重量差异限度的药粒不得多于 1

粒，并不得超出限度 1 倍。

2. 融变时限检查　取栓剂 3 粒，在室温放置 1 小时后，分别放在融变时限检测仪的 3 个金属架下层板上，装入各自的套筒内，并用挂钩固定。除另有规定外，将上述装置分别垂直浸入盛有不少于 4L 水（37% ±0.5%）的容器中，其上端位置应在水面下 90mm 处。容器中的转动器每隔 10 分钟在溶液中翻转此装置 1 次，应符合规定。

结果判断：除另有规定外，脂肪性基质的栓剂 3 粒均应在 30 分钟内全部融化、软化或触压时无硬心；水溶性基质的栓剂 3 粒均应在 60 分钟内全部溶解。如有 1 粒不合格，应另取 3 粒复试，均应符合规定。

（四）实训结果和实训过程问题分析

实训结果和实训过程问题分析分别填写于表 12 - 2 中。

表 12 - 2　实训结果记录表

项目	甘油栓	呋喃西林栓
外观		
软硬度		
气泡		
结论		

五、思考题

1. 本实训选用的基质是何种类型？
2. 如何评定栓剂的质量？

（谢　羚　兰小群）

制剂新技术与新剂型

项目十三 包合技术

📖 预期学习成果

1. 能够描述包合物的概念、特点、包合材料、制备工艺等。

2. 能够分析包合物的处方，正确操作制剂设备，按照工艺流程完成小量制备，并完成实训报告。

3. 能够查阅《中国药典》（2020 年版），获取各类包合物制剂药品标准、检验方法等专业信息。

✏️ 课后提交成果

1. 完成达标检测题。

2. 分组完成电子版实训报告。

📖 知识导航

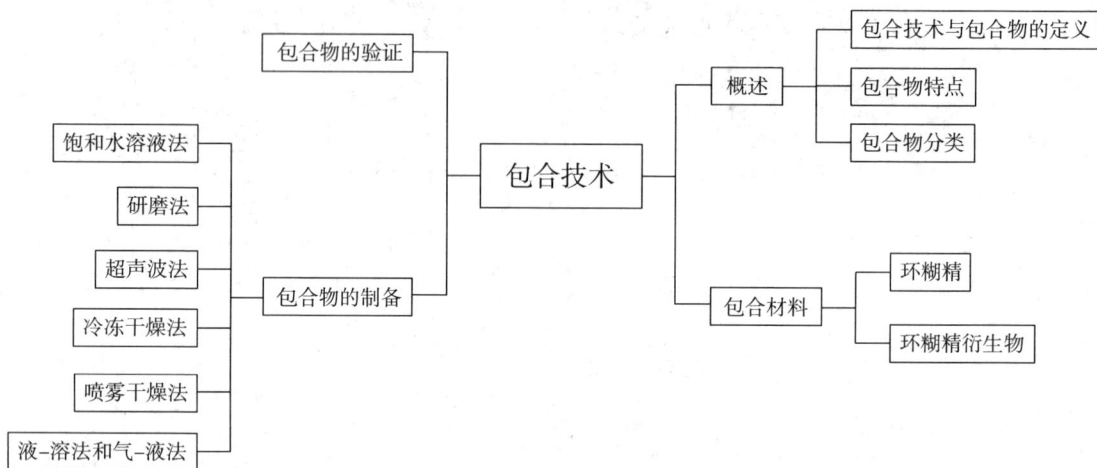

📚 理论知识

任务一 认识包合物

一、定义

包合技术系指一种分子被包藏于另一种分子的空穴结构内，形成包合物（inclusion

compound）的技术。包合物是一种分子被包藏在另一种分子的空穴结构内的复合物，它是通过包合技术形成独特形式的络合物。包合过程是物理过程而不是化学过程，故属于一种非键型络合物。包合物由主分子（host molecule）和客分子（guest molecule）组成。主分子即是包合材料，具有较大的空穴结构，足以将客分子容纳在内，形成分子胶囊（molecule capsule）。

二、特点

1. 增加药物的溶解度和溶出度　如难溶性药物前列腺素 E_2、吲哚美辛、洋地黄毒苷和氯霉素等经包合后，可显著增加溶解度、溶出度和生物利用度。

2. 掩盖药物的不良臭味、降低刺激性　有的药物具有苦味、涩味等不良臭味，甚至还具有较强的刺激性。药物包合后可掩盖不良臭味，降低刺激性。比如盐酸雷尼替丁具有不良臭味，制成包合物后得到改善，可提高患者用药的顺应性。

3. 提高药物的稳定性　环糊精可以包合许多容易氧化或光解的药物，提高药物的稳定性。如前列腺素 E_2（PEG_2）在40℃紫外光照射3小时其活性就降低一半，而包合物在相同条件下24小时其活性未见降低。

4. 液体药物粉末化　中药中的许多挥发油，如薄荷油、生姜挥发油和紫苏油等，容易挥发，一般也不溶于水。传统的做法是用吸收剂将挥发油吸附后再压片或装胶囊等，生产过程容易挥发损失。比如陈皮挥发油制成包合物后，可粉末化且可防止挥发。

拓展阅读

包合物在药物制剂上的应用

1. 增加药物的溶解度，如薄荷油、桉叶油的 $\beta-CD$ 包合物，其溶解度可增加30倍。

2. 增加药物的稳定性，特别是一些易氧化、水解、挥发的药物形成包合物后，药物分子得到保护。

3. 液体药物粉末化，便于加工成其他剂型。

4. 减少刺激性，降低毒副作用，如5-氟尿嘧啶与 $\beta-CD$ 包合后可基本缓解恶心、呕吐状等反应。

5. 掩盖不良气味，如大蒜油包合物可掩盖大蒜的臭味。

6. 调节释药速度，提高生物利用度。

包合物在制剂中应用较为广泛，表13-1中列出了上市药品中含有包合物的一些品种。

表 13 – 1　应用包合技术的一些市售药品

商品名	包合物：环糊精	剂型	生产国家
Stada reisepastille	苯海拉明：β – CD	片剂	德国
Glymeason®	地塞米松：β – CD	软膏剂	日本
Brexin®，Cieladol®	吡罗昔康：β – CD	片剂、栓剂	巴西、法国
Ulgut®，Lonmiel®	贝奈克酯：β – CD	胶囊	日本
Prostandin 500®，prostavasin®	前列腺素 E1：α – CD	粉针	意大利、日本、德国
Prostarmon E®	前列腺素 E2：α – CD	舌下片	日本
Sporanox®	伊曲康唑：HP – β – CD	注射剂	美国

三、分类

1. 按包合物的构成可分为单分子包合物、多分子包合物和大分子包合物。
2. 按包合物的几何形状可分为管状包合物、笼状包合物和层状包合物。

四、包合材料

常用的包合材料有环糊精、胆酸、淀粉、纤维素、蛋白质、核酸等，最常用的是环糊精及其衍生物。

📝 **拓展阅读**

环糊精的研究进展

1. 1891 年由 Villes 首先发现。

2. 20 世纪初期分离成功 α – 环糊精、β – 环糊精。

3. 20 世纪 50 年代初确定了环糊精的化学结构。

4. 1968 年美国 CPC 公司开始小批量生产 β – 环糊精。

5. 1972 年日本帝人公司发现利用细菌可大量生产 β – 环糊精。

6. 1984 年我国工业生产试验通过鉴定。

（一）环糊精

环糊精（cyclodextrin，CD）系指淀粉用嗜碱性芽孢杆菌经培养得到的环糊精葡萄糖转位酶作用后形成的产物。是由 6 ~ 12 个 D – 葡萄糖分子以 1，4 – 糖苷键连接的环状低聚糖化合物，为水溶性的非还原性白色结晶状粉末，结构为中空圆筒形。常见的有 α、β、γ 三种，分别由 6、7、8 个葡萄糖分子构成。三种环糊精的基本性质除环状中空圆筒空穴深度相近外，其他性质均不相同。

环糊精形成的包合物一般为单分子包合物。其对药物的一般要求是：①无机药物不宜用环糊精包合；②有机药物分子的原子数大于 5，稠环数应小于 5，分子量在100 ~

400，水中溶解度小于10g/L，熔点低于250℃；③非极性脂溶性药物易被包合；④非解离型药物比解离型更易包合。

三种CD中以β－环糊精（β－CD）水中溶解度最小，毒性低，最为常用。由7个β－吡喃葡萄糖的椅式构造通过α－1，4糖苷键连接而成的一种环状低聚糖化合物。β－环糊精的立体结构呈一环状中空圆筒形，其上端以—CH$_3$OH为主，下端以—OH为主的两端亲水、内部疏水的特殊结构，许多疏水性的化合物能嵌入孔隙形成包合物，达到改变物质的溶解度、防挥发、抗氧化、抗光和热、排除异味和苦涩味等目的。由于β－CD在水中的溶解度小，易从水中析出结晶，随着温度升高溶解度增大，温度为20、40、60、80、100℃时，其溶解度分别为18.5、37、80、183、256g/L。

（二）环糊精衍生物

环糊精衍生物更有利于容纳客分子，并可改善CD的某些性质。近年来主要对β－CD的分子结构进行修饰，如将甲基、乙基、羟丙基、羟乙基、葡糖基等基团加入β－CD分子中（取代羟基上的H）。引入这些基团，破坏了β－CD分子内的氢键，改变了其理化性质。目前，主要应用的CD衍生物分为亲水性、疏水性和离子型三类。离子型环糊精主要包括羧甲基－β－环糊精（CME－β－CD）、硫代－β－环糊精（S－β－CD）等，其溶解度随PH的变化而变化。疏水性衍生物主要包括二乙基－β－环糊精（DE－β－CD）、三乙基－β－环糊精（TE－β－CD）、烷基取代β环糊精（C$_2$～C$_{18}$－β－CD）等。它们一般为水不溶性，溶于有机溶剂，有表面张力。亲水性衍生物主要包括甲基－β－环糊精、羟乙基－β－环糊精等。它们在水中有较大的水溶性，除甲基取代环糊精有较大的表面张力外，其余种类生物相容性较佳。环糊精及其衍生物在水中的溶解度见表13－2。

表13－2　环糊精及其衍生物在水中的溶解度（25℃）

CD	葡萄糖数	溶解度（g/L）
α－CD	6	180
β－CD	7	18.5
DM－β－CD	7	570
TM－β－CD	7	310
HP－β－CD	7	750
G$_1$－β－CD	8	970
G$_2$－β－CD	9	1 040
2G$_1$－β－CD	9	1 400
γ－CD	8	260

药剂研究者用2HP－β－CD对多种药物进行包合，其溶解度在包合后大幅度增加，结果见表13－3。

表13-3 一些药物在水中和2HP-β-CD包合后的溶解度（25℃，g/L）

药物	水中	2HP-β-CD包合后
阿昔洛韦	1.7	3.9
氯氮䓬	0.01	147.8
地塞米松	0.008	44.3
地西泮	0.05	7.4
17-β-雌二醇	0.004	40.5
17-α-炔雌醇	0.008	68.2
炔雌醇-3-甲醚	0.001	13.3
美达西泮	0.01	8.3
甲氨蝶呤	0.045	10.0
炔诺酮	0.005	19.0
醋炔诺酮	0.0002	19.5
炔诺孕酮	0.002	4.9
奥沙西泮	0.03	4.2
苯妥英	0.02	9.3
维生素A	0.001	4.6

注：2HP-β-CD的浓度为50%（W/W）。

拓展阅读

包合物形成的影响因素

环糊精包合物形成的外在因素的影响主要是时间、反应温度、搅拌（或超声振荡）时间、反应物浓度等外在条件的影响。内在因素的影响主要取决于环糊精和其客体的基本性质，主要有以下三方面。

1. **主客体之间有疏水亲脂相互作用** 因环糊精空腔是疏水的，客体分子的非极性越高，越易被包合。当疏水亲脂的客体分子进入环糊精空腔后，其疏水基团与环糊精空腔有最大接触，而其亲水基团远离空腔。

2. **主客体符合空间匹配效应** 环糊精孔径大小不同，它们分别可选择容纳体积大小与其空腔匹配的客体分子，这样形成的包合物比较稳定。

3. **氢键与释出高能水** 一些客体分子与环糊精的羟基可形成氢键，增加了包合物的稳定性。即客体的疏水部分进入环糊精空腔取代环糊精高能水有利于环糊精包合物的形成，因为极性的水分子在非极性空腔欠稳定，易被极性较低的分子取代。

任务二 制备包合物

包合物的制备主要有以下几种方法：饱和水溶液法、研磨法、超声波法、冷冻干燥法、喷雾干燥法、液－液或气－液法等，其中最常用方法为前三者。

一、饱和水溶液法

先将 β－CD 与水配成饱和溶液，然后根据客分子的不同性质分别采取以下方法：①可溶性药物与水难溶性液体药物，直接加入环糊精饱和溶液，一般摩尔比为 1：1，搅拌 30 分钟以上，直到成为包合物为止；②水难溶性药物，可先溶于少量丙酮或异丙醇等有机溶媒，再注入环糊精饱和水溶液，搅拌，直至成为包合物。所得包合物若为固体，则滤取，水洗，再用少量适当溶媒洗去残留药物，然后干燥即得。若包合物为水溶性，则将其浓缩而得到固体，也可加入有机溶媒，促进其沉淀析出。此法亦可称为重结晶法或共沉淀法。

二、研磨法

将 β－CD 加入 2～5 倍量的水混合，研匀，加入药物（难溶性药物应先溶于有机溶剂中），充分研磨成糊状物，低温干燥后，再用适宜的有机溶剂洗净，干燥即得。

三、超声波法

将环糊精包合水溶液加入客分子药物溶解，混合后用超声波处理，将析出沉淀经溶媒洗涤、干燥即得稳定的包合物。

四、冷冻干燥法

将药物和环糊精混合于水中，搅拌，溶解或混悬，通过冷冻干燥除去溶剂（水），得粉末状包合物。此法适用于制成包合物后易溶于水且在干燥过程中易分解或变色，但又要求成品为干燥包合物，则可采用本法。所得成品较疏松，溶解度好，可制成注射用粉末。

五、喷雾干燥法

此法适用于难溶性或疏水性药物。由于干燥温度高，受热时间短，产率高，易溶于水的包合物，遇热性质又较稳定的药物也可用此法，此法制得的包合物可增加药物溶解度，提高生物利用度。

六、液－液法和气－液法

主要用于中药包合物，将中药提取的挥发油或芳香化合物的蒸汽或冷凝液直接通

入 β – CD 溶液中，进行包合，经过滤、干燥即得包合物。

📝拓展阅读

包合物的验证

药物与 CD 是否形成包合物，可根据包合物的性质和结构状态，采用下述方法进行验证。

1. 显微镜法与电镜扫描　通过显微镜观察药物包含物与未包合物的晶格改变进行鉴别。

2. X 射线衍射法　由于晶体物质在相同角度具有不同晶面间距，因此用 X 射线衍射时，显示不同的衍射峰。晶体药物在用 X 射线衍射时，显示该药物结晶的衍射特征峰，而药物的包合物是无定形态，没有衍射特征峰。

3. 红外光谱法　红外光谱可提供分子振动能级的跃迁，并与药物分子结构相关。比较包合前后在红外区的特征峰，如果吸收峰降低、位移或消失，说明药物与环糊精产生了包合作用。

4. 核磁共振法　根据核磁共振（NMR）谱上碳原子的化学位移大小，可推断包合物形成。

5. 圆二色谱法　非对称的有机药物分子对组成平面偏振光的左旋和右旋圆偏振光的吸收系数不相等，称圆二色性，若将它们吸收系数之差对波长作图可得圆二色谱图，用于测定分子的立体结构，判断是否形成包合物。

6. 热分析法　热分析法中以差示热分析法（DTA）和差示扫描量热法（DSC）较为常用，前者是在程序控温条件下，测量供试样与参比物之间温度差与温度之间关系的一种技术；后者是在程序控温条件下，测量供试样与参比物的功率差与温度之间关系的技术。

7. 薄层色谱法　此法以有无薄层斑点、斑点数和 R_f 值来验证是否形成包合物。

8. 荧光光度法　从荧光光谱曲线中峰的位置和强度来判断是否形成了包合物。

9. 紫外分光光度法　从紫外吸收曲线中吸收峰的位置和峰高可判断是否形成了包合物。

📋实训项目

实训十九　制备薄荷油包合物

一、实训目的

1. 能用饱和水溶液法进行包合物的制备。

2. 能正确使用恒温磁力搅拌器等仪器。

二、器材与药品

恒温磁力搅拌器，恒温水浴锅，布氏漏斗，真空抽滤泵，烧杯，量筒，天平等；薄荷油、β – 环糊精、无水乙醇、蒸馏水等。

三、实训原理

环糊精是一种新型的水溶性包合材料，是淀粉经酶解得到的一种产物。此分子中有 6 ~ 8 个葡萄糖残基，分别简称 α – 环糊精、β – 环糊精、γ – 环糊精，其中 β – 环糊精（β – CD）使用较为广泛。β – CD 具有筒状结构，筒内侧显疏水性，可将一些体积和形状适合的药物分子或部分基团借助范德华力包合在疏水区内，形成包合物，对药物起到稳定（抗氧化、抗紫外线、防止挥发）或提高溶解度等作用。

薄荷油中主要成分为薄荷脑、薄荷酮等，具有发汗、抗菌、解痉等作用，但容易挥发，制成 β – CD 的包合物可以延缓和减少其挥发。

四、实训内容

制备薄荷油 – β – 环糊精包合物

【处方】薄荷油 1ml β – 环糊精 4g   无水乙醇 5ml   蒸馏水 50ml

【制法】

1. β – 环糊精饱和水溶液的制备   称取 β – 环糊精 4g，置 100ml 具塞三角瓶中，加蒸馏水 50ml，加热溶解，降温至 60℃，即得，备用。

2. 薄荷油 – β – 环糊精包合物的制备   称取薄荷油 1ml，缓慢滴入 β – 环糊精饱和水溶液中，待出现浑浊逐渐有白色沉淀析出，不断搅拌 2.5 小时，待沉淀析出完全，减压抽滤，用无水乙醇 5ml 分 3 次洗涤至表面无油渍为止，即得。

3. 将包合物置干燥器中干燥，称重，计算。

【注解】

1. β – 环糊精饱和水溶液要在 60℃保温，否则水溶液不澄明。

2. 在包合物制备过程中温度应控制在（60±1）℃，搅拌时间应充分，析出沉淀应完全，否则影响包合物收率。

3. 薄荷油容易挥发，制成环糊精包合物后可延缓和减少其挥发，同时使液态油变成固体粉末，便于配方，兼具缓释作用。

五、实训结果

记录薄荷油 – β – 环糊精包合物的外观、嗅味、重量，计算回收率。

六、思考题

1. 本实训以什么为包合物的主分子？它有何特点？

2. 除 TLC 外，还有哪些方法可以用于包合物形成的验证？

（丁沐淦）

项目十四 微囊化技术

预期学习成果

1. 能够描述微囊的概念、特点、组成、制备工艺等。

2. 能够分析微囊的处方，正确操作制剂设备，按照工艺流程完成小量制备，并完成实训报告。

3. 能够查阅《中国药典》（2020 年版），获取微囊药品标准、检验方法等专业信息。

课后提交成果

1. 完成在线达标检测题。

2. 分组完成电子版实训报告（含相关横向知识介绍/实训过程图片或小视频）。

知识导航

```
微囊中药物的释放与质量评价 ─┐                           ┌─ 概述 ─┬─ 微囊化技术及微囊的定义
                            │                           │       │
                            │                           │       └─ 微囊特点
                            │                           │
物理化学法 ─┐               ├─ 微囊化技术 ──────────────┼─ 微囊的结构与大小 ─┬─ 微囊的结构
            │               │                           │                   │
化学法 ─────┼─ 微囊的制备 ──┘                           │                   └─ 微囊的大小
            │                                           │
物理机械法 ─┘                                           └─ 囊心物与囊材 ─┬─ 囊心物
                                                                        │
                                                                        └─ 囊材
```

理论知识

任务一 认识微囊

一、定义

微囊化技术又称为微型包囊技术（microencapsulation），简称微囊化，系利用天然或合成的高分子材料（通称囊材），将固体或液体药物（通称囊心物）包裹成直径 1 ~ 5000μm（通常为 5 ~ 250μm）的微小胶囊的技术。这种由囊材包裹囊心物形成的微小贮库型结构称为微囊（microcapsules）。如果囊心物溶解或均匀分散在高分子材料基质中，形成骨架型的微小球状实体，则称为微球（microspheres）。微球和微囊实际上很难区分，一般通称为微粒（microparticles）。囊膜具有透膜或半透膜性质，囊心物可借压力、pH、温度或提取等方法释出。囊心物是被包裹的特定物质，它可以是固体，也可以是液体，除主药外可以加入包括提高微囊化质量的附加剂，如稳定剂、稀释剂以及控制释放速率的阻滞剂、促进剂和改善囊膜可塑性的增塑剂等。

近年采用微囊化技术的药物有解热镇痛药、抗生素、多肽、避孕药、维生素、抗癌药以及诊断用药等。已上市的有几十种之多，如红霉素片、β胡萝卜素片等。

二、特点

药物微囊化以后，具有许多应用特点。

1. 增加药物的稳定性　一些受温度、pH影响较大的药物应当以聚合物包衣，如果药物在pH较低的条件下稳定，则需以肠溶材料包衣或制备微囊以增加其稳定性，如易水解的阿司匹林、易挥发的挥发油类、薄荷脑、水杨酸甲酯、樟脑混合物等药物。

2. 掩盖不良气味及口感　如大蒜素微囊剂、氯霉素微囊片剂等。

3. 减少复方药物的配伍变化　将药物分别包囊后可避免药物之间可能产生的配伍变化，隔绝药物组分间的反应。

4. 防止药物胃内失活，减少对胃的刺激性　微囊技术克服了口服给药时，药物在胃酸环境中的不稳定性和药物对胃壁的刺激作用以及肝脏的首过作用，而不必利用其他给药途径，从而使更多的药物可经口服给药。

5. 延缓释放，减少毒副作用　制成微囊使药物具有控释或靶向作用，控制药物的释放，将药物浓集于肝或肺部等靶区，降低毒副作用，提高疗效。

6. 使液态药物固体化，便于应用及贮存　一些液体药物如油脂类肠溶性维生素等制成微囊后，改善某些药物的物理特性（如流动性、可压性），可使液态药物固体化，便于应用及贮存。

7. 其他　可将活性细胞或生物活性物质包囊，使在体内发挥生物活性作用，且具有良好的生物相容性和稳定性，如酶、胰岛素血红蛋白等。

三、结构与大小

（一）微囊的结构

理想的微囊应该是大小均匀的球形，微囊与微囊之间不粘连，分散性好，便于制成各种制剂。但随着工艺条件的不同，微囊的结构也有差异，通常单、复凝聚法与辐射化学法制得的微囊是球形镶嵌型，且是多个囊心物微粒分散镶嵌于球形体内；物理机械法、溶剂－非溶剂法、液中干燥法制得的微囊是球形膜壳形，可以有单个囊心物，也可以有多个囊心物；界面缩聚法制得的微囊也是球形膜壳形，但只能有单个囊心物。

微囊还应该具有一定的可塑性和弹性。如果用明胶作囊材，再加10%～20%甘油或丙二醇可改善明胶的弹性；如果加入乙基纤维素可减少膜壁的细孔；如果加入70%的糖浆可以改善多孔性的特点。如果用乙基纤维素作囊材，则应该加入增塑剂改善其可塑性。

（二）微囊的大小

微囊的囊径大小直接影响药物的释放、生物利用度、含药量、有机溶剂残留量以及体内分布的靶向性。影响微囊囊径大小的因素主要如下。

1. 囊心物的大小　通常如果要求微囊的粒度在10μm左右时，囊心物应该达到1～2μm以下的细度；要求微囊的粒度在50μm左右时，囊心物应该达到6μm以下的细度；要求微囊的粒度在100μm左右时，囊心物可以适当粗些。对于不溶于水的液体，可先乳化然后再微囊化，这样可得小而均匀的微囊。

2. 囊材的用量　一般囊材的用量应根据药物细度大小而定，药物粒子越小其表面积越大，所用囊材越多。

3. 制备方法　制备方法对微囊粒径的影响见表14－1。

表14－1　微囊的制备方法及其粒径

制备方法	粒径范围（μm）	适用的囊心物质
相分离	1～5000	固体和液体
界面聚合	2～2000	液体和气体
流化床包衣法	30～5000	固体
喷雾干燥	5～600	固体和气体

4. 制备温度　比如用明胶作囊材，单凝聚法制备微囊，温度不同时，微囊的产量、囊径大小和粒度都不一样。40℃和45℃时微囊的产量为74%和95%，囊径为5.5μm的产量分别是34.7%和33%；50℃时微囊的产量为68%，囊径为5.5μm的产量是65%；55℃和60℃时微囊的产量为72%和58%，大多数囊径小于2μm。

5. 制备时的搅拌速度　搅拌速度越快，微囊囊粒就越细，反之亦然。但过高的搅拌速度，会使微囊、微球因碰撞合并而粒径变大。此外，搅拌速度取决于微囊化的工艺条件。如以明胶为囊材，用相分离－凝聚法制备时搅拌速度不宜快，太快会产生大量的泡沫，影响微囊的质量和产量，这时所得到的微囊的囊径为 50 ~ 80μm；但当采用界面缩聚法时，一般搅拌速度要快，搅拌速度为 600r/min 时囊径为 100μm，搅拌速度为 2000r/min 时，可得到囊径为 10μm 以下的微囊。

6. 附加剂浓度的影响　比如用丙交酯－乙交酯（78：22）共聚物为囊材，制备醋炔诺酮肟微囊，加入乳化剂明胶的浓度其囊径随浓度的增加而变小，即为 1% 明胶溶液的微囊囊径为 70.98μm，2% 明胶溶液的微囊囊径为 79.81μm，3% 明胶溶液的微囊囊径为 59.86μm，4% 明胶溶液的微囊囊径为 46.77μm。

7. 囊材相的黏度　一般地讲，微囊的平均粒径随最初囊材相黏度的增大而增大，降低黏度可以降低平均粒径。如在成囊过程中加入少量滑石粉降低囊材相黏度，可减小微囊粒径以及微囊粘连。

四、组成

微囊由囊心物与囊材组成。

（一）囊心物

被包在微型胶囊中的物质称为囊心物（core material），又称囊心物质，包括固体或液体。除主药外，还可以加入稳定剂、稀释剂以及控释药物的阻滞剂、促进剂等。通常将主药与附加剂混匀后微囊化，亦可将主药单独微囊化，再加入附加剂。若有多种主药，可将其混匀再微囊化，亦可分别微囊化后再混合，这取决于设计要求、药物、囊材和附加剂的性质及工艺条件等。采用不同的工艺条件时，对囊心物也有不同的要求。

（二）囊材

包裹囊心物的材料称为囊材（coating material），为可成膜性物质。可分为天然的、合成的以及半合成的高分子材料。

✐▤**拓展阅读**

微囊囊材的要求

选择囊材一般要求应该考虑产品或剂型、包囊材料自身的性质和包囊方法的要求以及囊心物的粒度、囊心物与包囊材料的比例等，一般的要求如下。

1. 可以和药物配伍，不影响药物的药效，不与药物发生反应。

2. 理化性质稳定。

3. 无毒、无刺激性。

4. 有合适的释放药物的速率。

5. 有一定的强度及可塑性，能完全包封囊心物。

6. 具有合适的黏度、溶解性、渗透性等。

1. 天然高分子囊材 天然高分子材料因其稳定性好、无毒、成膜性好而成为最为常用的包囊材料。

（1）明胶 是氨基酸与肽交联形成的直链聚合物，聚合度不同的明胶具有不同的分子量，其平均分子量为15000~25000。因制备时水解方法的不同，明胶分酸法明胶（A型）和碱法明胶（B型）。A型明胶的1%溶液25℃以下时pH为3.8~6.0，其等电点为7~9，稳定而不易长菌。B型明胶等电点为4.7~5.0，10g/L溶液25℃的pH为5.0~7.4，稳定而不易长菌。两者的成囊性无明显差别，溶液的黏度均在0.2~0.75cPa·s，可生物降解，几乎无抗原性。在生产上可单独或混合使用，但二者混合使用较好，在微囊中的用量一般为20~100g/L。

（2）苯二甲酸明胶 是一种改性明胶，带负电荷的亲水性明胶，等电点有所下降，可单用此辅料进行包囊。

（3）阿拉伯胶 亦称金合欢胶，含有较多的阿拉伯酸钙盐，水解后生成阿拉伯糖、半乳糖、鼠李糖、糖醛酸等。胶体带有负电荷。不溶于醇，在室温下可溶解于2倍量的水中，溶液呈酸性。一般常与明胶等量配合使用，作囊材的用量为20~100g/L，亦可与白蛋白配合作复合材料。

（4）海藻酸钠 系多糖类化合物，常用稀碱从褐藻中提取而得。海藻酸钠可溶于不同温度的水中，不溶于乙醇、乙醚及其他有机溶剂；pH在4.5~10较稳定。不同分子量的产品黏度有差异。可与甲壳素或聚赖氨酸合用作复合材料。

（5）壳聚糖 是由甲壳素脱乙酰化后制得的一种天然聚阳离子多糖，属含氮多糖类物质，具纤维素结构，为白色无定形固体。可溶于酸或酸性水溶液，无毒、无抗原性，在体内能被溶菌酶等酶解，具有优良的生物降解性和成膜性，在体内可溶胀成水凝胶。

（6）蛋白质 常用作囊材的蛋白质包括人血清白蛋白、牛血清白蛋白和玉米蛋白等，可生物降解，无明显的抗原性，常采用热固化或化学交联固化（甲醛或戊二醛）成囊。

2. 半合成高分子囊材 多系纤维素衍生物，其特点是毒性小、黏度大、成盐后溶解度增大。由于易溶于水，不宜高温处理，需要使用时新鲜配制。

（1）羧甲基纤维素盐 属阴离子型的高分子电解质，为白色纤维状或颗粒状粉末，无嗅无味，具吸湿性，易溶于水溶胀而成胶体溶液，不溶于乙醇、乙醚、丙酮等大多数有机溶剂，也不溶于酸性溶液中。水溶液黏度大，有抗盐能力和热稳定性。常与明胶搭配用作复合囊材，一般使用的浓度为0.1%~0.5%，明胶为3%，两者按体积比2∶1的比例配合使用。

（2）邻苯二甲酸醋酸纤维素（CAP） 本品在强酸中不溶解，可溶于pH>6水溶液，分子中含游离羧基，其相对含量决定其水溶液的pH及能溶解CAP溶液的最低pH。用作囊材时可单独使用，用量一般为30g/L，也可与明胶配合使用。

（3）乙基纤维素（EC） 分子中含有乙氧基48%，化学稳定性好，适于多种药物的微囊化。不溶于水、甘油和丙二醇，可溶于乙醇，遇强酸易水解，故对强酸性药物不适宜。

（4）甲基纤维素（MC）　作为囊材的浓度通常是 1% ~ 3%，可以单独使用，也可以与明胶、羧甲基纤维素钠、聚乙烯吡咯烷酮等一起使用。

（5）羟丙甲纤维素（HPMC）　能溶于冷水成为黏性溶液，不溶于热水，具有一定的表面活性，长期保存有良好的黏度。

（6）羟丙甲纤维素邻苯二甲酸酯（HPMCP）　为白色至类白色无嗅无味的颗粒。易溶于丙酮 – 甲醇、丙酮 – 乙醇、甲醇 – 二氯甲烷和碱性水溶液，不溶于水、酸溶液和己烷。化学和物理性质稳定，具成膜性，无毒副作用。

3. 合成高分子囊材　作囊材用的合成高分子材料有生物不降解的和生物可降解的两类。生物不降解且不受 pH 影响的囊材有聚酰胺、硅橡胶等。生物不降解但在一定 pH 条件下可溶解的囊材有聚丙烯酸树脂、聚乙烯醇等。近年来，生物可降解的材料得到了广泛的应用，如聚碳酯、聚氨基酸、聚乳酸（PLA）、丙交酯乙交酯共聚物（PL-GA）、聚乳酸 – 聚乙二醇嵌段共聚物（PLA – PEG）、ε – 己内酯与丙交酯嵌段共聚物等，其特点是无毒、成膜性好、化学稳定性高，可用于注射和植入。

（1）聚酯类　主要是羟基酸或其内酯的聚合物，是目前应用最广、研究最深的可在体内生物降解的合成的高分子材料。常用的羟基酸是乳酸和羟基乙酸。乳酸缩合得到的聚酯用 PLA 表示，由羟基乙酸缩合得到的聚酯用 PGA 表示，由乳酸与羟基乙酸直接缩合得到的聚酯也可叫丙交酯乙交酯共聚物，用 PLGA 表示。聚合比例不同、分子量不同，可获得不同的降解速率。

（2）聚乙二醇 6000（PEG – 6000）　为乳白色结晶性片状物，分子量为 6000 ~ 7500，能溶于水成澄明的溶液。

（3）聚酰胺　为结晶性固体，密度小、强度高，具柔韧性和延展性。溶于苯酚、甲酚、甲酸等，不溶于醇类、酯类、酮类和烃类。不耐高温。碱水状态下稳定，酸水状态下迅速被破坏。遇光易变质。

任务二　制备和评定微囊

一、制备微囊

微囊的制备方法可归纳为物理化学法、化学法和物理机械法三大类，如表 14 – 2 所示。应根据药物、囊材的性质和微囊的粒径、释放要求以及靶向性要求，选择不同的制备方法。

表 14-2　微囊制备方法

分类	制备方法
物理化学法	相分离法（单凝聚法、复凝聚法、溶剂-非溶剂法、改变温度法）、液中干燥法
化学法	界面聚合法、单体聚合法、辐射法、液中硬化包衣法
物理机械法	喷雾干燥法、喷雾冷凝法、空气悬浮包衣法、静电沉积法、多乳离心法、锅包法

（一）物理化学法

1. 相分离法　是在药物和辅料的混合溶液中，加入另一种物质或溶剂，或采用其他手段使辅料的溶解度降低，自溶液中产生一个新凝聚相。这种制备微粒的方法称为相分离法。其微囊化步骤大体可分为囊心物的分散、囊材的加入、囊材的沉积和囊材的固化 4 步，如图 14-1 所示。

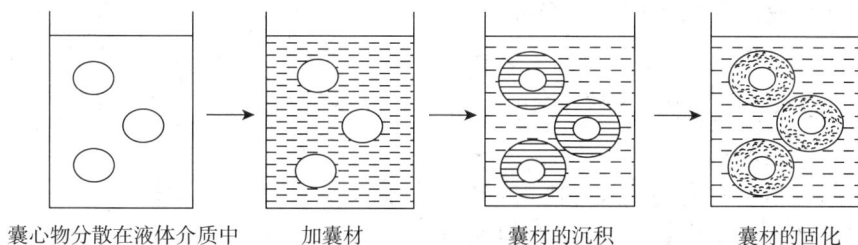

囊心物分散在液体介质中　　加囊材　　囊材的沉积　　囊材的固化

图 14-1　相分离微囊化步骤示意图

相分离工艺现已成为药物微囊化的主要工艺之一，其主要优势表现为设备简单，高分子材料来源广泛，适用于多种药物的微囊化。缺点是微囊粘连、聚集的问题，工艺过程中条件很难控制等。相分离法分为单凝聚法、复凝聚法、溶剂-非溶剂法、改变温度法。

（1）单凝聚法　是相分离法中较常用的一种，它是在高分子囊材（如明胶）溶液中加入凝聚剂以降低高分子材料的溶解度而凝聚成囊的方法。单凝聚法制备微囊的囊材主要有明胶、CAP、CMC、EC、海藻酸钠等。凝聚剂包括乙醇、丙酮等强亲水性非电解质或如硫酸钠、硫酸铵等强亲水性电解质。

拓展阅读

单凝聚法制备微囊的机理及影响成囊的因素

1. 单凝聚法制备微囊的机理　将药物分散在明胶材料溶液中，然后加入凝聚剂（可以是强亲水性电解质如硫酸钠或硫酸铵的水溶液，或强亲水性的非电解质如乙醇或丙酮），由于明胶分子水合膜的水分子与凝聚剂结合，使明胶的溶解度降低，分子间形成氢键，最后从溶液中析出而凝聚形成凝聚囊。这种凝聚是可逆的，一旦解除促进凝聚的条件（如加水稀释），就可发生解凝聚，使凝聚囊很快消失。

这种可逆性在制备过程中可加以利用，经过几次凝聚与解凝聚，直到凝聚囊形成满意形状为止（可用显微镜观察）。最后再采取措施加以交联固化，使之成为不凝结、不粘连、不可逆的球形微囊。

2. 影响成囊的因素

（1）凝聚剂的种类和 pH　用电解质作凝聚剂时，阴离子对胶凝起主要作用，强弱次序为枸橼酸 > 酒石酸 > 硫酸 > 醋酸 > 氯化物 > 硝酸 > 溴化物 > 碘化物，阳离子电荷数愈高的胶凝作用愈强。

（2）药物吸附明胶的量　当用单凝聚法制备活性炭、卡巴醌、磺胺嘧啶（SD）等几种药物的明胶微囊时，分别用乙醇、硫酸钠等作凝聚剂。药物多带正电荷而具有一定 ζ 电势，加入明胶后，因吸附带正电的明胶使药物的 ζ 电势值增大。发现明胶 ζ 电势的增加值较大者（9~90mv），均能制得明胶微囊；而 ζ 电势的增加值较小者（0~8mv），往往就无法包裹成囊，只有当药物为活性炭时才能包裹成囊。研究发现，ζ 电势的增加值反映了被吸附的明胶量实际是吸附明胶的量要达到一定程度才能包裹成囊。

（3）增塑剂的影响　为了使制得的明胶微囊具有良好的可塑性，不粘连、分散性好，常须加入增塑剂，如山梨醇、聚乙二醇、丙二醇或甘油等。研究表明，在单凝聚法制备明胶微囊时加入增塑剂，可减少微囊聚集、降低囊壁厚度，且加入增塑剂的量同释药半衰期 $\tau_{1/2}$ 间呈负相关。

单凝聚法以明胶为囊材，制备微囊的工艺流程如图 14-2 所示。

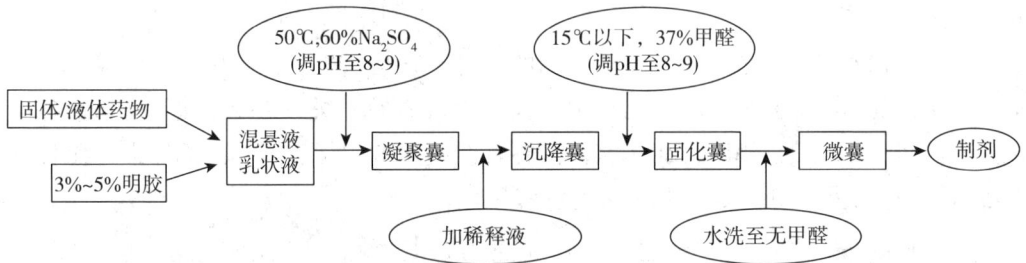

图 14-2　单凝聚法制备微囊的工艺流程图

（2）复凝聚法　系使用带相反电荷的两种高分子材料作为复合囊材，在一定条件下交联且与囊心物凝聚成囊的方法。复凝聚法是经典的微囊化方法，它操作简便，容易掌握，适合于难溶性药物的微囊化。可作复合材料的有明胶与阿拉伯胶（CMC 或 CAP 等多糖）、海藻酸盐与聚赖氨酸、海藻酸盐与壳聚糖、海藻酸与白蛋白、白蛋白与阿拉伯胶等。

复凝聚法制备微囊的机理

复凝聚法常用明胶、阿拉伯胶作为囊材。制备微囊的机理如下：明胶为蛋白质，在水溶液中，分子链上含有—NH_2和—COOH及其相应解离基团—NH_3^+与—COO^-，但含有—NH_3^+与—COO^-离子多少，受介质pH的影响，当pH低于明胶的等电点时，—NH_3^+数目多于—COO^-，溶液荷正电；当溶液pH高于明胶等电点时，—COO^-数目多于—NH_3^+，溶液荷负电。明胶溶液在pH4.0左右时，其正电荷最多。

阿拉伯胶为多聚糖，在水溶液中，分子链上含有—COOH和—COO^-，具有负电荷。因此在明胶与阿拉伯胶混合的水溶液中，调节pH约为4.0时，明胶和阿拉伯胶因荷电相反而中和形成复合物，其溶解度降低，自体系中凝聚成囊析出。再加入固化剂甲醛，甲醛与明胶产生胺醛缩合反应，明胶分子交联成网状结构，保持微囊的形状，成为不可逆的微囊；加2%NaOH调节介质pH至8~9，有利于胺醛缩合反应进行完全。

以明胶、阿拉伯胶为囊材的复凝聚包囊工艺流程如图14-3所示。

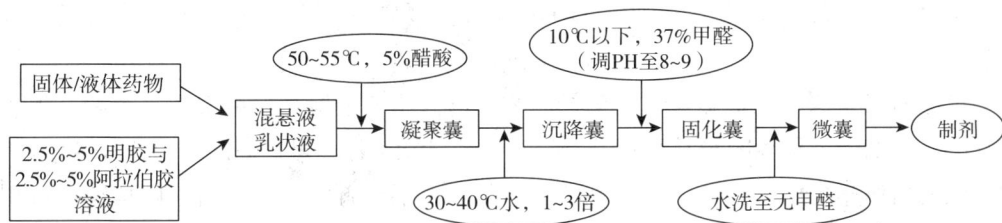

图14-3　单凝聚法制备微囊的工艺流程图

复凝聚法及单凝聚法对固态或液态的难溶性药物均能得到满意的微囊。但药物表面都必须为囊材凝聚相所润湿，从而使药物混悬或乳化于该凝聚相中，才能随凝聚相分散而成囊。因此可根据药物性质适当加入润湿剂。此外还应使凝聚相保持一定的流动性，如控制温度或加水稀释等，这是保证囊形良好的必要条件。

（3）溶剂-非溶剂法　是在囊材溶液中加入一种对囊材不溶的溶剂（非溶剂），引起相分离，而将药物包裹成囊的方法。如乙基纤维素-苯或四氯化碳-石油醚或玉米油、苄基纤维素-三氯乙烯-丙醇、聚乙烯-二甲苯-正己烷、橡胶-苯-丙醇等。使用疏水囊材，要用有机溶剂溶解，疏水性药物可与囊材溶液混合，亲水性药物不溶于有机溶剂，可混悬或乳化在囊材溶液中。然后加入争夺有机溶剂的非溶剂，使材料降低溶解度而从溶液中分离，除去有机溶剂即得。常用囊材的溶剂、非溶剂如表14-3所示。

表 14 – 3　常用囊材的溶剂、非溶剂

囊材	溶剂	非溶剂
乙基纤维素	四氯化碳（或苯）	石油醚
苄基纤维素	三氯乙烯	丙醇
醋酸纤维素丁酯	丁酮	异丙醚
聚氯乙烯	四氢呋喃（或环己烷）	水（或乙二醇）
聚乙烯	二甲苯	正己烷
聚醋酸乙烯酯	三氯甲烷	乙醇
苯乙烯马来酸共聚物	乙醇	醋酸乙酯

（4）改变温度法　本法不加凝聚剂，而通过控制温度成囊。如用白蛋白作囊材时，先制成 W/O 型乳状液，再升高温度将其固化，用乙基纤维素作囊材时可先高温溶解，后降温成囊。

2. 液中干燥法　又称溶剂挥发法，系指从囊心物和囊材所形成的乳状液中去除挥发性溶剂以制备微囊的方法。液中干燥法的干燥工艺包括两个基本过程：溶剂萃取过程（两液相之间）和溶剂蒸发过程（液相和气相之间）。操作方法可分为连续干燥法、间歇干燥法和复乳法。前两种方法应用 O/W 型、W/O 型和 O/O 型乳状液，而复乳法则用 W/O/W 型和 O/W/O 型复乳。其中连续干燥法具有成囊性好、工艺较为简单等优点。

（1）连续干燥法制备微囊　如囊材的溶剂与水不相混溶，多用水作连续相，加入亲水性乳化剂（如极性的多元醇），制成 O/W 型乳状液；亦可用高沸点的非极性液体，如液状石蜡作连续相，制成 O/O 型乳状液。如囊材的溶剂能与水混溶，则连续相可用液状石蜡，加入油溶性乳化剂（如脂肪酸山梨坦80或85），制成 W/O 型乳状液。根据以上连续相的不同，又分别称为水中干燥法及油中干燥法。其中水中干燥法适用于制备疏水性药物微囊，水溶性药物为了提高包封率，宜采用油中干燥法。

（2）间歇干燥法　是将成囊材料溶解在易挥发的溶剂中，然后将药物溶解或分散在成囊材料溶剂中，加连续相和乳化剂制成乳状液，当连续相为水时，首先蒸发除去部分成囊材料的溶剂，用水代替乳状液中的连续相以进一步去除成囊材料的溶剂，分离得到微囊。这种干燥法可以明显地减少微囊表面含有微晶体的出现。

（3）复乳法　是将成囊材料的油溶液（含亲油性的乳化剂）和药物水溶液（含增稠剂）混合成 W/O 型的乳状液，冷却至15℃左右，再加入含亲水性乳化剂的水作连续相制备 W/O/W 型复乳，最后蒸发掉成囊材料中的溶剂，通过分离干燥得到微囊。复乳法也适用于水溶性成囊材料和油溶性药物的制备。复乳法制备微囊的工艺流程如图14 – 4所示。

图 14 - 4　复乳法制备微囊的工艺流程

复乳法能克服连续干燥法和间歇干燥法所具有的缺点：在微囊表面形成微晶体、药物进入连续相、微囊的微粒流动性欠佳等。W/O/W 型微囊示意图见图 14 - 5。

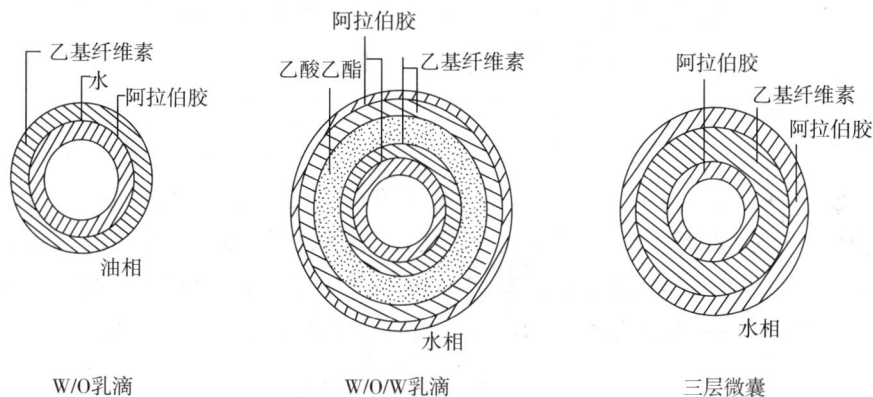

图 14 - 5　W/O/W 型微囊示意图

（二）化学法

化学法系指利用溶液中的单体或高分子通过聚合反应或缩合反应生成囊膜而制成微囊的方法。本法的特点是不加凝聚剂，先制成 W/O 型乳状液，再利用化学反应交联固化。

1. 界面缩聚法　亦称界面聚合法，是在分散相（水相）与连续相（有机相）的界面上发生单体的聚合反应。当亲水性的单体和亲脂性单体在囊心物的界面处由于引发剂和表面活性剂的作用瞬间发生聚合反应而生成聚合物包裹在囊心物的表层周围，形成了半透性膜层的微囊。

2. 辐射化学法　是用明胶或 PVA 为囊材，用 γ 射线照射使囊材在乳剂状态下发生交联，再经过处理得到球型镶嵌型的微囊，然后将微囊浸泡于药物的水溶液中，使其吸收，干燥水分即得含有药物的微囊。

（三）物理机械法

物理机械法是将液体药物或固体药物在气相中进行微囊化的技术，主要有喷雾干燥法和流化床包衣法等。

1. 喷雾干燥法　是将囊心物分散在囊材溶液中，在惰性的热气流中喷雾，干燥，使溶解在囊材中的溶液迅速蒸发，囊材收缩成壳，将囊心物包裹。如囊心物不溶于囊材溶液，可得到微囊，如降肺动脉高压的汉防己甲素微囊；如能溶解，则得微球。可用于固态或液态药物的微囊化，粒径范围通常为 $5 \sim 600 \mu m$。

喷雾干燥法的工艺影响因素包括混合液的黏度、均匀性、药物及囊材的浓度、喷雾的速率、喷雾方法及干燥速率等。囊心物所占的比例不能太大以保证被囊膜包裹，如囊心物为液态，其在微囊中含量一般不超过 30%。

微囊的干燥过程中注意静电引起的粘连，囊材中加入聚乙二醇作抗黏剂，可降低微囊带电而减少粘连。处方中使用水或水溶液，或采用连续喷雾工艺，均可减少微囊带电而避免粘连；当包裹小粒径的囊心物时，在囊材溶液中加入抗粘剂，可减少微囊粘连。二氧化硅、滑石粉及硬脂酸镁等亦可以粉状加在微囊成品中，以减少贮存时的粘连，或在压片及装空心胶囊时改善微囊的流动性。

2. 喷雾凝结法　将囊心物分散于熔融的囊材中，喷于冷气流中凝聚而成囊的方法。在室温下为固体而在较高温度能熔融的囊材均适用于本法，如蜡类、脂肪酸和脂肪醇。

3. 流化床包衣法　又称空气悬浮包衣法，利用垂直强气流使囊心物悬浮在包衣室中，囊材溶液通过喷雾附着于含有囊心物的微粒表面，通过热气流将囊材溶剂挥去的同时将囊心物包成膜壳型微囊。在药物微粉化包衣过程中加入适量的滑石粉或硬脂酸镁，可防止药物微粒之间的粘连。本法所得的微囊粒径一般在 $35 \sim 5000 \mu m$ 范围。囊材可以是多聚糖、明胶、树脂、蜡、纤维素衍生物及合成聚合物。

二、评定微囊的质量

目前微囊的质量评定，除了制成制剂本身应符合药典规定的要求外，微囊质量的评定主要有以下方面。

（一）微囊的囊形与大小

可采用光学显微镜、扫描或透射电子显微镜观察形态并提供照片。微囊形态应为圆整球形或椭圆形的封闭囊状物，微球应为圆整球形或椭圆形的实体。

不同的制剂微囊应具有不同的细度。用微囊作原料制成的各种制剂，都应该符合该剂型的制剂规定。比如若制成注射剂，则微囊大小应符合药典中有关混悬注射剂的规定。

（二）微囊中药物溶出速度的测定

微囊溶出速度的测定，可以直接反映微囊中药物的释放速度，用以比较各种微囊制品的性能，确定药物作用时间及作用部位。根据微囊的要求可采用《中国药典》（2020年版）中溶出度测定法中相应的方法进行测定。

（三）微囊中药物的含量测定

微囊囊心物的含量主要由制备工艺决定，囊心物和成囊材料的性质也有一定的影响。药物含量的测定一般采用溶剂提取法，原则上是使药物最大限度的溶出而不溶解囊材，同时溶剂也不应该形成干扰。

1. 含挥发油类微型胶囊的含量测定方法　通常采用提油法，如牡荆挥发油微囊片的含量测定，样品颗粒首先用人工肠液，在 37℃ 水浴中消化，使油完全释放，然后用蒸馏法或索氏提取器提取挥发油，计算出每片含挥发油。

2. 有机溶媒提取法　此法应用较广，根据包囊药物的性质，可选用不同种类的有机溶媒提取药物。常用的溶媒为乙醚、三氯甲烷、甲醇、二氧六环等。如复方甲地孕酮微囊注射液中甲地孕酮和戊酸雌二醇的含量测定，样品用甲醇振摇提取，直至在显微镜观察不到微囊内含有不透明药物为止，提取液采用高效 Bondapak C18 色谱柱，用双波长紫外检测器，在 254nm 和 280nm 波长下，同时分别检测甲地孕酮和戊酸雌二醇的含量。

3. 水提取法　被包囊药物如果是水溶性的，常采用水提取主药。如慢心律微型胶囊中慢心律为无色结晶性粉末，易溶于水，用硬脂酸和乙基纤维素为囊材，采用喷雾冻凝法制备微囊，所用主药用水提取液进行含量测定。

（四）药物的载药量与包封率

对于粉末状微囊（球），先测定其含药量后计算载药量（drug – loading rate）；对于混悬于液态介质中的微囊（球），先将其分离，分别测定液体介质和微囊（球）的含药量后计算其载药量。

$$载药量 = \frac{微囊（球）中含药量}{微囊（球）的总质量} \times 100\% \qquad (14-1)$$

$$包封率 = \frac{微囊（球）中含药量}{微囊（球）和介质中的总药量} \times 100\% \qquad (14-2)$$

$$包封产率 = \frac{微囊（球）中含药量}{投药总量} \times 100\% \qquad (14-3)$$

包封产率取决于采用的工艺。用喷雾干燥法和空气悬浮法制得的微囊、微球的包封产率可达 95% 以上，但用相分离法制得的微囊、微球的包封产率常为 20%～80%。包封产率对评价微囊、微球的质量意义不大，通常用于评价工艺。

（五）有机溶剂残留量

凡工艺中采用有机溶剂者，应测定有机溶剂残留量，并不得超过《中国药典》（2020 年版）规定的限量。《中国药典》（2020 年版）中未规定的有机溶剂，其残留量的限度可参考 ICH（International Conference of Harmo – nization of Technical Requirements for Registration of Pharmaceuticals for Human Use，人用药物注册技术要求国际协调会议）规定。

知识拓展

微囊的释药机理

微囊中药物的释放速率因受药物的性质、囊材或制备工艺等多种因素的影响，往往会遵循不同的释药规律，如零级释放、一级释放或 Higuchi 方程。其释放机制包括扩散、囊壁的溶解、囊壁的消化与降解三过程。

1. 扩散 指药物透过囊壁扩散。即微囊进入体内后，体液向微囊中渗透而逐渐使微囊中药物溶解并将药物扩散出囊壁，这是物理过程，囊壁不溶解。微囊中药物的释放常常伴随着突释效应，即首先是已溶解或吸附在囊壁中的药物发生短暂的快速释放，然后才是囊心物溶解成饱和溶液而扩散出微囊。例如阿霉素明胶微囊的药物释放可分为4个阶段。①快速释放：溶解或吸附在囊壁中的药物释放；②慢速释放：囊心药物溶解，并扩散透过囊壁；③稳态释放：囊心药物的饱和溶液的释放，维持时间也最长；④缓慢释放：残留部分药物的释放，这时已不足以维持所需的浓度梯度。

2. 囊壁的溶解 属于物理化学过程，不包括酶的作用。囊壁溶解的速率主要取决于囊材的性质、体液的体积、组成、pH 以及温度等。另外，囊壁还可能由于压力、剪切力、磨损等而破裂，引起药物的释放。

3. 囊壁的消化与降解 此过程是在酶作用下的生化过程。当微囊进入体内后，囊壁可受胃蛋白酶或其他酶的消化与降解，成为体内的代谢产物，而使药物释放出来。但是用合成的生物降解型聚合物作囊材时，囊材降解之前药物就已开始释放。

影响微囊释放的因素有很多。囊壁的厚度、物理化学性质、药物的性质、囊心物与囊壁的重量比、附加剂的影响、工艺条件与剂型、pH 的影响以及溶出介质离子强度的影响。

实训项目

实训二十 制备液体石蜡微囊

一、实训目的

1. 能用复凝聚法制备微囊。
2. 能正确使用光学显微镜观察微囊是否形成和用目测法测定微囊粒径。

二、器材与药品

乳匀机、恒温水浴锅、磁力搅拌器、光学显微镜、烧杯、量筒、天平、冰浴；液体石蜡、明胶、阿拉伯胶、甲醛、10%醋酸溶液、60%硫酸钠溶液、20% NaOH 溶液、36%甲醛溶液、蒸馏水等。

三、实训原理

微囊是微型胶囊的简称，系以天然的或合成的高分子材料为囊材，将固体或液体药物（通称囊心物）包裹成直径 1~5000μm（通常为 5~250μm）的封闭微小胶囊。将药物制成微囊的过程称为微囊化，而用微囊制成的制剂则称为微囊化制剂。根据临床需要可将微囊制成散剂、胶囊剂、片剂、注射剂以及软膏剂等。微囊化后药物可根据需要制成散剂、颗粒剂、胶囊剂和片剂等剂型。微囊的制法较多，可归纳为物理化学法、化学法和物理机械法三大类。具体有界面聚合法、相分离法、单凝聚法和复凝聚法等，以复凝聚法较常用。

四、实训内容

液体石蜡微囊制备（复凝聚法）

【处方】液体石蜡 4g 明胶 4g 阿拉伯胶 4g 10%醋酸溶液适量 36%甲醛溶液 5ml 20%NaOH 溶液适量 蒸馏水适量

【制法】

1. 液体石蜡乳剂的制备 在烧杯中加入 70ml 水，加入阿拉伯胶，置磁力搅拌器上加热搅拌，待水温升至 60℃，加入液体石蜡，60℃搅拌乳化，待阿拉伯胶全部溶解后，用高速搅拌机搅拌成乳状。

2. 明胶溶液的制备 明胶 4g 加水 100ml 浸泡溶胀后在 70℃水浴加热溶解制成胶浆。

3. 混合 用磁力搅拌器加热，使液体石蜡乳保持 50℃恒温；另取明胶溶液（明胶 4g 加水 100ml 在 70℃水浴加热溶解制成胶浆），冷却至 50℃，然后在磁力搅拌下加入液体石蜡乳中，测定混合液的 pH。

4. 调节 pH 成微囊 在保持 50℃不断磁力搅拌下，用 10%醋酸溶液调节混合液 pH 至 3.8~4.0，显微镜下观察成囊情况。

5. 稀释、固化 将微囊液自磁力搅拌器上取下，不断搅拌，加入成囊系统 3 倍量的 30℃的蒸馏水，不停搅拌，自然冷却，待温度冷至 32~35℃时，置冰水浴中，不断搅拌降温至 5~10℃，加入甲醛溶液 5ml，继续搅拌 15 分钟，再用 20%NaOH 溶液调其 pH 至 8~9，继续搅拌 45 分钟，取样在显微镜下观察微囊的外形及大小，静置待微囊沉降。

6. 抽滤 待微囊沉降完全，倾去上清液，抽滤，多次用蒸馏水洗至无甲醛味，即得。

【注解】

1. 所用的水均为蒸馏水，以免离子干扰凝聚。

2. 液体石蜡乳状液中的阿拉伯胶，既是囊材又是乳化剂，因此，可以用组织捣碎机乳化 1~2 分钟代替研钵，克服其乳化力不强的缺点。

3. 明胶有 A 型和 B 型之分，A 型明胶的等电点为 pH7~8，B 型明胶的等电点为 pH3.8~4.1，制备微囊均可使用。

4. 用 10%醋酸溶液调 pH 时，应逐渐滴入，特别是当接近等电点时更应小心，并随时取样在显微镜下观察微囊的形成。

5. 微囊容易粘连，故应不断搅拌并用适量水稀释。

6. 固化时应用少许甲醛先缓缓加入，再用氢氧化钠液调节 pH 至 8 ~ 9，使固化完全。

7. 甲醛用量的多少能影响明胶的变性温度，亦即影响药物的释放快慢。

五、实训结果

记录液体石蜡乳微囊的外观、嗅味、粒径及其分布。

六、思考题

1. 复凝聚法制备微囊过程中，关键的工艺因素有哪些？

2. 在操作中应该如何控制以使微囊形状好、收率高？

（丁沐淦）

项目十五 缓释、控释制剂技术

预期学习成果

1. 能够描述缓释、控释制剂的概念、特点、制备工艺等。

2. 能够分析缓释、控释制剂的处方，按照工艺流程完成小量制备，并完成实训报告。

3. 能够查阅《中国药典》（2020 年版），获取缓释、控释制剂药品标准、检验方法等专业信息。

4. 能够根据缓释、控释制剂特点、体内外评价、临床应用与注意事项合理指导用药。

课后提交成果

1. 完成在线达标检测题。

2. 分组完成电子版实训报告（含相关横向知识介绍/实训过程图片或小视频）。

知识导航

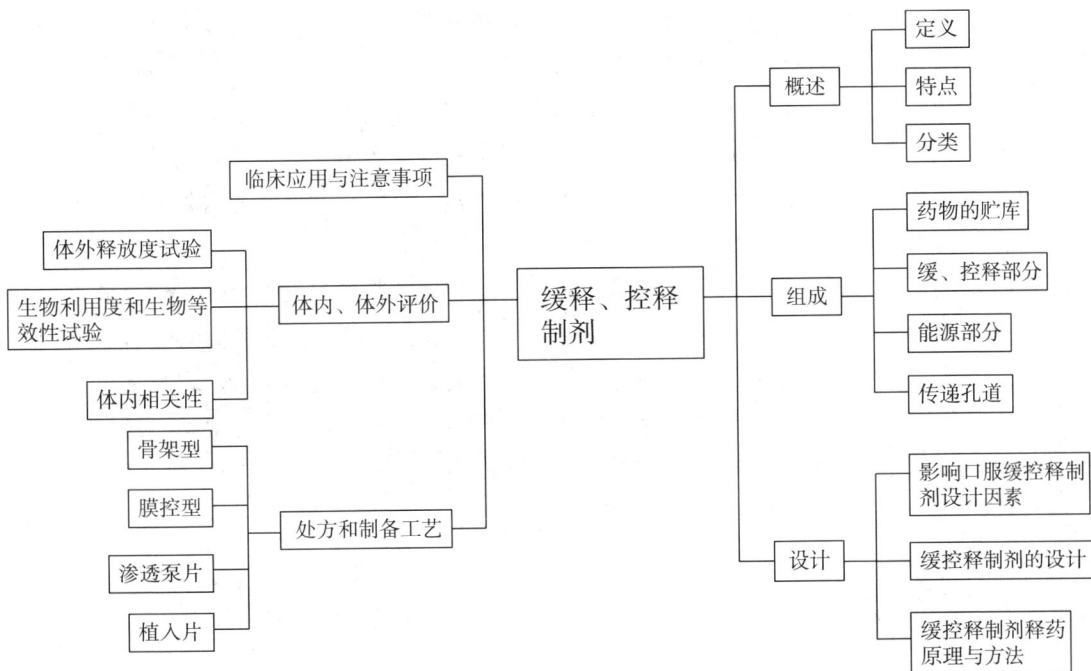

任务一 认识缓释、控释制剂

一、定义

1. 缓释制剂 系指在规定释放介质中，按要求缓慢地非恒速释放药物，其与相应的普通制剂比较，给药频率比普通制剂减少一半或给药次数频率比普通制剂有所减少，且能显著增加患者顺应性的制剂。

2. 控释制剂 系指在规定释放介质中，按要求缓慢地恒速或接近恒速释放药物，其与相应的普通制剂比较，给药频率比普通制剂减少一半或给药次数频率比普通制剂有所减少，血药浓度比缓释制剂更加平稳，且能显著增加患者顺应性的制剂。

缓释、控释制剂也包括眼用、鼻腔、耳道、阴道、直肠、口腔或牙用、透皮或皮下、肌内注射及皮下植入，使药物缓慢释放吸收，避免门肝系统的"首过效应"的制剂。

拓展阅读

中药新剂型及举例

中药制剂是中医药发挥重要作用以及将中医药推广至全世界的直接载体。中药新剂型有软胶囊、滴丸、缓控释制剂、巴布剂与经皮吸收贴剂、靶向给药制剂等。中医中药历史悠久，疗效确切，但目前绝大多数的药物制剂还停留在第一阶段，即普通制剂，高效、长效而剂量又小的成药还很少，因而采用先进的制剂技术研究并开发中药缓、控释制剂是十分必要的，也是中成药工业发展和社会需求发展的必然趋势。

从单味药的有效成分入手，我国已完成了长春西汀骨架型缓释片的研制。长春西汀属生物碱类药物，能有效防治心脑血管等疾病，需要长期服用，但该药服用后，半衰期为 2 小时左右，生物利用度较低。为减少服药次数，保持一定时间有效的血药浓度，设计了骨架型缓释片的制剂新工艺。该工艺研究已获得成功，通过体内外溶出试验的评价，符合骨架型缓释片的技术要求。

二、特点

1. 优点

（1）药物治疗作用持久，对半衰期短或需频繁给药的药物，可以减少服药次数。如普通制剂每天 3 次，制成缓释或控释制剂可改为每天一次。这样可以大大提高患者服药的顺应性，使用方便。特别适用于需要长期服药的慢性疾病患者，如心血管疾病、心绞痛、高血压、哮喘等。

（2）药物可以缓慢地释放进入体内，血药浓度"峰谷"波动小，使血液浓度平稳，可避免超过治疗血药浓度范围的毒副作用，有利于降低药物的不良反应，同时又能保持在有效浓度范围之内维持疗效。缓释、控释制剂与常规制剂的血药浓度比较，如图 15－1 所示。

（3）可减少用药的总剂量，因此可用最小剂量达到最大药效。

（4）增加药物治疗的稳定性。另外某些缓控释制剂还可以避免某些药物对胃肠道的刺激性，避免夜间给药。

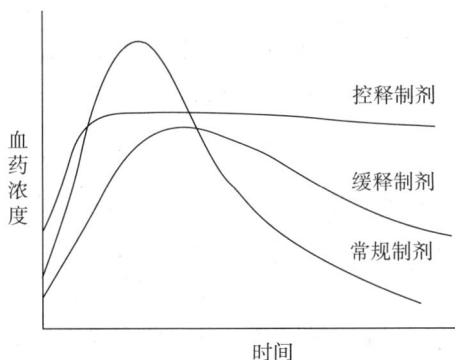

图 15－1　缓释、控释制剂与常规制剂的血药浓度比较图

2. 缺点　缓释控释制剂也存在着一些问题，如在临床使用中剂量调整缺乏灵活性，如果遇到某种特殊情况（如出现较大副反应），往往不能立即停止治疗；缓释、控释制剂一般是基于健康人群的平均动力学参数而设计，当药物在疾病状态的体内动力学特性有所改变时，不能灵活调节给药方案；制备缓释、控释制剂所设计的设备和工艺较常规制剂昂贵。

三、主要类型

（1）骨架型缓释、控释制剂　是指药物和一种或多种惰性固体骨架材料通过压制或融合技术制成片状、小粒或其他形式的制剂。大多数骨架材料不溶于水，其中有的可以缓慢地吸水膨胀。骨架型制剂常为口服剂型，包括亲水凝胶骨架型、溶蚀性骨架片、不溶性骨架片和骨架型小丸。

（2）膜控型缓释、控释制剂　主要是将含药核心，用适宜的包衣液，采用一定的工艺制成均一的包衣膜，达到缓释、控释目的。有微孔膜包衣片、膜控释小片、膜控释小丸。

（3）渗透泵控释制剂。

（4）注射控释制剂。

（5）植入型缓释、控释制剂。

（6）脉冲式释药系统或自调式释药系统。

（7）经皮给药系统。

（8）多层缓释、控释片。

四、组成

无论何种类型的缓、控释制剂，一般都由四部分组成。

1. 药物的贮库　贮存药物的部位，以治疗的需要为目的，提供缓慢或恒速释放的药物，其药物总量大于释放药量，超过部分作为提供恒量释药的能源。

2. 缓、控释部分　由一定厚度的微孔聚合物薄膜构成，作用是使药物按预定方案缓慢或恒速释放。

3. 能源部分　提供药物从贮库中转运到机体吸收部位所需能量。

4. 传递孔道　提供药物向机体给药部位传递的通道，使药物能从制剂中转运出来，且有缓、控释作用。

五、临床应用与注意事项

（一）临床应用

1. 治疗糖尿病的缓释、控释制剂　此类药品有格列吡嗪控释片（瑞怡宁）、格列奇特缓释片（达美康）等，具有缓慢释放和定量释放的特点，能使血药浓度缓慢平稳地增加，因而其降糖作用平稳而持久，血糖值波动小。格列美脲是一种排泄缓慢的长效药，能抑制胰高血糖素的分泌，恢复细胞对葡萄糖的吸收和利用，克服胰岛素抵抗，增加胰岛素受体数目和亲和力。

2. 治疗高血压、心绞痛的缓释、控释制剂　有硝苯地平缓释片（伲福达）、硝苯地平控释片（拜新同）、盐酸维拉帕米缓释片（缓释异博定）、盐酸尼卡地平缓释微丸、地尔硫䓬缓释胶囊、单硝酸异山梨酯缓释片（依姆多）等。硝苯地平缓释片通过其控释技术使作用持久而平稳，能持久扩张肺动脉，降低肺动脉高压，从而减轻右心室后负荷，长期应用硝苯地平缓释片对右室功能有良好的保护作用。美托洛尔缓释片采用多单位的独特微囊系统，缓释片由数百至数千个微囊组成，药物进入胃内迅速崩解，在十二指肠、小肠、整个升结肠吸收迅速，保证 24 小时平稳的血药浓度，药物以近恒速持续释放并可掰开服用，剂量调整更为方便。

3. 治疗慢性胃炎的缓释、控释制剂　有法莫替丁胃内漂浮型缓释片、硫酸庆大霉素缓释片等。硫酸庆大霉素缓释片用于治疗慢性浅表性胃炎及消化性溃疡，对临床症状、内镜观察、组织活检的改善及 HP 菌的转阴有明显效果，在胃内滞留作用时间长，用药次数少，服用方便。

4. 用于抗菌的缓释、控释制剂　头孢氨苄是较早上市的缓释制剂，其体内动力学特征表现为：达峰时间比普通制剂延长且呈单峰的药时曲线，单次口服头孢氨苄缓释胶囊（500mg）后，峰浓度为（4.94±0.77）μg/ml，3～8 小时内血药浓度变化小。

5. 治疗慢性疼痛的缓释、控释制剂　有盐酸羟考酮控释片（奥施康定），吗啡控释片，盐酸曲马朵缓释片（奇曼丁）、缓释胶囊，芬太尼透皮贴剂（多瑞吉）等。硫酸吗啡控释片和盐酸吗啡缓释片用于治疗中、重度癌痛患者，在镇痛强度上无明显差异，但盐酸吗啡缓释片的消化道反应（恶心、呕吐、便秘）较硫酸吗啡控释片发生率高，这两种药物可作为癌痛的第三阶梯用药，对控制中、重度癌痛有较好的疗效，且安全、方便。

6. 肠溶缓释、控释制剂　有盐酸文拉法辛缓释胶囊、帕罗西汀肠溶缓释片等。盐酸文拉法辛缓释胶囊，采用群孔释放渗透泵控释片技术，不需要激光打孔，控释片的控释膜上存在的致孔剂遇水后溶解，在控释衣膜上形成无数肉眼不可见的微孔或弯曲小道，使得控释膜变为微孔膜。水和可溶性成分可以通过微孔膜，经扩散力、药物分子与水分子交换而渗透释药。群孔释放渗透泵控释片的药物释放速度恒定，血药浓度平稳，因此不良反应减少，患者服药时的顺应性较好。

（二）注意事项

1. 剂量突释　指缓控释制剂在释放初期出现的药物大剂量释放现象。有几种情况可导致剂量突释，一是服药方法不当，比如服用时咀嚼或辗碎后服用。由缓控释制剂的工艺和释药原理可知，这种服药方式将破坏用于控制药物释放的包衣膜、骨架或渗透泵结构，从而造成药物快速释放。由于缓控释制剂的剂量通常是普通制剂的 2 倍以上，因此突释造成的血药浓度升高有可能导致患者中毒。第二种情况是制剂工艺不合格，没有达到规定的释放速率标准。为防止这种情况发生，《中国药典》自 1995 年版开始增加了体外释放检查，规定在释放试验开始后 0.5 ~ 2 小时取样测定，以考察是否有突释。

2. 服用间隔和剂量缓控释制剂的服用间隔　一般为 12 小时或 24 小时。为维持有效血药浓度，避免不良反应，患者应注意不要漏服，以免血药浓度过低不能控制症状，服用时间也必须间隔一致；也不要随意增加剂量，否则血药浓度太高，也会增加毒性反应。

3. 分配系数　当药物口服进入胃肠道后，必须穿过各种生物膜才有可能在机体的其他部位产生治疗作用。由于这些膜为脂质膜，药物的分配系数对其能否有效地透过膜起决定性的作用。分配系数过高的药物，其脂溶性太大，药物能与脂质膜产生强结合力而不能进入血液循环中；分配系数过小的药物，透过膜较困难，从而造成其生物利用度较差。因此具有适宜分配系数的药物不仅能透过脂质膜，而且能进入血液循环中。

4. 形似完整的药片的"整排"问题　某些缓控释制剂的部分结构在胃肠道中不会被破坏，最后随粪便排出体外，例如微孔膜包衣片的包衣膜、不溶性骨架片的骨架及渗透泵片的生物学惰性组分，后两者形似完整的药片。为了防止产生误解，必须提前告知患者。

5. 中毒救治　与普通剂型相比，缓控释制剂多吸收滞后，达峰时间延长，血药浓度维持时间也较长。因此，当因摄入过量缓释和控释制剂而中毒时，药物的毒性反应发作较迟、症状持续较久，要采用得到的救治措施。

任务二　设计缓释、控释制剂

一、影响口服缓释、控释制剂设计的因素

（一）理化因素

1. 剂量大小　对口服给药系统的剂量大小有一个上限，一般认为 0.5～1.0g 的单剂量是常规制剂的最大剂量，此对缓释制剂同样适用。随着制剂技术的发展和异型片的出现，目前上市的口服片剂中已有很多超过此限，有时可采用一次服用多片的方法降低每片含药量。

2. pK_a、解离度和水溶性　由于大多数药物是弱酸或弱碱，而非解离型的药物容易通过脂质生物膜，因此了解药物的 pK_a 和吸收环境之间的关系很重要。口服制剂是在消化道 pH 改变的环境中释放药物，胃中呈酸性，小肠则趋向于中性，结肠呈微碱性，所以必须了解 pH 对释放过程的影响。对溶出型或扩散型缓、控释制剂，大部分药物以固体形式到达小肠。吸收最多的部位可能是溶解度小的小肠区域。由于药物制剂在胃肠道的释药受其溶出的限制，所以溶解度很小的药物（ <0.01mg/L ）本身具有内在的缓释作用。

3. 分配系数　当药物口服进入胃肠道后，必须穿过各种生物膜才有可能在机体的其他部位产生治疗作用。由于这些膜为脂质膜，药物的分配系数对其能否有效地透过膜起决定性的作用。分配系数过高的药物，其脂溶性太大，药物能与脂质膜产生强结合力而不能进入血液循环中；分配系数过小的药物，透过膜较困难，从而造成其生物利用度较差。因此具有适宜分配系数的药物不仅能透过脂质膜，而且能进入血液循环中。

4. 稳定性　口服给药的药物要同时经受酸和碱的水解和酶降解作用。对固体状态药物，其降解速度较慢，因此，对于存在这一类稳定性问题的药物选用固体制剂为好。在胃中不稳定的药物，如丙胺太林和普鲁苯辛，将制剂的释药推迟至到达小肠后进行比较有利。对在小肠中不稳定的药物，服用缓释制剂后，其生物利用度可能降低，这是因为较多的药物在小肠段释放，使降解药量增加所致。

（二）生物因素

1. 生物半衰期　通常口服缓释制剂的目的是要在较长时间内使血药浓度维持在治疗的有效范围内，因此，药物必须以与其消除速度相同的速度进入血液循环。对半衰期短的药物制成缓释制剂后可以减少用药频率，但对半衰期很短的药物，要维持缓释作用，单位药量必须很大，必然使剂型本身增大。一般，半衰期 <1 小时的药物，如呋

塞米等不适宜制成缓释制剂。半衰期长的药物（$t_{1/2} > 24$ 小时），如华法林，不采用缓释制剂，因为其本身已有药效较持久的作用。此外，大多数药物在胃肠道的运行时间是 8 ~ 12 小时，因此药物吸收时间超过 8 ~ 12 小时很难，如果在结肠有吸收，则可能使药物释放时间增至 24 小时。

2. 吸收 药物的吸收特性对缓释制剂设计影响很大。制备缓释制剂的目的是对制剂的释药进行控制，以控制药物的吸收。因此，释药速度必须比吸收速度慢。假定大多数药物和制剂在胃肠道吸收部位的运行时间为 8 ~ 12 小时，则吸收的最大半衰期应为 3 ~ 4 小时；否则，药物还没有释放完，制剂已离开吸收部位。对于缓释制剂，本身吸收速度常数低的药物，不太适宜制成缓释制剂。

以上所述是假定药物在整个小肠以相当均匀的速度吸收。实际上，许多药物的吸收情况并非如此。例如硫酸亚铁的吸收在十二指肠和空肠上端进行，因此药物应在通过这一区域前释放，否则不利于吸收。对这类药物制剂的设计方法是设法延长其停留在胃中的时间，这样，药物可以在胃中缓慢释放，然后到达吸收部位。这类制剂有低密度的小丸、胶囊或片剂，即胃内漂浮制剂，它们可飘浮在胃液上面，延迟其从胃中排出。

对于吸收差的药物，除了延长其在胃肠道的滞留时间，还可以用吸收促进剂，它能改变膜的性能而促进吸收。但是，通常生物膜都具有保护作用，当膜的性能改变时，可能出现毒性问题，这方面问题尚待研究。

3. 代谢 在吸收前有代谢作用的药物制成缓释剂型，生物利用度都会降低。大多数肠壁酶系统对药物的代谢作用具有饱和性，当药物缓慢地释放到这些部位，由于酶代谢过程没有达到饱和，使较多量的药物转换成代谢物。例如，阿普洛尔采用缓释制剂服用时，药物在肠壁代谢的程度增加。

二、设计缓释、控释制剂

（一）药物的选择

缓释、控释制剂一般适用于半衰期短的药物（$t_{1/2}$ 为 2 ~ 8 小时），如 5 - 单硝酸异山梨醇（$t_{1/2}$ 为 5 小时）、茶碱（$t_{1/2}$ 为 3 ~ 8 小时）、伪麻黄碱（$t_{1/2}$ 为 6.9 小时）、心得安（$t_{1/2}$ 为 3.1 ~ 4.5 小时）、吗啡（$t_{1/2}$ 为 2.28 小时）。

半衰期小于 1 小时或大于 12 小时的药物，一般不宜制成缓释、控释制剂。个别情况例外，如硝酸甘油半衰期很短，也可制成每片 2.6mg 的缓释片，而地西泮半衰期长达 32 小时，《美国药典》也收载有其缓释制剂产品。其他如剂量很大、药效很剧烈以及溶解吸收很差的药物，剂量需要精密调节的药物，一般也不宜制成缓释或控释制剂。抗生素类药物，由于其抗菌效果依赖于峰浓度，故一般不宜制成普通缓释、控释制剂。

（二）设计要求

1. 生物利用度 缓释、控释制剂的相对生物利用度一般应在普通制剂 80% ~

120% 的范围内。若药物吸收部位主要在胃与小肠，宜设计每 12 小时服一次，若药物在结肠也有一定的吸收，则可考虑每 24 小时服一次。为了保证缓释、控释制剂的生物利用度，除了根据药物在胃肠道中的吸收速度、控制适宜的制剂释放速度外，主要在处方设计时选用合适的材料以达到较好的生物利用度。

2. 峰浓度与谷浓度之比 缓释、控释制剂稳态时峰浓度与谷浓度之比应小于普通制剂。一般半衰期短、治疗指数窄的药物，可设计每 12 小时服一次，而半衰期长的或治疗指数宽的药物则可 24 小时服一次。若设计零级释放剂型，如渗透泵，其峰谷浓度比显著低于普通制剂，此类制剂血药浓度平稳。

3. 缓释、控释制剂的剂量计算 关于缓释、控释制剂的剂量，一般根据普通制剂的用法和剂量，例如某药普通制剂，每日 2 次，每次 20mg，若改为缓释、控释制剂，可以每日 1 次，每次 40mg。这是根据经验考虑，也可采用药物动力学方法进行计算，但涉及因素很多，计算结果仅供参考。

（三）缓释、控释制剂的辅料

缓释、控释制剂，需要采用适宜的辅料，使制剂中药物的释放速度和释放量达到设计要求，确保药物以一定速度输送到病患部位并在组织中或体液中维持一定浓度，获得预期疗效，减小药物的毒副作用。

1. 骨架材料 常用骨架材料主要有以下 3 种类型。

（1）亲水凝胶骨架材料 是指遇水或消化液骨架膨胀，形成凝胶屏障而控制药物释放的物质。选择不同性能的材料及其与药物的比例等可调节制剂的释药速率。常用的材料有羟丙甲纤维素（HPMC）、羟丙基纤维素（HPC）、甲基纤维素（MC）、羧甲基纤维素钠（CMC - Na）、壳聚糖、海藻酸钠、聚乙烯醇和聚羧乙烯等。

（2）水不溶性骨架材料 指不溶于水或水溶性极小的高分子聚合物或无毒塑料等。药物溶解后通过骨架中错综复杂的极细孔径的通道，缓缓向外扩散而释放，在药物的整个释放过程中，骨架几乎没有改变，最后随大便排出。常用的材料有无毒聚氯乙烯、聚乙烯、乙基纤维素、聚硅氧烷、硅橡胶、乙烯 - 醋酸乙烯共聚物和聚甲基丙烯酸甲酯（PMMA）等。

（3）生物降解骨架材料 主要包括脂肪酸、蜡质或酯类。由于材料逐渐降解，药物从骨架中释放。常用的材料有硬脂酸、蜂蜡、巴西棕榈蜡、氢化植物油、硬脂醇、聚乙二醇单脂酸酯、甘油三酯和单硬脂酸甘油酯等。

2. 缓释、控释包衣材料 用包衣技术制成的缓释、控释制剂是通过包衣膜来控制和调节剂型中药物在体内释放速率。常用的包衣材料有不溶性和肠溶性材料两类。

（1）不溶性高分子材料 此类包衣材料都是一些高分子聚合物，不溶于水或难溶于水，但水气可穿透，无毒，不受胃肠内液体的干扰，具有良好的成膜性能和机械性能，常用的材料有乙基纤维素、醋酸纤维素、乙烯 - 醋酸乙烯共聚物（EVA）等。

（2）肠溶性高分子材料 系指在胃中不溶，在小肠偏碱性条件下溶解的高分子材料，常用的材料有如肠溶型 II 号丙烯酸树脂（Eudragit L100）、肠溶型 III 号丙烯酸树脂

（Eudragit S100）、羟丙甲纤维素酞酸酯（HPMCP）、羟丙甲纤维素琥珀酸酯（HPM-CAS）。

3. 致孔剂 常用的致孔剂为水溶性高分子聚合物，有聚维酮（PVP）、聚乙烯醇（PVA）、羟丙甲纤维素（HPMC）、羧甲基纤维素钠（CMC-Na）、甲基纤维素（MC）和表面活性剂如十二烷基硫酸钠（SLS）和泊洛沙姆（Poloxamer）等。

4. 增稠剂 用在液体类缓控释制剂中，遇水后通过增加液体的黏度来延长药物的扩散和吸收时间，如 PVP、PVA、CMC-Na、明胶等。

辅料是调节药物释放速度的重要物质。制备缓释、控释制剂，需要使用适当辅料，使制剂中药物的释放速度和释放量达到设计要求，确保药物以一定速度输送到病患部位并在组织中或体液中维持一定浓度，获得预期疗效，减小药物的毒副作用。

任务三 制备和评价缓释、控释制剂

一、制备缓释、控释制剂

（一）制备骨架型缓释、控释制剂

1. 亲水性凝胶骨架片 这类骨架片主要骨架材料为羟丙甲纤维素（HPMC），其规格应在 4000cPa·s 以上，常用的 HPMC 为 K4M（4000cPa·s）和 K15M（15000cPa·s）。HPMC 遇水后形成凝胶，水溶性药物的释放速度取决于药物通过凝胶层的扩散速度，而水中溶解度小的药物，释放速度由凝胶层的逐步溶蚀速度所决定，凝胶最后完全溶解，药物全部释放，故生物利用度高。在处方中药物含量低时，可以通过调节 HPMC 在处方中的比例及 HPMC 的规格来调节释放速度，处方中药物含量高时，药物释放速度主要由凝胶层溶蚀所决定。直接压片或湿法制粒压片都可以。除 HPMC 外，还有甲基纤维素（400cPa·s，4000cPa·s）、羟乙基纤维素、羧甲基纤维素钠、海藻酸钠等。低分子量的甲基纤维素使药物释放加快，因其不能形成稳定的凝胶层。阴离子型的羧甲基纤维素能够与阳离子型药物相互作用而影响药物的释放。

例：阿米替林缓释片（50mg/片）

【处方】 阿米替林 50mg 柠檬酸 10mg HPMC（K4M）160mg 乳糖 180mg 硬脂酸镁 2mg

【制备】 将阿米替林与 HPMC 混匀，柠檬酸溶于乙醇中作润湿剂制成软材，制粒，干燥，整粒，加硬脂酸镁混匀，压片即得。

2. 生物溶蚀性骨架片 指将药物与蜡质、脂肪酸及其酯等物质混合制备的缓释片。如巴西棕榈蜡（carnauba wax）、硬脂醇、硬脂酸、氢化蓖麻油、聚乙二醇单硬脂酸酯、甘油三酯等。这类骨架片是通过孔道扩散与蚀解控制释放。部分药物被不穿透水的蜡质包裹，可加入表面活性剂以促进其释放。通常将巴西棕榈蜡与硬脂醇或硬脂酸结合使用。熔点过低或太软的材料不易制成物理性能优良的片剂。

此类骨架片的制备工艺有三种：①溶剂蒸发技术，将药物与辅料的溶液或分散体加入熔融的蜡质相中，然后将溶剂蒸发除去，干燥、混合制成团块再颗粒化；②熔融技术，即将药物与辅料直接加入熔融的蜡质中，温度控制在略高于蜡质熔点，熔融的物料铺开冷凝、固化、粉碎，或者倒入一旋转的盘中使成薄片，再磨碎过筛形成颗粒，如加入 PVP 或聚乙烯月桂醇醚，可呈表观零级释放；③药物与十六醇在温度 60℃ 混合，团块用玉米朊醇溶液制粒，此法制得的片剂释放性能稳定。

例：硝酸甘油缓释片

【处方】 硝酸甘油 0.26g（10% 乙醇溶液 2.95ml） 硬脂酸 6.0g 十六醇 6.6g 聚维酮（PVP）3.1g 微晶纤维素 5.88g 微粉硅胶 0.54g 乳糖 4.98g 滑石粉 2.49g 硬脂酸镁 0.15g 共制 100 片

【制法】 ①将 PVP 溶于硝酸甘油乙醇溶液中，加微粉硅胶混匀，加硬脂酸与十六醇，水浴加热到 60℃，使熔。将微晶纤维素、乳糖、滑石粉的均匀混合物加入上述熔化的系统中，搅拌 1 小时；②将上述黏稠的混合物摊于盘中，室温放置 20 分钟，待成团块时，用 16 目筛制粒。30℃ 干燥，整粒，加入硬脂酸镁，压片。本品 12 小时释放 76%。开始 1 小时释放 23%，以后释放接近零级。

3. 不溶性骨架片 不溶性骨架片的材料有聚乙烯、聚氯乙烯、甲基丙烯酸–丙烯酸甲酯共聚物、乙基纤维素等。此类骨架片药物释放后整体从粪便排出。制备方法可以将缓释材料粉末与药物混匀直接压片。此类片剂有时释放不完全，大量药物包含在骨架中，大剂量的药物也不宜制成此类骨架片，现应用不多。

4. 缓释、控释颗粒（微囊）压制片 缓释颗粒压制片在胃中崩解后类似于胶囊剂，并具有缓释胶囊的优点，同时也保留片剂的长处。制备这类制剂有三种方法。①将三种不同释放速度的颗粒混合压片，如一种是以明胶为黏合剂制备的颗粒，另一种是以醋酸乙烯为黏合剂制备的颗粒，第三种是以虫胶为黏合剂制备的颗粒，药物释放受颗粒在肠液中的蚀解作用所控制，明胶制的颗粒蚀解最快，其次为醋酸乙烯颗粒，虫胶颗粒最慢；②微囊压制片，如将阿司匹林结晶，以阻滞剂为囊材进行微囊化，制成微囊，再压成片子；③将药物制成小丸，然后再压成片子，最后包薄膜衣。如先将药物与乳糖混合，用乙基纤维素水分散体包制成小丸，必要时还可用熔融的十六醇与十八醇的混合物处理，然后压片，再用 HPMC（5cPa·s）与 PEG400 的混合物水溶液包制薄膜衣，也可在包衣料中加入二氧化钛，使片子更加美观。

5. 胃内滞留片 系指一类能滞留于胃液中，延长药物在消化道内的释放时间，改善药物吸收，有利于提高药物生物利用度的片剂。它一般可在胃内滞留达 5~6 小时。此类片剂由药物和一种或多种亲水胶体及其他辅料制成，又称胃内漂浮片，实际上是一种不崩解的亲水性凝胶骨架片。为提高滞留能力，加入疏水性而相对密度小的酯类、脂肪醇类、脂肪酸类或蜡类，如单硬脂酸甘油酯、鲸蜡酯、硬脂醇、硬脂酸、蜂蜡等。乳糖、甘露糖等的加入可加快释药速率，聚丙烯酸酯Ⅱ、Ⅲ等加入可减缓释药，有时还加入十二烷基硫酸钠等表面活性剂增加制剂的亲水性。

片剂大小、漂浮材料、工艺过程及压缩力等对片剂的漂浮作用有影响，在研制时针对实际情况进行调整。

例：呋喃唑酮胃漂浮片

【处方】呋喃唑酮100g　十六烷醇70g　HPMC 43g　丙烯酸树脂40g　十二烷基硫酸钠适量　硬脂酸镁适量

【制备】将药物和辅料充分混合后用2% HPMC水溶液制软材，过18目筛制粒，于40℃干燥，整粒，加硬脂酸镁混匀后压片。每片含主药100mg。

试验证明，本品以零级速度及Higuchi方程规律体外释药。在人胃内滞留时间为4~6小时，明显长于普通片（1~2小时）。初步试验表明，其对幽门弯曲菌清除率为70%，胃窦黏膜病理炎症的好转率为75.0%。

6. 生物黏附片　系采用生物黏附性的聚合物作为辅料制备片剂。这种片剂能黏附于生物黏膜，缓慢释放药物并由黏膜吸收以达到治疗目的。通常生物黏附性聚合物与药物混合组成片芯，然后由此聚合物围成外周，再加覆盖层而成。

生物黏附片可应用于口腔、鼻腔、眼眶、阴道及胃肠道的特定区段，通过该处上皮细胞黏膜输送药物。该剂型的特点是加强药物与黏膜接触的紧密性及持续性，因而有利于药物的吸收。生物黏附片既可安全有效地用于局部治疗，也可用于全身。口腔、鼻腔等局部给药可使药物直接进入大循环而避免首过效应。

生物黏附性高分子聚合物有卡波普（carbopol）、羟丙基纤维素、羧甲基纤维素钠等。

7. 骨架型小丸　采用骨架型材料与药物混合，或再加入一些其他成形辅料，如乳糖等，调节释药速率的辅料有PEG类、表面活性剂等，经用适当方法制成光滑圆整、硬度适当、大小均一的小丸，即为骨架型小丸。骨架型小丸与骨架片所采用的材料相同。骨架型小丸制备比包衣小丸简单，根据处方性质，可采用旋转滚动制丸法（泛丸法）、挤压–滚圆制丸法和离心–流化制丸法制备。

（二）制备膜控型缓释、控释制剂

膜控型缓释、控释制剂主要适用于水溶性药物，用适宜的包衣液，采用一定的工艺制成均一的包衣膜，达到缓释、控释目的。包衣液由包衣材料、增塑剂和溶剂（或分散介质）组成，根据膜的性质和需要可加入致孔剂、着色剂、抗黏剂和遮光剂等。

1. 微孔膜包衣片　微孔膜控释剂型通常是用胃肠道中不溶解的聚合物，如醋酸纤维素、乙基纤维素、乙烯–醋酸乙烯共聚物、聚丙烯酸树脂等作为衣膜材料，包衣液中加入少量致孔剂，如PEG类、PVP、PVA、十二烷基硫酸钠、糖和盐等水溶性的物质，亦有加入一些水不溶性的粉末如滑石粉、二氧化硅等，甚至将药物加在包衣膜内既作致孔剂又是速释部分，用这样的包衣液包在普通片剂上即成微孔膜包衣片。水溶性药物的片芯应具有一定硬度和较快的溶出速率，以使药物的释放速率完全由微孔包衣膜控制。当微孔膜包衣片与胃肠液接触时，膜上存在的致孔剂遇水部分溶解或脱落，在包衣膜上形成无数微孔或弯曲小道，使衣膜具有通透性。胃肠道中的液体通过这些微孔渗入膜内，溶解片芯内的药物到一定程度，片芯内的药物溶液便产生一定渗透压，由于膜内外渗透压的差别，药物分子便通过这些微孔向膜外扩散释放。药物向膜外扩散的结果使片内的渗透压下降，水分又得以进入膜内溶解药物，如此反复，只要膜内药物维持饱和浓度且膜内外存在漏槽状态，则可获得零级或接近零级速率的药物释放。包衣膜在胃肠道内不被破坏，最后排出体外。

2. 膜控释小片 是将药物与辅料按常规方法制粒，压制成小片，其直径为2～3mm，用缓释膜包衣后装入硬胶囊使用。每粒胶囊可装入几片至20片不等，同一胶囊内的小片可包上不同缓释作用的包衣或不同厚度的包衣。此类制剂无论在体内外皆可获得恒定的释药速率，是一种较理想的口服控释剂型。其生产工艺也较控释小丸简便，质量也易于控制。

3. 肠溶膜控释片 此类控释片是药物片芯外包肠溶衣，再包上含药的糖衣层而得。含药糖衣层在胃液中释药，当肠溶衣片芯进入肠道后，衣膜溶解，片芯中的药物释出，因而延长了释药时间。肠溶衣材料可用羟丙基纤维素酞酸酯，也可与不溶于胃肠液的膜材料，如乙基纤维素混合包衣制成在肠道中释药的微孔膜包衣片，在肠道中肠溶衣溶解，在包衣膜上形成微孔，纤维素微孔膜控制片芯内药物的释放。

4. 膜控释小丸 由丸芯与控释薄膜衣两部分组成。丸芯含药物和稀释剂、黏合剂等辅料，所用辅料与片剂的辅料大致相同，包衣膜亦有亲水薄膜衣、不溶性薄膜衣、微孔膜衣和肠溶衣。

（三）制备渗透泵片

渗透泵片是由药物、半透膜材料、渗透压活性物质和推动剂等组成。常用的半透膜材料有醋酸纤维素、乙基纤维素等。渗透压活性物质（即渗透压促进剂）起调节药室内渗透压的作用，其用量多少关系到零级释药时间的长短，常用乳糖、果糖、葡萄糖、甘露糖的不同混合物。推动剂亦称为促渗透聚合物或助渗剂，能吸水膨胀，产生推动力，将药物层的药物推出释药小孔，常用分子量为3万～500万的聚羟甲基丙烯酸烷基酯，分子量为1万～36万的PVP等。除上述组成外，渗透泵片中还可加入助悬剂、黏合剂、润滑剂、润湿剂等。

渗透泵片有单室和双室渗透泵片。双室渗透泵片适于制备水溶性过大或难溶于水的药物的渗透泵片。

例：维拉帕米渗透泵片

【处方】①片芯处方：盐酸维拉帕米（40目）2850g 甘露醇（40目）2850g 聚环氧乙烷（40目、分子量500万）60g 聚维酮120g 乙醇1930ml 硬脂酸（40目）115g

②包衣液处方（用于每片含120mg的片芯）：醋酸纤维素（乙酰基值39.8%）47.25g 醋酸纤维素（乙酰基值32%）15.75g 羟丙基纤维素22.5g 聚乙二醇3350 4.5g 二氯甲烷1755ml 甲醇735ml

【制法】①片芯制备：将片芯处方中前三种组分置于混合器中，混合 5 分钟；将 PVP 溶于乙醇，缓缓加至上述混合组分中，搅拌 20 分钟，过 10 目筛制粒，于 50℃ 干燥 18 小时，经 10 目筛整粒后，加入硬脂酸混匀，压片。制成每片含主药 120mg、硬度为 9.7kg 的片芯。②包衣：用空气悬浮包衣技术包衣，进液速率为 20ml/min，包至每个片芯上的衣层增重为 15.6mg。将包衣片置于相对湿度 50%、50℃ 的环境中 45 ~ 50 小时，再在 50℃ 干燥箱中干燥 20 ~ 25 小时。③打孔：在包衣片上下两面对称处各打一释药小孔，孔径为 254μm。

维拉帕米渗透泵片为一种单室渗透泵片，每日仅需服药 1 ~ 2 次。在人工胃液和人工肠液中的释药速率为 7.1 ~ 7.7mg/h，可持续释药 17.8 ~ 20.2 小时。

（四）制备植入剂

主要为用皮下植入方式给药的植入型给药系统，药物很容易到达体循环，因而其生物利用度高；另外，给药剂量比较小、释药速率慢而均匀，成为吸收的限速过程，故血药水平比较平稳且持续时间可长达数月甚至数年；皮下组织较疏松，富含脂肪，神经分布较少，对外来异物的反应性较低，植入药物后的刺激、疼痛较小；而且一旦取出植入物，机体可以恢复，这种给药的可逆性对计划生育非常有用。其不足之处是植入时需在局部（多为前臂内侧）作一小的切口，用特殊的注射器将植入剂推入，如果用非生物降解型材料，在终了时还需手术取出。

植入剂按其释药机制可分为膜控型、骨架型、渗透压驱动释放型。主要用于避孕、治疗关节炎、抗肿痛、胰岛素、麻醉药拮抗剂等。目前生物降解聚合物作为载体制得的给药系统中研究最多的是制成微粒甚至纳米粒，由于粒子很小，植入时可用普通注射器注入。这样的微粒由于大小不一，在吸收部位的表观释放速率可接近零级。

二、评价缓释、控释制剂

（一）体外释放度试验

1. 释放度试验方法　《中国药典》（2020 年版）规定缓释、控释制剂的体外药物释放度试验可采用溶出度仪进行。贴剂可采用释放度测定法检查。

2. 取样点的设计　除肠溶制剂外，体外释放速率试验应能反映出受试制剂释药速率的变化特征，且能满足统计学处理的需要，释药全过程的时间不应低于给药的时间间隔，且累积释放率要求达到 90% 以上。

（二）体内生物利用度和生物等效性试验

《中国药典》（2020 年版）规定缓释、控释制剂的生物利用度与生物等效性试验应在单次给药与多次给药两种条件下进行。单次给药（双周期交叉）试验目的在于比较受试者于空腹状态下服用缓释、控释受试制剂与参比制剂的吸收速度和吸收程度的生物等效性，并确认受试制剂的缓释、控释药物动力学特征。多次给药是比较受试制剂与参比制剂多次连续用药达稳态时，药物的吸收程度、稳态血浓和波动情况。

（三）体内外相关性

体内 – 体外相关性，指的是由制剂产生的生物学性质或生物学性质衍生的参数（如 t_{max}、C_{max} 或 AUC），与同一制剂的物理化学性质（如体外释放行为）之间，建立合理的定量关系。体内外相关性可归纳为 3 种：①体外释放与体内吸收两条曲线上对应的各个时间点应分别相关，这种相关简称点对点相关；②应用统计矩分析原理建立体外释放的平均时间与体内平均滞留时间之间的相关，由于能产生相似的平均滞留时间可有很多不同的体内曲线，因此体内平均滞留时间不能代表体内完整的血药浓度 – 时间曲线；③将一个释放时间点（$t_{50\%}$、$t_{100\%}$）与一个药代动力学参数（如 AUC、C_{max} 或 t_{max}）之间单点相关，但它只说明部分相关。

✐ 知识拓展

缓释、控释制剂释药原理与方法

1. 溶出原理　由于药物的释放受溶出的限制，溶出速度慢的药物显示缓释的性质，根据 Noyes – Whitney 溶出速度公式：$\dfrac{dc}{dt} = kS(c_s - c)$，减小药物的溶解度，增大粒径，降低药物的溶出速度，可使药物缓慢释放，达到长效作用。具体方法有：①制成溶解度小的盐或酯；②与高分子化合物生成难溶性盐；③控制粒子大小。

2. 扩散原理　以扩散为主的缓、控释制剂，药物首先溶解成溶液后再从制剂中扩散出来进入体液，其释药受扩散速率的控制。药物的释放以扩散为主的结构有：水不溶性包衣膜，含水性孔道的包衣膜。具体利用扩散原理达到缓、控释作用的方法有：①包衣；②制成微囊；③制成不溶性骨架片剂；④增加黏度以减少扩散速度；⑤制成植入剂；⑥制成乳剂。

3. 溶蚀与扩散、溶出相结合原理　某些骨架型制剂，如生物溶蚀型骨架系统、亲水凝胶骨架系统，不仅药物可从骨架中扩散出来，而且骨架本身也处于溶蚀的过程。当聚合物溶解时，药物扩散的路径长度改变，这一复杂性则形成移动界面扩散系统。此类系统的优点在于材料的生物溶蚀性能不会最后形成空骨架，缺点则是由于影响因素多，其释药动力学较难控制。

4. 渗透压原理　以口服渗透泵片剂为例说明其原理和构造：片芯为水溶性药物和水溶性聚合物或其他辅料制成，外面用水不溶性的聚合物，例如醋酸纤维素、乙基纤维素或乙烯 – 醋酸乙烯共聚物等包衣，成为半渗透膜壳，水可渗进此膜，但药物不能。一端壳顶用适当方法（如激光）开一细孔。当片剂与水接触后，水即通过半渗透膜进入片芯，使药物溶解成为饱和溶液，渗透压为 4053 ~ 5066kPa，（体液渗透压为 760kPa），由于渗透压的差别，药物饱和溶液由细孔持续流出，其量与渗透进的水量相等，直到片芯内的药物溶解完全为止。

5. 离子交换原理 由水不溶性交联聚合物组成的树脂，其聚合物链的重复单元上含有成盐基团，药物可结合于树脂上。当带有适当电荷的离子与离子交换基团接触时，通过交换将药物游离释放出来。

📖 实训项目

实训二十一 制备阿司匹林缓释片

一、实训目的

1. 能进行缓释片的制备。

2. 能进行缓释制剂的体外释放度测定操作。

二、器材与药品

压片机、溶出度测定仪、紫外分光光度计、药筛、量筒、量杯、天平等；阿司匹林、羟丙甲纤维素、十八醇、丙烯酸树脂 1 号、滑石粉等。

三、实训原理

缓释制剂系指延长药物在体内的吸收而达到延长药物作用时间为目的的制剂。缓释制剂的种类很多，按给药途径有口服、肌注、透皮及腔道用制剂等。其中口服缓释制剂研究最多。缓释制剂有多种模式，如膜控型、溶蚀性骨架型、水凝胶骨架型、生物溶蚀性骨架片、水不溶性骨架片、胃内漂浮滞留型、缓释微丸、渗透泵型等。

四、实训内容

阿司匹林缓释片的制备

【处方】阿司匹林 6 g 羟丙甲纤维素（HPMC）11g 十八醇 15g 丙烯酸树脂 1 号 1g 滑石粉 3g 共制 100 片

【制法】将阿司匹林、羟丙甲纤维素（HPMC）、丙烯酸树脂粉碎过 100 目筛，混合均匀，加入熔融的十八醇充分混合，趁热过 18 目筛，放冷后，加入滑石粉混匀，用浅凹冲模压片，片剂硬度控制在 $4 \sim 5 \mathrm{kg/cm^2}$。每片含阿司匹林 60mg。

【注解】

1. 阿司匹林缓释片临床上用于预防一过性脑缺血发作、心肌梗死、心房颤动、人工心脏瓣膜、动静脉瘘或其他手术后的血栓形成，也可用于治疗不稳定型心绞痛。口服，每日剂量 50 ~ 150 mg（1 ~ 3 片），每日一次，或遵医嘱。应整片吞服。

2. 阿司匹林缓释片属于生物溶蚀性骨架片，采用熔融技术制备。

3. 硬脂酸镁和硬脂酸钙能促进阿司匹林的水解，故用滑石粉作润滑剂。

4. 缓释片硬度对释药速率有直接影响，阿司匹林缓释片将硬度控制在 $4 \sim 5\text{kg/cm}^2$ 为宜。

五、质量检查

1. 外观 应为白色圆形片状固态制剂，表面完整光滑、无黑点、油污。

2. 释放度测定

（1）标准曲线的制备 精密称取阿司匹林 50mg 置 100ml 量瓶中，加蒸馏水溶解并稀释至刻度，配成 500mg/L 的标准溶液。精密吸取此液 0、0.5、1、1.5、2、2.5ml 置 25ml 量瓶中，分别加入 7% 盐酸羟胺乙醇液 1.00ml，2mol/L NaOH 1.00ml，放置 3 分钟，再分别加入 4mol/L HCl 和 10% FeCl$_3$ 各 1.00ml，加水至刻度，摇匀，配成 0、10、20、30、40、50mg/L 的标准溶液。以 0mg/L 的溶液作为空白液，用紫外分光光度计于 520nm 波长处测定吸收度（A），记入表 15 - 1 中。并以吸光度值 A 为纵坐标，标准溶液浓度 C（mg/L）为横坐标绘制标准曲线，并求出标准曲线回归方程，备用。

表 15 - 1 标准曲线测定数据

标准溶液浓度（mg/L）	10	20	30	40	50
A					

（2）释放度测定 按《中国药典》第四部溶出度与释放度测定法中第一法测定。量取蒸馏水（释放介质）900ml，注入操作容器内，介质温度保持在（37 ± 0.5）℃，调整转篮转速为 100r/min。取阿司匹林缓释片 1 片，精密称定，投入转篮内，将转篮降入容器中并立即开始计时。分别于 1、2、3、4、6、8 小时取样 5ml，同时补加同体积预热至 37℃ 的释放介质，样品经 0.8μm 微孔滤膜过滤，精密量取续滤液 3ml，置 10ml 容量瓶中，按标准曲线法下面的方法进行处理，同法制备空白液，于 520nm 处测吸收度（A），记入表 15 - 2 中。并按标准曲线计算样品浓度。按式（15 - 1）计算累积释药量，并将结果记录于表 15 - 2 中。

$$累积释药量(\%) = \frac{C \times V \times 稀释倍数}{W} \times 100 \qquad (15 - 1)$$

式中，C 为 t 时间被测样品浓度（mg/L），V 为介质体积（L），W 为投药量（mg）。

六、实训结果

1. 外观测定结果

2. 释放度测定 按式（15 - 1）计算累积释药量，并将结果记录于表 15 - 2 中。

表 15 – 2　阿司匹林缓释片释放度测定结果

时间（h）	1	2	3	4	6	8
A						
C（mg/L）						
累积释药量（%）						

七、思考题

1. 缓释制剂与普通制剂相比有何优点？

2. 缓释制剂体外释药研究有何意义？

（丁沐淦）

项目十六 靶向制剂

预期学习成果

1. 能够描述靶向制剂的概念、作用特点、分类及脂质体、靶向乳剂、微球、纳米粒的概念、特点、制备、质量评价。

2. 能够分析靶向制剂的处方，正确操作制剂设备，按照工艺流程完成脂质体小量制备，并完成实训报告。

3. 能够查阅《中国药典》（2020 年版），获取靶向制剂药品标准、检验方法等专业信息。

课后提交成果

1. 完成在线达标检测题。

2. 分组完成电子版实训报告（含相关横向知识介绍/实训过程图片或小视频）。

知识导航

理论知识

任务一　认识靶向制剂

一、定义

靶向制剂亦称靶向给药系统，是指载体将药物通过局部给药或全身血液循环而选择性地浓集定位于靶组织、靶器官、靶细胞或细胞内结构的给药系统。被认为是抗癌药的适宜剂型。

拓展阅读

靶向制剂的发展

靶向制剂的概念是 Ehrlich P 在 1906 年提出的，至今已 100 多年了。但由于人类长期对疾病认识的局限和未能在细胞水平和分子水平上了解药物作用，以及靶向制剂的材料和制备方面的困难，直到分子生物学、细胞生物学和材料科学等方面的飞速进步，才给靶向制剂的发展开辟了新天地。靶制剂从诞生开始就受到了各国药学家的重视。1995 年美国靶向制剂方面的产值已达数亿美元。瑞典已有淀粉微球的商品（Spherex）出售。1988 年日本已成功研制出靶向制剂的药物并已上市，我国也于 20 世纪 80 年代开始了对靶向制剂的研究工作。

靶向制剂是通过载体使药物选择性浓集于病变部位的给药系统，靶向制剂不仅要求药物选择性地到达特定部位的靶组织、靶器官、靶细胞甚至细胞内的结构，而且要求具有一定浓度的药物在这些靶部位滞留一定时间，以便发挥药效，而载体应无遗留的毒副作用。靶向制剂应具备定位浓集、控制释药、无毒及生物可降解性等要素。与注射剂、片剂等普通制剂比较（图 16-1），靶向制剂可以提高药物疗效，降低药物毒副作用，提高用药

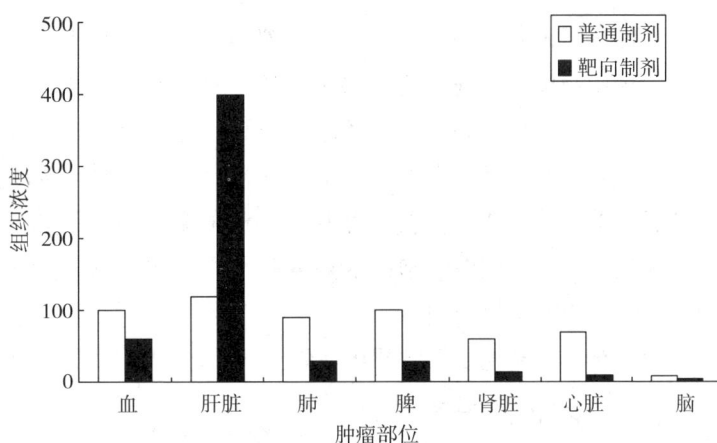

图 16-1　靶向制剂与普通制剂组织分布比较图

的安全性、有效性和可靠性。

二、特点

相比于普通制剂和缓控释制剂，靶向制剂具有以下特点：①药物选择性浓集定位于病变组织、器官、细胞，最大限度地增加靶区的血药浓度；②减少药物的用量，提高靶向制剂的生物利用度，例如将具肝靶向的载体和药物偶联，使药物定向转运到肝脏，提高肝脏的血药浓度，从而增强疗效；③降低药物在非靶部位的浓度以减少对正常组织或细胞的毒性，如对心、肾有较强毒性的阿霉素等制成脂质体后，可明显降低其心、肾毒性；④靶向制剂能依据时辰药理的特点定时、定量释药；无毒及生物可降解。

三、分类

靶向制剂最初意指狭义的抗癌制剂，随着研究的逐步深入，研究领域不断拓宽，从给药途径、靶向的专一性和持效性等方面均有突破性进展，故还广义地包括所有具靶向性的药物制剂。

靶向制剂按载体的不同，可分为脂质体、毫微粒、毫微球、复合型乳剂等；按给药途径的不同可分为口腔给药系统、直肠给药系统、结肠给药系统、鼻腔给药系统、皮肤给药系统及眼用给药系统等；按药物所到达的靶部位分为到达特定靶组织或靶器官的靶向制剂、可以到达特定靶细胞的靶向制剂、可以到达细胞内某些特定靶点的靶向制剂；按靶向部位的不同可分为肝靶向制剂、肺靶向制剂等；按作用方式不同，可分为被动靶向制剂、主动靶向制剂及物理化学靶向制剂三类。

（一）被动靶向制剂

又称自然靶向制剂，利用液晶、液膜、脂质、类脂质、蛋白质、生物材料等作为载体，将药物包裹或嵌入其中制成的各类胶体或混悬微粒系统。被动靶向的微粒经静脉注射后，这些微粒的粒径选择性的聚集于肝、脾、肺或淋巴等部位。其在体内的分布取决于微粒的粒径，小于100nm的纳米囊与纳米粒可缓慢积聚于骨髓；小于3μm时可被肝、脾中的巨噬细胞摄取；小于7μm的微粒通常被肺的最小毛细血管床以机械滤过方式截留，被单核白细胞摄取进入肺组织或肺气泡。除粒径外，微粒表面性质如荷电对分布也起着重要作用。

被动靶向制剂主要有脂质体、乳剂（微乳和复乳）、微球、纳米囊和纳米球等。

（二）主动靶向制剂

是用修饰的药物载体作为"导弹"，将药物定向地运送到靶区浓集发挥药效。如载药微粒表面经修饰后，能够避免巨噬细胞的摄取，防止在肝内浓集，改变了微粒在体内的自然分布而达特定的靶部位；亦可将药物修饰成前体药物，即能在活性部位被激活的药理惰性物，在特定靶区激活发挥作用。如果微粒要通过主动靶向到达靶部位而不被毛细血管（直径 $4 \sim 7 \mu m$）截留，通常粒径不应大于 $4 \mu m$。

主动靶向制剂包括：经过修饰的药物载体及前体的药物两大类制剂。修饰的药物载体有修饰脂质体、长循环脂质体、免疫脂质体、修饰微球、修饰微乳、修饰纳米囊和纳米球、免疫纳米球；前体药物包括抗癌药及其他前体药物、脑部位和结肠部位的前体药物等。

（三）物理化学靶向制剂

用某些物理化学方法可使靶向制剂在特定部位发挥药效。如应用磁性材料与药物制成磁靶向制剂，在足够强的体外磁场引导下，通过血管到达并定位于特定靶区；使用对温度敏感的载体制成热敏感制剂，使热敏感制剂在靶区释放；也可利用对 pH 敏感的载体制备 pH 敏感制剂，使药物在特定的 pH 靶区内释药。制备栓塞性制剂阻断靶区的血供与营养，起到栓塞和靶向化疗的双重作用。

任务二　认识和制备被动靶向制剂

一、脂质体

（一）认识脂质体

1. 定义　系指将药物包封于类脂质双分子层内而形成的微型泡囊体，具有类细胞膜结构，在体内可被网状内皮系统视为异物被识别、吞噬，主要分布在肝、脾、肺和骨髓等组织器官，从而提高药物的治疗指数。具有靶向性、细胞亲和性与组织相容性、缓释作用、降低药物毒性、保护药物、提高稳定性等特点。

2. 特点　脂质体有包封脂溶性药物或水溶性药物的特性，药物被脂质体包封后其主要特点如下。

（1）靶向性和淋巴定向性　脂质体进入体内可被巨噬细胞作为外界异物而被吞噬，可治疗肿瘤和防止肿瘤扩散转移，以及肝寄生虫病、利什曼病等单核 – 巨噬细胞系统疾病。

（2）缓释性　许多药物在体内由于迅速代谢或排泄，故作用时间短。将药物包封成脂质体，可减少肾排泄和代谢而延长药物在血液中的滞留时间，使药物在体内缓慢释放，从而延长了药物的作用时间。

（3）细胞亲和性与组织相容性　因脂质体是类似生物膜结构的泡囊，对正常细胞和组织无损害和抑制作用，有细胞亲和性与组织相容性，并可长时间吸附于靶细胞周围，使药物能充分向靶细胞靶组织渗透，脂质体也可通过融合进入细胞内，经溶酶体消化释放药物。

（4）降低药物毒性　药物被脂质体包封后，主要被单核 – 巨噬细胞系统的巨噬细胞所吞噬而摄取，且在肝、脾和骨髓等单核 – 巨噬细胞较丰富的器官中浓集，而使药物在心、肾中累积量比游离药物低得多，因此，如将对心、肾有毒性的药物或对正常细胞有毒性的抗癌药包封成脂质体，可明显降低药物的毒性。

（5）保护药物提高稳定性　一些不稳定的药物被脂质体包封后可受到脂质体双层膜的保护。如青霉素为对酸不稳定的抗生素，口服易被胃酸破坏，制成脂质体则可受保护而提高稳定性与口服的吸收效果。

3. 脂质体的分类　脂质体按照所包含类脂质双分子层的层数不同，分单室脂质体和多室脂质体。含有单个双分子层的泡囊称为单室脂质体，粒径为 $0.02 \sim 0.08 \mu m$；含有多层双分子层的泡囊称为多室脂质体，粒径为 $1 \sim 5 \mu m$；大单室脂质体为单层大泡囊，粒径为 $0.1 \sim 1 \mu m$。水溶性药物包封于泡囊的亲水基团夹层中，而脂溶性药物则分散于泡囊的疏水基团的夹层中。大单室脂质体包封的药物量可比单室多十倍，甚至数十倍。

4. 脂质体的组成、结构　与表面活性剂构成的胶束不同，脂质体由双分子层所组成，而胶束是由单分子层组成。脂质体的组成成分是由类脂质（如磷脂和胆固醇）为膜材及附加剂组成。磷脂结构中含有一个磷酸基和一个季铵盐基，均为亲水性基团，还有两个较长的烃基为疏水链。胆固醇亦属于两亲物质，其结构中亦具有疏水与亲水两种基团，其疏水性较亲水性强。

5. 脂质体的膜材　制备脂质体常用的膜材有卵磷脂、豆磷脂、脑磷脂、胆固醇、磷脂酰乙醇胺、胆固醇乙酰脂、β-谷甾醇、牛胆酸钠、蛋磷脂酰胆碱、合成磷脂酰丝胺酸、磷脂酰肌醇、二鲸蜡磷酸酯、二肉豆蔻酰卵磷脂、硬脂酰胺等。脂质体的膜材主要由磷脂与胆固醇构成，两种成分形成了脂质体的双分子层结构，类似"人工生物膜"，易被机体消化分解。

（1）磷脂类　包括卵磷脂、脑磷脂、大豆磷脂以及其他合成磷脂等，都可作为脂质体的双分子层基本材料。卵磷脂是以蛋黄卵磷脂为原料，用三氯甲烷为溶剂提取制得，但产品中三氯甲烷不易除尽，成本比豆磷脂高。豆磷脂的组成为卵磷脂与少量脑磷脂的混合物。供注射用的豆磷脂必须经过进一步精制除去致热、致敏和降压的物质。

（2）胆固醇　与磷脂是共同构成细胞膜和脂质体的基础物质。胆固醇具有调节膜流动性的作用，故可称为脂质体的"流动性缓冲剂"。当低于相变温度时，胆固醇可使膜减少有序排列，而增加流动性，高于相变温度可增加膜的有序排列而减少膜的流动性。

（二）制备脂质体

脂质体常用的制备方法有薄膜分散法、注入法、超声波分散法、逆相蒸发法、冷冻干燥法等。此外，制备脂质体的方法还有复乳法、熔融法、表面活性剂处理法、离心法、前体脂质体法和钙融合法等。

1. 薄膜分散法　将磷脂、胆固醇等类脂质及脂溶性药物溶于三氯甲烷（或其他有机溶剂）中，然后将三氯甲烷溶液在玻璃瓶中旋转蒸发，使在烧瓶内壁上形成薄膜；将水溶性药物溶于磷酸盐缓冲液中，加入烧瓶中不断搅拌，即得脂质体。

2. 注入法　将磷脂与胆固醇等类脂质及脂溶性药物共溶于有机溶剂中（一般多采用乙醚）；然后将此药液经注射器缓缓注入加热至 50～60℃（磁力搅拌下）的磷酸盐缓冲液（可含有水溶性药物）中，加完后，不断搅拌至乙醚除尽为止，即制得脂质体，其粒径较大，不适宜静脉注射。再将脂质体混悬液通过高压乳匀机两次，则所得成品。大多为单室脂质体，少数为多室脂质体，粒径绝大多数在 2μm 以下。

3. 超声波分散法　将水溶性药物溶于磷酸盐缓冲液，加入磷脂、胆固醇与脂溶性药物共溶于有机溶剂的溶液，搅拌蒸发除去有机溶剂，残液经超声波处理，然后分离出脂质体，再混悬于磷酸盐缓冲液中，制成脂质体混悬型注射剂。

4. 逆相蒸发法　系将磷脂等膜材溶于有机溶剂如三氯甲烷、乙醚中，加入待包封药物的水溶液（有机溶剂用量是水溶液的 3～6 倍）进行短时超声，直到形成稳定的 W/O 型乳剂，然后减压蒸发除去有机溶剂，达到胶态后，滴加缓冲液，旋转使器壁上的凝胶脱落，室温减压下继续蒸发，制得水溶性混悬液，通过凝胶色谱法或超速离心法，除去未包入的药物，即得大单室脂质体。本法特点是包封的药物量大，体积包封率可大于超声波分散法 30 倍，它适合于包封水溶性药物及大分子生物活性物质如各种抗生素、胰岛素、免疫球蛋白、碱性磷脂酶、核酸等。

5. 冷冻干燥法　将磷脂经超声处理高度分散于缓冲盐溶液中，加入冻结保护剂（如甘露醇、葡萄糖、海藻酸等）冷冻干燥后，再将干燥物分散到含药物的缓冲盐溶液或其他水性介质中，即可形成脂质体。

（三）评定脂质体的质量

脂质体的粒径大小和分布均匀程度与其包封率和稳定性有关，可直接影响脂质体在体内分布与代谢。

1. 形态、粒径及其分布　脂质体的形态为封闭的多层囊状或多层圆球。其粒径大小可用显微镜法测定，小于 2μm 时须用扫描电镜或透射电镜。也可用电感应法（如 Coulter 计数器）、光感应法（如粒度分布光度测定仪）、激光散射法或激光粒度测定法测定脂质体粒径及其分布。

2. 测定包封率　包封于脂质体内的药物与体系中总药量之比称为包封率。

包封率 ＝［脂质体中的药量／（介质中的药量＋脂质体中的药量）］×100%

3. 测定渗漏率　脂质体不稳定的主要表现为渗漏。渗漏率表示脂质体在液态介质中贮存期间包封率的变化，可由下式计算：

渗漏率 ＝（贮藏一定时间后渗漏到介质中的药量／包封的药量）×100%

4. 测定药物的体内分布　通常以小鼠为受试对象，将脂质体静脉注射给药，测定不同时间血药浓度，并定时处死剖取脏器组织，捣碎分离取样，以同剂量药物作对照，比较各组织的滞留量，进行动力学处理，以评价脂质体在动物体内的分布。

（四）脂质体作为药物载药的临床应用

1. 抗肿瘤药物的载体　利用脂质体的靶向性，可提高抗癌药物的选择性，降低化疗药物的毒副作用，提高化疗药物的治疗指数。同时脂质体能够增加药物与癌细胞的亲和力，克服或延缓耐药性，增加癌细胞对药物的摄入量，降低用药剂量，提高疗效。

2. 抗寄生虫药物的载体　脂质体具有被动靶向性，静脉注射后，可迅速被网状内皮细胞摄取，达到治疗相关疾病的目的。

3. 抗菌药物的载体　将抗生素包封于脂质体，利用其与细胞膜的特异性亲和力，可提高抗菌作用。两性霉素 B 是治疗全身性真菌病中最有效的多烯类抗生素，但其肾毒性较大。将两性霉素 B 包封成脂质体能显著降低对其毒性，能保持药物的抗霉菌活性。

4. 激素类药物的载体　脂质体包封抗炎甾体激素后，可使药物与血浆蛋白的结合率下降，血浆中游离药物浓度增大；脂质体将药物浓集在炎症部位，通过吞噬和融合作用释放药物，使药物在低剂量下达到治疗作用，降低剂量，减少了激素的毒副作用。

（五）脂质体的作用机制

脂质体与细胞膜的组成相似，能增强细胞摄取，延缓耐药性。脂质体在体内细胞水平上的作用机制有吸附、脂交换、内吞、融合 4 个阶段。

1. 吸附　是脂质体作用的开始，是普通物理吸附，受粒子大小、密度和表面电荷等因素影响。

2. 脂交换　是脂质体的脂类与细胞膜上脂类发生交换。此过程包括吸附和交换两个过程，即脂质体先被细胞吸附，然后在细胞表面蛋白的介导下，特异性交换脂类的极性基团或非特异性地交换酰基链。交换仅发生在脂质体双分子层中外部单分子层和细胞质膜外部的单分子层之间，而脂质体内药物并未进入细胞。

3. 内吞　内吞作用是脂质体的主要作用机制。脂质体被单核 – 巨噬细胞系统细胞，特别是巨噬细胞作为外来异物吞噬，称内吞作用。通过内吞，脂质体能特异地将药物浓集于起作用的细胞房室内，也可使不能通过浆膜的药物达到溶酶体内。

4. 融合　指脂质体的膜材与细胞膜的构成物相似而融合进入细胞内，然后经溶酶体消化释放药物。脂质体可以将生物活性大分子如酶、DNA、mRNA 或毒素以细胞融合方式传递到培养细胞内。因此对产生耐药的菌株或癌细胞群，用脂质体载药可显著提高抗菌或抗癌效果。

脂质体可完全生物降解，一般无毒，可制备成各种大小和具有不同的表面性质，因而可适用于多种给药途径，包括静脉、肌内和皮下注射，口服或经眼部、肺部、鼻腔和皮肤给药。

二、靶向乳剂

（一）认识靶向乳剂

1. 定义　靶向乳剂是由一种或一种以上的液体以液滴状态分散在另一种与之不相混溶的液体连续相中所构成的一种不均匀液体分散体系。包括普通乳、亚微乳、复乳和微乳等，现在研究较多的是 W/O/W 型复合乳剂。靶向给药乳剂指用乳剂为载体，传递药物定位与靶部位的微粒分散系统。

2. 特点 乳剂的靶向性特点是对淋巴系统有较好的亲和性。①油状药物或亲脂性药物制成 O/W 及 O/W/O 型复乳，注射后药物主要在肝、脾、肾等单核 - 巨噬细胞丰富的组织器官中浓集。②水溶性药物制成 W/O 乳剂及 W/O/W 型和 O/W/O 型复乳，经口服，肌内、皮下注射后，易聚集于淋巴器官，浓集于淋巴系统。

3. 作用 近年来，利用乳化技术制成普通乳剂和复合乳剂可作为靶向给药系统与缓释给药系统，W/O/W 型复合乳剂可以作为多肽、蛋白质等水溶性药物的载体，以避免药物受胃肠液的破坏，有利于药物进入淋巴系统。

（1）作用途径 目前应用的乳剂给药的途径主要有两种。①静脉乳：例如康莱特静脉注射乳剂具有"靶向作用"，直接有效抑制癌细胞，同时能整体提高机体免疫功能，并有良好的镇痛功能，而且无毒副作用。又如鸦胆子油乳、五味子乳等使药物定向分布，增强药效，减少副作用。②非静脉乳剂：如抗癌中药消痔灵制成乳剂，通过皮下或肿瘤周围组织局部注射给药，针对肿瘤血管进行治疗，抗癌效果比较好。

（2）药物的淋巴转运特点 ①药物经淋巴系统转运，可避免肝脏的首过效应，提高药物的生物利用度；②如果淋巴系统存在细菌感染或癌细胞转移等病灶，淋巴系统的定向性给药具有重要的临床价值。5 - 氟尿嘧啶的 W/O 型乳剂经口服后，在癌组织及淋巴组织中的含量明显高于血浆。

（3）药物经淋巴转运的可能途径

1）经血液循环向淋巴转运 静脉注射时，药物全部进入血液，后经组织液再转运到淋巴管内。

2）经消化道向淋巴转运 口服或直肠给药时，药物通过消化道黏膜细胞被吸收后，由于血液和淋巴液两种循环流速的显著差异，一般 98% 以上的药物直接进入血液循环转运，只有 2% 以下很少一部分药物进入淋巴管转运。

3）经组织向淋巴转运 肌内注射、皮下注射以及其他组织间隙注射时，药物可通过组织液进入毛细血管，也可通过组织液进入毛细淋巴管。

4. 乳剂中药物释放机制 主要是通过细胞膜扩散，经载体使亲水性药物变成疏水性而更易透过油膜或通过复乳中形成的混合胶束转运等。

5. 影响乳剂靶向性与释药特性的因素

（1）乳滴粒径和表面性质 乳剂中油滴愈小，比表面积愈大，释药愈快；乳剂的粒径对靶向部位也有影响。静脉注射的乳剂乳滴在 $0.1 \sim 0.5 \mu m$ 时，被肝、脾、肺和骨髓的巨噬细胞系统的巨噬细胞所吞噬，静脉注射 $2 \sim 12 \mu m$ 粒径的乳剂可被毛细血管摄取，其中 $7 \sim 12 \mu m$ 粒径的乳剂可被肺机械性截留滤取。

（2）油相的影响 一般油的含量愈高，释药愈慢，急性毒性愈低。油相的黏度愈低，物质从外相进入内相的速率愈高，油膜也愈易破裂或形成漏隙。

（3）乳化剂的用量和种类　如用卵磷脂制备的微乳，主要被巨噬细胞系统吞噬而浓集于肝脾，改用泊洛沙姆（Poloxamer）338作乳化剂，则可避免吞噬，而使炎症部位的微乳聚集量大大提高。乳化剂的种类与量的不同，可影响体内的靶向性，如拟用于肿瘤适应证一般宜选用卵磷脂作乳化剂，如拟用靶位为炎症区域，则宜选用泊洛沙姆。

（4）乳剂的类型　O/W型、W/O型、W/O/W型、O/W/O型乳剂给药后，血药浓度均比水溶液的低。

三、微球

（一）认识微球

1. 定义　系指药物溶解或分散在辅料中形成的微小球状实体，亦即基质型骨架微粒。微球通常粒径为 $1 \sim 250\mu m$，一般制成混悬剂供注射或口服给药。

2. 特性

（1）靶向性　一般微球主要是被动靶向，小于 $3\mu m$ 时一般被肝、脾中的巨噬细胞摄取，大于 $7 \sim 12\mu m$ 的微球通常被肺的最小毛细血管床以机械滤过方式截留，被巨噬细胞摄取进入肺组织或肺气泡。

（2）释药特性　微球中药物的释放机制与微囊基本相同，即扩散、材料的溶解和材料的降解三种。如药物均匀分布或溶解在聚合物材料中的微球，其释药量常用 Higuchi 方程描述。当微球中固态药物先溶解成饱和溶液，释药前一阶段符合零级动力学。

3. 常用制备材料　制作微球的材料多数是生物降解材料，如蛋白类（明胶、白蛋白等）、糖类（琼脂糖、淀粉、葡聚糖、壳聚糖等）、聚酯类（如聚乳酸、丙交酯乙交酯共聚物等）；此外，少数非生物降解材料如聚丙烯也用作微球载体。

（二）制备微球

若药物能溶解或分散在材料溶液中，就可用于制备微球。

1. 加热固化法　白蛋白作载体时，利用白蛋白受热固化凝固的性质，在 $100 \sim 180℃$ 条件下加热使内相固化并分离制备的方法。将药物与载体溶液混合后，加入含乳化剂的油相中制成油包水（W/O）初乳，搅拌下注入 $100 \sim 180℃$ 的油中，使白蛋白乳滴固化成球。

2. 交联剂固化法　对于受热不稳定的水溶性药物，先溶解或均匀分散于载体材料中，采用化学交联剂如甲醛、戊二醛等使内相固化经分离制备微球。一般难溶性的药物，可在制备时加入二甲基甲酰胺提高其水溶性。

3. 溶剂蒸发法　将水不溶性载体材料溶解在有机溶剂中，再与药物混匀后，加入水相中，超声乳化制成 O/W 初乳，继续搅拌至有机溶媒蒸发使成微球。

4. 喷雾干燥法制备　将药物与辅料的混悬液或溶液，经蠕动泵输入喷雾干燥器，物料同干燥热气流进入的方向一致，溶液蒸发后得微球。根据释药要求，所得微球可进一步加热固化，该法可避免使用有机溶剂或化学交联剂。

5. 液中干燥法制备　明胶微球亦可通过两步法制备，即首先制备空白明胶微球，再选择既能溶解药物、又能浸入空白明胶微球的适当溶剂系统，用药物溶液浸泡空白微球后干即得。两步法适用于对水相和油相都有一定溶解度的药物。

聚酯类靶向微球的制备，可采用液中干燥法制备。该方法制备的聚酯类微球，其微球形态是多种多样的。有的是表面光滑的完整圆球，有的虽为圆球但表面粗糙或具有一定结构的表面，偶尔也有外形不规则的，有的表面有药物的微晶体，有的外表面有孔，许多内部多孔等。

四、纳米粒

（一）认识纳米粒

纳米粒包括纳米囊和纳米球。纳米囊属药库膜壳型，纳米球属基质骨架型。它们均是高分子物质组成的固态胶体粒子，粒径多在 10～1000nm 范围内，可分散在水中形成近似胶体的溶液。药物可以包埋或溶解在纳米粒的内部，或耦合在其表面。药物制成纳米囊或纳米球后，具有缓释、靶向、提高药物稳定性、提高疗效和降低毒副作用等特点。注射纳米粒粒径小，不易阻塞血管，可靶向肝、脾和骨髓。同时，纳米粒可保护药物不受胃肠道酶的破坏，且粒径小于 500nm 的纳米粒在胃肠道中可以通过淋巴结 M 细胞进入血液循环。

（二）制备纳米粒

1. 材料

（1）合成高分子材料　常用有聚氰基丙烯酸烷酯、聚甲基丙烯酸甲酯（PMMA）、聚己内酯、DL – 丙交酯/乙交酯共聚物等。

（2）天然高分子材料　明胶、白蛋白和多糖类等。

2. 方法　制备纳米囊和纳米球的方法有乳化聚合法、液中干燥法、胶束聚合法、盐析固化法和界面聚合法等。

（1）乳化聚合法　目前，乳化聚合法是以水作连续相制备纳米粒最重要的方法。将单体分散于含乳化剂的水相中的胶束内或乳滴中，单体遇 OH$^-$ 或其他引发剂或经高能辐射发生聚合，胶束及乳滴可作为提供单体的仓库，而乳化剂对相分离以后的聚合物微粒也起防止聚集的稳定作用。有的系统也可进行无乳化剂聚合。在聚合反应终止前后，经相分离形成固态。一个固态纳米囊或纳米球有若干聚合物分子组成。将单体分散于含乳化剂的水相中的胶束内或乳滴中，可避免使用有机溶剂。

（2）盐析固化法　将药物和包封材料如明胶溶于水中，在表面活性剂存在下，高速搅拌，徐徐加入盐类沉淀剂（如硫酸钠溶液）使盐析，加少量如乙醇、异丙醇溶剂，至浑浊消失，继续搅拌加入固化剂（如戊二醛溶液），固化，经透析或经葡聚糖凝胶柱除去盐类制得。如明胶、人血浆白蛋白、牛血清白蛋白、酪蛋白和乙基纤维素等高分子材料，用乙醇或硫酸钠脱水，用戊二醛固化。乙醇的优点是易于在冻干时除去。有时为了使药物稳定需加入聚山梨酯20或80等表面活性剂，它们也对冻干的产品的再分散有利。

（3）胶束聚合法　系将聚合物水溶液单体及药物溶解于水中，在表面活性剂存在下经搅拌分散至大量疏水介质中（如正乙烷），然后加入引发剂或γ射线、紫外光或可见光照射下发生聚合反应。

（4）液中干燥法　也称溶剂挥发法，即将材料溶于可挥发且在水中可适当溶解的有机溶剂中，制成O/W型乳状液，再挥发、除去有机溶剂而得纳米球。纳米球的粒径取决于溶剂蒸发之前形成的乳滴的粒径，可通过搅拌速率、分散剂的种类和用量、有机相及水相的量和黏度、容器及搅拌器的形状和温度等因素，来控制纳米球粒径。该法既可包裹水溶性药物，也可包裹水不溶性药物。

此外，对于受热不稳定的药物还可采用冷冻干燥法。

（三）纳米粒的体内动力学

纳米粒可以静脉注射给药，主要分布于网状内皮系统，其中肝分布为60%～90%，脾为2%～10%，肺3%～10%。此外，纳米粒的体内分布与粒径有直接关系，当纳米粒粒径小于60nm，大部分可分布到骨髓中。同时，纳米粒具有对肿瘤组织的亲和性，有利于抗肿瘤药物的应用。阿克拉霉素A纳米囊在大鼠体内的组织分布显示，药物在肺、脾、小肠和胸腺的分布分别为原药溶液的3.6倍、1.4倍、1.1倍和1.2倍。

拓展阅读

固体脂质纳米粒

固体脂质纳米粒（solid lipid nanoparticle，SLN）是近年来正在发展的一种新型纳米粒给药系统，采用固态的脂质，如卵磷脂、三酰甘油等为载体。制备成的粒径为50～1000nm的胶状载药系统，它可以用来控制药物的释放，避免药物的降解和泄漏，具有良好的靶向性。

任务三　认识主动靶向制剂和物理化学靶向制剂

一、主动靶向制剂

（一）修饰的药物载体

修饰的药物载体有修饰的脂质体、长循环脂质体、免疫脂质体、修饰微球、修饰纳米球、修饰微乳、免疫纳米球等。修饰的药物载体又称为反向靶向，利用抗体修饰，可制成定位于细胞表面抗原的免疫靶向制剂。

1. 长循环脂质体 脂质体表面经适当修饰后，可避免单核－巨噬细胞系统吞噬，延长在体内循环系统的时间，称为长循环脂质体。如脂质体用聚乙二醇（PEG）修饰，其表面被柔顺而亲水的 PEG 链部分覆盖，极性的 PEG 基增强了脂质体的亲水性，减少了血浆蛋白与脂质体膜的相互作用，降低了被巨噬细胞吞噬的可能，延长了在循环系统的滞留时间，故有利于肝脾以外的组织或器官的靶向作用。其他纳米球或纳米囊经 PEG 修饰亦可获得类似效果。

2. 主动靶向制剂免疫脂质体 在脂质体表面接上某种抗体，具有对靶细胞分子水平上的识别能力，可提高脂质体的专一靶向性。免疫脂质体具有加快免疫应答和增强脂质体结合于靶细胞的能力，一定程度上可提高人体免疫功能。

3. 配体修饰脂质体 体内某些组织器官上存在特定的受体，其配体多为糖残基化合物。用特殊的糖残基与脂质体膜材结合，使其覆盖在脂质体的表面，一旦进入体内即靶向特定的组织器官。如脂质体带有半乳糖残基时可被肝实质细胞所摄取，与甘露糖残基结合的脂质体可被 K 细胞摄取，带氨基甘露糖的衍生物的脂质体能分布于肺内等。

4. 免疫微球 用聚合物将抗原或抗体吸附或交联形成的微球称为免疫微球，可用于抗癌药的靶向治疗、标记和分离细胞作诊断和治疗，可使免疫微球带上磁性提高靶向性和专一性，或用免疫球蛋白处理红细胞得免疫红细胞，它是在体内免疫反应很小且靶向于肝脾的免疫载体。

5. 免疫纳米球 将单克隆抗体与含药纳米球结合，注入体内后可实现主动靶向。先将单抗与载体材料结合后再交联载药的方法，与药物直接同单抗结合相比，因单抗受到保护而较少失活，且载药量较大。

（二）前体药物

前体药物是活性药物衍生而成的药理惰性物质，能在体内经化学反应或酶反应，使活性的母体药物再生而发挥其治疗作用。欲使前体药物在特定的靶部位再生为母体药物，基本条件是：①使前体药物转化的反应物或酶均应仅在靶部位才存在或表现出活性；②前体药物能同药物的受体充分接近；③酶须有足够的量以产生足够量的活性药物；④产生的活性药物应能在靶部位滞留，而不漏入循环系统产生毒副作用。常用的前体药物的类型及其再生的方法见表 16－1。

表 16 - 1　药物修饰成前体药物的方法及再生方法

药物	前体药物	再生方法
ROH（酶类和酚类）	烷酯和半酯	酶反应
	磷酸酯和硫酸酯	酶反应
	氨基甲酸酯	酶反应
	酰基氧烷基醚和硫醚	酶反应
RCOOH	烷酯和甘油酯	酶反应
	烷氧基羰氧烷基酯	酶反应
RNH$_2$，R$_2$NH，R$_3$H	烯胺、Schiff 碱、Mannich 碱	化学反应
	酰胺和多肽	酶反应
	羟甲基衍生物	化学反应
	羟甲基酯	酶反应
	氨基甲酸酯	酶反应
RCHO，$>$C＝O	烯醇酯	酶反应
	噻唑烷和噁唑烷类	化学反应
酰胺和酰亚胺	羟甲基衍生物	化学反
	羟甲基酯（如乙酸酯、磷酸酯）	酶反应
	Mannich 碱	化学反应

常用的前体药物的类型如下。

1. 抗痛药前体药物　某些抗癌药制成磷酸酯或酰胺类前体药物可在癌细胞定位，因为癌细胞比正常细胞含较高浓度的磷酸酯酶和酰胺酶；若干肿瘤能产生大量的纤维蛋白溶酶原活化剂，可活化血清纤维蛋白溶酶原成为活性纤维蛋白溶酶，故将抗癌药与合成肽连结，成为纤维蛋白溶酶的底物，可在肿瘤部位使抗癌药再生。

2. 脑部靶向前体药物　只有强脂溶性药物可穿过血脑屏障，而强脂溶性前体药物对其他组织的分配系数也很高，从而引起明显的毒副作用。故必须采取一定措施，使药物仅在脑部发挥作用。如口服多巴胺的前体药物L-多巴胺，进入脑部纹状体的L-多巴经再生可起治疗作用，但进入外围组织再生后却可引起许多不良反应。要降低毒副作用，可应用抑制剂（芳香氨基脱羧酶，如卡比多巴），抑制剂使外围组织中的L-多巴再生受到抑制，不良反应降低，而卡比多巴不能进入脑部，故不会妨碍L-多巴胺在脑部的再生。

3. 结肠靶向前体药物　口服结肠定位给药系统可避免口服药物在消化道上段的破坏或释放，而到人体结肠释药发挥局部或全身治疗作用。结肠释药对治疗结肠局部病变特别有用。

4. 其他前体药物　如戊环尿苷与月桂酸酰氯和棕榈酰氯分别生成亲脂性前体药物，戊环尿苷月桂酸酯和戊环尿苷棕榈酸酯，再分别制成脂质体。体外抗疱疹病毒试验表明，前体药物进入细胞的量增加，从而使抗病毒的能力增强。

二、物理化学靶向制剂

（一）磁性靶向制剂

1. 定义 利用体外磁场响应导向至靶部位的制剂称为磁性靶向制剂。

2. 分类 磁性靶向给药系统主要有磁性微球、磁性微囊、磁性脂质体、磁性乳剂等。

3. 载体材料 常用的磁性物质多为直径为 $10 \sim 30nm$ 超细磁流体。磁性材料有 Fe_3O_4 或 Fe_2O_3。

4. 原理 将微囊注入病灶部位血管，在外界磁场的作用下，可将药物导向靶组织器官。磁性靶向制剂为药物靶向提供了一个新的途径，尤其对治疗离表皮比较近的癌症如乳腺癌、食管癌、膀胱癌、皮肤癌等已显示出特有的优越性。由于磁场聚焦仍存在困难，故深部肿瘤的应用受到限制。

5. 制备方法 磁性微球或磁性纳米囊可用一步法或两步法制备，一步法是在成球前加入磁性物质，聚合物将磁性物质包裹成球；两步法先制成微球，再将微球磁化。

6. 质量要求 磁性微球或磁性纳米囊的形态、粒径分布、溶胀能力、吸附性能、体外磁响应、载药稳定性等均有一定要求。

（二）栓塞靶向制剂

1. 原理 动脉栓塞是将导管插入病灶部位的动脉中，通过注射将含药物的微球输送到靶组织，微球可以阻断对靶区的供血和营养，使靶区的肿瘤细胞缺血坏死；同时微球逐渐释放药物，杀死肿瘤。因此，栓塞微球具有靶向化疗和栓塞的双重作用。

2. 类型 主要有栓塞微球和栓塞复乳。

3. 载体材料 如天然高分子材料：白蛋白、明胶、淀粉及壳聚糖；乙基纤维素、聚乳酸及聚乙烯醇等。

4. 制备方法 主要有乳化 – 液中干燥法和乳化 – 化学交联法等。栓塞复乳的制备一般先将药物制成微球，然后再制成复乳。

目前，临床上广泛使用明胶海绵进行肝动脉栓塞，但其颗粒大，不规则，在血管内分布不均匀，且易被吸收再通。而明胶微球可以提高栓塞效果。

（三）热敏靶向制剂

1. 热敏脂质体 利用在相变温度时，脂质体的类脂质双分子层膜从胶态过渡到液晶态，脂质膜的通透性增加，药物释放速度增大的原理可制成热敏脂质体。例如，将不同比例类脂质的二棕榈酸磷脂和二硬脂酸磷脂混合，可制得不同相变温度的脂质体。

2. 热敏免疫脂质体 在热敏脂质体膜上将抗体交联，可得热敏免疫脂质体，在交联抗体的同时，可完成对水溶性药物的包封。这种脂质体同时具有物理化学靶向与主动靶向的双重作用。

（四）pH 敏感靶向制剂

1. pH 敏感脂质体　利用肿瘤间质液的 pH 比周围正常组织显著低的特点，设计了 pH 敏感脂质体。利用肿瘤间质的 pH 比周围正常组织细胞显著低的特点，选择对 pH 敏感性的类脂材料，如二棕榈酸磷脂或十七烷酸磷脂为膜材，可制备载药的 pH 敏感性脂质体。当脂质进入肿瘤部位时，由于 pH 的降低导致脂肪酸羧基脂质化成六方晶相的非相层结构，从而使膜融合，加速释药

2. 口服结肠定位给药系统　是利用结肠 pH 较高的特点而设计。结肠溶解的释药系统，也可看作是物理化学靶向。

实训项目

实训二十二　制备盐酸小檗碱脂质体

一、实训目的

1. 能用薄膜分散法制备脂质体。
2. 能进行脂质体制备过程中的各项基本操作。

二、器材与试剂

旋转蒸发仪、烧瓶、恒温水浴锅、磁力搅拌器；盐酸小檗碱、注射用大豆卵磷脂、胆固醇、无水乙醇、95%乙醇、磷酸氢二钠、磷酸二氢钠、柠檬酸、枸橼酸钠、$NaHCO_3$。

三、实训原理

脂质体系指将药物包封于类脂质双分子层内而形成的微型泡囊（vesicle），也有人称脂质体为类脂小球或液晶微囊，类脂双分子层厚度约 4nm。在脂质体内，由双分子层分成不同的隔室，亲脂性基团彼此包封隔室称油相隔室，由亲水性基团包封隔室称水相隔室。

脂质体可分为：①单室脂质体（SUV），粒径为 10～100nm；②大单室脂质体（LUV），粒径为 100～1000nm；③多层脂质体（MLV），粒径为 100～20000nm；④多孔脂质体（MVV），粒径为 100～20000nm。

在脂质体制备过程中，若为非极性药物，则先与磷脂、胆固醇混合后，溶于有机溶媒中，当形成脂质体时，包封在油相隔室中；当包封药的药物是极性药物时，则先溶于水相中，当形成脂质体时，包封在水相隔室中。

常用的脂质体制备方法有注入法、薄膜分散法、超声波分散法、逆相蒸发法、冷冻干燥法等。

四、实训内容

（一）盐酸小檗碱脂质体的制备（被动载药法）

【处方】注射用豆磷脂 0.6g　胆固醇 0.2g　无水乙醇 2～20ml　盐酸小檗碱溶液（1mg/ml）30ml　制成 30ml 脂质体

【制法】

（1）磷酸盐缓冲液（PBS）的配制　称取磷酸氢二钠（$Na_2HPO_4 \cdot 12H_2O$）0.37g 与磷酸二氢钠（$NaH_2PO_4 \cdot 2H_2O$）2.0g，加蒸馏水适量，溶解并稀释至 1000ml（pH 约为 5.7）。

（2）称取适量的盐酸小檗碱溶液，用磷酸盐缓冲液配成 1mg/ml 浓度的溶液。

（3）按处方量称取豆磷脂、胆固醇置于 100ml 烧瓶中，加无水乙醇（10ml），置于 65～70℃水浴中，搅拌使溶解，于旋转蒸发仪上旋转，使磷脂的乙醇液在壁上成膜，减压除乙醇，制备磷脂膜。

（4）取预热的 PBS30ml，加至含有磷脂膜的烧瓶中，65～70℃水浴中搅拌水化 10～20 分钟。取出脂质体液体于烧杯中，置于磁力搅拌器上，室温下，搅拌 30～60 分钟，如果溶液体积减小，可补加水至 30ml，混匀，即得。

（二）盐酸小檗碱脂质体的制备（主动载药法）

空白脂质体

【处方】注射用豆磷脂 0.9g　胆固醇 0.3g　无水乙醇 2～20ml　柠檬酸缓冲溶液 30ml　制成 30ml 脂质体

【制法】

（1）空白脂质体制备　称取磷脂 0.9g 和胆固醇 0.3g，加入无水乙醇，置于 65～70℃水浴中，搅拌使溶解，于旋转蒸发仪上旋转，使磷脂的乙醇液在壁上成膜，减压除乙醇。加入同温的柠檬酸缓冲液 30ml，65～70℃水浴中水化 10～20 分钟，取出脂质体于烧杯中，置于磁力搅拌器上，室温下，搅拌 30～60 分钟，如果溶液体积减小，可补加水至 30ml，混匀，即得空白脂质体。

（2）称取适量的盐酸小檗碱溶液，用磷酸盐缓冲液配成 3mg/ml 浓度的溶液。

（3）主动载药　准确量取空白脂质体 2.0ml、盐酸小檗碱溶液（3mg/ml）1.0ml、$NaHCO_3$ 溶液 0.5ml，在振摇下依次加入 10ml 西林瓶中，混匀，盖上塞，70℃水浴中保温 20 分钟（定时摇动），随后立即用冷水降温，即得。

【注解】

1. 被动载药法制备盐酸小檗碱脂质体试验是用薄膜分散法制备脂质体，它是将磷脂、胆固醇等类脂质及脂溶性药物溶于乙醇（或其他有机溶剂）中，然后将乙醇溶液在玻璃瓶中旋转蒸发，使在烧瓶内壁上形成薄膜；将水溶性药物溶于磷酸盐缓冲液中，加入烧瓶中不断搅拌，即得脂质体。

2. 被动载药法制备盐酸小檗碱脂质体试验中磷脂和胆固醇的乙醇溶液应澄清，不能在水浴中放置过长时间。磷脂、胆固醇形成的薄膜应尽量薄；60～65℃水浴搅拌水化10～20分钟时，一定要充分保证所有脂质水化，不得存在脂质块。

3. "主动载药"过程中，加药顺序一定不能颠倒，加三种液体时，随加随摇，确保混合均匀，保证体系中各部位的梯度一致。

4. 被动载药法制备盐酸小檗碱脂质体试验中水浴保温时，应注意随时轻摇，只需保证体系均匀即可，无需剧烈振摇；用冷水冷却过程中，应轻摇。

五、思考题

1. 什么是脂质体？组成是什么？有何特点？
2. 比较毫微球、毫微粒、纳米囊与纳米球的异同（含义、特点）。

（程漩格）

项目十七　经皮吸收制剂

预期学习成果

1. 能够描述经皮吸收制剂的概念、特点、组成及类型。

2. 能够分析组成及类型的处方，正确操作制剂设备，按照工艺流程完成小量制备，并完成实训报告。

3. 能够查阅《中国药典》（2020 年版），获取组成及类型药品标准、检验方法等专业信息。

4. 能够根据会根据经皮吸收制剂特点合理指导用药。

课后提交成果

1. 完成在线达标检测题。

2. 分组完成电子版实训报告（含相关横向知识介绍/实训过程图片或小视频）。

知识导航

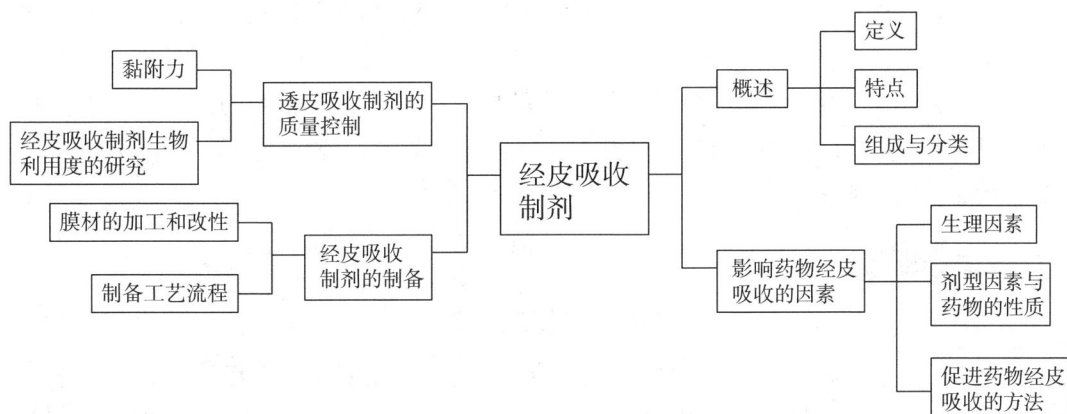

理论知识

任务一　认识经皮吸收制剂

一、定义

经皮吸收制剂又称为经皮给药系统（transdermal drug delivery systems，TDDS）或经

皮治疗系统（transdermal therapeutic system，TTS）系指药物以一定的速率由皮肤经毛细血管吸收进入全身血液循环并达到有效血药浓度，从而产生治疗或预防疾病作用的一类制剂。狭义的 TDDS 主要是指经皮吸收新剂型，即贴剂，而广义的 TDDS 还包括软膏剂、硬膏剂、巴布剂、涂剂等。

📖 知识拓展

经皮吸收制剂的发展

通过皮肤给药的方式治疗和预防疾病的理念由来已久，在大约公元前 1300 年的甲骨文中就曾记载了中药经皮给药的相关内容。自 1981 年，美国 Alza 公司首次推出东莨菪碱贴片后，国外已有硝酸甘油贴片、尼古丁贴片等多种产品上市。芬太尼贴剂、丁丙诺啡贴剂、利多卡因贴片、雌激素类贴剂、司来吉兰贴剂、维生素 B_{12} 贴剂也获得 FDA 批准。目前在美国销售最好的是尼古丁贴剂，通过控制释放尼古丁来帮助戒烟，本品于 2007 年首次在欧洲获得批准上市。目前，国内也相继批准睾酮贴剂、可乐定透皮贴剂、酮洛芬贴片、芬太尼透皮贴剂、双氯芬酸钠贴片、东莨菪碱贴片、尼群地平贴片、替硝唑口腔贴片、复方喜树碱贴片、吲哚美辛贴片、雌二醇控释贴片、高乌甲素贴片、醋酸地塞米松粘贴片、甲硝唑口腔粘贴片和曲安奈德新霉素贴片等。但是，由于角质层的限速屏障作用，除了硝酸甘油等少数药物以外，大部分药物透过皮肤的能力比较差。因此，在经皮给药系统中，对大多数药物包括高分子药物，均利用技术手段来改善皮肤的透过性。

经皮制剂可与缓释制剂、前体药物、控释制剂及靶向制剂相结合形成更新的透皮缓释制剂、透皮前体药物、透皮控释制剂、透皮靶向制剂，使之成为第三代药物制剂重点开发的给药系统。

✏️ 拓展阅读

其他新型经皮吸收制剂

脂质体因其卓越的靶向高效、缓释可控和安全无毒等特点，已经作为第五代全新的药物剂型。随着纳米技术的日益成熟，纳米制剂技术的不断提高及经皮和黏膜给药的纳米效应机理逐渐被认识。

二、特点

经皮给药制剂与常用普通剂型，如口服片剂、胶囊剂或注射剂等比较具有以下特点：①可避免口服给药发生的肝首过效应及胃肠灭活；②可维持恒定的最佳血药浓度或生理效应，减少胃肠给药的副作用；③延长有效作用时间，减少用药次数；④通过改变给药面积调节给药剂量，减少个体间差异，且患者可以自主用药，也可以随时停止用药。

TDDS 作为一种全身用药的新剂型具有许多优点，但 TDDS 也有其局限性。皮肤是限制体外物质吸收进入体内的生理屏障，大多数药物透过该屏障的速度都很小，一般给药后几小时才能起效，且多数药物不能达到有效治疗浓度。尤其是水溶性药物的皮肤透过率非常低，虽然可以通过扩大给药面积或多次给药来增加透过程度，但这种方法容易增加对皮肤的刺激，患者顺应性差。一些本身对皮肤有刺激性和过敏性的药物不宜设计成 TDDS。

> **课堂互动**
>
> 通过查阅药品说明书，简述下列几种常用贴剂的治疗用途、使用方法及作用时间。
>
> （1）硝酸甘油贴剂　　（2）可乐定透皮贴剂　　（3）芬太尼透皮贴剂
>
> （4）尼古丁透皮贴剂　　（5）吡罗昔康贴片

三、组成及类型

（一）经皮吸收制剂的组成

经皮吸收制剂通常是由不同性质和功能的数层高分子薄膜层叠而成，大致可分为以下 5 层。

1. 背衬层　多为复合铝箔，具有屏障的作用以及对药库或压敏胶的支撑作用。

2. 药物贮库层　主要起到贮存药物的作用，药物释放的同时提供释药的能量，其组成比较复杂，主要包括药物、高分子基质材料、透皮吸收促进剂等成分。

3. 控释膜　为经皮吸收制剂的关键部分，主要起到控制药物释放速度的作用，也可兼作药库。

4. 胶黏膜　通常起粘贴作用，有时也可起到药库、控释作用等，是由无刺激和无过敏性的黏合剂（如天然树胶、合成树脂类等）构成，常用的胶黏膜材料为压敏胶。

5. 保护膜（防黏层）　主要对胶黏膜起保护作用，是一种可剥离的衬垫膜，用时拆去。

（二）经皮给药系统的高分子材料

1. 膜聚合物和骨架聚合物

（1）乙烯 – 醋酸乙烯共聚物（ethylenevilnylacetate coPolymer，EVA）　　EVA 是目前透皮贴剂中使用较为广泛的高分子材料，可用热熔法或溶剂法制备膜材。无毒、无刺激性、柔性好，与人体组织有良好的相容性，性质稳定，但耐油性较差。醋酸乙烯（VA）含量比例降低，柔软性下降，透过性也降低。

（2）聚氯乙烯（polyvinyl chloride，PVC）　　PVC 是热塑性塑料，在一般有机溶剂中不溶，化学稳定性好，机械性能强，用于制取薄膜的聚氯乙烯一般加入 30% ~ 70%

的增塑剂，称为软聚氯乙烯。软化点为80℃，在130℃开始分解，变色放出氯化氢，一般推荐的使用温度在-15~60℃。聚氯乙烯的透过性较低，加入增塑剂可提高透过性。

PVC对油性液体相容性较强，一般在膜中液体成分含量可达50%（W/W），仍能保持稳定分散状态。如果药物亲水性较强且含量较高时，在长期贮存后可能析出，释药速度显著加快。选择适宜的增塑剂可能减轻析出。

（3）聚丙烯（polypropylene，PP）　PP是一种有较高结晶度和较高熔点的热塑性高聚物，吸水性很低，透气性和透湿性较聚乙烯小，抗拉强度则较聚乙烯高。PP有很高的耐化学药品性能，仅在某些氯化烃和高沸点脂肪烃中发生溶胀和表面溶蚀。PP薄膜具有良好的透明性、耐热性和强度等，可耐受100℃以上煮沸灭菌，用于一般薄膜的分子量较低，用于双向拉伸薄膜的分子量较高。

（4）聚乙烯（polyethylene，PE）　是一种具有良好耐低温性能和耐化学腐蚀性能的热塑性高聚物。PE安全无毒，有很好的防水性能但气密性较差，根据生产中使用的压力，PE可分为高压聚乙烯和低压聚乙烯两种，前者又称为低密度PE或支化PE，主要用在塑胶袋、农业用膜等，后者又称为高密度PE或线性PE。线性PE具有更高的结晶性、熔点、密度和硬度，渗透性也较低。PE的性能也与其分子量有关，高分子量PE制备的薄膜强度高，但透明度低，低分子量PE制备的薄膜则更为柔软和透明。

（5）聚对苯二甲酸乙二醇酯（polydiethylene terephthalate，PET）　PET在室温下具有优良的机械性能，耐酸碱和多种有机溶剂，吸水性低，具有较高熔点和玻璃化温度，在加工薄膜时，采用双向拉伸工艺能够得到具有适宜结晶度、透气性很小和高拉伸性能的产品。PET化学性能稳定，在加工中很少需要加入其他辅助剂，故安全性很高。

（6）聚乙烯醇（PVA）　PVA具有较强的亲水性和成膜性。PVA的高浓度溶液在冷却后能够形成凝胶，但形成的凝胶机械强度较差。TDDS需要的是高含水率以及高机械强度的凝胶。向PVA溶液中加入硼酸或硼砂，或者对高聚合度的PVA溶液进行反复冷冻处理后，可得到水不溶性的凝胶。

（7）微孔骨架材料　合成高分子材料几乎均可作微孔骨架材料，TDDS中常用三乙酸纤维素作为微孔骨架材料或者微孔膜材料。三乙酸纤维素具有较好的生物相容性，对皮肤无刺激性及致敏性，性质稳定，能与多种药物辅料配伍，能够吸收各种液体。三乙酸纤维素超微孔膜对药物有很高的通透性，该骨架系统能使液体短时间内迅速扩散进入或离开而使药物在膜中迅速达到平衡，这有助于保持恒定的释药速率。

2. 压敏胶

（1）聚异丁烯（PIB）类压敏胶　本品系无定形线性聚合物，可溶解于烃类、醋酸乙酯等有机溶剂中，通常以溶剂型压敏胶使用，本品性质稳定，可以采用不同比例的高、低分子量聚异丁烯作为原料，通常加入增黏剂、增塑剂、填料或者稳定剂等制成。其中，低分子量规格的PIB为黏性半流体，起着增黏以及改善柔软性、润湿性和韧性的作用，高分子量规格的PIB则具有较高的剥离强度和内聚强度，可用作压敏胶的高强度骨架。

（2）丙烯酸类压敏胶　可分为溶液型和乳剂型两类。溶液型压敏胶一般由30%~50%的丙烯酸酯共聚物及有机溶剂如醋酸乙酯、醇类或酮类等组成，对各种膜材具有良好的涂布性能和密着性能，剥离强度和初黏性也较好，但其黏合力及耐溶剂性较差。

　　乳剂型压敏胶系指以水为分散介质将各种丙烯酸酯单体进行乳液聚合后加入增稠剂和中和剂等制成的产品。优点是无有机溶剂、生产安全性高，缺点是耐水耐湿性差，易滋生微生物，要注意防腐。此外，这类压敏胶对聚乙烯和聚酯等低能表面基材不能很好地润湿，需加入润湿剂如丙二醇、丙二醇单丁醚等加以改善。

　　（3）硅橡胶压敏胶　是通过将低分子量硅树脂与线性聚二甲基硅氧烷流体经缩合生成稳定的硅氧烷键而形成的聚合物，可以通过调节硅氧烷的含量以及硅树脂的用量来调整压敏胶的柔软性以及黏性。本品性质稳定，耐水、耐高温和耐低温，一般以烃类有机溶剂溶解，是比较好的一种压敏胶材料，但价格较高。

　　3. 背衬材料、防黏材料与药库材料

　　（1）背衬材料　系指对药物、胶液、溶剂、湿气和光线等起屏障作用，用来避免药物的挥发及流失，同时还有支撑药库或压敏胶等作用的薄膜。理想的背衬材料应柔软舒适，无毒且耐辅料侵蚀，质地结实且光滑，并有良好的撕裂强度。常用多层复合铝箔，即由铝箔、聚乙烯或聚丙烯等膜材复合而成的双层或三层复合膜。此外，还可使用 PET、高密度 PE、聚苯乙烯等作为背衬材料。

　　（2）防黏材料　这类材料主要对 TDDS 黏胶层起保护作用，常用的防黏材料包括聚乙烯、聚苯乙烯、聚丙烯、聚碳酸酯等高聚物的膜材，可也采用表面经石蜡或甲基硅油处理过的光滑厚纸。

　　（3）药库材料　可供选择的很多，可以是单一材料，也可采用多种材料配制的软膏、水凝胶、溶液等，如卡波姆、HPMC、PVA 等均是较为常用的药库材料，各种压敏胶和骨架膜材也同时可以是药库材料。

　　（三）经皮吸收制剂的分类

　　根据目前生产及临床应用情况，经皮吸收制剂大致可分为四类。

　　1. 膜控释型　主要由无渗透性的背衬层、药物贮库、控释膜、黏胶层和防黏层五部分组成。药物分散在聚异丁烯等压敏胶中，背衬层要求封闭性强，对药物、辅料、水分和空气均无透过性，易于与控释膜复合，背面方便印刷商标、药名和剂量等文字。

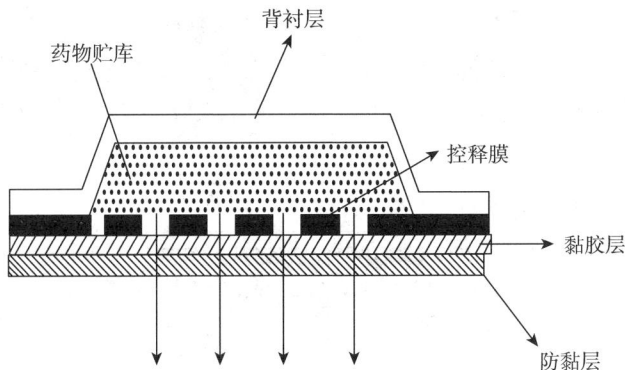

图 17 - 1　膜控释型 TDDS 示意图

2. 黏胶分散型 黏胶分散型 TDDS（adhesive dispersion – type TDDS）的药库层及控释层均由压敏胶组成，如图 17 – 2 所示。这种给药方式生产成本低、生产方便，但是由于药物通过含药胶层的扩散厚度随给药时间的延长而不断增加，药物的释放速度随之减慢，容易引起给药剂量不足而影响疗效。

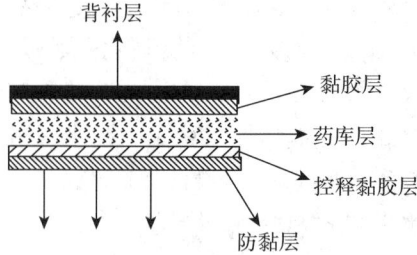

图 17 – 2　黏胶分散型 TDDS 示意图

3. 骨架扩散型 药物均匀溶解或分散于高分子的聚合物骨架中，骨架一般选用亲水性高分子聚合物，如聚乙烯醇、聚乙烯吡咯烷酮等，然后将制得的含药骨架分剂量成一定面积及厚度的药膜与背衬材料相粘贴，在骨架层上涂压敏胶，并加防黏层即成为骨架型贴剂，也可以将含药骨架与压敏胶层、背衬层及防黏层复合后再进行分割。临床上常用的硝酸甘油就属于该类型，其基本构造如图 17 – 3 所示。

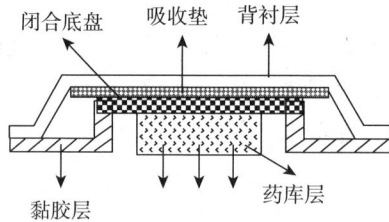

图 17 – 3　骨架扩散型 TDDS 示意图

4. 微贮库型 微贮库型 TDDS 兼有膜控释型和骨架型的特点，如图 17 – 4 所示。其一般制备方法是先把药物分散在亲水性高分子聚合物（如 PEG）的水溶液中，再将该溶液或者混悬液均匀分散在疏水性聚合物中，在高切变机械力的作用下，使之形成微小的球状液滴，然后迅速交联疏水性聚合物分子，从而形成稳定的包含有球状液滴药库的分散体系，将此体系制成一定面积及厚度的药膜，涂于黏胶层中心，加防黏层即得。

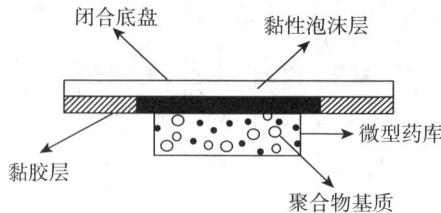

图 17 – 4　微贮库控释型 TDDS 示意图

经皮吸收制剂还可按其基质不同分类，贴剂和凝胶膏剂（又称巴布剂）两大类，其中，贴剂一般是以压敏胶作为基质，而巴布剂则一般是以亲水性高分子材料作为载药基质。

课堂互动

对比四种经皮给药制剂在组成上的差异，并阐述影响其释药速度的因素。

（四）经皮吸收制剂的质量控制

为了达到预期的治疗效果，必须对已制备的贴剂进行质量研究，质量评定的内容包括黏附力、均匀度、释放度和生物利用度的测定等。

1. 黏附力 贴剂为敷贴于皮肤表面的制剂，首先要求与皮肤具有足够的黏附力，以利于将药物通过皮肤传递到体内循环系统中。通常，TDDS 的压敏胶与皮肤作用的黏附力可通过初黏力、持黏力、剥离强度及黏着力四个指标加以衡量。TDDS 黏附力测定照黏附力测定法（2020 年版《中国药典》四部通则第一、二、三、四法）的规定进行测定。

2. 经皮吸收制剂生物利用度的研究 TDDS 的生物利用度测定方法分为血药法、尿药法、血药加尿药法三种，其中，血药法较为常用，通过对受试者分别给予经皮吸收制剂与静脉注射剂，测定相应的血药浓度，绘制血药浓度 – 时间曲线，并求出曲线下面积（AUC），计算生物利用度。

3. 含量均匀度与释放度 无定形线性聚合物，都是吸收不完全的制剂，即在规定给药时间内仅有部分药量由系统释放和经皮吸收，而剩余的药物则随 TDDS 系统在用药时间后被剥离而丢弃，因此，TDDS 系统中药物的含量总是大于透过皮肤吸收的给药量，以确保给药时间内恒定的浓度梯度而提供足够的扩散动力，用以维持预先设计的恒定的释药速率。例如，每 24 小时用药 1 次的标示量为 25mg 的硝酸甘油 TDDS 系统，约有 5mg 药物被吸收。除另有规定外，透皮贴剂应检查含量均匀度，按照含量均匀度检查法［《中国药典》（2020 年版）四部通则］进行测定，限度应为 ±25%。

任务二 影响药物经皮吸收的因素

药物的经皮吸收的过程主要包括释放、穿透和吸收进入血液循环，释放指药物从基质中释放出来扩散到皮肤上，穿透指药物透入表皮内起局部作用，吸收指药物透过表皮后，到达真皮和皮下脂肪，通过血管或淋巴管进入体循环而产生全身作用。药物透过皮肤进入体循环的途径主要有两种：①透过角质层和表皮进入真皮，扩散到毛细血管，转移到体循环；②通过毛囊、皮脂腺和汗腺等附属器官吸收。影响药物经皮吸收的因素主要包括生理因素、剂型因素。

一、生理因素

1. 皮肤的水合作用 皮肤含水量较正常状态多的现象称为皮肤的水合作用。皮肤的水合能改变皮肤的渗透性，当皮肤上覆盖塑料薄膜或具有封闭作用的软膏后，水分和汗液在皮肤内蓄积，使角质层水合，细胞自身发生膨胀，结构的致密性降低，药物的渗透性增加，对水溶性药物的促渗作用较脂溶性药物明显，皮肤的水合对药物经皮吸收的影响与水合程度和药物的性质有关。

2. 角质层的厚度 人体不同部位角质层的厚度存在差异，但对于硝酸甘油这类渗透性很强的药物来说，其在人体许多部位的透过性没有显著性差异。人体角质层厚度大致顺序为：阴囊＞耳后＞腋窝区＞头皮＞前臂＞腿部＞胸部，故像东莨菪碱这类渗透性弱的药物经皮吸收制剂首选耳后用药。不同药物的渗透也可能存在部位选择性，当然角质层厚度的差异也与种属、年龄、性别等多种因素有关。

3. 皮肤的条件 皮肤的角质层在受到机械、物理或者化学等损伤时，其屏障功能也相应受到不同程度的破坏，从而导致药物对皮肤的渗透性增加数倍至数十倍。湿疹、溃疡或烫伤等也会引起皮肤通透性的改变。某些致使皮肤角质层变密的疾病则减少药物的渗透性，例如牛皮癣、老年角化病等。采用有机溶剂对皮肤进行预处理亦能获得类似效果，这可能与角质层中类脂的溶解或被提取后形成扩散通路有关。另外，温度也能影响药物的透皮速度，随着皮肤温度的升高，药物的透皮速度也随之升高。

4. 皮肤的结合作用与代谢作用 皮肤的结合作用是指药物与皮肤蛋白质或脂质等的可逆性结合。结合的主要部位是角质层，药物可能与角质层中的角蛋白发生结合或者吸附，亲脂性药物溶解在角质层形成高浓度，这些结合作用使药物在皮肤内形成贮存，有利于皮肤疾病的治疗。

皮肤的代谢作用与肝脏类似，药物在皮肤内酶的作用下发生氧化、还原、结合和水解等反应。但是由于皮肤内酶含量很低，其血流量也仅为肝脏的 7%，并且 TDDS 的面积很小，因此，酶代谢对大多数药物的透皮吸收不产生明显的首过效应。

二、剂型因素与药物的性质

1. 药物的理化性质 药物分子量、O/W 分配系数、溶解度、熔点等因素是影响药物经皮吸收的重要因素。药物的分子体积较小时对扩散系数影响不大，而分子量与分子体积存在着线性关系，当药物的分子量较大时，药物的分子量与扩散系数呈负相关，分子量大于 600 的物质已较难透过角质层。同样，药物从 TDDS 至皮肤的转运也是药物的分配过程，药物的 O/W 分配系数的大小也影响药物的经皮吸收。一般而言，O/W 分配系数大的较容易通过角质层，但 O/W 分配系数过大也难以透过表皮和真皮层，主要在角质层中蓄积。低熔点的药物容易渗透通过皮肤。分子型药物容易通过皮肤，离子型的药物则不然。

2. 剂型　剂型能够通过影响药物的释放行为而影响药物的经皮吸收，提高药物的释放速度有助于促进其经皮吸收。常用的经皮给药剂型有乳膏、凝胶、涂剂和透皮贴剂等。此外，给药系统的处方组成对药物经皮吸收的影响也很大，处方中各成分如表面活性剂、渗透促进剂等的不同都会影响到制剂的经皮吸收。

3. pH 与 pK_a　皮肤表面的 pH 条件对药物的经皮吸收也有一定的影响。表皮内为弱酸性环境，其 pH 为 4.2～5.6，而真皮内的 pH 为 7.4，在经皮吸收过程中，药物溶解在皮肤表皮的液体后可能发生解离。很多药物属于有机弱酸或有机弱碱，当药物以分子型存在时，透过系数大，即药物有较大的经皮透过能力，而当药物以离子型存在时，透过系数小，一般不易透过角质层。药物解离程度由药物的 pK_a 与介质的 pH 决定，因此，可根据药物的 pK_a 调节 TDDS 介质的 pH，使药物离子型和分子型的比例有所改变，从而提高药物的透过量。

4. 药物的浓度与给药面积　药物通过皮肤的渗透是被动扩散过程，药物浓度增加渗透速率亦增大。因此，给药系统中的药物浓度对维持该浓度梯度具有一定的作用，提高基质中的药物浓度，药物的经皮吸收量可相应提高。但增加浓度的方法仅在一定浓度范围内有效，当浓度超过此范围时，吸收量不再增加。同一药物在相同的基质中释放速率相同，药物透皮吸收的量与给药表面积成正比，表面积越大，透皮吸收量越多。

5. 透皮吸收促进剂　透皮促进剂的作用可能是干扰角质层的脂质双分子层的有序排列，使其流动性增大，从而有助于药物分子的扩散。还有的促进剂可以溶解角质层中的类脂，继而影响药物的分配，或者促进水合提高药物的透皮吸收率。

任务三　制备经皮吸收制剂

经皮给药系统的制备工艺复杂，类型不同，其生产工艺也有所不同，但普遍都包括膜材的加工、膜材的改性和膜材的复合与成型三个步骤。

一、膜材的加工和改性

（一）膜材的加工方法

高分子成膜材料根据性质的不同，可分别用作 TDDS 中的控释膜、药库、防黏层和背衬层等。膜材的常用加工方法包括涂膜法和热熔法两类。涂膜法是一种简便的制膜材的方法，所选择的高分子成膜材料通常为水不溶性的材料，制备时需要选择适宜的有机溶剂将其溶解后涂膜，由于有机溶剂的蒸发易污染环境，因此，涂膜法通常仅适用于实验室小量试制。热熔法是将高分子成膜材料加热形成黏流态或高弹态，使其变形为给定尺寸膜材的方法，包括挤出法和压延法两种，该法适合于工业生产。这类膜材料在塑料工业领域已有大量商品，可以根据聚合物的型号、分子量、厚度、添加剂等要求选择使用。

1. 挤出法 根据使用的模具不同分为管膜法和平膜法。管膜法是将高聚物熔体经环形模头以膜管的形式连续挤出，随后将其吹胀到所需尺寸并同时用空气或液体冷却的方法。平膜法则是利用平缝机头直接根据所需尺寸挤出薄膜同时冷却的方法。

2. 压延法 是将高聚物熔体在旋转辊筒间的缝隙中连续挤压形成薄膜的方法，当高聚物通过辊筒间缝隙时，沿薄膜方向在高聚物中产生高的纵向应力，得到的薄膜较挤出法有更明显的各向特异性。

（二）膜材的改性

为了获得具有适宜膜孔大小或一定通透性的膜材，在膜材的生产过程中或对已制得的膜材需要进行特殊处理。

1. 溶蚀法 取膜材用溶剂浸泡，其中可溶性成分如小分子增塑剂等会溶解在溶剂中，从而得到具有一定大小膜孔的膜材。这种方法操作简单，膜孔大小及均匀性取决于高分子材料与这些成分间的相容性以及可溶性成分的用量。尽量选择水溶性材料以避免使用有机溶剂而造成环境污染。

2. 拉伸法 该法利用拉伸工艺制备单轴取向和双轴取向的薄膜。先将高聚物熔体挤出成膜材，冷却后重新加热，等至可拉伸的温度，趁热迅速向单侧或双侧拉伸即得。

3. 核辐射法 在电子加速器中用带电粒子对通过一般方法制得的膜材进行核照射，然后把敏化膜浸泡在腐蚀溶液中（例如强碱溶液），敏化轨迹较易被腐蚀而形成膜孔。

（三）膜材的复合与成型

1. 涂布和干燥 是 TDDS 的基本工艺，不论何种类型的 TDDS 都必须使用压敏胶，因而总会涉及这一工艺。其工序通常是在特殊设计的涂布机中完成的，涂布机基本上包括三个单元，即涂布装置、干燥隧道以及层合设备，此外还包括卷绕机等辅助单元。在涂布前因确认涂布液固含量或其他决定质量的指标。过程中，将基质液或混悬液均匀涂在硅纸或类似有防黏剂处理的基质材料上。经涂布后的多个基质层，需要进一步除去基质溶液中的有机溶媒，让已涂布基质的硅纸或基材通过一定长度的干燥通道后实现干燥。

2. 复合 是把各个层次复合在一起形成多层次的 TDDS，首先将涂布有压敏胶层的控释膜先与防黏纸黏合，然后与中心载有定量药库的铝箔通过热压法使控释膜的边缘与铝箔上的复合聚乙烯层融合。对于骨架型和黏胶型 TDDS，大多采用黏合方式复合。

二、制备工艺流程

经皮给药系统根据其类型与组成有不同的制备方法，主要分为涂膜复合工艺、充填热合工艺和骨架黏合工艺三种。

1. 复合型经皮给药系统的制备工艺流程如图 17-5 所示。

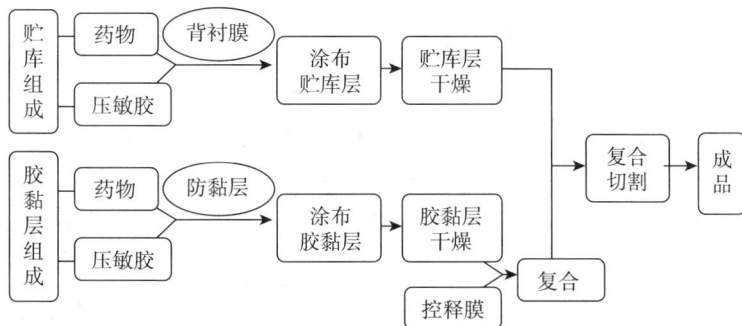

图 17-5 复合型经皮给药系统的制备工艺流程示意图

2. 充填封闭型经皮给药系统的制备工艺流程如图 17-6 所示。

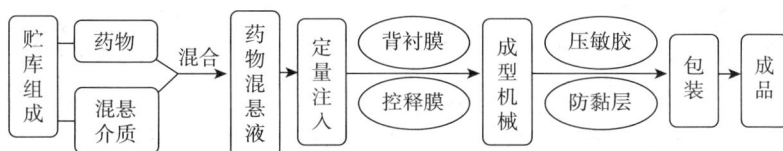

图 17-6 充填封闭型经皮给药系统的制备工艺流程示意图

3. 聚合物骨架型经皮给药系统的制备工艺流程如图 17-7 所示。

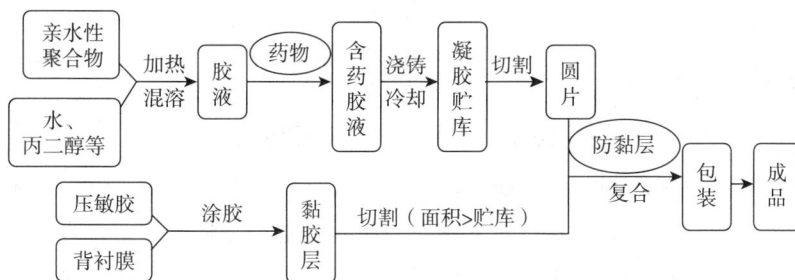

图 17-7 聚合物骨架型经皮给药系统的制备工艺流程示意图

4. 胶黏剂骨架型经皮给药系统的制备工艺流程如图 17-8 所示。

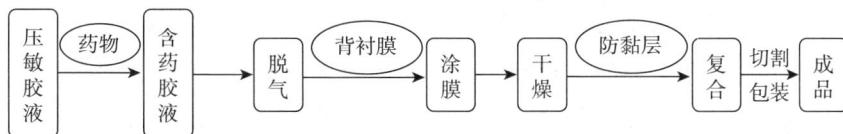

图 17-8 胶黏剂骨架型经皮给药系统的制备工艺流程示意图

三、实例解析

[例1] 芬太尼 TDDS

芬太尼常用枸橼酸盐,为强效麻醉性镇痛药,镇痛强度约为吗啡的 80 倍,体内半衰期为 2 ~ 3 小时，芬太尼对皮肤刺激性小，非常适合制备透皮贴剂。

美国 ALZA 公司开发的芬太尼 TDDS，商品名 Duragesic，由 Janssen Pharmaceutica 公司生产，它是一个充填封闭型给药系统。基本组成：背衬层由聚乙烯、铝、聚酯、EVA 等组成的多层结构复合膜，药物贮库层由芬太尼、30% 乙醇、2% 羟乙基纤维素、适量甲苯组成，乙醇作为芬太尼的渗透促进剂，每 $10cm^2$ 释药表面积内含乙醇 0.1ml，限速膜为乙烯 - 醋酸乙烯共聚物（EVA），压敏胶层为含药的聚硅氧烷压敏胶，防黏层为硅化纸。

另一个芬太尼 TDDS 为胶黏剂骨架型给药系统，基本组成：背衬层为 $6.5\mu m$ 厚的聚酯膜，在其上有 $75\mu m$ 厚的胶黏层，胶黏层由聚硅氧烷压敏胶组成，内含 7.8% 的芬太尼、1.2% ~ 5% 的丙二醇单月桂酸酯以及 2% 硅油，胶黏层上覆盖的防黏层为硅化氟碳聚酯膜。

[例 2]　硝酸甘油 TDDS

硝酸甘油 TDDS 为黏胶剂骨架型贴剂，基本组成：压敏胶层内含 6% 的硝酸甘油、10% 的薄荷醇、84% 的聚丙烯酸酯压敏胶（DuroTak 87 - 2194）；背衬层为聚乙烯膜；防黏层为经硅酮处理的聚酯膜。制备方法：将硝酸甘油和薄荷醇加入丙烯酸树脂类压敏胶的乙酸乙酯溶液中，混合均匀，采用机械涂布机将药物的压敏胶混合液均匀涂布在防黏层上，将涂好的防黏层置于烘箱中进行干燥，挥去溶剂；将聚乙烯背衬膜压到含有硝酸甘油的黏性基体的干燥黏性表面上，用模具切成规定尺寸，单独密封包装于箔片袋中，即得。

拓展阅读

渗透促进剂在 TDDS 中的应用

渗透促进剂（penetration enhancers，PE）又名经皮吸收促进剂，是指增强药物经皮透过性的物质。可使药物到达皮肤深层病灶，甚至可以透过角质层进入全身血液循环实现局部给药而发挥全身治疗作用。临床上常用的经皮吸收促进剂如下。

1. 有机溶剂类　低级醇类、乙醇、丙二醇（PG）、二甲基亚砜（DMSO）、癸基甲基亚砜（DCMS）。

2. 表面活性剂　离子型表面活性剂、非离子型表面活性剂。

3. 有机酸、脂肪醇类　油酸、丙二醇、乙醇等并用而产生协同作用。

4. 氮酮类化合物　月桂氮䓬酮（laurocapam，Azone，氮酮）。

5. 角质保湿剂　尿素、2 - 吡咯烷酮、N - 甲基吡咯烷酮。

6. 天然吸收促进剂　薄荷、桉叶、冰片、丁香、肉桂等多种中药挥发油或提取物。

7. 其他　氨基酸、一些水溶性蛋白质、氨基酸衍生物（如二甲基氨基酸酯）。

使用单个化学促透剂往往达不到理想的促透效果，实践中可以采用两种或者两种以上的化学促透剂组成混合促透剂以提高促透效果，同时减少对皮肤的刺激性。

实训项目

实训二十三　制备东莨菪碱经皮吸收制剂

一、实训目的

1. 能进行经皮吸收制剂的制备方法。
2. 能进行经皮吸收制剂制备过程中的各项基本操作。
3. 能进行经皮吸收制剂简单的处方分析。

二、器材与药品

架盘天平、分析天平、机械涂布 - 干燥 - 覆膜一体机、烘箱、烧杯、量筒、玻璃棒、聚丙烯膜、铝塑膜、硅化纸；东莨菪碱、聚异丁烯 MML - 100、聚异丁烯 LM - MS、液体石蜡、三氯甲烷等。

三、实训原理

经皮吸收制剂又称为经皮给药系统（transdermal drug delivery systems，简称 TDDS）或经皮治疗系统（transdermal therapeutic system，简称 TTS）系指药物以一定的速率由皮肤经毛细血管吸收进入全身血液循环并达到有效血药浓度，从而产生治疗或预防疾病作用的一类制剂。

四、实训内容

东莨菪碱经皮吸收制剂的制备。

【处方】见表 17 - 1。

表 17 - 1　东莨菪碱经皮吸收制剂处方组成（每片用量）

成分	药库层	黏胶层
东莨菪碱	15.7mg	4.6mg
聚异丁烯 MML - 100	29.2g	31.8g
聚异丁烯 LM - MS	36.5g	39.8g
液体石蜡	58.4g	63.6g
三氯甲烷	860.2ml	360.2ml

背衬层：铝塑膜。
控释膜：聚丙烯控释膜。
防黏层：硅化纸。

【制法】

1. 药库层的制备　称取处方量的药库层处方中各成分，溶解后制成药库层基质，将药库层基质铺在 $65\mu m$ 厚的背衬层上，烘干或自然干燥，制成约 $50\mu m$ 厚的药库层。

2. 黏胶层的制备　称取处方量的黏胶层处方中各成分，溶解后制成黏胶层基质，将黏胶层基质铺在 $200\mu m$ 厚的硅化纸上，烘干或自然干燥，制成约 $50\mu m$ 厚的黏胶层。

3. 复合、冲切　将 $25\mu m$ 厚的聚丙烯控释膜复合在药库层上后再将黏胶层复合在控释膜的另一面，切成 $1cm^2$ 的圆形贴片。

【注解】

1. 东莨菪碱为 M 胆碱受体阻断剂，对晕动病的临床治疗效果较好，但存在口干、面红、散瞳、视力模糊、心率加快等不良反应，控制释药速率可以在一定程度上避免不良反应发生。

2. 该贴剂属于膜控释型系统，共分为五层，第一层是为背衬层，由铝塑膜或其他非渗透性聚合物构成；第二层为药库层，药物以一定浓度溶解或分散在高分子材料胶浆中；第三层为控释膜层，用于控制药物从药库层中释放的速率；第四层为黏胶层，内含少量的药物，并用与贮库层组成相似的胶浆溶解或分散，该层可提供首剂量并能粘贴于皮肤表面；第五层为保护层（即防黏层），在制剂的贮存过程中起保护作用，使用时即拆去。

五、思考题

1. 简述经皮吸收制剂的制备工艺流程。
2. 试分析东莨菪碱经皮吸收制剂中各成分的作用。

（梁超峰）

项目十八　生物技术药物制剂

预期学习成果

1. 能够描述生物技术药物制剂的概念、特性及蛋白质类药物制剂概念、特性、制备、新型给药系统等。

2. 能够查阅《中国药典》（2020 年版），获取生物技术药物制剂药品标准、检验方法等专业信息。

3. 能够根据生物技术药物制剂特性合理指导用药。

课后提交成果

结合学习的生物技术药物制剂的相关知识，通过查找资料，整理归纳，分组完成 PPT 制作并讲解。

知识导航

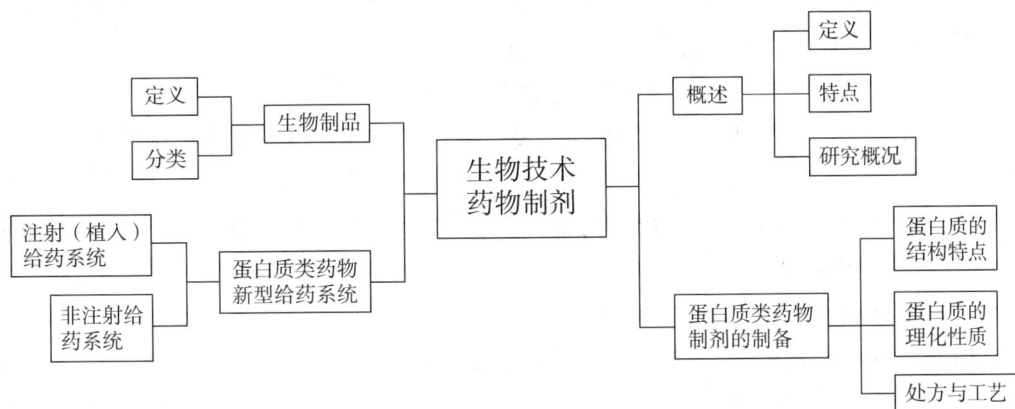

理论知识

任务一　认识生物技术药物

生物制药技术作为一种高新技术，是 20 世纪 70 年代初伴随着 DNA 重组技术和淋巴细胞杂交瘤技术的发明和应用而诞生的。三十多年来，生物制药技术的飞速发展为医疗业、制药业的发展开辟了广阔的前景，极大地改善了人们的生活。因此，世界各国都把生物制药确定为 21 世纪科技发展的关键技术和新兴产业。

由生物技术开发生产的生物类药物普遍具有活性强、剂量小、能治疗各种疑难病症的优点，但同时具有稳定性差、吸收性差、半衰期短等劣势。因此寻找和发现适合于这类药物的长效、安全、稳定、使用方便的新剂型是摆在药学工作者面前的新任务。

一、定义

生物技术有时也称生物工程，是指人们利用以现代生命科学为基础，结合先进的工程技术手段和其他基础学科的科学原理，按照领先的设计改造生物体或加工生物原料，为人类生产出所需产品或达到某种目的。用于生物制药的生物技术手段主要包括基因工程、抗体工程、细胞工程、酶工程、发酵工程和生物转化等新技术。

生物技术药物是指采用现代生物技术，借助某些微生物、植物或动物来生产的药物，这些药物包括蛋白质、多肽、酶、激素、疫苗、单克隆抗体和细胞生长因子等。

二、特性

与其他药物相比，生物技术药物具有以下特性。

（1）生物技术药物起源于体内天然的活性成分，临床使用剂量小但药理活性强，相对来说它的副作用较小、毒性较低、安全性较高。

（2）生物技术药物存在种属特异性。生物技术药物的作用靶位主要是抗原表位或受体。不同种属的动物，其同类受体的功能或结构可能存在差异，因此某种生物技术药物可能在猴子体内有生物活性，而在大鼠体内无活性。

（3）生物技术药物往往分子质量大且结构复杂。

（4）生物技术药物理化性质不稳定，易变性，易失活，也易被微生物污染、酶解破坏。

（5）生物技术药物容易受到生产条件和生产工艺的变化，而引起结构和构型的差异，导致产生免疫原性。

（6）生物技术药物的体内半衰期一般较短，降解部位广泛。

（7）生物技术药物生产工艺复杂，生产要求和质控要求更高。

三、研究概况

从1971年第一家生物技术制药公司的成立起，迄今全球已经上市的生物技术药物已经超过1000种，研制中的生物技术药物更多。美国是第一个应用现代生物技术研制新型药物的国家，同时也是生物技术产业的龙头，其开发的产品和市场销售额均占全球70%以上。英、法、德、日等发达国家在开发和生产生物技术药品方面在全世界也处于较领先的地位。我国生物医药产业始于20世纪80年代，虽然起步较晚，但整体研发水平提高较快，与发达国家的差距正逐步缩小。表18-1列举了2005年至今由我国本土企业自主研发，后经食药监部门批准上市的"中国1类"大分子生物药。

表 18-1 2005 年至今由我国自主研发并批准上市的"中国 1 类"大分子生物药

药品名称	用途	批准时间
重组埃博拉病毒病疫苗	预防埃博拉病毒感染	2017
贝那鲁肽注射液（谊生泰）	治疗 2 型糖尿病	2016
聚乙二醇干扰素 α-2b（派格宾）	治疗成年人慢性丙型肝炎	2016
肠道病毒 71 型灭活疫苗	预防由 EV71 引起的手足口病	2015
Sabin 株脊髓灰质炎灭活疫苗（埃必维）	预防脊髓灰质炎病毒的感染	2015
康柏西普（郎沐）	治疗新生血管（湿性）年龄相关性黄斑变性	2013
聚乙二醇化重组人粒细胞刺激因子注射液（津优力）	预防化疗后常见病症中性粒细胞减少	2012
重组（大肠杆菌）戊型肝炎疫苗（益可宁）	预防戊型肝炎病毒感染	2011
碘［131I］美妥昔单抗（利卡汀）	治疗肝细胞癌	2011
注射用重组人尿激酶原（普佑克）	治疗急性心肌梗死	2011
冻干 A、C 群脑膜炎球菌多糖结合疫苗（沃尔平）	预防 A 群和 C 群脑膜炎球菌引起的流行性脑脊髓膜炎	2009
尼妥珠单抗（泰欣生）	治疗头颈癌	2008
外用重组人酸性成纤维细胞生长因子（艾夫吉夫）	治疗深 II 度烧伤创面、慢性溃疡创面	2007
重组葡激酶（依立通）	治疗急性心肌梗死	2006
注射用鼠神经生长因子	治疗正己烷中毒性周围神经病/视神经损伤	2006
重组人 5 型腺病毒（安柯瑞）	临床用于对常规放疗或放疗加化疗治疗无效	2006
重组人血管内皮抑制素（恩度）	治疗中国晚期非小细胞肺癌（NSCLC）	2005
重组人血小板生成素（特比奥）	治疗化疗引起的血小板减少症和免疫性血小板减少症	2005
重组人脑利钠肽（新活素）	治疗急性失代偿心力衰竭	2005

由于生物技术药物多为多肽和蛋白质，性质很不稳定，极易变质，因此如何将这类药物制成安全、有效、稳定的制剂，就是摆在我们面前的一大难题。另一方面这类药物对酶敏感又不易穿透胃肠黏膜，故只能注射给药，使用很不方便。因此，运用制剂手段将这类药物制成口服制剂或通过其他途径给药，以提高其稳定性和患者使用的顺应性，是一项非常有意义的工作，具有潜在的研究价值和广阔的应用前景。

任务二 制备蛋白质类药物制剂

生物技术药物原料以天然的生物材料为主，多为多肽类及蛋白质类药物，这些药物的化学结构相对传统的化学药物更为复杂，理化性质具有多肽或者蛋白质的特点，光、热、酸、碱等因素都有可能破坏蛋白质的结构而使其失活。

蛋白质类药物制剂研制的关键是解决这类药物的稳定性问题。对于注射给药则采用适当的辅料，设计合理的处方与工艺，而非注射给药还需解决生物利用度问题。下面主要讨论它的注射剂型。

一、蛋白质类药物的一般处方组成

目前临床上应用的蛋白质类药物注射剂，一类为溶液型注射剂，另一类是冻干粉注射剂。溶液型使用方便，但需在低温（2～8℃）下保存。冻干粉剂比较稳定，但工艺要求更高。

二、液体剂型中蛋白质类药物的稳定化

在液体剂型中蛋白质类药物的稳定化方法分为两类：①改造自身结构；②加入适宜辅料。通过加入各类辅料，改变蛋白类药物溶剂的性质是药物制剂中最常用的稳定化方法。蛋白类药物的稳定剂有以下几类。

1. 缓冲液 选择缓冲液是液体蛋白质制剂研制中重要的一步，因为 pH 和蛋白质的物理化学稳定性均有关，现在常用的有磷酸盐、醋酸盐和枸橼酸盐缓冲盐。

2. 表面活性剂 可降低蛋白质溶液的表面张力，抑制蛋白质在疏水性表面的聚集、沉淀和吸附，或阻止蛋白质的化学降解。可供选择的表面活性剂有两类：非离子型表面活性剂如聚山梨酯类、泊洛沙姆等；阴离子表面活性剂如十二烷基硫酸钠。

3. 糖和多元醇 属于非特异性蛋白质稳定剂，其稳定机制是优先排除，糖中蔗糖和海藻糖最常用，避免选用还原糖，因其与氨基酸有相互作用的可能。多元醇常用的有甘油、甘露醇、山梨醇（浓度1%～10%），其中甘油最为常用。

4. 盐类 可以起到稳定蛋白质的作用，有时也可以破坏蛋白质的稳定性，这主要取决于盐的种类、浓度、离子相互作用的性质及蛋白质的电荷。低浓度的盐，如 SO_4^{2-}、HPO_4^{2-}、$CHCOO^-$、$(CH_3)N^+$、NH_4^+、K^+、Na^+ 等能通过非特异性静电作用提高蛋白质的稳定性。

5. 聚乙二醇类 高浓度的聚乙二醇类（PEG）常作为蛋白质的低温保护剂和沉淀结晶剂，它可与蛋白质的疏水链作用。研究表明不同分子量的 PEG 作用不同，如 PEG300 可抑制重组人角化细胞生长因子的聚集；PEG200、400、600 和 1000 可稳定 BSA 和溶菌酶。

6. 金属离子 一些金属离子，如钙、镁、锌与蛋白质结合，使整个蛋白质结构更加紧密而变得更稳定。不同金属离子的稳定作用视离子的种类或者浓度不同而不同，应通过稳定性试验选择金属离子的种类和浓度。

三、固体状态蛋白质药物的稳定性与工艺

在一些蛋白质类药物不能采用溶液型制剂时，往往用冷冻干燥与喷雾干燥的工艺解决这类制剂的稳定性问题，这两种工艺均可用于热敏感药物的脱水以延缓溶液中常见的分解作用。

（一）冷冻干燥工艺

冷冻干燥制备蛋白质类药物制剂主要考虑两个问题：①选择适宜的辅料，优化蛋白质药物在干燥状态下的长期稳定性；②考虑辅料对冷冻干燥过程一些参数的影响，如最高与最低干燥温度、干燥时间、冷冻干燥产品的外观等

（二）喷雾干燥工艺

喷雾干燥的特点是所得产品可以控制颗粒大小与形状，生产出流动性很好的球状颗粒。喷雾干燥的缺点是操作过程中损失大，特别是小规模生产，水分含量高。。

任务三　认识蛋白质类药物新型给药系统

一、注射（植入）给药系统

由于很多蛋白质类药物在体内血浆半衰期短，清除率高，因而为延长其在体内的平均停留时间，或改变蛋白质在体内的药物动力学性质，有时需要制成非零级脉冲式释药系统（如疫苗）。为满足这些要求，既可以对蛋白质本身进行结构修饰，也可以通过制成特殊制剂来控制蛋白质的释放。目前已有用 PEG 修饰蛋白质分子以延长蛋白质药物在血浆中的半衰期。

（一）控释微球制剂

为了达到蛋白质类药物控制释放，可将其制成生物可降解的微球制剂，同时微球对内部的蛋白质分子也有一定的保护作用。目前已经实际应用的生物可降解材料有聚乳酸（PLA）或聚丙交酯 – 乙交酯（PLGA）。首次经 FDA 批准的蛋白质类药物微球制剂是醋酸亮丙瑞林 PLGA 微球。此种微球供肌内注射，用于治疗前列腺癌，可控制释放达 30 天之久，改变了普通注射剂需每天注射的传统，使用方便。

用于制备生物大分子药物控释微球的方法很多，根据不同性质的载体材料可选择不同的制备方法。如相分离凝聚法、乳化蒸发法、复乳液中干燥法、低温喷雾提取法、喷雾干燥法以及超临界萃取法等。

（二）脉冲式给药系统

肝炎、破伤风、白喉等疾病所用预防药物，即疫苗或类毒素均为抗原蛋白，使用这些疫苗全程免疫至少要进行三次接种，才能确保免疫效果。由于种种原因，全世界不能完成全程免疫接种而发生的辍种率达 70%，因此为了提高免疫接种的覆盖率，减少重大疾病的死亡率，采用脉冲式给药系统将多剂量疫苗发展为单剂量控释疫苗，例如将破伤风类毒素制成 PLGA 脉冲式控释微球制剂，在一个时间周期内分三次脉冲释放，可达到全程免疫的目的。

二、非注射给药系统

研究非注射途径的给药系统，将有益于增加患者的顺应性。蛋白质和多肽类药物的非注射给药方式包括鼻腔、口服、直肠、口腔、透皮和肺部给药。目前最有应用前景的属鼻腔给药，然而口服给药还是最受欢迎的给药途径，但难度很大。

蛋白质类药物非注射给药系统存在的主要问题是药物穿透黏膜能力差，易受酶的降解，以致生物利用度很低。为了提高这类药物制剂的生物利用度，一般采用以下方法：①对药物进行化学修饰或制成前体药物；②应用吸收促进剂；③使用酶抑制剂；④采用离子电渗法皮肤给药。

拓展阅读

生物制品

生物制品是指以微生物、细胞、动物或人源组织和体液等为起始原材料，用生物学技术制成，用于预防、治疗和诊断人类疾病的制剂，如疫苗、血液制品、生物技术药物、微生态制剂、免疫调节剂、诊断制品等。

生物制品有多种分类方法，欧美等国把预防用生物制品统称为疫苗（vaccine）。

根据我国生物制品现行规程，按所采用的材料、制法或用途可分成菌苗、疫苗、类毒素、免疫血清、诊断制品和其他生物制品。

生物制品主要用于传染病的预防、治疗及诊断三个方面。实践证明，应用菌苗、疫苗及类毒素等预防用生物制品施行预防接种，提高人群免疫水平，降低易感性，对于预防某些传染病的效果是很显著的。疫苗保留了病原菌刺激人体免疫系统能产生抗体和致敏淋巴细胞的免疫原性，消除了其感染活性，当人体接触到这种不具感染活性的病原菌后，免疫系统便会产生相应的抗体或致敏淋巴细胞并产生细胞记忆；当人体再次接触到这种病原菌时，人体的免疫系统便会依循其原有的记忆，制造更多的抗体或效应淋巴细胞来清除这些病原菌。

（阮仲航）

综合制剂技术

项目十九　药物制剂稳定性与安全性

预期学习成果

1. 能够制定一般药物的有效期；能按照要求进行药品的储存和养护。
2. 能够描述药物制剂稳定性研究的目的、意义、稳定化的方法、稳定性试验方法等。

课后提交成果

1. 完成在线达标检测题。
2. 分组完成电子版实训报告（含相关横向知识介绍/实训过程图片或小视频）。

知识导航

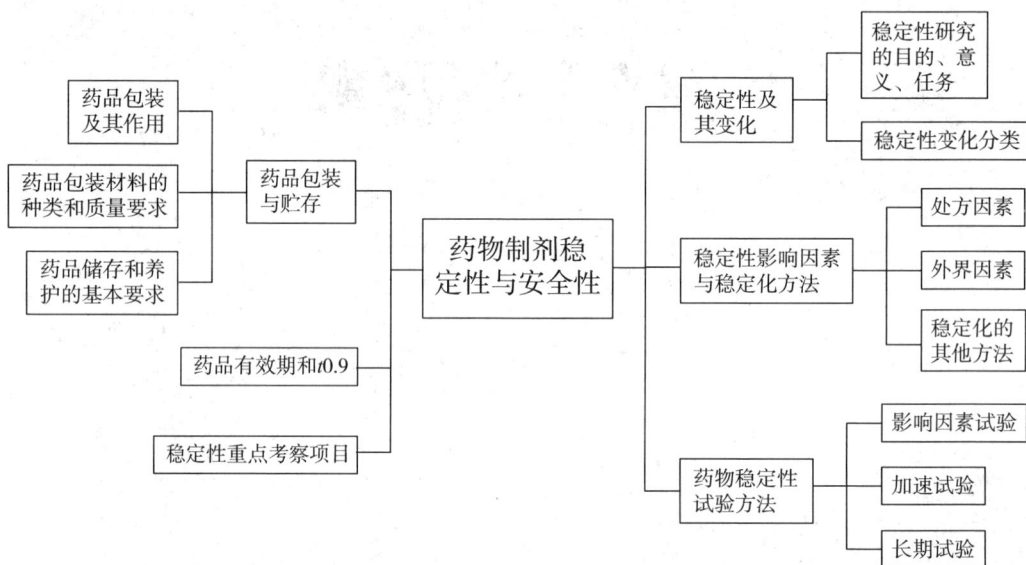

理论知识

任务一　认识药物制剂稳定性及其变化

一、药物制剂稳定性研究的目的、意义和任务

无论是在生产还是使用中，药物制剂必须满足三项基本要求，即安全性、稳定性、

有效性，其中药物制剂的稳定性又是其中的关键，药物制剂的稳定性是指原料药及制剂保持其物理、化学、生物学和微生物学性质的能力。通过稳定性试验，考察药物不同环境条件（如温度、湿度、光线等）下制剂特性随时间变化的规律，以认识和预测制剂的稳定趋势，为制剂生产、包装、贮存、运输条件的确定和有效期的建立提供科学依据。在药物制剂的制备、储存以及临床使用过程中，往往由于外界因素而导致药物制剂的稳定性和功效得不到保障，因此研究药物制剂的稳定性对于保证产品质量及安全有效有重要意义。

二、药物制剂稳定性变化分类

药物制剂稳定性变化一般包括化学、物理和生物学三个方面。

1. 化学稳定性　是指药物由于水解、氧化等化学降解反应，使药物含量（或效价）、色泽产生变化。

2. 物理稳定性　如混悬剂中药物颗粒结块、结晶生长，乳剂的分层、破裂，胶体制剂的老化，片剂崩解度、溶出速度的改变等，主要是制剂的物理性能发生变化。

3. 生物学稳定性　一般指药物制剂由于受微生物或生物质的污染，而使产品变质、腐败。

任务二　认识制剂稳定性影响因素与稳定化方法

影响药物化学稳定性的因素，包括处方因素和非处方因素，以及相应的稳定化措施。

一、处方因素对药物制剂稳定性的影响及稳定化方法

药物制剂的处方组成比较复杂，除主药外，还加入各种辅料。辅料的合适与否，对制剂的稳定性影响较大，尤其是对注射剂等液体制剂，溶液的 pH、溶剂、离子强度、表面活性剂及处方中的其他辅料均可能影响主药的稳定性。

（一）pH 的影响

许多酯类、酰胺类药物常受酸碱的催化而水解，这些药物的水解速度，主要由所处溶液的 pH 决定。

药物最稳定的 pH 一般是通过查找资料或通过试验弄清药物最稳定的 pH。pH 调节要同时考虑稳定性、溶解度和药效三个方面。如大部分生物碱在偏酸性溶液中比较稳定，故注射剂常调节在偏酸范围。但将它们制成滴眼剂时，就应调节在偏中性范围，以减少刺激性，提高疗效。pH 的调节常用盐酸和氢氧化钠；也有为了不增加药液中其他离子，而用药物本身所含相同的酸或碱来调节，如硫酸卡那霉素用硫酸来调节 pH；也有为了保持药液中 pH 的相对恒定，采用各种缓冲液，如磷酸盐缓冲液、枸橼酸盐缓冲液等，但要注意缓冲溶液对药物的催化作用，应通过试验选择合适的缓冲溶液浓度，以减少催化作用。

（二）溶剂的影响

溶剂的极性和介电常数均能影响药物的降解反应，尤其对药物的水解反应影响很大。对于易水解的药物，有时采用非水溶剂，如乙醇、丙二醇、甘油等使其稳定。含有非水溶剂的注射液有苯巴比妥注射液、地西泮注射液等。

（三）离子强度的影响

在制剂处方中，为了调节等渗、加入抗氧剂、调节 pH 等，常加入电解质，从而改变药液中的离子强度，产生离子强度对药物降解速度的影响。

（四）表面活性剂的影响

一些容易水解的药物，加入表面活性剂可使稳定性增加，这是因为表面活性剂在溶液中会形成一层胶束"屏障"，阻止外部分子或离子跟药物接触。如苯佐卡因易受 OH^- 攻击而水解，在溶液中加入 5% 月桂醇硫酸钠后，使其半衰期增加 18 倍。但也有一些表面活性剂会使某些药物的分解加快，如吐温 80 使维生素 D_3 稳定性下降，故应通过试验来正确选择表面活性剂。

（五）处方中其他辅料的影响

栓剂、软膏剂中药物稳定性与基质有关，如 PGE 能促进氢化可的松、乙酰水杨酸的分解。某些赋形剂对药物也产生影响，如润滑剂硬脂酸镁可促进乙酰水杨酸的水解。赋形剂中的水分、微量金属离子有时也能对药物的稳定性产生间接的影响。

二、外界因素对药物制剂稳定性的影响及稳定化方法

外界因素即环境因素，包括温度、光线、空气、金属离子、湿度与水分、包装材料等，其中温度对各种降解途径均有影响，光线、空气、金属离子主要影响氧化反应，湿度、水分主要影响固体制剂，包装材料是各种产品均应考虑的问题。

（一）温度的影响

一般来说，温度升高，反应速度加快。药物制剂在制备过程中，往往需要加热溶解、灭菌等操作，此时应考虑温度对药物稳定性的影响，制定合理的工艺条件。如注射液在保证完全灭菌的前提下，可适当减低灭菌的温度或缩短时间。对热敏感的药物如某些生物制品、抗生素等，要根据药物性质，设计合适的剂型（如固体剂型），生产中采取特殊的工艺，如冷冻干燥，同时产品要低温贮存，以确保制剂质量。

（二）光的影响

有些药物分子受辐射（光线）作用使分子活化而产生分解，此种反应叫光化降解，其主要与药物的化学结构有关。这种易被光降解的物质叫光敏感物质。光敏感的药物有氯丙嗪、核黄素、氢化可的松、叶酸、吗啡、维生素 A、维生素 D 等。光敏感的药物制剂，对于此类药物在生产过程和贮存过程中，都应尽量避免光线的照射，有些应使用有色遮光容器保存。

（三）空气（氧）的影响

大气中的氧是引起药物制剂氧化的主要因素。各种药物制剂几乎都有与氧接触的机会，因此除去氧气对于易氧化的品种，是防止氧化的根本措施。生产上常采用惰性气体（如 N_2 或 CO_2）驱除氧，以及加抗氧剂来消耗氧的方法。对于固体药物，也可采取真空包装等。

（四）金属离子的影响

制剂中微量的金属离子，如铜、铁、铂、锰等主要来自原辅料、溶剂、容器以及操作过程中使用的工具等。微量的金属离子对自动氧化反应有显著的催化作用，如 0.0002 mol/L 的铜离子能使维生素 C 氧化速度增大 1 万倍。

要避免金属离子的影响，应选用纯度较高的原辅料，操作过程中尽量不要使用金属器具，同时在药液中加入螯合剂，如依地酸盐或枸橼酸、酒石酸、磷酸、二巯乙基甘氨酸等附加剂。

（五）湿度和水分的影响

许多反应没有水分存在就不会进行。无论是药物的水解反应，还是氧化反应，微量的水都会加速其分解。药物的水分含量主要受到自身吸湿性和环境湿度的影响。一般药物的水分含量在 1% 左右比较稳定，水分含量越高、分解越快。

（六）包装材料的影响

药物贮藏于室温环境中，主要受热、光、水气及空气（氧）的影响。包装设计就是为了排除这些因素的干扰，同时也要考虑包装材料与药物制剂的相互作用。故在给产品选择包装材料时，必须以试验结果和实践经验为依据，经过"装样试验"，确定合适的包装材料。药物制剂最常用的容器材料是玻璃、金属、塑料、橡胶等。

三、药物制剂稳定化的其他方法

（一）改进药物剂型或生产工艺

1. 制成固体剂型　在水溶液中不稳定的药物，可以制成固体剂型以提高其稳定性，如片剂、颗粒剂、粉针剂等。

2. 制成微囊或包合物　某些药物制成微囊或包合物后可提高制剂的稳定性。

3. 采用直接压片或包衣工艺　直接压片适用于对热不稳定的药物压片，包衣也可改善药物对光、湿、热的稳定性。例如，维生素 C 用微晶纤维素和乳糖直接压片并包衣，其稳定性较好。

（二）制成难溶性盐或酯

一般药物的水溶性越小，稳定性越好，所以易水解的药物制成难溶性盐或酯，可以提高其稳定性。匹鲁卡品和硝酸生成的盐比游离碱的稳定性高；维生素 A 和维生素 E 都不稳定，生成醋酸酯后稳定性都提高。

任务三　认识药物制剂稳定性试验方法

稳定性试验的目的是考察原料药或药物制剂在温度、湿度、光线的影响下随时间变化的规律，为药品的生产、包装、贮藏、运输条件提供科学依据，同时通过试验建立药品的有效期。

拓展阅读

稳定性试验的基本要求

1. 稳定性试验包括影响因素试验、加速试验与长期试验。影响因素试验用 1 批原料药进行；加速试验与长期试验要求用 3 批供试品进行。

2. 原料药供试品应是一定规模生产的，供试品量相当于制剂稳定性试验所要求的批量，原料药物合成工艺路线、方法、步骤应与大生产一致，药物制剂的供试品应是放大试验的产品其处方与生产工艺应与大生产一致。药物制剂如片剂、胶囊剂，每批放大试的规模，片剂至少应力 10000 片，胶囊剂至少应力 10000 粒。大体积包装的制剂如静脉输液等，每批放大规模的数量至少应为各项试验所需总量的 10 倍。特殊剂型、特殊品种所需数量，根据具体情况另定。

3. 供试品的质量标准应与临床前研究及临床试验和长期试验所使用的供试品质量标准一致。

4. 加速试验与长期试验所用供试品的容器和包装材料及包装应与上市产品一致。

5. 研究药物稳定性，要采用专属性强、准确、精密、灵敏的药物分析方法与有关物质（含降解产物和其他变化所生成的产物）的检查方法，并对方法进行确证，以保证药物稳定性结果的可靠性。在稳定性试验中，应重视有关物质的检查。

药物制剂稳定性试验方法主要影响因素试验、加速试验、长期试验。

一、影响因素试验

药物制剂进行此项试验的目的是考察制剂处方的合理性、生产工艺及包装条件。供试品用 1 批进行，将供试品如片剂、胶囊剂、注射剂（注射用无菌粉末如为西林瓶装，不能打开瓶盖，以保持严封的完整性），除去外包装，置适宜的开口容器中，进行高温试验、高湿度试验与强光照射试验，试验条件、方法、取样时间与原料药相同。

（一）高温试验

供试品开口置适宜的洁净容器中，60℃温度下放置 10 天，于第 5 天和第 10 天取样，按稳定性重点考察项目进行检测。若供试品含量低于规定限度，则在 40℃条件下同法进行试验。若60℃无明显变化，不再进行40℃试验。

（二）高湿度试验

供试品开口置恒湿密闭容器中，在25℃分别于相对湿度90%±5%条件下放置10天，于第5天和第10天取样，按稳定性重点考察项目要求检测，同时准确称量试验前后供试品的重量，以考察供试品的吸湿潮解性能。若吸湿增重5%以上，则在相对湿度75%±5%条件下，同法进行试验；若吸湿增重5%以下且其他条件符合要求，则不再进行此项试验。恒湿条件可在密闭容器如干燥器下部放置饱和盐溶液。根据不同相对湿度的要求，可以选择NaCl饱和溶液（相对湿度75%±1%，15.5~60℃），KNO$_3$饱和溶液（相对湿度92.5%，25℃）。

（三）强光照射试验

供试品开口放置在装有日光灯的光照箱或其他适宜的光照装置内，于照度为（4500±500）Lx的条件下放置10天，于第5天和第10天取样，按稳定性重点考察项目进行检测，特别要注意供试品的外观变化。

二、加速试验

此项试验是在加速条件下进行的，其目的是通过加速药物制剂的化学或物理变化，探讨药物制剂的稳定性，为处方设计、工艺改进、质量研究、包装改进、运输、贮存提供必要的资料。供试品要求3批，按市售包装，在温度（40±2）℃、相对湿度75%±5%的条件下放置6个月。所用设备应能控制温度±2℃、相对湿度±5%，并能对真实温度与湿度进行监测。在试验期间第1个月、2个月、3个月、6个月末分别取样一次，按稳定性重点考察项目检测。在上述条件下，如6个月内供试品经检测不符合制定的质量标准，则应在中间条件下即在温度（30±2）℃、相对湿度65%±5%的情况下进行加速试验，时间仍为6个月。溶液剂、混悬剂、乳剂、注射液等含有水性介质的制剂可不要求相对湿度。试验所用设备与原料药物相同。

对温度特别敏感的药物制剂，预计只能在冰箱（4~8℃）内保存使用，此类药物制剂的加速试验，可在温度（25±2）℃、相对湿度60%±10%的条件下进行，时间为6个月。

乳剂、混悬剂、软膏剂、乳膏剂、糊剂、凝胶剂、眼膏剂、栓剂、气雾剂、泡腾片及泡腾颗粒宜直接采用温度（30±2）℃、相对湿度65%±5%的条件进行试验，其他要求与上述相同。

对于包装在半透性容器中的药物制剂，例如低密度聚乙烯制备的输液袋、塑料安瓿、眼用制剂容器等，则应在温度（40±2）℃、相对湿度25%±5%的条件（可用CH$_3$COOK·1.5H$_2$O饱和溶液）下进行试验。

三、长期试验

长期试验是在接近药品的实际贮存条件下进行的，其目的是为制订药品的有效期提供依据。供试品 3 批，市售包装，在温度（25±2）℃、相对湿度 60%±10% 的条件下放置 12 个月，或在温度（30±2）℃、相对湿度 65%±5% 的条件下放置 12 个月，这是从我国南方与北方气候的差异考虑的，至于上述两种条件选择哪一种由研究者确定。每 3 个月取样一次，分别于 0 个月、3 个月、6 个月、9 个月、12 个月取样，按稳定性重点考察项目进行检测。12 个月以后，仍需继续考察，分别于 18 个月、24 个月、36 个月取样进行检测。将结果与 0 个月比较以确定药品的有效期。由于实测数据的分散性，一般应按 95% 可信限进行统计分析，得出合理的有效期。如 3 批统计分析结果差别较小，则取其平均值为有效期限。若差别较大，则取其最短的为有效期。数据表明很稳定的药品，不作统计分析。

对温度特别敏感的药品，长期试验可在温度（6±2）℃的条件下放置 12 个月，按上述时间要求进行检测，12 个月以后，仍需按规定继续考察，制订在低温贮存条件下的有效期。

对于包装在半透性容器中的药物制剂，则应在温度（25±2）℃、相对湿度 40%±5%，或（30±2）℃、相对湿度 35%±5% 的条件进行试验，至于上述两种条件选择哪一种由研究者确定。

此外，有些药物制剂还应考察临用时配制和使用过程中的稳定性。

任务四　认识稳定性重点考察项目

稳定性重点考察项目见表 19-1。

表 19-1　原料药及药物制剂稳定性重点考察项目表

剂型	稳定性重点考察项目
原料药	性状、熔点、含量、有关物质、吸湿性以及根据品种性质选定的考察项目
片剂	性状、含量、有关物质、崩解时限或溶出度或释放度
胶囊剂	性状、含量、有关物质、崩解时限或溶出度或释放度、水分，软胶囊要检查内容物有无沉淀
注射液	性状、含量、pH、可见异物、有关物质，应考察无菌
栓剂	性状、含量、融变时限、有关物质
软膏剂	性状、均匀性、含量、粒度、有关物质
乳膏剂	性状、均匀性、含量、粒度、有关物质、分层现象
颗粒剂	性状、含量、粒度、有关物质、溶化性或溶出度或释放度
糊剂	性状、均匀性、含量、粒度、有关物质
凝胶剂	性状、均匀性、含量、有关物质、粒度，乳胶剂应检查分层现象
眼用制剂	如为溶液，应考察性状、可见异物、含量、pH、有关物质；如为混悬液，还应考察粒度、再分散性；洗眼剂还应考察无菌；眼丸剂应考察粒度与无菌
丸剂	性状、含量、有关物质、溶散时限
糖浆剂	性状、含量、澄清度、相对密度、有关物质、pH
口服溶液剂	性状、含量、澄清度、有关物质
口服乳剂	性状、含量、分层现象、有关物质

剂型	稳定性重点考察项目
口服混悬剂	性状、含量、沉降体积比、有关物质、再分散性
散剂	性状、含量、粒度、有关物质、外观均匀度
气雾剂	泄漏率、每瓶主药含量、有关物质、每瓶总揿次、喷出总量、喷射速率
吸入制剂	递送剂量均一性、微细粒子剂量
喷雾剂	每瓶总吸次、每吸喷量、每吸主药含量、递送速率和递送总量、微细粒子剂量
颗粒剂	性状、含量、粒度、有关物质、溶化性或溶出度或释放度
贴剂（透皮贴剂）	性状、含量、有关物质、释放度、黏附力
冲洗剂、洗剂、灌肠剂	性状、含量、有关物质、分层现象（乳状型）、分散性（混悬型），冲洗剂应考察无菌
搽剂、涂剂、涂膜剂	性状、含量、有关物质、分层现象（乳状型）、分散性（混悬型），涂膜剂还应考察成膜性
耳用制剂	性状、含量、有关物质，耳用散剂、喷雾剂与半固体制剂分别按相关剂型要求检查
鼻用制剂	性状、pH、含量、有关物质，鼻用散剂、喷雾剂与半固体制剂分别按相关剂型要求检查

注：有关物质（含降解产物及其他变化所生成的产物）应说明其生成产物的数目及量的变化，如有可能应说明有关物质中何者为原料中间体，何者为降解产物，稳定性试验中重点考察降解产物。

任务五　认识药品有效期和 $t_{0.9}$

药品有效期是指该药品被批准使用的期限，表示该药品在规定的贮存条件下能够保证质量的期限。它是控制药品质量的指标之一。

对于药物降解，常用降解 10% 所需的时间，称为十分之一衰期，记作 $t_{0.9}$，来定义为有效期。恒温时，$t_{0.9}=0.1054/k$，k 为反应速度常数。

药品标签中的有效期应当按照年、月、日的顺序标注，年份用四位数字表示，月、日用两位数表示。其具体标注格式为"有效期至 XXXX 年 XX 月"或者"有效期至 XXXX 年 XX 月 XX 日"；也可以用数字和其他符号表示为"有效期至 XXXX.XX."或者"有效期至 XXXX/XX/XX"等。有效期若标注到日，应当为起算日期对应年月日的前一天，若标注到月，应当为起算月份对应年月的前一月。倒如，有效期至 2006/07/08，则该药品可使用至 2006 年 7 月 8 日。

为了保证患者能在有效期内使用药品，建议标注时将有效期的年、月、日均标注出来。例如药品生产日期为 2004 年 10 月 20 日，有效期两年，则有效期标注为"有效期至 2006 年 10 月 19 日"，对于患者来说将有效期标注到年、月、日比只标注到年月容易理解和判断药品具体的失效日期。

拓展阅读

药品包装与贮存

　　药品的包装系指选用适当的材料或容器，利用包装技术将药物制剂的半成品或成品进行分（灌）、封、装、贴签等操作，为药品提供质量保护、签定商标与说明的一种加工过程的总称。药品包装按其在流通领域中的作用可分为内包装和外包装两大类。

　　内包装系指直接与药品接触的包装，是将药品装入包装材料（如安瓿、注射剂瓶、输液瓶、铝箔等）的过程。内包装应该保证药品在生产、运输、贮存及使用过程中的质量，并便于临床使用，应根据药品的理化性质及所选用材料的性质，对药品内包装材料、容器（药品包装材料）进行稳定性试验，考察所选材料与药品的相容性。

　　外包装系指内包装以外的包装，是将已完成内包装的药品装入箱中或其他袋、桶和罐等容器中的过程。按由里向外的顺序，外包装分为中包装和大包装。外包装应根据内包装的包装形式和材料特性，选用不易破损的包装，以保证药品在运输、贮存、使用过程中的安全。

　　药品储存系指药品从生产到消费领域的流通过程中，经过多次停留而形成的储备，是药品流通过程中必不可少的重要环节。

　　药品养护指运用现代科学技术与方法，研究药品储存与养护技术和储存药品质量变化规律，防止药品变质，保证药品质量，确保用药安全、有效的一门实用性技术科学。

实训项目

实训二十四　注射液稳定性考察

一、实训目的

1. 掌握影响维生素 C 注射液稳定性的主要因素及其考察方法。
2. 了解处方设计中稳定性试验的一般方法。

二、器材与药品

　　电子天平、可见分光光度计、pH 计、移液管、水浴锅、电炉、量瓶等；维生素 C、碳酸氢钠、注射用水、硫酸铜、硫酸铁、依地酸二钠、蒸馏水等。

三、实训原理

药物制剂的稳定性是指原料药及制剂保持其物理、化学、生物学和微生物学性质的能力。通过稳定性试验，考察药物不同环境条件（如温度、湿度、光线等）下制剂特性随时间变化的规律，以认识和预测制剂的稳定趋势，为制剂生产、包装、贮存、运输条件的确定和有效期的建立提供科学依据。药物制剂稳定性变化一般包括化学、物理和生物学三个方面。

影响药物制剂稳定性的外界因素即环境因素主要包括温度、光线、空气、金属离子、湿度与水分、包装材料等。药物制剂稳定性试验方法主要有：影响因素试验（高温试验、高湿度试验与强光照射试验）、加速试验、加速试验、长期试验。注射液重点考察性状、含量、pH、可见异物、有关物质、无菌项目。

四、实训内容

（一）加热时间影响因素的考察

取购买的 20 支维生素 C 注射液（安瓿包装）放入沸水中煮沸，间隔一定时间取出 5 支安瓿，放入冷水中冷却后，将每次取出的 5 支安瓿内的样液于小烧杯中混合均匀，以蒸馏水作空白，用可见分光光度计，在 420nm 波长处测定各样液的透光率，计算透光率比，将结果记录于表 19 - 2 中。

表 19 - 2　加热时间对维生素 C 注射液稳定性的影响

| 煮沸时间 | 透光率（%） | | 透光率比 |
（min）	加热前	加热后	（%）
0			
15			
30			
60			

（二）重金属离子影响因素的考察

配成 250g/L 维生素 C 溶液 80ml，精密量取 15ml 置 25ml 量瓶中，共 5 份，按表 19 - 2，加入各种试剂，用注射用水稀释至刻度，立即测定每一份样液的透光率。然后将每份溶液放入沸水中煮沸 40 分钟后取出，以蒸馏水作空白测定透光率，计算透光率比，将结果填于表 19 - 3 中。

表 19 - 3　重金属离子对维生素 C 注射液稳定性的影响

| 样品编号 | 添加试剂 | 透光率（%） | | 透光率比（%） |
		加热前	加热后	
1	0.002mol/L CuSO$_4$ 2.5ml			

样品编号	添加试剂	透光率（%）		透光率比（%）
		加热前	加热后	
2	0.002mol/L Fe$_2$(SO$_4$)$_3$ 2.5 ml			
3	0.002mol/L CuSO$_4$ 5.0ml + 50g/L EDTA – 2Na 1.0ml			
4	0.002mol/L Fe$_2$(SO$_4$)$_3$ 2.5ml + 50g/L EDTA – 2Na 1.0ml			

（三）pH 影响因素的考察

称取维生素 C 15g，配成 125g/L 溶液 120ml。精密量取溶液 20ml 置 50ml 烧杯中，共量取 6 份。分别加碳酸氢钠粉末 0.2、0.6、0.8、1.0、1.2、1.3g，调节 pH 为 4.0、5.0、5.5、6.0、6.5、7.0（用 pH 计测定），立即测定每一份样液透光率，然后将它们放入沸水中煮沸 40 分钟后取出，冷却，以蒸馏水为空白，测定透光率，计算透光率比，并将结果填于表 19 – 4 中。

表 19 – 4　pH 对维生素 C 注射液稳定性的影响

样品编号	pH	透光率（%）		透光率比（%）
		加热前	加热后	
1	4.0			
2	5.0			
3	5.5			
4	6.0			
5	6.5			
6	7.0			

（四）空气中的氧及抗氧剂影响因素的考察

取注射用水 500ml 煮沸，放冷至室温，备用。取维生素 C 20g，加放冷至室温的注射用水溶解并稀释至 400ml 制成 5% 的维生素 C 注射液，取注射液 150ml，加碳酸氢钠调节 pH 至 6.0，取 50ml 分成三份，于 2ml 安瓿灌装 2ml 后熔封，共灌 8 支，于 2ml 安瓿灌装 1ml 后熔封，共灌 12 支，于 2ml 安瓿灌装 2ml 后，通入 CO$_2$（约 5 秒），立即熔封，共灌 8 支，用于考察不同含氧量对维生素 C 稳定性的影响。

取剩余的 100ml 注射液分成两份，每份 50ml，一份加入焦亚硫酸钠 0.12g，另一份做对照，分别于 2ml 安瓿灌装 2ml 后熔封，每份灌 8 支。沸水浴中加热 40 分钟，观察溶液颜色变化，测定透光率，计算透光率比，并将结果填于表 19 – 5 中。

表 19 – 5　氧及抗氧剂对维生素 C 溶液稳定性的影响

样品编号	氧及抗氧剂	透光率（%）		透光率比（%）
		加热前	加热后	
1	灌装 2ml			
2	灌装 1ml			
3	灌装 2ml 通 CO_2			
4	加焦亚硫酸钠			
5	对照			

五、思考题

1. 维生素 C 注射液的稳定性主要受哪些因素的影响？

2. 如何储存维生素 C 注射液？

（阮仲航）

项目二十　药物制剂综合技术

预期学习成果

1. 能够描述中药浸出制剂、液体制剂和固体制剂等典型剂型的生产工艺流程和生产工序。

2. 能够设计任一抽取的剂型的处方，综合应用所学知识和技能设计其生产工艺流程。

3. 正确操作常用制剂的生产设备和质量检测设备，按照工艺流程完成抽取剂型的小量制备，得到成品。

4. 会根据剂型特点、临床应用与注意事项进行自制产品的推广。

课后提交成果

1. 分组完成电子版实训报告。

2. 结合学习的药物制剂的相关知识，通过查找资料，整理归纳，分组完成抽取的剂型的处方、工艺设计、制备和推广。

知识导航

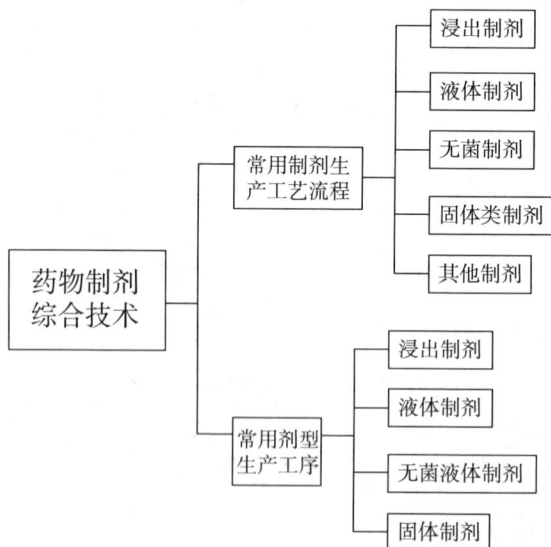

理论知识

任务一 绘制常用制剂生产工艺流程图

一、绘制液体类制剂制备工艺流程

（一）浸出制剂制备工艺流程

1. 浸出制剂煎煮法制备工艺流程如图 20 - 1 所示。

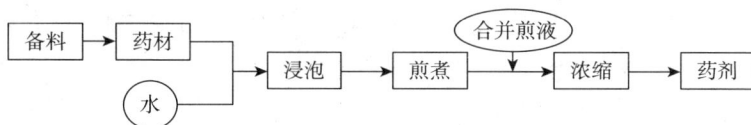

图 20 - 1 浸出制剂煎煮法制备工艺流程图

2. 浸出制剂浸渍法制备工艺流程如图 20 - 2 所示。

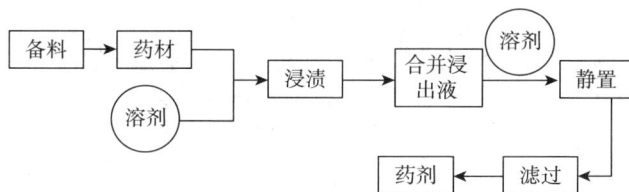

图 20 - 2 浸出制剂浸渍法制备工艺流程图

3. 浸出制剂渗漉法制备工艺流程如图 20 - 3 所示。

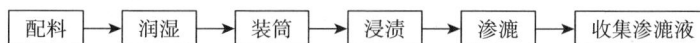

图 20 - 3 浸出制剂渗漉法制备工艺流程图

（二）液体制剂制备工艺流程

1. 乳剂干胶法制备工艺流程如图 20 - 4 所示。

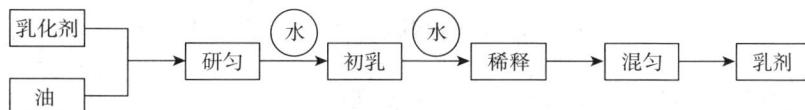

图 20 - 4 乳剂干胶法制备工艺流程图

2. 乳剂湿胶法制备工艺流程如图 20 - 5 所示。

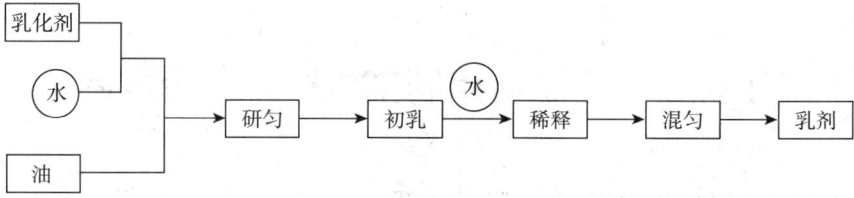

图 20 - 5　乳剂湿胶法制备工艺流程图

3. 乳剂新生皂法制备工艺流程如图 20 - 6 所示。

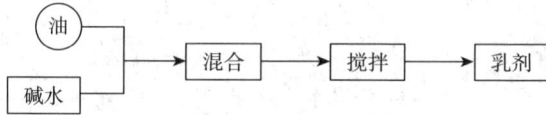

图 20 - 6　乳剂新生皂法制备工艺流程图

（三）无菌制剂制备工艺流程

1. 小容量注射剂制备工艺流程如图 20 - 7 所示。

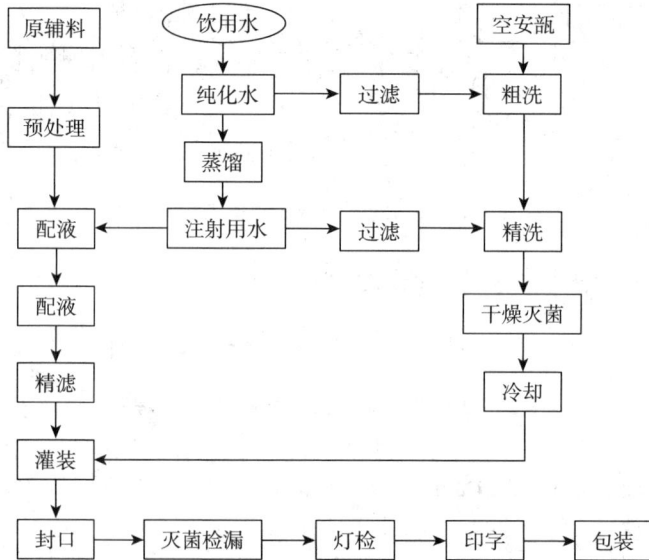

图 20 - 7　小容量注射剂的一般工艺流程图

2. 大容量注射剂制备工艺流程如图 20 - 8 所示。

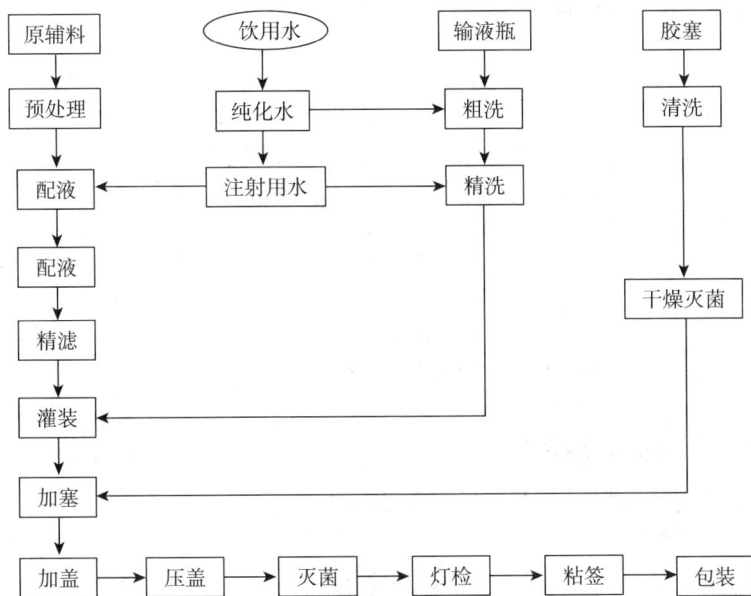

图 20 - 8　大容量注射剂的一般工艺流程图

二、绘制固体类制剂生产工艺流程

（一）固体制剂通用生产工艺流程

具体生产工艺流程如图 20 - 9 所示。

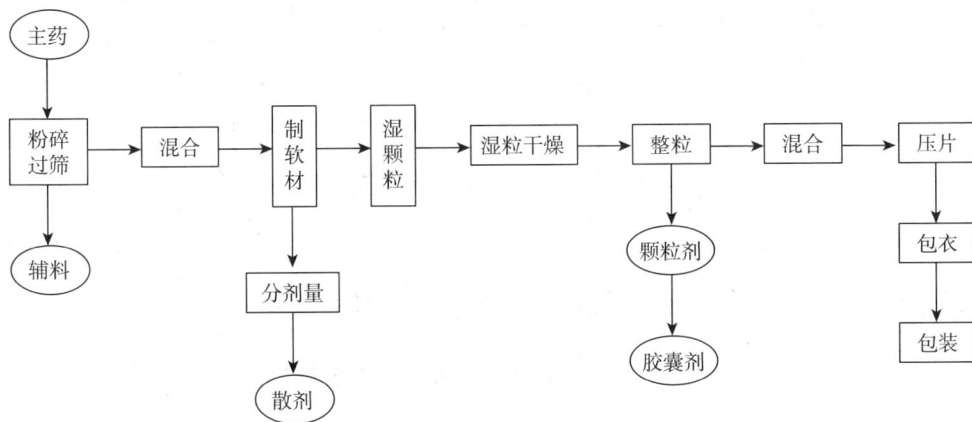

图 20 - 9　固体制剂通用生产工艺流程图

（二）散剂制备工艺流程

具体工艺流程如图 20 – 10 所示。

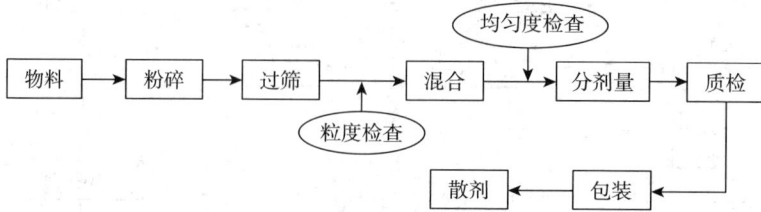

图 20 – 10　散剂制备一般生产工艺流程图

（三）颗粒剂制备工艺流程

1. 颗粒剂（西药）制备工艺流程如图 20 – 11 所示。

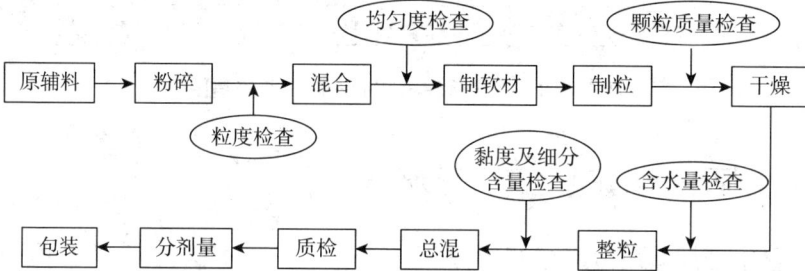

图 20 – 11　颗粒剂（西药）的制备工艺流程图

2. 颗粒剂（中药）制备工艺流程如图 20 – 12 所示。

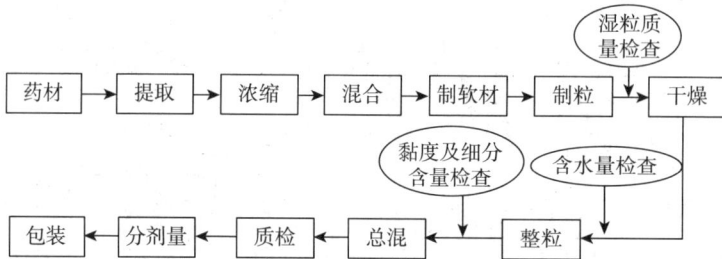

图 20 – 12　颗粒剂（中药）的制备工艺流程图

（四）硬胶囊制备工艺流程

具体工艺流程如图 20 – 13 所示。

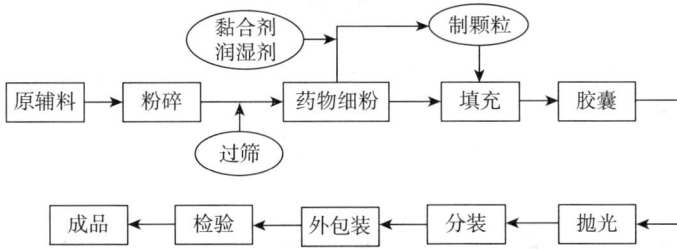

图 20－13　硬胶囊的制备工艺流程图

（五）片剂湿法制粒压片制备工艺流程

具体工艺流程如图 20－14 所示。

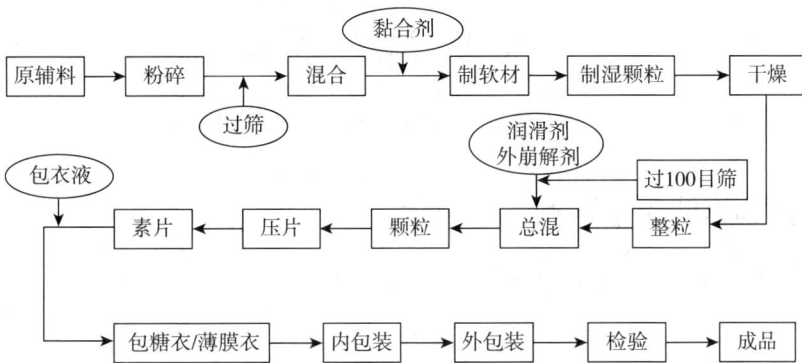

图 20－14　片剂湿法制粒压片制备工艺流程图

（六）滴丸剂制备工艺流程

具体工艺流程如图 20－15 所示。

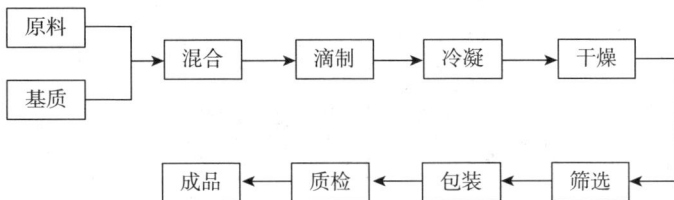

图 20－15　滴丸剂制备工艺流程图

（七）丸剂制备工艺流程

1. 丸剂塑制法制备工艺流程如图 20－16 所示。

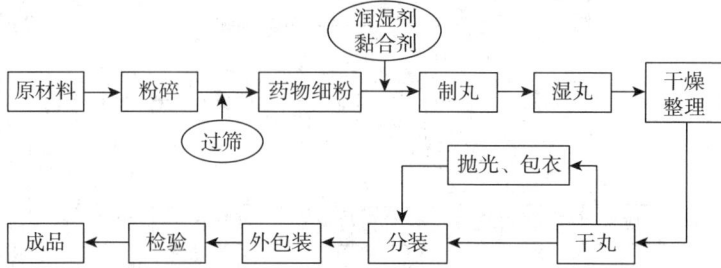

图 20 – 16　丸剂塑制法制备工艺流程图

2. 丸剂泛制法制备工艺流程如图 20 – 17 所示。

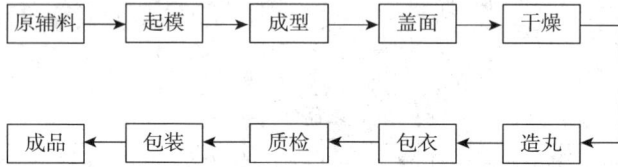

图 20 – 17　丸剂泛制法制备工艺流程图

三、绘制其他制剂制备工艺流程

1. 软膏剂制备工艺流程如图 20 – 18 所示。

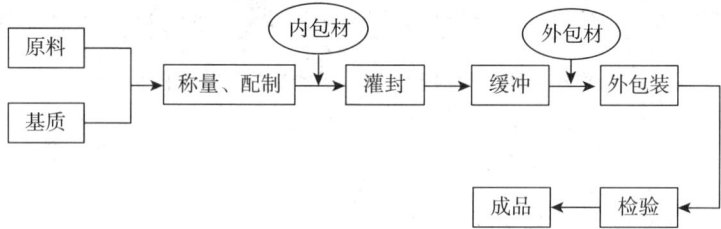

图 20 – 18　软膏剂制备工艺流程图

2. 栓剂制备工艺流程如图 20 – 19 所示。

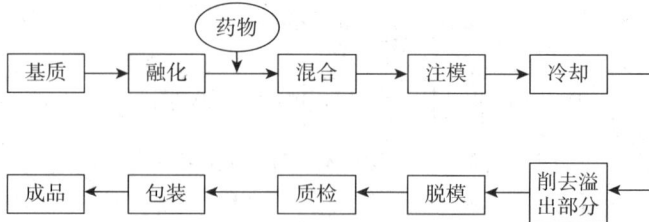

图 20 – 19　栓剂制备工艺流程图

任务二 领会常用剂型生产工序

一、领会液体类制剂生产工序

（一）浸出制剂生产工序（以口服液为例）

1. 原料净选工序

（1）核对采用的原料、包装材料的名称及规格数量。

（2）程序

1）操作工应按生产指令到仓库领取合格的制剂原料，并填写领料表。

2）生产操作前，检查生产场所的卫生是否符合该区域要求，有无清场合格证等。

3）对所领的物料应复核重量。

4）将原料挑拣、除去泥土等杂质，然后用水洗。

5）洗过的原料放入烘箱中80℃以下烘干。

6）填写检验单，送质检科，化验员取样检验合格后填写合格证，如水分不合格则继续烘干。

7）操作工收到合格单后，将制剂原料装入双层的塑料袋中，凉后扎紧袋口，放上合格证，称重，入半成品库。

8）及时填写生产记录，做好生产场所卫生。

2. 原料粉碎工序

（1）核对原材料、半成品、包装材料的名称、规格。

（2）程序

1）操作工应按生产指令领取合格的原料，并填写领料单。

2）查看各设备、装置是否合格，各状态标志是否具备。

3）打开粉碎机盖，检查机室内是否清洁，各螺钉是否松动，然后用手转动皮带看转动是否灵活，有无碰击声，确无上述情况才可进行空运转。

4）空运转一分钟，无任何故障方可使用。

5）运转正常后，慢慢地分次加入原材料，注意电机负荷的平衡，及时调节进料门和投料量。

6）工作时，操作工应站在机器侧面加料，以免对着加料口操作发生事故。

7）停车前，待机器空运转2~3分钟后才能停车，以使粉碎室内的残余物料全部被吸出。

8）粉碎好的半成品制剂粗粉用洁净的双层塑料袋包装扎紧袋口并称量，做好物料平衡，质检合格后，贴合格证放入半成品仓库。

9）撒在地上的粉末原料应收集称量，用于物料平衡。

3. 原料渗漉工序

（1）核对采用的原料、器具、制剂原料、不锈钢桶、滤纸。

（2）程序

1）操作工应按生产指令领取合格的半成品制剂原料粗粉，并填写领料表。

2）检查渗漉桶及有关的设备是否正常，有无合格的状态标志。

3）将半成品制剂原料粗粉加入 65% 的乙醇，浸泡 24 小时后，进行渗漉，收集渗漉液约为原料的 11 倍。

4）渗漉结束，渗漉液倒入已消毒的不锈钢桶中贮放备用。

5）做好生产区域的卫生工作，及时将废弃物处理。

6）及时做好生产记录。

4. 提取液减压浓缩工序

（1）核对采用的原料、器具、制剂原料、渗漉液、不锈钢桶、滤纸。

（2）程序

1）操作工应按生产指令领取合格的半成品制剂原料渗漉液，并填写领料表。

2）检查减压浓缩的设备是否正常，有无合格的状态标志。

3）将半成品制剂原料渗漉液通过加料口泵入减压浓缩罐中，关紧加料口。

4）打开冷却水开关，打开减压阀，接通减压浓缩罐的电源。

5）打开乙醇收集液开关，渗漉液进行减压浓缩，至一定体积时，关闭电源，关闭减压阀，关闭冷却水，关闭收集液开关。

6）打开出料口，将浓缩液放入已消毒的不锈钢桶中贮放备用。

7）做好生产区域的卫生工作，及时将废弃物处理。

8）及时做好生产记录。

5. 配料工序

（1）核对采用配料的名称，如制剂原料、浓缩液、单糖浆、苯甲酸钠。

（2）核对采用的工具，如天平、不锈钢桶、磅称、取料勺、量筒

（3）程序

1）操作工接生产指令后到原辅料库领取制剂原料浓缩液、配料，并填写领料表。

2）原辅料的包装表面经清洁、消毒后送入车间。

3）检查所用的容器、工具是否清洁，有无合格标志。

4）检查衡器是否正常。

5）按配料表开始配料，配料过程中应有人复核。

6）配料完毕后称量配好物料的总重，以防止出现差错。

7）及时做好室内卫生和生产记录。

6. 配料过滤工序

（1）核对采用的原料、器具　制剂原料提取浓缩液、不锈钢桶、滤布。

（2）程序

1）操作工应按生产指令领取合格的半成品制剂原料，并填写领料表。

2）检查过滤及有关的设备是否正常，有无合格的状态标志。

3）将滤纸用纯水浸湿，贴在压滤机滤板的滤网上，滤板放在硅胶圈内压紧顶板。

4）先关闭进气阀后，启动输液泵，逐渐打开球阀达所需压力（2 ~ 3kg/cm²）并排出空气即可过滤。

5）当压力表增高速度突然上升或压力突然下降时，为滤材阻塞和破裂，可以换滤材重新过滤。

6）停泵时应选关闭进液阀，以防突然停泵后液体回流击坏滤材。然后停泵并拧开放气螺栓，松开顶板即可更换滤材或清洗。

7）过滤结束，滤液倒入已消毒的不锈钢桶中贮放备用。

8）做好生产区域的卫生工作，及时将废弃物处理。

9）做好生产记录。

（二）液体制剂生产工序（以低分子溶液剂为例）

1. 工艺用水的制备工序

（1）采用的工器具　贮水槽、电导率仪、50ml 烧杯。

（2）程序　工艺用水主要是指生产中洗瓶、配料、洗涤设备、工具等用水，按水质可分为饮用水、去离子水等。饮用水主要用于清洗器具，去离子水（水导电率 < 2US，符合药典蒸馏水项下要求）主要用于配料和清洁器具。去离子水的制备程序如下。

1）查看上班原始记录，了解上班次运行及水质情况。

2）检查各设备装置是否正常。开启饮用水进水阀门，使饮用水缓慢地充满树脂交换器。

3）水质检测合格以后，将水倒入纯水贮水槽中。随时查看贮水槽的水位，防止水溢出。

4）每两小时测电导率一次，并做好记录，如某一水质已接近边缘时，应做到勤测。按要求做好原始记录。

5）关闭进水阀门，待出水口停止出水后，将离子交换树脂的出口阀关闭。

6）离子交换树脂的再生。当交换树脂的出水不符合标准时，即需再生。将树脂柱逐只倒放，从进水口通入少量自来水，使树脂微托起 2 ~ 3 分钟，以除去杂质和气泡，疏松树脂层，并使重新排列。

知识链接

离子交换树脂的再生

离子交换树脂使用一段时间后，吸附的杂质接近饱和状态，就要进行再生处理，通常用化学药剂将树脂所吸附的离子和其他杂质洗脱除去，使之恢复原来的组成和性能。在实际运用中，为降低再生费用，要适当控制再生剂用量，使树脂的性能恢复到最经济合理的再生水平。

钠型强酸性阳树脂可用 10% NaCl 溶液再生，用药量为其交换容量的 2 倍（用NaCl 量为 117g/L 树脂）；氢型强酸性树脂用强酸再生，宜先通入 1% ~ 2% 的稀硫酸再生，以防止被树脂吸附的钙与硫酸反应生成硫酸钙沉淀物；氯型强碱性树脂，主要以 NaCl 溶液来再生，加入少量碱可有助于将树脂吸附的色素和有机物溶解洗出，故通常用含 10% NaCl ＋0.2% NaOH 的碱盐液再生，常规用量为每升树脂150 ~ 200g NaCl 及 3 ~ 4g NaOH；OH 型强碱阴树脂则用 4% NaOH 溶液再生。

7）纯水的电导率测定

①电导率未开电源前，观察表针是否指零，如不指零，可调整表头上的螺丝使表针指零。

②将测量开关扳在"校正位置"，插接电源线，打开电源开关，并预热数分钟，等指针完全稳定下来为止，调节"调正"器，使电表满度指示。

③当使用（1）~（8）量程来测量电导率低于 300UV/cm 的液体时，先用"低围"；当使用（9）~（12）量程来测量电导率在 300UV/cm 以上的液体时，选用"高围"。

④将量程选择开关扳到所需的测量范围，若预先不知被测液体电导率大小，应先把其扳到最大测量档，然后逐档下降，以防表针打弯。

⑤将电极浸入待测溶液中，将测量开关扳至"测量"，等手表指针平衡后记录读数。

⑥注意事项

a. 电极的引线不得潮湿，否则将测不准。

b. 盛被测水的容器，必须清洁，无离子沾污。

c. 高纯水被盛入容器后迅速测量，否则电导率降低很快，因为空气中的 CO_2 溶入水中，变成碳酸根离子。

8）清洗贮水桶时，应倒尽桶内的水，用 1% ~2% 的过氧化氢浸泡内壁 2 小时以上，然后放尽桶内的水，用纯水冲洗至电导率至合格，每周生产前进行清洗一次。

2. 配料工序

（1）采用的工具　天平、不锈钢桶、磅称、取料勺、量筒、漏斗、滤纸。

（2）程序

1）操作工接到生产指令后到原辅料库领取原辅料，并填写领料表。

2）原辅料的包装表面经清洁、消毒后送入车间。

3）检查所用的容器、工具是否清洁，有无合格标志。检查衡器是否正常。

4）按配料表开始配料，配料过程中应有人复核。配料完毕后称量配好物料的总重，以防止出现差错。

5）及时做好室内卫生和生产记录。

注意事项

取料的勺子应每种品种一个，不得相互混用，所用的量具也应每个品种一个，以防止污染。

3. 灌装工序

（1）采用的工具　灌装加塞机、不锈钢桶。

（2）程序

1）操作工应按产量领取一定量的配料和适量的塞子。

2）操作方法　注意，不可在电位器处于高数位时启动；任何故障指示灯亮的情况下，不能启动，须排除故障后方能运行。

①开启电柜外侧电源总开关，操作箱电源指示灯亮，电柜外右侧轴流风机运转，向外排风。

②将工作方式置于空车位。

③打开层流、理塞、真空泵开关。打开输瓶调速旋钮、理瓶调速旋钮。

④打开主机调速旋钮，分别调整输瓶和理瓶速度，使之与主机速度匹配。此时，理瓶、输瓶和主机全部动作，理塞斗开始上塞，整机进行空车运行。

⑤将工作方式置于"自动"位。此时，理瓶盘内须有瓶存在。

⑥分别按下输瓶启动、主机启动按钮。输瓶启动指示灯亮，主机启动。打开液泵开关，机器自动运行。

⑦正常停机。先将灌泵开关旋至全不灌位置，再按下主机停止按钮，相继将理瓶开关、理瓶电机的启停按钮、输瓶电机的启停按钮及真空泵的启停按钮旋主关位置，并将其对应调速电位器调到"0"的位置，再把总电源开关旋至关，总电源段开，机器停止运转。

4. 轧盖工序

（1）采用的工具　轧盖机。

（2）程序

1）操作工应按产量领取适量的瓶盖。

2）操作方法

①合上电源，电源指示灯亮。

②在输送带上装满盖子，旋转理瓶震荡旋钮，慢慢加大震荡，使盖子理好进入输送轨道。

③将自动、空车开关拨到自动位置上，将计数器清零。

④按下电机启动按钮，再旋转调速旋钮，慢慢加快速度，调到合适为止。此时，再看进瓶能否供得上。如不合适，再调旋钮，直到所需速度，然后观察供盖系统，加大输盖震荡，使盖进到落盖口。

⑤停机后，将速度旋钮调至零位。

5. 产品的外包工序

（1）外包装操作工应按产量领取适量的包装盒、包装纸箱和标签、说明书、封口签，并填写领出单。

（2）按规定折好包装箱和包装纸盒，并在盒上打上批号。

（3）为增加彩盒的牢度，还应在彩盒内部的底面贴上白纸条。

（4）规定将成品装入彩盒中，溶液剂是每瓶一盒，口服液是每盒10支。

（5）折叠说明书。盒内放上说明书；彩盒开端贴上防伪封口签，装箱。

（6）将包装好的产品送到待验室，并填写请验单，送质检科，质检科在收到请验单的1个工作日内派人前往取样，贴上待验证和取样证。

（7）经检查后质检科填写化验报告单一式三份，一份交仓库，一份交车间，一份留底，并填写发放相应的产品合格证，并将待验证换成合格证。

（8）化验员在化验合格时应抽取相应数量的留样品。

（三）无菌液体制剂生产工序（以注射剂液为例）

1. 原辅料的预处理工序　原辅料使用前应核对品名、规格、重量及化验合格报告单。确认无误后，按照工艺规程要求进行预处理，预处理后的原辅料应放置于干净的容器内，容器外壁应标明品名、批号、重量、日期和操作者，并填好记录。

2. 制水工序（即多效蒸馏水器标准操作程序）　在注射剂生产中，主要控制纯化水和注射用水的质量。目前制备纯化水的方法多采用离子交换法或反渗透法。离子交换法详见（二）液体制剂的生产工序。制备注射用水的方法多采用多效蒸馏水机，另外还有二级反渗透法。多效蒸馏水器标准操作程序如下。

（1）操作工按规定穿戴洁净工作衣、帽、鞋进入制水间，检查多效蒸馏水器及附属各阀门管道、蒸馏水贮槽是否完好，开贮水间紫外灯20分钟。通知锅炉房供汽、离子交换水间供离子交换水，打入贮水桶。

（2）打开主蒸汽阀，待蒸汽压力达到0.3MPa以上时，按动多效蒸馏水器的水泵电纽，待出口水压达到0.6MPa时，缓缓开出水阀，根据蒸汽压力控制离子交换水流量，调节冷却水流量。

不同多效蒸馏水器的各参数

多效蒸馏水器型号	蒸汽压力（MPa）	离交水消耗量（L/h）	蒸馏水出水温度（℃）
LD500 - 4	0.2 ~ 0.3	460	80
ZCPC	0.3 ~ 0.4	600	80

（3）多效蒸馏水器正常运转时，操作人员须随时观察蒸汽压力、离子交换水流量、冷却水压力、视镜内的水位和出水温度等，中途不得离岗。蒸馏水槽用蒸汽夹套保温80℃。

（4）停机时，先关闭主蒸汽阀门，然后停水泵及关闭流量计调节阀门，并打开所有排水阀，排除机内及水泵、管道内积水。

（5）遇异常情况如锅炉停汽、离子交换水压力低等情况，须立即停机查明原因，排除故障后，方可重新开机生产。

（6）每隔2小时测定一次水质，必要时需连续测试。随时注意水质，正确填写原始记录，发现问题及时反映。

（7）生产结束做好清洁卫生工作，蒸馏水贮槽放去余水，每周用75%乙醇消毒。平时每天使用前用新制备的蒸馏水冲淋后使用。

制水岗位注射用水质量控制和检测方法

检查标准	检查人	次数	方法
1. CL、pH、氨应符合规定并有记录 2. 贮水桶每天清洗一次。每周用75%乙醇消毒一次 3. 本品应于制备后12小时内使用	1. 自查 2. 检查员 3. 化验员	1. 每2小时检查一次CL、pH、氨 2. 每周检查一次 3. 热原抽查	核对工艺规程

3. 管道、容器、清洁和消毒处理工序

（1）新不锈钢泵、阀、不锈钢贮水槽等不锈钢制品的处理　先用3%洗衣粉液擦洗水槽、泵、阀，并回流15分钟后，用自来水冲洗至中性，将水放尽，再用75%乙醇擦洗水槽、泵、阀，并回流15分钟后用离子水、蒸馏水依次冲洗备用。

（2）旧不锈钢或玻璃水泵、阀门的处理　每周处理一次，处理前放去泵内存水，用75%乙醇回流15分钟，依次用自来水、去离子水、蒸馏水冲洗至中性备用，停产三天以上或机修后按新品处理。

4. 配液工序 配料岗位是整个注射剂生产流水线中关键环节，操作工必须严格按照产品和工艺标准操作，稍有疏忽将会导致整批药液的损失。本操作分称量、配制、过滤、清场 4 个步骤。

（1）称量工序

1）操作人员须换鞋、穿戴洁净工作衣、帽，用洗手液洗净双手上岗。

2）配料前核对原辅料品名、批号、生产厂家、规格及数量应与检验报告单相符，如发现原辅料包装、外观、色泽、形态有差异应及时上报。

3）按照处方，一人计算投料量，另一人复核；一人称量，另一人复核。操作人、复核人均应在原始记录上签名。

4）其余的原辅料应封口贮存，在容器外标明品名、批号、日期、剩余量，使用人应签名。

5）天平、磅称每次使用前应校正，并定期由专人校验，做好标贴及记录。

（2）配料工序

1）配料前应先用注射用水润湿地面，开紫外灯杀菌 30 分钟以上，用注射用水冲洗配料罐内外、标尺，用滤过的合格注射用水冲洗管道、罐内用纯蒸气消毒。

2）减速器接通电源后，试转一下，看运转是否正常。如发现减速器有异声或电机不转，请电工或钳工检查，排除故障。有蒸汽加温的配料罐，接通蒸汽时，旋开阀门，进气应先小后大，压力一般不能超过 0.1MPa，以免损坏管路，造成事故。

3）查看配料水化验合格单，水质合格方可投料。使用的注射用水在 80℃ 以上保温，贮存时间不得超过 12 小时。

4）开启阀门，将注射用水注入搪玻璃反应罐中至总体积的 80%（冷却至约 30℃）。

5）关闭进水阀门，通入惰性气体（N_2 或 CO_2），饱和后加入维生素 C，搅拌，缓缓加入碳酸氢钠，边加边搅拌使之中和作用完全，气泡不再产生为止，再将已溶于注射用水的乙二胺四乙酸二钠及亚硫酸氢钠溶液加入，搅匀，用惰性气体饱和的注射用水加至全量。

6）待药物全部溶解后，取样测定含量、pH、查看色泽，同时通惰性气体封液面（直接与药液接触的氮气使用前需经净化处理）。

7）按要求进行半成品检验。

（3）过滤工序

1）药液经含量、pH、色泽检验合格后，才能进行过滤。

2）待半成品检验合格后用垂熔滤棒粗滤，按品种专用。0.45μm 微孔滤膜精滤至澄明（微孔滤膜的处理：先做泡点试验或灯光检查亮点，然后再用注射用水浸泡 24 小时方可使用。浸泡用的注射用水两天换一次）。

3）注射用水筒式滤器操作

①同串联滤器的单个操作，单支滤芯滤器的滤芯插入插口后旋转 90° 卡紧。

②管道通滤器腹腔的是进口，管道接滤芯插口的是出口，安装时，进、出口不要装反。

③滤芯插入插口时，方向要垂直，卡箍罗钉应尽量旋紧。

④过滤器使用压力不能超过 0.4MPa。

4）药液筒式过滤器操作

①查滤器状态，设备完好方可进行操作。

②旋开筒体与滤器底座的卡箍罗钉，取下密封圈，将筒体放平放正，取处理合格的滤芯，将滤芯方向垂直插入滤筒，并适当压紧压紧板，以免滤芯被滤液冲动歪倒。

③按①反方向安装好滤器，旋开进、出口阀，用注射用水冲洗滤器和管道 10 ~ 15 分钟，至滤出水澄明度合格。

④开启第一滤器的放气开关，关闭其他出口阀，让药液充满滤器，再开启第二滤器的放气开关、第一滤器的出口阀，关闭第二滤器的出口阀，使药液充满滤器。打开两滤器出口阀，滤器开始工作。

⑤生产结束，打开滤器下部的放液阀排清剩余药液。

⑥关闭放液阀，用注射用水顺冲滤器 10 ~ 15 分钟。

⑦先将第二滤器的进、出口换位反冲第二滤器 10 ~ 15 分钟，再将第二滤器按正常位装到第一滤器前面，并将第一滤器进、出换位，反冲第一滤器 10 ~ 15 分钟。

⑧旋开筒体与滤器底座的卡箍罗钉，取出滤芯。滤芯按《微孔滤芯清洗消毒标准操作程序》处理，再反顺序装好滤器。

5）保养

①药液滤芯使用前后按《微孔滤芯起泡点试验标准操作程序》，做起泡点试验，注射用水滤芯每半月做起泡点试验。滤器属于精密器械，应时常保持清洁，不要野蛮操作，每次生产结束后，在相应洁具间取干净抹布将筒体擦拭干净。

②生产中经常巡视检查，保证药液管道衔接牢固，滤器流速均匀，无泄漏，如发现异常应及时排除。

③精滤品盛放容器应密闭，并标明药液品种、规格、批号，目检色泽、可见异物合格后，方可流入下工序。

（4）清场工序

1）每天（或每批）生产结束后必须严格清场。连续生产产品其配料缸、容器、滤具、管道及下道工序灌封机药液管应用热蒸馏水冲洗干净（特殊品种例外），并灌满浸泡过夜。更换产品品种必须全部拆除清洗（按 SOP："管道、滤器、容器、玻璃器皿的常规消毒处理"有关内容进行）。

2）清场结束后，及时、认真填写清场记录。

5. 灌封工序

（1）灌封前的准备

1）检查安瓿灌封机状态，设备完好方可投入操作。

2）检查已烘干瓶是否已在机器网带部分排好，将倒瓶扶正或用镊子夹走。

3）手动操作将灌装管路充满药液，并排空管内空气。

4）开动主机运行在设定速度试灌装，检测装量，调节装量使其在标准范围之内，然后停机。

（2）灌封

1）开启抽风启动按钮，开启氧气、燃气启动按钮。

2）点燃各火嘴，调节流量计开关，使火焰达到设定状态。

3）按下转瓶电机按钮。

4）开动主机至设定速度并进行灌装，根据拉丝效果，调节火焰至最佳。

5）拉丝完后用推板把瓶赶入接瓶盘中，同时用镊子夹走明显不合格产品。

6）中途停机时先按绞龙制动按钮，待瓶走完后方可停机，以免浪费药液和包材。

7）总停机时先按氧气停止按钮，后按抽风停止按钮及转瓶停止按钮，之后按层流停止按钮，最后切断总电源。

8）如总停间隔时间不长，可让层流风机一直处于开启状态，以保护未灌装完的瓶。

（3）灌封结束

1）关闭燃气、氧气、保护惰性气体总阀门。

2）拆卸灌装泵及管路，移往指定清洁位置清洁、消毒，注意泵体与活塞应配对作好标志以避免混装。

3）对储液罐进行清洗、消毒。

4）对机器进行清洗，并擦拭干净，认真、及时填写各项原始记录。

6. 灭菌工序

（1）灭菌前准备

1）操作人员穿戴工作衣、帽、鞋后方可进入工作场地。

2）必须严格检查灭菌锅、烘房、工作场地有无针药遗漏，以免混药、混批及重复灭菌。将灌封盘从灯检间取来，必须复转，冲洗干净，交灌封备用。

（2）灭菌

1）按灌封好的产品顺序检查车号盘数，并盖上锅号按产品品种要求掌握灭菌温度、时间，灌封到灭菌时间越短越好，从配料至灭菌结束时间不超过 12 小时。

2）按产品工艺要求控制产品灭菌温度。升温时间一般为 15 分钟，特殊品种要求为 10 分钟以内。锅内最高汽压不超过 0.12MPa，温度升到工艺规定时，开始计算保温时间，其间温度要保持恒定，还应适时补充蒸汽。

（3）检漏

1）保温结束关闭蒸汽阀，开排气阀直至锅表压为零，开进水阀和排水阀至产品冷却后关闭。

2）开进色液阀，根据产品将配制的色液约 500ml 倒入色液进口漏斗，进水至灭菌产品全部浸在色液中（一般白瓶用红色液，棕瓶用蓝色液）。

3）开真空阀检漏，真空度达到 0.08MPa 以下，时间不少于 10 分钟，然后关闭真空阀，开放空阀置常压，待 20 分钟后开排液阀排尽色液，开锅门，拉出灭菌车，逐盘挑出漏头破瓶，用自来水洗尽瓶壁沾着的色液，挂上已灭菌的状态牌。

4）认真填写原始记录，详细记录灭菌锅号、产品、温度、时间、漏头和冷爆等数据。

（4）去湿

1）灭菌检漏后的产品按锅号放置在烘房内去湿干燥。开排风扇、去湿机，温度一般不超过 50℃，特殊品种应按有关规定操作。

2）同规格不同品种，同品种不同批号产品不得放在同一烘房内，每车只许放一个锅号产品。

（5）安全及其他注意事项

1）灭菌锅系高温受压容器，灭菌操作必须保证安全。灭菌锅每月应进行可靠性验证，校验温度记录仪、压力表，测定柜内温度均匀性。

2）本岗位操作须二人同时在岗，一人操作，另一人复核。

3）使用灭菌锅，要严格防止灭菌前后产品混淆。灭菌品名牌必须与锅内产品一致，产品车必须挂上相应的状态牌。

4）每日生产结束或中途更换灭菌品种必须严格清场，检查锅内、场地、烘房无遗留产品，方可再生产。

7. 灯检工序

（1）操作人员穿戴工作衣、帽、鞋上岗。

（2）与灭菌工序联系核对产品流转卡中的品名、规格、批号、数量。并检查产品的干燥情况，方可车入灯检工序。

（3）按照原卫生部"注射可见异物检查规则和判别标准"逐瓶目检，剔除残次品，力争正品中无废品，废品中无正品。

（4）逐瓶目检后再由专职人员抽检。1～2ml 产品每盘抽检 100 支，5～20ml 每盘抽检 25 支，必要时可增加抽检量。漏检率不得超过 3%，若超出了指标必须逐瓶重新灯检。

（5）操作时要拿得稳，翻得轻，不重放，不夹双排。灯检 2 小时后，应休息 20 分钟，以恢复视力。操作工目力应在 0.9 以上。

（6）灯检后，每盘成品必须放上标有品名、规格、工号的标签，移交印包工序。

（7）检出的玻屑、白块、焦头、容量差异等可回收品应与裂丝、空瓶、漏头、浑浊、色素瓶等不可回收废品要分别做好标记，分开存放。

拓展阅读

灯检岗位质量控制和灯检设备操作程序

1. 灯检岗位半成品质量检测操作方法

检查项目	检查标准	检查方法		
		检查人	次数	方法
检漏	灯检合格品中，玻屑、白块超过限量的白点等异物的漏检率不得超过4%，不得有异常的色泽加深及容量明显不足等	班组检查员	每盘抽查	1～2ml 每盘抽检100 支；5～20ml 每盘抽检25 支
灯检速度	1～2ml 3秒/支；5ml 4秒/支 10ml 5秒/支；20ml 7秒/支	车间质量员	抽查	

2. 灯检台标准操作程序

（1）将检品盘正向放入灯箱内，保护电器箱内电器元件。

（2）启动电源开关，此时荧光灯亮。

（3）启动照度开关，此时照度显示为数字"00"，表示照度为 0*100Lx。

（4）将仪器配备的照度传感器插头插入面板孔，掀开光池保护盖，将其放在平行与伞栅边缘的检晶检测位置，测定照度，同时旋转仪器上部的照度调节旋钮至所需照度为止。

（5）根据测定要求，用仪器面板上的拨盘开关，设定所需检测的时间。

（6）在检测样品的同时，按动计时微橱开关，指示灯每秒闪烁一次，并在起始和终止时有声响报警。

（7）测试完毕后，关上仪器的总电源开关，拔下电源插头。

（8）可回收品每盘应标明品名、规格、批号，生产结束后交配料间回收。不可回收废品每日由灯检工负责打碎，剧毒药品必须经二人检查核对无误后方可销毁。

（9）在同一灯检间内不得同时灯检不同品种及同规格、同色泽的产品或同品种不同规格的产品。

（10）生产结束，要严格清场，不得有遗漏。做好清扫工作，灯检盘应定时清洗干净。认真、及时填写各项原始记录。

8. 印包工序 印字包装整个过程包括安瓿印字、装盒、加说明书、贴标签及捆扎多道工序。目前我国多用机器和人工配合操作的半机械化安瓿印包生产线进行生产操作。尽管印包是生产的最后一步工序，但在这一工序有很多的包装材料，如空盒子、标签、印字铜板、说明书等，若清场不严格，则极易发生装错盒子，造成混药事件；

若校对马虎，则极易搞错印字批号或在盒子上盖错批号。安瓿上印字要求字迹清晰，并标明注射剂的名称、规格及批号。工序操作分印字、开盒、嵌盒、盖盒、印章、扎绳、装箱等操作步骤。

（1）准备

1）操作人员穿戴工作衣、帽上岗。

2）与灯检工序联系核对半成品的名称、规格、批号及数量，将产品车到机旁或烘房温热。

3）由专人到仓库领取包装材料、标签、说明书等，并核对相符。

（2）印字

1）印字前先检查印字机运转是否正常，装印字铜板时由档车工与质检员二人核对产品名称、规格及批号。

2）安瓿上机要轻拿轻放，避免破碎。空盘内不得遗落针药，以免混药、混批。

3）开车印字时应立即检查印字质量，复核品名、规格及批号。字迹要清晰、整齐，发现问题及时停机纠正。

（3）开盒、嵌盒、盖盒

1）开盒、加盒要检查盒贴的品名、规格，严防不同品种盒子混入。

2）随时剔除损坏或霉变的纸盒。

3）将安瓿嵌入纸盒格档，操作要轻，不弄糊字迹，每格 1 支针药，发现印字不清，应立即通知机头停车处理。

4）中途调品种、工号、批号时应捡净操作台面及传送带口散落的针药，以防混批、混药。

5）盖盒操作工要协助嵌瓶，保证药盒内不多支，不缺支，盖盒完整。

6）有说明书的产品，每盒一份，不多放，不漏放。

（4）印章、扎绳

1）药盒盖章前先调好橡皮图章的批号、工号，并由盖盒工复核。

2）盖批号章字迹要清楚，防止漏盖、重盖。尽可能盖准盒贴、批号位置。

3）药盒要捆扎牢，上下整齐，不缺盒，不多盒。要防止空盒混入，堆放要整齐。

（5）装箱

1）待装箱的产品要核对名称、规格，及时将扎捆好的针盒装入大箱，不要过多积在台面。

2）装箱数量要准确，不多装，不缺盒，上下衬底板，箱面、箱底封口要牢固，防止脱开。发现霉变、损坏的大箱应剔除。

3）在大箱指定部位盖批号、锅号章、字迹要求清晰。防止混批、混药，及时做好装箱记录。

4）每批产品包装结束，零头针、盒专人保管。同种产品不足一盒的与下一批并盒，不足一箱的与下一批并箱，并在箱、盒上面盖上并箱、并盒批号。

5）包装结束准确统计标签（盒贴、瓶贴）的实用数及剩余数，剩余的印有批号的标签由专人销毁，并有销毁记录。

6）生产结束后地面、台面、空盘等不得有散落的针药。调批号或调换品种时应清场，做好清洁卫生工作。

7）认真、及时填写生产记录，生产结束半成品送仓库待验，合格后方可入库。

拓展阅读

印包岗位半成品质量检测操作方法

检查项目	检查标准	检查方法		
		检查人	次数	方法
盒子	不允许有坏盒子、霉变、不洁纸盒。盒子外观应挺括，格档整齐	自查 小组质量员 车间质量员 仓库保管员	随时 随时 抽查 进仓前检查	按实样及质量标准
印字质量	印字必须清楚、油墨均匀，不应有品名、规格、批号等错误，不得有白板、缺字	自查 小组质量员 车间质量员	随时 随时 抽查	

二、领会固体制剂生产工序

固体制剂生产工序（以片剂为例）如下。

1. 原辅料的预处理工序　原辅料使用前应核对品名、规格和重量以及是否有化验合格报告单。确认无误后，按照工艺规程要求进行烘干、粉碎、过筛。经预处理的原辅料应放置于干净的容器内，容器外壁应标明品名、批号、重量、日期和操作者，并作好记录。一般将辅料如淀粉烘干2小时，便于粉碎。

拓展阅读

片剂生产设备一览表

序号	设备名称	序号	设备名称
1	万能粉碎机	5	整粒机
2	旋振筛	6	混合机
3	混合制粒机	7	压片机
4	沸腾干燥机	8	铝塑包装机

2. 粉碎工序

（1）准备工作

1）操作前首先自检设备、卫生、计量、物料的状态及相关的合格证。

2）经现场监控员检查合格后，发放"准许生产证"，准予正式生产。

（2）操作过程

1）认真核对需粉碎的原辅料的名称、数量、性状、批号等内容。

2）确认无误将接料袋用软乳胶管扎紧在粉碎机出料口处，袋底与机体相连接，避免洒漏物料。

3）接通电源，先将粉碎机空运转 2~3 分钟，无异常现象时打开排风开关，将要粉碎的原辅料缓慢倒入加料口中，进行粉碎，严禁倒入过量物料，以免造成机械故障。

4）粉碎完一种物料时，将机体用不掉毛刷子清洁干净，换下接料袋，再进行下一物料的粉碎。

5）原辅料全部粉碎后，认真填写记录。

6）搞好卫生，保持室内清洁干净，按清洁规程认真填写清场记录，经现场监控员检查合格后，发放清场合格证，方可离开。

本工序所有记录应及时规范填写，字迹整洁、清晰，并附本批清场记录。

3. 过筛工序

（1）准备工作

1）操作前自检设备、卫生、计量器具、物料状态，应有相应的合格证。

2）经质量保证部现场监控员检查合格后发放"准许生产证"，准予生产。

（2）操作过程

1）认真核对需过筛的原辅料名称、批号、重量等内容，均要与标识卡的内容一致，方可使用。

2）将接料袋用软胶管扎紧在过筛出料口处，上出料口同时也用软管将布袋扎紧，避免洒漏物料。

3）按工艺要求安装规定标准筛。

4）拧紧螺丝，接通电源，打开排风装置，将需过筛的原辅料缓慢倒入旋振筛，进行振荡过筛。

5）一种原辅料过筛完毕后，用不掉毛刷子将机体及筛网清洁干净，换下接料袋；按物料平衡计算收率，及时填写记录，再进行下一原辅料的过筛。

6）特殊药品过筛时，必须有工艺员、监控员对过筛全过程进行监控，并及时记录。

7）原辅料全部过筛后，认真填写批生产记录及批平衡记录，并及时填写中间体递交单元，经现场监控员复核签字并发放流转证后移交下工序，双方复核并签字。

8）按清洁规程清洁本工序卫生，保持室内清洁干净，认真填写清场记录，经现场监控员检查合格后发放清场合格证，方可离开。

9）填写记录需及时，规范填写、字迹清晰、整洁，并附本批清场记录。

10）擦洗机器时，关掉电源开关，严禁运转操作。

11）严格按照设备使用 SOP 进行操作，确保安全生产。

4. 配料工序

（1）配料操作工（至少 2 人），要详细阅读产品生产指令和产品批配料记录的有关指令。

（2）检查配料所用的计量器具是否清洁，计量范围与称量范围是否相符；每个计量器具上有无检定合格证，是否在规定的周检效期内。

（3）配料盛装容器、取料器具应清洁，容器外无原有的任何标记。

（4）配料间要有监控员核发的说明，配置环境及室内一应物品均符合生产要求的清场合格证及准许生产证。

（5）上述准备工作完毕后，由操作工按配料单或批记录中的配方记录对物料进行逐个核对，称量。

（6）称量人要核对物料品名、代号、批号、合格标记、物料的物理外观，及化学稳定性是否在规定的有效期内。确定无误后，按规定的称量方法和指令准确称量出批配料规定的处方量，放于规定的容器中；将原辅料根据物料性质和用量不同分别放于不同容器中，加标识卡备用。填写配料批记录，注明生产的品名、批号、批量、规格及称量的物料品名、代号、批号、检验证号、数量，并由称量人签名，注明日期。复核人应对上述过程进行监督、复核，必须独立地确认物料已检验合格，原料的名称、代号、数量与配方（批配料记录）无误，容器外标记准确无误。完成上述复核后，由复核人在容器外标识卡上签名，并再次复核称量人填写的批配料记录与配料过程，准确无误后，在复核人项下签名，物料及标识卡递交下工序。

注意：称量过程所用容器要每料一个，不得混用，以避免造成交叉污染。

（7）工序操作完毕后，完成批生产记录，及时清洁或清场，填写清场记录，并将清场记录附于配料批记录之后，交车间工艺员保管。

5. 颗粒制备工序

（1）根据批记录生产指令按半成品递交单各项内容，认真验收原、辅料的品名及检验合格报告书，检验证号、批号、数量及外观质量等，必须与实际相符，双方方可在合格的递交单上签字，并将递交单贴在当班的生产记录背面。

（2）检查机器设备、生产用具必须清洁、齐全、运转正常，有"设备完好证"及"已清洁"证方可操作。

（3）根据配料折纯投料量，二人核对无误后投入至湿法混合制粒机中。所投物料主要用于制粒，其他物料如外加崩解剂、润滑剂称取后放入总混间备用，黏合剂另取洁净容器盛装备用，剩余物料称重后附标志卡放入颗粒中间站。

（4）复方片剂，外方量相差悬殊的，应按等量递增法将原料充分混匀后，投入湿法混合制粒机中。全过程必须在工艺员、管理员的监控下完成，并及时记录。

（5）按处方的浓度及要求，准确地制备好黏合剂或湿润剂，并填写制造记录。

（6）按处方规定量加入配制好的黏合剂，根据工艺要求，为保证颗粒的质量，应严格控制混合的时间、搅拌的速度等技术参数，并填写在记录上。

（7）制粒时要严格按照处方的批量进行生产。

（8）制粒结束后必须将料斗、搅拌桨、切割刀及滚轴上颗粒物料清理干净。认真清场，及时规范填写生产记录。并附有上工序的中间体递交单、流转证、本批清场记录。

6. 颗粒干燥工序

（1）自查"设备完好证""清场合格证"，待监控员下发"准许生产证"后方可开工生产。

（2）在干燥岗位操作标识卡上注明该生产工序生产名称、批号、数量、生产日期，经二人核对无误后方可操作。

（3）将待干燥颗粒倒入干燥车斗中，推入沸腾干燥机内进行沸腾干燥，注意一次干燥量不得大于沸腾干燥床所允许的最大干燥量。

（4）调节温度至该品种要求的干燥温度，开启蒸汽及进风，进行沸腾干燥，干燥至规定时间。

（5）将干燥后颗粒拉出，填写请验单送质控部检验。

（6）填写相应生产记录和批平衡记录，做到及时准确。

（7）一批物料干燥完毕，需对沸腾床进行清洁清场，保持设备清洁，且清场操作需及时、彻底，并有记录，清场记录附于本批批记录之后。

7. 整粒工序

（1）开工前检查整粒机是否有"设备完好证"、"已清洁"标牌及"准许生产证"。

（2）检查整粒机的各部位螺丝已拧紧后，将接料布袋扎紧在不锈钢网上，网口底部放一不锈钢容器，布袋放于不锈钢容器中，本产品粒度较大，要求筛网为14目，整粒机转速应适中。

（3）开动机器，打开排风装置，将物料倒入斗内，根据颗粒的软硬程度再调节整粒机转速，使颗粒软硬适合；加料时应逐渐加入，不宜加得太满。

（4）料斗内如颗粒停滞不下，应先停机，将颗粒取出一部分，然后再开机。边加料，边过筛直至结束。

（5）每批结束时，应将整粒机上的物料清理干净，并填写相应批记录及批平衡记录，交清场院记录于批记录之后，待清场完毕，质控部发放清场合格证后，方可离开。

（6）维护保养

1）每班使用前应检查机器的加油部位，按规定加油、润滑。

2）下班前应将机器各部位及工作现场的浮粉清扫干净。

3）整粒机一级保养要用一天时间，由操作工完成，间隔为6个月。

8. 总混工序

（1）此设备应挂有设备合格标志，已清洁标牌和准许生产证，操作人员必须经过安全操作培训，方可允许操作。

（2）操作人员在操作前必须按工艺要求完成准备工作。

（3）按通总电源，检查操作盘，无异常方可使用点动按钮，让罐体空运转 3～5 转，无异常后，使进料口停在水平 45°位置。

（4）检查出料口密封盖，封严后方可打开进料口密封盖，开始进料。将全部外加辅料如外加崩解剂、润滑剂等及全部整过的颗粒同放入混合机中。

（5）进料完毕，拧紧进料口密封盖后，操作人员必须离开混粉机的旋转范围。

（6）确认混粉机旋转范围内无人员、无物件后，启动连动开启，进行混合操作。

（7）按工艺规定时间混合完毕，待混粉机件完全停止旋转后，使用点动按钮，将混粉机体的出料口停在下面，拔去电源插销，准备接料桶，将布袋放入桶中，上口与混合要用软乳胶管扎紧，方可进行出料。

（8）工作结束后，应彻底清场，并认真规范地做好批记录及物料平衡记录，将清场记录附于本批批记录之后。

（9）填写中间体递交单，待监控员检查合格签字并发放流转证后，将其连同总混物料一同递交中间站。

9. 压片工序

（1）开工前检查室内一切状态是否标记齐全，待现场监控员下发准许生产证后，方可开工。

（2）认真查看交接班记录，了解生产进度及其他注意事项后，到中间站领颗粒。

（3）认真核对颗粒递交单的每项内容，要确保与实物相符，核对中间体递交单准确无误后，双方均在中间体递交单上签字，并将中间体递交单贴在当班生产记录的背面。

（4）根据确定片重，核对好天平砝码（必须二人核对），计算好片重。

（5）检查机器各部位必须正常，机器上不得有用具，离合器拉开。

（6）开机前先用手轮盘几圈车，无异常后再开机，每换一个新品种时必须先用空白粒试车。

（7）开车调好片重及压力后，立即请验测试崩解，待崩解合格，方可正式压片。

（8）检查片子外观必须符合质量标准，如有印字，应清晰、硬度适宜，无花斑、黑点、异物、麻面、松片等现象，待片差稳定、崩解合格后，方可正式开车压片。

（9）压片正常时，每隔一定时间称一次片重，每次抽片、每片称重应在合格范围内，并随时检查片子的外观质量。

（10）压制时要随时观察机器的运转情况，避免堵车等现象；如机器有异常声响，应立即停车，及时检修，经手动无异常后，方可开机。

（11）接片筛中的片子不得超过半筛，及时筛去片中的细粉及颗粒；接片的桶及布袋必须清洁、干燥。

（12）压片结束后，应填写半成品递交单，待监控员检查合格签字，并发放流转证后，连同压好的片子一同交付素片中间站，并履行中间站进站手续。同时必须与中间站管理人员核对，拴好袋口，将填写合格的标记分放桶内外。

（13）换品种时机器各部件（包括吸主器）必须彻底拭干净，以免混药，拆上冲头按规程进行管理。

（14）上冲头检查，核对冲头的长度及磨损情况，如不符合质量要求，及时更换。

（15）应及时填写批生产记录和批平衡记录，前工序的中间体递交单流转证和本工序本批清场记录同归于本批批生产记录，将剩余的颗粒及细粉称重后送入中间站，履行进站程序。

（16）如颗粒压片困难，须积极努力进行试车，必要时找车间技术人员协助试车，经车间技术人员确定确实无法压片时，立即将颗粒退回中间站，待返工。

（17）出现不合格片子及其他质量事故，及时向有关技术人员报告，等待处理，不得擅自处理。

（18）如发生设备事故，及时报告车间及设备部进行处理。

（19）机器运转时，严禁手或其他工具伸入，设备发生故障或出现异常声响，应及时停车，请维修工进行检查，待修复后方可开机。

（20）要经常保持机器的清洁及润滑，各润滑部分每班上次油，应适量，不要过多。

（21）填写相关记录，做到及时、准确、清晰。

10. 内包装操作工序

（1）开工前首先自检所有状态标记是否全部合格，待现场监控员下发准许生产证后，方可正式开工。

（2）根据车间生产指令，按领料规程领取待包装物料，领取时先检查有无质管部颁发的流转证和中间站出具的中间体递交单，并认真核对数量，批号、规格，核对无误后方可领片。

（3）根据当班所包的品种，验收包装材料的规格必须相符。

注意事项：内包材必须清洁，否则不得使用；二人核对批号后，将批号码紧固于包装机上。

✐≡拓展阅读

片剂包装质量控制与检查方法

1. 内包装外观标准

（1）负包装每板片数应准确，不能有漏片。

（2）铝塑压合牢固，PVC 塑泡眼严密，切割边缘整齐。

（3）印字及批号清晰、正确。

2. 检查方法及处理

（1）在每一容器内各任取20板，应检查无误。

（2）若发现个别板存在问题，应在外包装时给予剔除。

（3）若问题严重则应汇报给车间主任处理，不得进行外包装。

（4）外包装外观标准

1）外包装数量应准确，不得有误。

2）批号清晰、端正、准确。

3）说明书、封签、装箱单不得遗漏，封签端正，牢固。

4）大箱封箱带粘贴端正，平整，捆扎牢固，规范。

（5）检查方法及处理

1）由外包班长随时现场检查。

2）发现问题及时性纠正或返工。

（4）装片

1）开机前应先检查机器各部位，确认正常后，点动开机，无异常后方可开机。

2）包装每桶物料前，一次标志卡内容应与桶中所装片子相符，每桶的标志卡应保存起来，直到产品入库后方可销毁。

3）装片过程中发现异常要及时停机，排除故障后方可继续开机。

4）内包装完毕后，填写中间体递交单，由监控员签字后与中间站管理员核对无误后，由监控员出具流转证履行进站手续。剩余的物料按零碎头管理退回素片中间站，未使用的包装材料的下角料为工业垃圾。

5）按清洁规程对包装机进行清洁。

6）认真填写批生产记录及批平衡记录，将前工序的中间体递交单和流转证以及本工序本批清场记录同归于本批生产记录。

拓展阅读

颗粒剂和胶囊剂生产工序

1. 颗粒剂　将原辅料经干燥、粉碎、过筛，达到要求粒度后，按配方称量，然后进行混合用干法或湿法制粒，制得干颗粒之后进行整粒，加入润滑剂进行总混，然后上颗粒包装机进行颗粒小包装，最后装盒装箱、成品送入库待检。

2. 胶囊剂　将原辅料经干燥、粉碎、过筛，达到要求粒度后，按配方称量，然后进行湿法或干法制粒，得干颗粒之后进行整粒，或直接原辅料药粉加入润滑剂总混，上胶囊机充填、抛光；最后经铝塑包装或塑料瓶包装、装盒装箱、成品入库后待检。

🔖 实训项目

实训二十五 制剂综合测试

一、实训目的

1. 会设计任一抽取的剂型的处方、制法和生产工艺流程。

2. 能根据制剂特点推荐用药。

3. 能够充分利用实训室药品、辅料及仪器设备进行制备操作。

二、器材与药品

学生自选实训室器材和药品。

三、实训原理

酊剂、煎膏剂、糖浆剂、注射剂、混悬剂、乳剂、栓剂、软膏剂、膜剂、颗粒剂、胶囊剂、片剂、滴丸剂、中药丸剂等剂型的处方组成、制备工艺。

四、实训内容

根据抽取的剂型，自选主药，查找相关资料，设计任一抽取的剂型的处方、制法和生产工艺流程，制备出制剂，并能推荐自制药物制剂，具体要求如下。

（1）分组 每5~6人为一小组，选出小组长。

（2）制备剂型 制备酊剂、煎膏剂、糖浆剂、注射剂、混悬剂、乳剂、栓剂、软膏剂、膜剂、颗粒剂、胶囊剂、片剂、滴丸剂、中药丸剂等，也可利用药物制剂的相关知识进行保健品、日用品的设计制备。确定剂型后，在可提供的中药材、试剂、辅料列表中选择所需材料（可查阅资料、请教老师协助选择材料，以期使产品的处方设计、工艺路线更合理），参赛队伍亦可自行准备，报专业教师审核。

（3）每组应对上述剂型中的一种进行设计与操作，具体完成项目经抽签决定。

（4）所有的小组完成实训后，每组成员上台总结，并进行产品介绍、现场展示和推广。

（5）考核结束，每组成员要提交一份设计方案、一份实训报告及成品（含说明书、包装）。

五、成绩评定与评分标准

1. 各小组得分由教师评分与各小组评分（处本组外）的平均分两部分组成，各占50%。

2. 组长得分由教师根据小组得分确定，组员得分是在小组得分基础上由组长评定加或减分后评定。教师评分与各小组评分均按表 20 – 1 进行评定。

表 20 – 1 评分标准

分组	处方设计 (10 分)	操作步骤设计 (10 分)	称量操作 (5 分)	实训操作 (15 分)	操作结果 (15 分)	说明书设计 (10 分)	包装设计 (10 分)	清洁操作 (5 分)	团队合作 (10 分)	小组总结 (10 分)	总得分
1											
2											
3											
4											
5											
6											

（杨凤琼）

参考文献

[1] 杨凤琼. 药物制剂 [M]. 北京：化学工业出版社，2012.

[2] 杨凤琼. 药物制剂 [M]. 武汉：华中科技大学出版社，2016.

[3] 兰小群，李艳艳. 实用药物制剂技术实训教程 [M]. 上海：上海交通大学出版社，2010.

[4] 执业药师注册中心. 执业药师考试指南药学专业知识（一）[M]. 北京：中国医药科技出版社，2020.

[5] 执业药师资格认证中心. 药学综合知识与技能 [M]. 北京：中国医药科技出版社，2020.

[6] 张健泓. 药物制剂技术 [M]. 2版. 北京：人民卫生出版社，2013.

[7] 崔福德. 药剂学 [M]. 7版. 北京：人民卫生出版社，2011.

[8] 胡英，王晓娟. 药物制剂技术 [M]. 3版. 北京：中国医药科技出版社，2017.

[9] 秉文，刘淑芝，梁文权. 中药经皮给药制剂技术 [M]. 2版. 北京：化学工业出版社，2013.

[10] 刘建平. 生物药剂学与药物动力学 [M]. 4版. 北京：人民卫生出版社，2011.

[11] 方亮. 药剂学 [M]. 3版. 北京：中国医药科技出版社，2015.

[12] 方亮，龙晓英. 药物剂型与递药系统 [M]. 7版. 北京：人民卫生出版社，2014.

[13] 朱莹. 中药滴丸剂的研究进展 [J]. 医药导报，2007，26：14-16.

[14] 张琦岩. 药剂学. [M]. 2版. 北京：人民卫生出版社，2013.

[15] 周金彩，张炳盛. 药剂学 [M]. 北京：化学工业出版社，2013.

[16] 陆丹玉，封家福. 药物制剂技术 [M]. 南京：江苏凤凰科学技术出版社，2015.

[17] 解玉岭. 药物制剂技术 [M]. 北京：人民卫生出版社，2015.

[18] 周金彩，张炳盛. 药剂学 [M]. 北京：化学工业出版社，2013.

[19] 任红兵，查道成. 药剂学 [M]. 西安：西安交通大学出版社，2014.

[20] 张明淑. 蔡晓虹. 医院药学概要 [M]. 北京：人民卫生出版社，2015.